临床常见病的中西医诊疗

赵建民 周广强 刘赛赛 王中博 张毅 姚玲玲 主编

天津出版传媒集团
天津科学技术出版社

图书在版编目 (CIP) 数据

临床常见病的中西医诊疗 / 赵建民等主编 . -- 天津 :
天津科学技术出版社 , 2024. 7. -- ISBN 978-7-5742
-2382-0

Ⅰ . R45

中国国家版本馆 CIP 数据核字第 20245BP658 号

临床常见病的中西医诊疗
LINCHUANG CHANGJIANBING DE ZHONGXIYI ZHENLIAO
责任编辑：梁旭

出　版：天津出版传媒集团
　　　　天津科学技术出版社
地　址：天津市和平区西康路 35 号
邮　编：300051
电　话：（022）23332369（编辑部）
网　址：www.tjkjcbs.com.cn
发　行：新华书店经销
印　刷：天津印艺通制版印刷有限责任公司

开本 787×1092　1/16　印张 24.75　字数 655 000
2024 年 7 月第 1 版第 1 次印刷
定价：88.00 元

编委会

主　编

赵建民　　枣庄市峄城区中医院
周广强　　枣庄市峄城区人民医院
刘赛赛　　青岛心血管病医院
王中博　　彭州市人民医院
张　毅　　蒲江县中医医院
姚玲玲　　成都高新区肖家河社区卫生服务中心

副主编

吴晓荀　　菏泽市鲁西新区陈集卫生院
洪　颖　　成都市郫都区中医医院
罗　进　　广元市中医医院
王家凯　　邛崃市中医医院
唐　瑜　　简阳市中医医院
雷　莉　　广元市中医医院
周厚虹　　射洪市中医院
尹　凯　　资阳市中医医院
邱伯雍　　河南中医药大学第一附属医院
韩　丹　　大连医科大学附属第二医院
赫　申　　大连医科大学附属第二医院
李红菊　　唐山市迁西县妇幼保健院
乔治国　　内蒙古医科大学第三附属医院（内蒙古包钢医院）
吕文亮　　吉林省吉林中西医结合医院

编　委

隋瑞峤　　北京小汤山医院
王曼雅　　上海市浦东新区南汇新城镇社区卫生服务中心

前言

随着新世纪的来临，科学与人文的融合已成为时代的主题。生命科学需要系统复杂科学指导下的还原分析，医学科学以科学精神与成就体现人文关怀。祖国医学是植根于中华民族优秀文化沃土之中的整体医学，是我国人民数千年来与疾病作斗争的实践经验总结。在生命科学迅速发展的今天，崇尚回归自然成为当前的世界潮流，中医中药被越来越多的国家所认同，其发展恰逢前所未有的良好机遇。中医学和西医学共同组成了我国特有的医学体系。中西医结合是运用中西医学的理论与方法，以及中西医学相互渗透交融产生的新理论与新方法，论述人体各系统疾病的病因、发病机制、临床表现、诊断、辨证、治疗与预防等问题。

在本书的编写过程中，每位作者均力求内容丰富完整，但编写水平与能力有限，书中难免疏漏与不足之处，望广大读者批评指正。

目录

第一章 针灸治疗……1
第一节 针灸的治疗原则……1
第二节 针灸的治法和处方……7
第三节 刺灸法的运用……12
第四节 消化系统疾病针灸治疗……15
第五节 传染性疾病针灸治疗……44
第六节 呼吸系统疾病针灸治疗……80
第七节 心血管疾病针灸治疗……98
第二章 中医心血管内科……118
第一节 心绞痛……118
第二节 血脂异常和动脉粥样硬化……124
第三节 高血压……130
第三章 老年疾病中医诊疗……136
第一节 类风湿关节炎……136
第二节 干燥综合征……153
第三节 系统性红斑狼疮……160
第四章 重症疾病中医诊疗……171
第一节 急性心肌梗死……171
第二节 心力衰竭……178
第五章 中医肛肠病……184
第一节 肛肠疾病的中医辨证和治疗……184
第二节 痔……191
第三节 肛门直肠周围脓肿……198
第四节 肛门直肠瘘……202
第六章 中医骨伤……209
第一节 上肢骨折……209

第二节 下肢脱位 217
第三节 颈部筋伤 225
第七章 中西医结合诊疗 231
第一节 胃炎 231
第二节 消化性溃疡 236
第三节 功能性消化不良 243
第四节 肠易激综合征 247
第五节 溃疡性结肠炎 252
第六节 心律失常 258
第七节 感染性心内膜炎 273
第八节 甲状腺功能亢进症 279
第九节 甲状腺功能减退症 287
第八章 中西医结合康复 293
第一节 骨折中西医结合术后康复 293
第二节 四肢骨折中西医结合微创术后康复 300
第九章 普通内科疾病 318
第一节 慢性支气管炎 318
第二节 慢性阻塞性肺疾病 322
第十章 脊柱疾病 327
第一节 颈椎病 327
第二节 颈椎管狭窄 338
第三节 胸椎管狭窄症 344
第十一章 慢性病健康管理 358
第一节 冠心病健康管理 358
第二节 血脂异常健康管理 364
第十二章 中医护理 368
第一节 中医护理的原则 368
第二节 中医八法的护理 375
第三节 中医一般护理 379
参考文献 387

第一章　针灸治疗

第一节　针灸的治疗原则

针灸治疗原则，尚无统一意见，其主要者可归纳为：①补虚与泻实；②清热与温寒；③治标与治本；④同病异治与异病同治等四者。临床治疗时，首先通过辨证，明确病的阴阳、表里、寒热、虚实，然后根据这些原则，确定治法，进行治疗。

一、补虚与泻实

补虚与泻实的含义有二：一是指治法，即针对病的虚或实，确定补或泻的治疗方法，以指导立法处方用穴；二是指补泻针法，运用补虚或泻实的针刺手法以达到治疗的目的。两者既有区别，又有联系，相互为用，不可分割。

病有虚实，治分补泻，中医各科莫不如此，针灸亦不例外。《素问·调经论》谓："百病之生也，皆有虚实。"指出疾病分为虚证和实证两大类别。《灵枢·经脉》谓："盛则泻之，虚则补之"，提出了补虚和泻实两大治则。《灵枢·九针十二原》谓："凡用针者，虚则实之，满则泄之，宛陈则除之，邪胜则虚之。"确定了应用补泻针刺手法的原则。把这些经文联系起来就能比较全面地理解针灸补虚和泻实的概念。

虚实是用以概括和辨别正气强弱和邪气盛衰的两个纲领。虚证是指正气衰弱所表现的病变和证候；实证是指邪气过甚、正气未衰、正邪交争所表现的病变和证候。《素问·通评虚实论》所说："邪气盛则实，精气夺则虚，"可谓言简意赅。

由于病位的不同，邪气的各异，虚证和实证的表现也各不相同。同时虚实可以相互并见，相互转化，错综复杂，变化多端，必须辨证明确，因证制宜地确定宜补宜泻或补泻兼施等不同治法。

（一）补虚

《内经》不仅提出了"虚则补之"的针灸治疗原则，而且论述了脏腑经络的虚实辨证和治法，以及针刺补泻手法，为后世所取法。但是关于针刺的补虚问题，后世医家尚有不同见解。如朱丹溪说"针法浑是泻而无补"，汪机认为"针乃砭石所制，既无气又无味，破皮损肉，发窍于身，气皆从窍出矣，何得为补？"并认为"针刺补法即张子和所谓祛邪实所以扶正，去旧实所以生新之意。"持此论者，颇不乏人，这些理论是否正确，姑置不论，但证之临床，许多虚弱病症应用针刺确有实效，说明针刺有泻无补之说是不符合临床实际的。

1. 补其本经　即某一脏腑虚弱时，即取本经之穴以补之。例如：心虚者取手少阴，脾虚者取足太阴，肺虚者取手太阴等。一般以取本经的原穴和背部本脏俞穴为主。

2. 补表里经　即取与病变脏腑表里相关的经穴。例如，脾与胃相表里，脾虚可补足阳明经，胃虚可补足太阴经；肝与胆相表里，肝虚可补足少阳经，胆虚可补足厥阴经等。其具体选穴原则与取本经同。

3. 虚则补母　即根据脏腑生克关系，所生者为母，母能令子虚的理论而来。例如：土生金，脾胃属土，肺属金，肺脏虚时可取脾胃经之穴，或取其属土穴位以补母脏；也可选肺经中属土的母穴（太渊）以补之，或二者同时应用，即临床常用补土生金法。

以上均属补虚之例。对于阴虚血虚者，一般均用针补法，但对阴虚而无火象，血虚而无热象者，亦可酌用灸法。阴虚而阳亢火动者，可取足少阴经以滋水，即所谓壮水之主以制阳光。血虚者可取藏血统血之肝脾经穴以补之，或取脾胃经穴以补生化之源。气虚阳虚者，可多用灸法，或针灸并施，除取有病脏腑之经穴外，应重点取脾肾两经之穴以益气补阳。表气虚者，可补三阳经穴以固表。所有这些，都是补虚常用之法。

（二）泻实

一般地说，泻实较易于补虚，因虚者为不足，不足者填之使满，奏效往往较慢，所谓补益无近功。而实者为有余，有余者削之使平，奏效往往较快。当然要根据具体情况来定。怎样泻实？大体上有如下几种。

1. 泻其本经　即某脏腑实证取其本经之穴以泻之，与补虚法相仿。穴位选择，一般多取本经募穴、合穴，急症、实症，可取郄穴和井穴等。

2. 泻表里经　即取病变脏腑表里相关的经穴。例如肝实证可取足少阳经之穴以泻之；胃实证，可取足太阴经之穴以泻之。选择穴位与本经取穴同，而络穴之应用亦甚重要。

3. 实则泻子　根据五行生克理论，我生者为子，病变时，子能令母实，治疗时应泻其所生者子脏。例如肺经实证，因金生水，故可泻肾经之穴，如属水的阴谷穴；也可取本经之子穴，如肺实证取手太阴尺泽穴（属水）以泻之。

上述为泻实之例，泻实一般以针刺为主，但实而无热象者可以用灸，属寒实证则非灸不可。此外还应根据具体情况，采取相应措施。例如气实者可选择有关气分的穴位，血实者应按照血实者决之的治法，应用刺血法，实而热者，应与清热法并用。痰浊内停，瘀血留着，则当根据病位与性质，在有关经穴中采用适当的泻法。

（三）补泻兼施

对于虚实证并见之证，应当补泻兼施，《内经》中颇多论述，如《灵枢·终始》：“阴盛而阳虚，先补其阳，后泻其阴而和之。阴虚而阳盛，先补其阴，后泻其阳而和之。”此条的阴阳虽指脉象言（脉口为阴，人迎为阳），但其精神是提示扶正祛邪，补泻先后之大义。又如《灵枢·五邪》：“邪在肝则两胁中痛，寒中，恶血在内，行善掣节，时脚肿，取之行间以行胁下，补三里以温胃中，取血脉以散恶血，取耳间青脉以去其掣。”这些都是补泻兼施的范例。

由于虚实并见的病例较多，因而补泻兼施乃为临床常用之法。例如肝强而脾弱者，临床上常见胁肋胀痛、嗳气呕酸的肝强症状，同时又兼见腹痛、纳呆、便溏等脾虚症状，治疗时应泻足厥阴、少阳，补足太阴、阳明。又如肾阴不足，心火亢盛者，常见心悸、失眠、遗泄等证，则应补足少阴，泻手少阴，均属补泻兼施之例。

此外还应根据虚实程度的轻重和缓急，决定补泻的轻重和先后。例如虚多而实少者，可采用二补一泻或先补后泻的方法；实多而虚少者，可采用二泻一补或先泻后补的方法。针刺时，在同一穴位上，也可采用先补后泻或先泻后补的手法。总之要根据虚实的情况，采用适当的补泻方法，才能切中病机，取得疗效。

二、清热与温寒

清热与温寒也是针刺治疗中的两大法则，它是建立在补虚与泻实的基础上的。一般来说，清热多属于泻实，温寒多属于补虚。当然，热而虚者也可用补法，寒而实者亦可用泻法。

考针刺清热之法，《灵枢·热病》、《素问·刺热篇》等均有较全面的叙述，足为我们取法。关于温寒，虽无专篇论述，但散见于各篇者颇多。《素问·至真要大论》说："寒者热之"，《异法方宜论》说："脏寒生满病，其治宜灸焫。"均提示了温寒的治则。此外，如"热者疾之"、"寒者留之"，也说明了清热与温寒的针刺方法。

（一）清热

清热泛指一切属于热证的治法，不仅仅指发热而言，因为发热不一定都属于热证，而热证不一定发热。热证多由外感温热之邪；或初为寒邪郁而化热；或七情过极、郁而化火；或饮食不节，积蓄成热；或房室劳倦，耗伤阴精，阴虚阳亢所致。针灸时，应分别为表热、里热、虚热等进行治疗。

1. 清表热　外感之邪，束于肌表，卫气失宣而成恶寒、发热、身痛、无汗或自汗等表证时，治宜解表，一般均取三阳经穴位。针刺亦有汗法，对于表证发热，有汗之机时，因势利导，用之颇验。《灵枢·寒热病》、《热病》等篇均有表证寒热的治法，可供参考。

2. 清里热　是指邪热在里，或热自内生而成的实热证。治法以清泄里热为主。《素问·刺热论》有较详的记载，论述了五脏热病的症状和针刺治疗的方法，总结其治疗规律，一般均为刺泻有病的脏腑所属经络及其表里相关的经络为主，再结合具体症状加减出入。这一法则为后世治疗里热病的根据。临床常见的里热证和针刺有较好疗效者有下列各种：

（1）清肺热病（如急性气管炎、肺炎等）：证见发热，咳嗽，咯吐黄脓痰或血痰，胸痛，舌苔黄腻等。应泻肺经的合穴、郄穴、经穴等。高热者属邪在阳明，故可兼泻手足阳明经穴，如荥穴、合穴。对气营两燔的高热，可刺井穴或肘、膝弯静脉出血以泄营热。

（2）清肝胆热病（如急性胆囊炎、急性肝炎）：证见发热、胁痛、黄疸、呕恶、纳呆等，应泻足厥阴、少阳的荥穴、合穴等。消化道症状明显者，可兼取足阳明、足太阴经穴，以调理脾胃。

（3）清脾胃热病（如急性胃肠炎、急性痢疾）：证见发热，腹痛，呕吐，下痢等，应泻手足阳明的募穴、合穴，兼取足太阴合穴等。

从上述各例，可以说明里热证的一般治法。此外如《内经》中所言热病五十九刺，可作为临床治疗高热时的参考。

3. 清虚热　最常见的为阴虚发热，即所谓"阴虚生内热"。因阴虚不能涵阳，阳气偏亢，或阴虚生火，而致发热。因其本质为虚，故治法以补阴为主，有火者或阳亢太甚时，亦可酌用泻法以清火泄热，贵在随证调治。

治疗阴虚，亦当明辨脏腑，因证施治。例如肺阴虚者，常见咳嗽咯血，失音，颧红，潮热等一系列肺脏症状。治疗以取肺经为主，必要时可取肾经，壮水以制阳。心阴虚者，常见心悸，怔忡，失眠，健忘，口干，胸闷，甚至心痛，舌红，脉数或结代。治疗以取心经与心包经为主，必要时也可取肾经以壮水制火。肝肾阴虚者，常见头昏，失眠，健忘，遗精，妇女则月事不调等。治疗以取肝肾两经为主。此外，俞募穴之应用，亦甚重要。

阴虚发热，一般以针补为宜，但虚痨身热，古代多用灸法，如唐崔知悌专门著《骨蒸病灸方》一书。因为痨为虚之甚者，虚而成痨，不仅阴虚，阳气亦弱，所谓阴阳形气俱不足，当适应于灸疗。

此外有些热证而无发热症状，如胃有热而口靡，肺有热而为鼻渊，肝有热而为目赤，都可按经刺之以清热泻火。

关于热病用灸问题，对于急性热病，一般主张禁灸。张仲景提出"火逆"的论点，甚至有"焦骨伤筋"之戒。然而历史上主张热病用灸的，大有人在。从唐王焘推崇灸法以后，灸法乃风行一时，如闻人耆年的《备急灸法》、庄绰的《膏肓俞穴灸法》、宋·窦材的《扁鹊心书》、罗天益《卫生宝鉴》等书均强调热病可用灸法。其中特别是明·龚居中对灸法的作用夸大到无以复加的程度，他在《红炉点雪》一书中，主张实热病用灸，谓"热病得火而解者，犹暑极反凉，犹火郁发之之义也。实病得火而解者，犹火能消物，有实者泻之之义也。"这些论点，从理论上虽然也能自圆其说，但是否符合实际，有待临床验证。

关于刺热病的针法问题，上面已提到"热者疾之"，《灵枢·九针十二原》更说："刺诸热者，如以手探汤"，与"疾之"之意相同，因此，一般均认为刺热证宜轻刺、浅刺、疾出针。但从临床体会，实热证常须深刺、重刺、留针，才能达到清热祛邪目的。因此，"疾之"是否可引申其义，为快而有力，包括进针、捻转、提插均快而有力。结合《灵枢·终始篇》"刺热厥者，留针反为寒"的论点，成为重刺留针，较符合临床实际。

（二）温寒

寒证是由感受寒邪或体内阳虚所产生的病变和证候。《素问·至真要大论》说："寒者热之"，是治疗寒证的原则。《灵枢·经脉》说："寒则留之"，《灵枢·九针十二原》："刺寒清者，如人不欲行"，指出了寒证的针刺法。由于寒证有表寒、里寒、虚寒的不同，针灸治疗亦因之而异。

1. 散表寒　即由风寒外束，卫气失宣而成之风寒表证，除恶寒重发热轻主证外，苔脉均表现寒象，治当温散，取三阳经以针泻之，或更加灸以散寒。

2. 温里寒　寒邪入里，阴盛阳虚，而成各种里寒证。例如肺有寒则水饮内贮，发为咳嗽、痰稀，甚则作喘。治宜温肺蠲饮，取肺经之俞、募、原、合等穴。脾胃有寒，则中阳不振，气机失宣，发为腹痛，腹胀，便稀，甚则泄泻。治当温中助运，取足阳明、太阴两经的俞、募、原、合等穴。此外如寒邪直中三阴，则但恶寒、不发热，甚则肢清、脉伏等；寒气留于厥阴，肝经气机凝滞，则为寒疝，少腹阴丸作痛等。凡此种种，都属于里寒之偏实者，应取其所属经络或表里经有关俞穴，以灸法为主进行治疗。古书记载灸数百壮者，大都指此而言。当然并不能排除针刺的方法，如深刺久留，激发经气，使阳气来复以散其寒邪，亦为治寒证所常用。

3. 温虚寒　一般指慢性病之属于阳虚气虚者而言。例如心阳不振，影响血运以致痰瘀互阻而成胸痹，心痛，脉来结代，甚至肢冷脉伏等。脾阳不足，运化无权，而成腹胀，纳呆，便溏或久泻、久痢等。肾阳不振，命门火衰，水气泛滥，而为腹满肢肿，水气上逆为咳为喘，以及男子阳事不兴，腰痠肢冷等等，均为临床常见。针灸治疗一般多取有关经络之俞、募、原、合等穴，用补法加灸。

关于陷下则灸之。陷下即阳气下陷，一般是指虚寒一类的病证。东垣谓："天地间无他，惟阴与阳二气而已。阳在外在上，阴在内在下。今言陷下者，阳气下陷入阴血之中，是阴反居其上而复其阳，脉证俱见寒在外者则灸之。"又说："陷下者，皮毛不住风寒，知阳气下陷也。"这些多指外感而言，故可用灸，散发寒邪以升阳气。至于内伤病中之阳气下陷，是指脏腑之气虚陷，失其固摄之权，大如阳气暴脱，汗出不止，肢冷脉微，气息奄奄，小如脱肛，胃、肾、子宫下垂等均属之。一般都应使用灸法，尤其阳气暴脱时更应大炷艾灸，以回阳救逆，挽救生命。

（三）寒热错杂，温清并用

病有纯属于热或纯属于寒者，亦有寒热错杂，需要温清并用者。例如上热下寒证，即患者既有胸中烦热、口渴欲饮、呕恶频作等上热症状，同时又见腹痛喜温、大便溏泻等下寒症状，即阳盛于上、阴盛于下之证。针灸治疗就应针泻有关上焦的经穴，以泻其热邪，灸有关下焦的经穴，以去其寒邪。又如表寒里热证，即患者既有恶寒、微热、无汗、体痛等表寒证，又见咳嗽、痰稠、口渴欲饮等内热证，即俗称"寒包火"，冬季常见之。治疗时一面取手少阳和手阳明以透其表寒，一面取手太阴以清其肺热。此外还有表热里寒，以及寒热相互转化等复杂的情况，都应随着证情采取相应的治法。

三、治标与治本

标本的含义是很广的，标与本是一个相对的概念，用以说明疾病过程中各种矛盾的主次关系。从邪正双方言，正气为本，邪气为标；从病因症状来说，病因为本，症状为标；从病位来说，内脏为本，体表为标；从发病的先后来说，旧病为本，新病为标。这些都为治标与治本的理论依据。

在复杂多变的病证中，由于标本主次的不同，因而在治疗上就有先后缓急之分。《素问·标本病传论》说："凡刺之方，必别阴阳，前后相应，逆从得施，标本相移，故曰：有其在标而求之于标，有其在标而求之于本。"说明病有在标在本，或先治其标，或先治其本，随机应变，这里也看出掌握治疗标本先后的重要性。又说：病发而有余，本而标之，先治其本（祛邪），后治其标（扶正）。病发而不足，标而本之，先治其标（扶正），后治其本（祛邪）。又说："谨察间甚，以意调之，间则并行，甚则独行。"说明病轻者标本同治，病重者，或单治本，或单治标，指出了掌握治标治本的原则。根据这些条文，可归纳为以下三法。

（一）急则治标

《素问·标本病传论》说："先热而后生中满者，治其标"，"先病而后生中满者，治其标"，"小大不利治其标"。这是治标的例子，因为中满与大小便不利都是较急的证候，所以尽先治疗。由此可见，急则治标，是因为某种病情较急，如不急治，可转为危重病证。临床上常见的急症中，如大出血病人，当出血时应急予止血，遏止急流以治其标，待出血缓解后才根据病情进行调治以治其本。其次从发病的先后来说，如慢性病者又新受外感，引起寒热、咳嗽等症，则应先予解表，以治新感，因为新感不去，就会影响旧病的治疗，甚至使病情加重。再次，从一种病来说，也有标本缓急的区别。例如中风患者，多由于肝肾阴虚，风阳上亢而成。肝肾阴虚为本，风阳上亢为标。如果从治病求本的要求，应当补养肝肾之阴以敛风阳，但风阳上亢之时，患者面红目赤，烦躁不宁，甚至昏迷抽搐危及生命，因此必须急予息风降逆，开窍醒神，待风阳痰火平息后，才可滋养肝肾从本图治。临床类似情况所在皆是，如何掌握急则治标的原则非常重要。

（二）缓则治本

《素问·标本病传论》：“先病而后逆者治其本，先逆而后病者治其本，先寒而后生病者治其本，先病而后生寒者治其本，……先病而后泄者治其本，先泄而后生他病者治其本。”上列各条说明某病而引起其他病变，而又无危急症状都应当治其本病。治愈了本病，由其所影响而产生的病证，亦可迎刃而解。临床常见的如脾胃阳虚，运化无权而产生脘腹作胀、纳呆、大便溏薄、四肢无力等证候，只需温运脾胃。中阳振作，一切症状自可好转。又如肝肾阴虚而致的失眠、健忘、心悸、盗汗、遗泄等证者，只需滋养肝肾，则其一切症状可随之消失，都可说明缓则治本的道理。

（三）标本同治

《素问·标本病传论》说：“间者并行”，是指病之轻而浅者，可用标本同治的方法。这种治法，临床上应用较多，对一般病症，均可采用。例如肝郁化火，上逆刑金，肺失清肃，而成肋胁疼痛、咳嗽胸闷等症，则以肝郁化火为本，肺失清肃为标，治疗时一面疏肝清火，一面肃肺止咳，针灸可取足厥阴、足少阳、手太阴等有关经穴，达到肝肺同治、标本兼顾的目的。又如脾肾阳虚，不能制水，水气上泛，为咳为喘，则脾肾阳虚为本，咳喘为标。治疗时一面温宣肺气，化痰涤饮以治标，一面温养脾肾之阳以治本。当然如果咳嗽喘息，甚至不能平卧，出现标急时，又当急者治标，以宣肺降逆为主，因为标本在一定条件下会相互转化，故临床应灵活掌握。

以上所举是轻病、慢性病标本同治的例子，对于急症重症亦有应用此法者。例如外感病表邪未解，里热炽甚时，用表里双解法。又如热病热甚伤津时，一面清热以治本，一面养津以治标。这是标本都急的情况下所采用的标本同治法。

总之病有缓急，治分先后，这是治标治本的理论根据。但是治病求本，这是根本的要求，而治标是为治本创造条件，故其最终目的，还是治本。

四、同病异治与异病同治

同病异治与异病同治是根据病因病机和证的表现而定。有许多病，临床表现虽不同，而病机相同；有的病虽相同，由于时令、气候、年龄、性别以及体质等差别，临床所表现的证各不相同。基于这个原因，从而产生同病异治和异病同治的方法。

（一）同病异治

同一疾病，由于证的不同，治法亦因之而异，这就是同病异治的根据。例如，胃和十二指肠溃疡有表现为胃脘疼痛，喜得温按，口泛清涎，面白少华，脉细舌淡等虚寒证者，治以温养脾胃为主，取足阳明、足太阴有关经穴，针补加灸，或以灸为主。有表现胃脘胀痛，连及两胁，嗳气吞酸，脉弦等肝胃气滞证者，治当疏肝理气为主，取足厥阴、足阳明等有关经穴，针以泻之。有表现为胃脘刺痛，拒按，入夜为甚，大便带黑，舌见紫色等气滞血瘀证者，治当理气活血化瘀为主，取足厥阴、足阳明与气血之会穴，针以泻之。这些均为临床常用之法。其他还如最常见的风湿性关节炎（痹证），有局部红肿热痛的热证；有局部不红不肿，但痠痛怕冷、阴雨为甚的寒证；还有痹证久延，气血耗伤，局部作痛，面色少华的虚证。其治疗方法，均各不相同。所有这些都属于同病异治的范围。

（二）异病同治

有些病证，病位不同，证亦各异，但其病机却相同，故可用同样治法治疗。这就是异病同治的理论根据。

例如胁肋胀痛，嗳气频作，因胁肋为肝经分野，肝气郁滞则作痛，治当疏肝理气；若肝气犯胃，胃脘胀痛连及两胁者，治疗上也宜疏肝理气为主；若少腹作痛或抽搐或胀痛，以及疝气偏坠，睾丸痛引少腹等，也多属肝气之滞，均宜用疏肝理气之法为主以治之。这是因其病机相同之故。当然应区分其属寒属热，属虚属实，在以疏肝理气为主的原则下，配合对症之治法。针灸治疗一般多取足厥阴、足少阳两经为主，结合具体症状，酌选其他有关经穴，或针或灸，宜补宜泻，因证制宜。

又如活血化瘀法，目前广泛应用于脑血管意外、冠心病、周围血管病以及其他多种病症，都获得较好效果，并正在进一步研究其机理。这些病从病名病位等来说，都是各不相同的，但是有一个共同点，都属气滞血瘀，故可通用活血化瘀法，这更证明了异病同治的现实意义。

以上从四个方面，论述了针灸的治疗原则，然而事物总是在不断地发展的，针灸治疗正在日新月异地前进，这些理论，必当随之逐步充实与提高。

第二节　针灸的治法和处方

一、针灸治法

（一）调整阴阳的治法

《素问·至真要大论》：“谨察阴阳所在而调之，以平为期。”指出针灸治疗首先应根据病症的属阴属阳而确定治法，以达到调整阴阳，使之趋于相对平衡的目的。任何病症的发生和发展，莫不与阴阳的偏盛或偏衰有关，因而调整阴阳，是治法中的总的要求。

（二）阳病治阴、阴病治阳的治法

《素问·阴阳应象大论》：“审其阴阳，以别柔刚，阳病治阴，阴病治阳，定其血气，各守其乡。”说明应根据病证的属阴属阳，区别刚柔，刚是阳邪，柔是阴邪，以定治法，采用阳病治阴、阴病治阳的治法促使气血调和。

（三）从阴引阳、从阳引阴、以右治左、以左治右的治法

《素问·阴阳应象大论》：“从阴引阳，从阳引阴，以右治左，以左治右，以我知彼，以表知里，以观过与不及之理，见微得过，用之不殆。”人体阴阳气血、内外左右交相贯通，故针灸治疗时，可以从阴而引阳分之邪，从阳而引阴分之邪，这是从阴引阳、从阳引阴治法的理论根据，亦即上文“阳病治阴，阴病治阳”的依据。《灵枢·禁服》、

《灵枢·四时气》等篇，均引申其义，可作参考。《难经·六十七难》在讨论五脏募皆在阴而俞皆在阳时指出了“阴病行阳，阳病行阴”的道理，亦为从阴引阳、从阳引阴的治法又一理论依据。所谓阴病行阳，即内脏或阴经的病变，其邪常可由阴而出于阳的背部俞穴；所谓阳病行阴，即体表或阳经的病变，其邪可由阳而出于阴分的胸腹部募穴。因此治疗时，内脏或阴经的疾病可刺腰背部的俞穴，体表或阳经的疾病可刺胸腹部的募穴。例如肺经属五脏的阴经，病变时常取背部的肺俞；胃经属六腑的阳经，病变时常用腹部募穴中脘。都属于“从阴引阳、从阳引阴”的治法范畴。至于阴经病取阳经穴，阳经病取阴经穴更为临床常用之法。

以左治右，以右治左，则属于缪刺法，《素问·缪刺论》有专篇讨论。由于经络气血左右相通，故左病可取右侧，右病可取左侧，以调整、平衡和发挥经络作用而治愈疾病。

（四）从外之内、从内之外的治法

《素问·至真要大论》：“从内之外者调其内，从外之内者治其外，从内之外而盛于外者，先调其内而后治其外，从外之内而盛于内者，先治其外而后调其内。中外不相及，则治主病。”这是内外病邪相互影响病变的治法。凡是从内部影响到外部，如内脏病而影响体表的病症，是内部为本，故应先治其内部。从外部影响到内部，即从体表病症而影响内脏者，是外部为本，故应先治外部。如果从内部病影响到外部而偏重于外部时，先调治内部而后治其外部；从外部影响内部而偏重于内部的，先治其外部而后调其内部。这些是治病求本的方法，为中医各科所遵循。如果既不从内，又不从外，即不内外因所致的疾病，只要治其主要症状，对症治疗，这种治法为针灸临床所常用。

（五）阴盛阳虚、阴虚阳盛的治法

《灵枢·终始》：“阴盛而阳虚，先补其阳，后泻其阴而和之。阴虚而阳盛，先补其阴，后泻其阳而和之。”本条的阴阳是指脉象而言，脉口为阴，人迎为阳，脉口大于人迎，是阴经邪盛、阳经正虚的现象，治法应先补阳经的正气，后泻阴经的邪气，以调和阴有余而阳不足的病变。如人迎大于脉口，是阴经正虚而阳经邪盛的现象，治法应先补阴经的正气，后泻阳经的邪气，以调和阳有余而阴不足的病变。临床上，对于阴阳偏盛偏衰之症，一般均按此原则进行治疗。例如阴虚而阳盛之症，补阴泻阳；阳虚而阴盛之症，补阳泻阴，乃为常用之法。

（六）上病下取、下病上取、中病旁取的治法

《灵枢·终始》：“病在上者下取之，病在下者高取之，病在头者取之足，病在腰者取之腘。”《素问·五常政大论》：“气反者，病在上取之下，病在下取之上，病在中旁取之。”上两条虽所指不同，而其义则一。上病下取，下病上取，中病旁取，为临床常用之法。例如头面疾病取下肢经穴，属上病下取。前后阴病取头部经穴属下病上取，胸腹疾病取上肢穴属中病旁取，临床应用最广。

（七）热厥、寒厥的治法

《灵枢·终始》“刺热厥者，留针反为寒；刺寒厥者，留针反为热。刺热厥者，二阴一阳，刺寒厥者，二阳一阴。所谓二阴者，二刺阴也，一阳者一刺阳也。”根据“热则疾之”的刺法，治疗热病，一般均不留针，而本条却提出刺热厥留针之法，可补“热则疾之”之不足。证之临床，确有实效。其中二阴一阳与二阳一阴的治法，是指针刺热

厥时，为了要达到阴气盛而阳邪退的目的，故应针刺阴经二次用补法，刺阳经一次用泻法；针刺寒厥时，为了要达到阳气盛而阴邪退的目的，当针刺阳经二次用补法，刺阴经一次用泻法。对于阳盛，不一味泻阳，而从补阴以消阳邪；阴盛不一味泻阴，而从补阳以消阴邪的方法，颇具深意，值得临床重视。

（八）气有余与不足于上、寒与热争的治法

《灵枢·阴阳二十五人》："气有余于上者，导而下之，气不足于上者，推而休之，其稽留不至者，因而迎之，必明于经隧乃能持之。寒与热争者，导而引之，其菀陈血不结者，则而予之。"本条指出，凡邪气亢盛于上者，如风邪上乘，风阳上亢等症，可在下肢取穴，导之下行。如若上部正气不足，如气血不足之头昏头痛，当在上部取穴并持久留针以待气至迎导其气，如有寒热不和的现象，当宜导偏盛的一方以行其气血。若气分郁结，而未形成血瘀时，则根据不同情况给予适当处理。这些治法，足资参考。

（九）大热在上、大寒在外、上气不足、下气不足、阴阳皆虚等的治法

《灵枢·官能》："大热在上，推而下之，从下上者，引而取之……大寒在外，留而补之，入于中者，从合泻之……上气不足，推而扬之，下气不足，积而从之，阴阳皆虚，火自当之。"本条指出，如邪热在上，当用推而下之的治法，引火下泄。如病邪从下而向上发展者，亦当引导其下降。如体表出现寒象，当用留针使热的补法。如寒邪深入于里，可取各经的合穴以泻之，对上气不足的病，当用"推而扬之"的针法升举其气以补其上。下气不足之症，当采"积而从之"的治法留针补气以充其下。对于阴阳两虚不适宜针刺者，可采用灸法。综合全文，提出了降热、除寒、升举、补益下焦以及阴阳两虚用灸法等治疗方法，对临床具有重要的指导意义。

（十）腹胀与飧泄的治法

《灵枢·九针十二原》："胀取三阳，飧泄取三阴"，具体地指出了腹胀与飧泄的治法。因腹胀多属阳属实，故应取足三阳经穴以泻之，飧泄多属阴属虚，故应取足三阴经穴以补之。亦示人以治疗大法，临床应根据脉证辨明虚实灵活应用。

《内经》中对针灸治法叙述极多，以上仅择要介绍，以资偶反。后世医家还提出针刺法中的汗、吐、下三法，其法如下。

汗法：针合谷，入二三分，行九九数，稍定再行之，候汗出而止始出针。

吐法：针内关，入二三分，先针九数六次，再行六数三次，再行子午捣臼法三次，使病人呼气几次，提气上行而吐之。

下法：针三阴交，入三分，行六数，使病人秘口鼻气鼓腹，使气下行而下之。

汗、吐、下均为攻邪之法。除吐法应用较少外，汗、下两法则为常用。目前方法也有所发展。针刺对发汗、通便均有良好作用，但必须在病理状态下行之才能奏效。此外，还有用汗、吐、下、和、温、清、补、消八法来解释针灸治法的，亦可参考。

二、针灸治疗处方

（一）选穴法

腧穴的选择与配伍是处方的前提。选穴的依据，首先通过辨证，明确病变所属经络，选择针对病情的经穴，即所谓"辨证归经，按经取穴"。这是针灸选穴处方的规律。例

如心肺病取手少阴、太阴；肝胆病取足厥阴、少阳；脾胃病取足太阴、阳明，或所属表里相关的经穴。任何选穴法，均不脱离这个原则。其次是根据腧穴的主治作用选取，每一腧穴均有它一定的主治作用，可针对病情选用。此外还有些具有特殊作用的腧穴，如五输、俞、募、原、络、郄、八会等等，目前称特定穴。治疗时根据病情的需要选择针对性强的腧穴，严密组织，制定处方，随证制宜，灵活多变，所谓权衡法度，消息在人。晋代陈延之和明代张景岳曾将多种多样的取穴法归纳为“近取法”和“远取法”两大类。言简意赅，颇可取法。

1. 近取法 包括病部及其附近取穴皆属之。此法《内经》中应用较广。如《灵枢·周痹》“众痹……各在其处，更发更止，更居更起，以左引右，以右引左……更发更休也……刺此者，痛虽已止，必刺其处，勿令复起。”《灵枢·经筋篇》所载痹症的刺法亦以病变处为主。如云：“治在燔针劫刺，以痛为输。”《灵枢·厥病篇》：“头痛……有所击堕，恶血在于内，若肉伤，痛未已，可则刺，不可远取也……耳聋无闻，取耳中，耳鸣取耳前动脉。”等等。类似记载，比比皆是，举不胜举，均属近取之例。目前胃病取上腹部经穴，肝胆病取胁肋间经穴，大小肠病取脐周各穴均为常用有效之法。

2. 远取法 远取法是指选用与病处相去较远的腧穴，《内经》中应用亦极广泛。如《素问·咳论篇》论述五脏六腑之咳，而治法则提出，“五脏六腑皆令人咳……此皆聚于胃，关于肺……治脏者，治其俞，治腑者，治其合，浮肿者治其经。”脏腑居于胸腹，输、经、合穴分布于四肚肘膝关节以下，相去较远。故为远取。《灵枢·厥病》：“厥心痛，色苍苍如死状，终日不得太息，肝心痛也，取之行间、太冲。”亦属远取之例。此外如眼、耳、鼻、喉等病，亦多用远取法。如《灵枢·热病篇》：“目中赤痛，从内眦始，取之阴（照海）”，《灵枢·口问》：“目眩头倾，补足外踝下留之（昆仑）”，《素问·缪刺论》：“邪客于阳明之络，令人耳聋，时不闻音，刺手大指次指爪甲上（商阳），去端如韭叶各一痏，立闻。”又说：“邪客于阳明之经，令人鼻衄，刺足中趾次趾爪甲上与肉交者（厉兑各一痏），左刺右，右刺左”。《灵枢·热病》：“喉痹，舌卷，口中干，烦心，心痛，臂内廉痛，不可及头，取手小指次指爪甲下去端如韭叶（关冲）”等，所有这些，均属远取法。后世总结出面口病取合谷，头项病取列缺，腰背病取委中，肚腹病取三里等，均是行之有效的方法，概属于远取法。

3. 远取近取结合 近取与远取两法，可以单用，亦可合用。对于较复杂或较重的病症，往往需要合并使用，才能照顾全面，取得良效。这种例子《内经》中也是屡见不鲜的。如《灵枢·四时气》：“腹中肠鸣，气上冲胸，喘不能久立，邪在大肠，刺肓之原（气海）、巨虚上廉、三里”。《灵枢·癫狂》：“内闭不得溲，刺足少阴、太阳与骶骨上（长强）以长针。”此皆远近取法结合应用的范例，临床应用极为广泛。

4. 随证取穴 近取、远取、远近结合三法，属于临床取穴常用之法。但并不能包括所有取穴法。因为有许多全身性病症，例如原因不明的发热、失眠、盗汗、自汗以及许多血液病、全身性皮肤病，虚脱、抽风、昏迷等危重病，均无法明确其病位，亦即无近取远取可言，将如何处理呢？因此许多现代著作中，增加辨证取穴或随证取穴一条，以补其不足。例如有大椎、陶道之治高热；阴郄、后溪之治盗汗；素髎、人中之治休克；气海、关元之治虚脱等等，均为临床常用有效之法，不宜忽视。

由于借鉴现代医学，促进了针灸取穴的发展，例如按神经节段取穴治疗内脏疾患，根据神经分布，取用其较高部位的神经干和神经根的经穴或非经穴治疗四肢病，均切实有效。对此我们应该兼收并蓄，提高疗效。

在上述选穴法的基础上，目前又提出了不少配穴法。例如前后配穴法，为俞募同用之例；表里配穴法，即取病症所属的表里两经腧穴；上下配穴法，即上下肢腧穴同用；左右配穴法，即双侧腧穴同用等。所有这些，对临床选穴均有一定参考价值。

（二）特定穴的应用

古人在长期的临床实践中，发现许多腧穴的治疗作用，既有其特异性又有它的共同规律。从而总结出四肢肘、膝关节以下的五腧穴，原、络、郄穴以及胸腹部的俞、募等穴。由于它们各有特定的名称，目前称之为特定穴。《灵枢·本输》作了较全面的论述，在临床上应用最广，为选穴法中重要内容。

1. 五腧穴的应用 五腧穴即井、荥、输、经、合五穴。分布在十二经肘、膝关节以下部位，是人体十二经、十五络之气上下出入之处。故脏腑经络有病，都可用五腧穴治疗。具体应用时可根据其主治而选取。五腧穴各有所主，《灵枢·顺气一日分四时》：“病在脏者取之井，病变于色者取之荥，病时间时甚者取之输，病变于音者取之经，经满而血者，病在胃及以饮食不节得病者取之合。”是顺应四时之气而提出的针刺原则。《难经·六十八难》总结五输的主治为：井主心下满，荥主身热，输主体重节痛，经主喘咳寒热，合主逆气而泄。二者可以参看，亦可依五脏、五输、五行的关系而应用。即《难经》中虚则补其母，实则泻其子的方法。又可根据春夏阳气在上，人体之气行于浅表，刺宜较浅，秋冬阳气在下，人体之气潜伏于里，刺宜较深。五腧穴中，井荥所在部位肌肉浅薄，经合所在部位肌肉较深厚，故可春夏取井荥，秋冬取经合等穴。

2. 原、络穴的应用 六阳经中各有一原穴，而六阴经中则以输代原，腧穴即为原穴。原穴为脏腑原气所经过和留止之处，与三焦有密切关系。三焦是原气的别使，导源于脐下肾间动气，输布于全身，和内调外，宣上导下，与人体的气化功能和脏腑的生理活动密切相关。针刺原穴能通调三焦原气，调整脏腑功能，故《灵枢·九针十二原》指出：“五脏有疾，当取之十二原。”就是这个缘故。络穴除十二经中各有一络穴外，任督亦有络穴，脾经还有大络，合为十五络穴。络穴与络脉有密切关系，络脉在表里经之间起纽带的作用，因此络穴能治表里经有关的病症。

3. 俞、募穴的应用 俞穴为脏腑之气输注于背部之处，募穴为脏腑之气聚集于胸腹部之处。与各脏腑病理有密切关系。脏腑发生病变时，每于俞、募穴出现压痛或敏感点等反应。因此某一脏腑有病，都可取所属俞、募穴来治疗，如胃痛取胃俞与中脘，肝病取肝俞与期门等，为临床常用之法。不过一般五脏病多取俞穴，六腑病多取募穴，有所区别。俞穴不仅治脏腑病，而且还治与脏腑有关的器官病。如肝开窍于目，肝俞治目疾；肾开窍于耳，肾俞治耳病；肺开窍于鼻，肺俞治鼻病等。

4. 八会穴与郄穴的应用 会穴是指脏、腑、气、血、筋、脉、骨、髓等八个会合穴。故凡脏腑气血筋脉骨髓等病变都可选用所属会穴，如脏病取章门，腑病取中脘，气病用膻中，血病取膈俞等。

郄穴为经脉气血曲折汇聚之处，十二经脉各有一个。奇经的阴维、阳维、阴 、阳四脉也各有一郄穴，成为十六郄穴。其治疗特点是对各经循行部位与所属内脏的急性病症有较好效果。如胃脘剧痛取梁丘，心绞痛取郄门，肺出血取孔最等，均有良好效果。若与会穴配合使用，更为合适。

5. 下合穴的应用 手足三阳经下合穴的应用，是根据《内经》“合治内腑”来选用的。按照疾病所属脏腑，选择其所属的下合穴。例如足阳明经的上巨虚为手阳明大肠经的下合穴，故能治大肠病，如肠痈泻痢等。又如委阳为足太阳经的经穴，是手少阳三焦经的下合穴，故能治三焦水液失常，小便不利等病变。

此外还有各经的交会穴，为数较多。它们的作用主要是能治疗所交各经的病症。例如三阴交能治肝、脾、肾三经的病。关元、中极穴，为脾、肝、肾三经交会之处，故能治三脏所生的病等。

上列各种特定穴位和它们的应用，在临床上是常用有效之法，故选穴时应首先考虑选择。

第三节 刺灸法的运用

一、毫针刺法

这是针刺法中的主要方法，广泛应用于临床各科的 300 多种病症，尤其对 100 多种病症有良好效果。毫针操作有一定规程，对进针、行针、留针、出针等整个过程，均有严格要求。

（一）得气

指针感（包括病人自我感觉、医者指下感觉）和感应传导，是保证疗效的关键。感应的传导可以激发，又可控制。得气的快慢与强弱，往往能预测治疗的效果。在气至病所的观察中，还发现当针感传达到某些器官时，相应出现针刺效应，如针刺足三里，针感传达到腹部时，出现肠鸣音亢进，传达到面部时，面部肌肉出现抽动等。

（二）针刺刺激量

包括针具、手法、强度、参数、时间、深度等。针对病情，掌握适当的刺激量，是提高疗效的重要环节。一般认为对急症、实证，尤其是剧痛与痉挛抽搐等症，应用强而有力的刺激；对慢性病和虚弱病症，应用较轻的刺激为宜。据观察，同一个体，同一穴位，常可因不同刺激量，而分别收到不同的效应。有报告针刺孔最穴和尺泽穴，治疗肺结核咯血，凡行上下提插、大幅度捻转等强刺激手法，使针感传导者，止血效果均显著；而刺激弱，不产生针感传导者，则效果差。又如对内关穴用针刺不留针，可使窦性心动过缓者增率；留针并持续间歇行针，可使窦性心动过速者减率。这些都说明不同量的刺激，可收到不同针刺效应。一般认为应用不同的传统针刺手法，实质上也就包含着不同的刺激量，所以也同样可以引出不同的针刺效应。

（三）补泻手法

古代所传针刺补泻手法，包括单式和复式手法，多至数十种。近年来，进行了大量的研究工作，如对热补、凉泻手法的研究，有以皮肤温度、血管容积为指标进行观察。热补手法，使皮肤温度升高者为多；凉泻手法，使皮肤温度降低者为多。与平补平泻手法和对照组比较，经统计学处理，有明显的差别。针刺合谷穴，热补手法能引起血管舒张反应，凉泻手法则出现收缩反应，与平补平泻法对照，也有显著差别。

二、电针疗法

这是在毫针的基础上，与电刺激相结合的针法。针刺穴位得气后，在针上通以电流，利用电刺激，代替手法的机械刺激。其优点是能代替长时间的刺激，节省人力，能比较客观地掌握刺激量。电针的形式多种，各有优点，已广泛应用于临床各科，对神经、消化、泌尿、心血管、妇科等100余种病症，均获得一定疗效。如各种神经痛、关节炎，以及胃、肠、胆囊、肾等疼痛，针刺得气后加用电针加强刺激可以控制疼痛；对慢性病，如慢性腰腿痛、胃下垂、溃疡病等，配合电针，作较轻而持续较长的刺激，均有较好效果。特别是针刺麻醉时，需要长时间持续刺激，应用电针更为合适。临床实践证明，电针麻醉，在大量的外科手术中，均取得良好效果。对电针疗法，无论在临床治疗、麻醉手术和理论研究等方面，均进行了大量工作，有不少论文和专著问世，提供了许多宝贵经验。

三、电热针法

在电针的基础上，根据古代“焠刺”理论，结合电针热作用而形成的。电热针的热效应，全部集中在针尖部分，温度可在30度至100度之间调节，因病而宜。针刺得气后，产生热效应时间内，可保持恒定的传导感应。其适应范围为虚寒诸证，如脾胃虚弱、风寒湿痹、腰腿痛，以及慢性妇科病、甲状腺肿瘤、颈淋巴结核等，均有良效。为某些适宜于高温治疗的病症，提供了一种有效的手段。

四、声电液电针法（简称声电针）

这是根据经络学说，利用“声电波发生器”产生各种声源（音乐、戏剧、歌曲、广播或制成的生理录音带），然后通过刺入人体的针，连上导线，将声电波导入人体内产生刺激，以通调营卫气血，调整经络脏腑功能，起到治疗作用。其特点是不易引起人体的适应性和耐受性，因声波是一种错综复杂、参差不齐的瞬变的随机复合波，对人体的刺激比电脉冲波柔和，病人易于接受，并在长时间的治疗中作用与效果不衰减。临床适应范围较广，特别对痛疼、炎症、脑血管病后遗症有显著的疗效。

五、电火针法

这是在火针法的基础上研制出来的内加热的一种方法，代替了原始的火针法。其特点是操作方便，易于掌握，针刺深浅可根据病变部位需要调节。电火针法，不仅可取得火针的治疗效果，而且可以起到直接灸的部分作用，广泛用于内、外、儿、五官、皮肤等科40余种病症，取得较好疗效。

六、耳针疗法

耳针是根据我国古医籍中有关“借耳位治疾病”和耳与十二经脉相联系等理论，并结合国外报道而发展起来的。目前耳部穴位已发展为200个以上，但其中出现了同穴异名、同名异位等混乱现象，在全国耳针会议中，已作了筛选和整理，精简为90余穴，制订了统一方案。耳穴的针法，由原来的单纯针刺，发展为耳穴埋针、温针、电针、水针、割治、艾灸、磁疗、放血、按摩、光针、压丸等多种。治疗范围也从原来的以止痛为主，发展为内、外、妇、儿、五官等科100多个病种，其中疗效显著的有40余种病症。除用于治疗外，还发展为“耳诊”，即通过耳部望诊、寻找压痛点、电测定，观察耳廓的位置、大小、厚薄、形态、颜色、血管及其他反应物（包括压痛、血疹、皮屑、油垢等）进行检查诊断。

七、头针疗法

这是针刺头部一些部位和穴位，以治疗全身性疾病的方法。以往分区定位，颇不一致，通过长期临床治疗观察，目前已总结出以经络穴位分区的统一头针定位方案。由于人体十二经脉大都直接或间接地与头部有联系，而分布在头部的各经穴位，大都能治疗脑源性疾病和全身性病症，因此头针的应用，也较广泛。特别是对神经系统疾病，如各种瘫痪、神经官能症等有较好效果。对冠心病、高血压、胃病、疝气、功能性子宫出血、遗尿、荨麻疹等，也有一定疗效。

八、皮肤针法

这是多针浅刺的方法，由于针刺仅及皮肤，故称皮刺疗法。针刺时疼痛较轻，适用小儿治疗，又称小儿针。按针具针数的多少，分为七星针、梅花针和丛针等。它是由古代“毛刺”、“扬刺”等发展而成。施治部位，不限于穴位，而是根据经络的皮部理论、督脉为阳脉之纲、督脉两侧足太阳经线为各脏腑俞穴分布之处等关系而定。故治疗时，以督脉及其两侧足太阳经线为施术的主要部位，同时结合与所治疾病有关的四肢经络，给予扣刺。并按照病的虚实寒热等不同性质，分别用强刺激、中刺激、弱刺激等方法，进行治疗。对头痛、高血压、神经痛、神经衰弱、痛经、各种慢性胃肠道疾病，疗效较好。具有简便安全等优点，易于推广。

九、腕踝针法

这是在腕部踝部分别选择十二个点，根据病症，针刺相应的点，进行皮下针刺的方法。应用的方法，概括为查区、选点和针法三个主要步骤。查区：即将全身划分上下各六个区，而把各种病症，分属于各个区中，作为治疗的依据。选点：即根据疾病所属的区，选择相应的治疗点。针法：从皮下横向进针，以无痛、无感应为原则。本法所用的刺激点，虽仅十二个，但针刺点所在部位，可分属手足十二经，而且都近于各经络穴，可作用于全身，故可治疗全身疾病。对牙痛、头痛、关节痛、腰痛、失眠、心悸等，疗效较显著，对遗尿、带下、皮肤瘙痒、高血压、中风瘫痪、哮喘等也有一定疗效。

十、水针疗法

亦称穴位注射。如在穴位上注射小剂量药物，则称穴位小剂量药物注射法。使用时，将注射针刺入后，作提插手法，使其得气，再将药液缓缓注入穴位，从而起到穴位、针刺、药物三结合的作用。目前临床应用较多的有当归、川芎、红花、黄芪等中药注射液和维生素B1、维生素B12、盐酸普鲁卡因、三磷酸腺苷、辅酶A、各种抗菌素等。用极小剂量，可收得和大剂量肌内注射同样效果。因此它不仅为针刺治病提供了多种有效的特异性穴位刺激物，而且也为药物提供了有相对特异性给药的途径（经络穴位）。能减少药量，提高疗效，是一种很有前途的治疗方法。

十一、激光穴位照射法（又名激光针）

这是利用激光光束具有穿透皮肤组织的生物效应，用低功率的激光束来照射穴位，起到类似针刺的治疗效应，是现代激光技术与中医经络学说及针刺学相结合的新疗法。它的优点是无创伤性，无痛苦，无副作用，易被病人接受。临床证明，它有止痛、消炎、舒张血管、活跃代谢等多种作用。对临床各科中的许多病症如失眠、遗尿症、慢性鼻炎、神经性耳聋、慢性盆腔炎、哮喘、高血压等，均有一定的疗效。

十二、微波针灸法

这是把传统的针刺方法，与现代微波技术结合起来的新疗法。操作时，先将毫针刺入穴位，行针得气后，在毫针上接上微波天线，使微波的热效应、非热效应、电磁场效应等，通过毫针输入到经穴中去。既有针刺的作用，又有微波的作用，故在临床上能起到较好效果。在照射时，患者有温热、瘦麻、串胀等感觉循经传导。据临床报道，对面神经麻痹、肩周炎、关节炎、各种神经痛、头痛等，具有良好效果。

第四节 消化系统疾病针灸治疗

一、胃炎

胃炎系指各种原因所致的急性或慢性胃黏膜的炎性变化。临床上分急性胃炎和慢性胃炎两种。急性胃炎一般分为单纯性胃炎、腐蚀性胃炎、感染性胃炎、化脓性胃炎和急性出血性靡烂性胃炎等五种。其中腐蚀性胃炎是由于吞服强酸、强碱或其他腐蚀剂所引起，是一种严重的急性中毒；急性化脓性胃炎，系由化脓性细菌侵入胃壁引起的一种严重的化脓性炎症，常发展至胃壁坏死和穿孔；急性出血性靡烂性胃炎，发病亦急，以大量上消化道出血为主要表现。因此这三类急性胃炎不适合针灸治疗，都必须中西医结合积极救治。急性胃炎中只有急性单纯性胃炎和感染性胃炎适合针灸治疗。

慢性胃炎按胃镜检查所见的黏膜形态和病理资料，分为慢性浅表性、慢性萎缩性与慢性肥厚性胃炎等三种。

急性单纯性胃炎和感染性胃炎以上腹部不适、疼痛、食欲减退、恶心呕吐为主要症状，相当于祖国医学中的“胃脘痛”和“呕吐”。慢性胃炎临床表现以上腹部灼热疼痛，饱胀嗳气、食欲减退等为主要症状，属于祖国医学“胃脘痛”、“痞满”等证。若合并上消化道出血者，则又属“血证”范畴。

关于胃脘痛、呕吐、痞满等证，早在《内经》中就有记载。但古代文献常将胃脘痛称为“心痛”或“心下痛”。如《素问·六元正纪大论》说：“木郁之发，民病胃脘当心而痛”；《素问·举痛论》：“寒气客于肠胃，厥上出，故痛而呕也”。《诸病源候论》中只有心痛病诸候，无胃痛之说。《千金方·胃腑脉论》有九种心痛之说，实际上是对心胃痛按照病因和症状作出的归类。宋代方书也多心痛、胃痛混称。朱丹溪明确指出前人所谓的“心痛”实指“胃脘痛”，明虞搏《医学正传·胃脘痛》中指出：“古方九种心痛，……详其所由，皆在胃脘而实不在心也”，更进一步阐明了历代文献所说的心痛，大多数指胃痛而言。

关于呕吐的病因证治，在《内经》中已有很多论述，如《素问·至真要大论》：“诸呕吐酸，皆属于热”、“诸逆冲上，皆属于火。”《素问·举痛论》：“寒气客于肠胃，厥逆上出，故痛而呕也”，《灵枢·四时气》：“善呕，呕有苦……邪在胆，逆在胃，胆液泄，则口苦，胃气逆，则呕苦”。说明寒邪、热邪皆可致呕，脾胃功能失调或肝胆横逆犯胃，均可引起呕吐。宋陈无择论呕吐原因“有寒、热、痰、食、血、气之不同”。金元时期刘完素强调火、热致呕，朱丹溪则认为除热外，还有寒气、食滞、痰浊亦能致呕。明张景岳，将呕吐分为虚、实两大类，这无论在理论上和临床上均有重要价值。

痞满是指脘部痞塞、满闷，触之无形，按之不痛的证候，是慢性胃炎的主要症状之一。在《内经》中称“否”、“满”、“痞塞”、“痞膈”等。隋巢元方有“八痞”、“诸痞”之称，说明引起痞的原因非止一端。金元时期李东垣、朱丹溪，明代张景岳，清代林珮琴等医家，在前人经验的基础上均各有发挥，对胃病临床很有指导意义。

针灸治疗胃痛、呕吐、胀满由来已久。如《灵枢·厥病》篇：“厥心痛，有腹胀胸满，心尤痛甚，胃心痛也，取之大都、太白。”《灵枢·四时气、口问》篇中，对呕吐、痞满、嗳气等也提出了针灸治法。以后《针灸甲乙经》、《千金方》、《针灸资生经》、《针灸大成》等书，都有记载，治疗方法也逐渐丰富。

（一）病因病机

引起胃痛、呕吐的原因很多，《素问·举痛论》：“寒气客于肠胃，厥逆上出，故痛而呕也”；《素问·五常政大论》：“少阳司天，火气下临，……风行于地，……心痛，胃脘痛，厥逆膈不通”；《素问·痹论》：“饮食自倍，肠胃乃伤”。说明外感寒热之邪与饮食不节是引起胃病的主要原因。《素问·六元正纪大论》：“土郁之发……民病心腹胀，肠鸣而为数后，甚则心痛胁，呕吐霍乱……。木郁之发……民病胃脘当心而痛，上支两胁，膈咽不通，食饮不下”。提出肝、脾两脏功能失常可以引起胃痛、脘胀、呕吐、泄泻等。宋严用和在《济生方》中提出胃痛的原因主要为外感六淫、内伤七情及饮食不节。李东垣补充了“劳倦伤脾”之说；朱丹溪则分析了胃痛的病因，固有因劳役太甚，饮食失节，中气不足或寒邪内侵所致者，但亦有病久“郁而生热，或素有热，虚热相搏，结郁于胃脘而痛；或有食积痰饮，或气与食相郁不散，停结胃口而痛”。明张景岳论胃痛病因：“惟食滞、寒滞、气滞者最多，其有因虫、因火、因痰、因血者，皆能作痛，大多暴痛者多有前三证，渐痛者多由后四证”，而总其大要，“因寒者常居八、九，因热者十惟一、二”。清叶天士《临证指南医案·胃脘痛》对于本证的辨证治疗都有许多独到之处，如“胃痛久而屡发，必有凝痰聚瘀”，特别是“久痛入络”之说，独具卓见，在临床上有重要意义。

综上所述，可见急性胃炎的发生，大多由于外邪犯胃或饮食不慎等原因引起。如感受风寒暑湿之邪，或秽浊之气，侵犯胃腑，阻遏中焦，以致中焦气机不利，脾胃升降失常，从而发生胃脘疼痛，恶心呕吐。又如饮食不节，饥饱无常，以致食滞于中，胃气失和；或恣食辛辣肥甘，过饮烈酒，以致湿热内生，蕴于中焦；或过食生冷，寒积胃脘，阻遏中阳；或服燥烈刺激之药，克伐脾胃，脾胃受损等等。这些均可导致纳运失常，胃失和降，浊气上逆，发生胃痛胀满，嗳气呕吐等症。

慢性胃炎的发生，除与外邪犯胃，饮食失调有关外，尚可因情志不舒，肝郁气滞，疏泄失职，横逆犯胃，致胃失通降，则脘腹胀满，嗳气吞酸，或支撑作痛，连及两胁。若气滞日久，可致血脉凝涩，瘀血内结，其痛更甚，并可出现呕血、黑便等症。亦有因素体脾胃虚弱或劳倦伤脾，以致脾胃虚寒，中阳不运，发为胃脘隐痛，喜温喜按，时泛清水，纳呆便溏。其因于火郁热蕴者，日久耗伤胃阴，使胃阴不足，胃失濡润，发为阴虚胃痛。

（二）临床表现

急性胃炎多有上腹部不适，胀满，疼痛，食欲减退，恶心呕吐等。慢性胃炎的症状多不典型，病程缓慢，反复发作。除胃部饱胀，嗳气或疼痛外，呕吐较少见。各型慢性胃炎，临床表现有所不同。浅表性胃炎，一般以饭后上腹部不适，有饱闷、压迫或灼热感，嗳气后较舒适，偶有恶心、吐酸及一时性胃痛；萎缩性胃炎主要表现为食欲减退，饭后胀满，上腹部钝痛及贫血、消瘦、疲乏和腹泻等全身症状；肥厚性胃炎以上腹痛为主要表现，进食或服碱性药物可使疼痛缓解，酷似消化性溃疡，部分病人可有上消化道反复出血，但大量出血较少见。

1. 胃痛　指上腹部疼痛。胃寒之痛，胃脘冷痛或拘急剧痛，畏寒喜暖，得温痛减；湿热之痛，胃脘灼热胀痛，得食加重；食滞之痛，胃脘胀满，疼痛拒按，嗳腐吞酸；气滞之痛，胀满攻痛，痛无定处，聚散无形；胃阴不足之痛，胃脘灼热，嘈杂隐痛，饥不欲食；肝气郁结之痛，脘痛连胁，嗳气泛酸，烦恼郁怒，诸症加重；脾胃虚寒之痛，胃痛隐隐，食少纳呆，泛吐清水，喜温喜按，饥则痛甚，得食稍减。

2. 呕吐　是指食物或痰涎等由胃中上逆而出。外邪犯胃之呕，多突然呕吐，起病较急，或兼寒热；胃寒之呕，胃脘冷痛，呕吐清涎，食久乃吐；胃热之呕，呕苦吐酸，烦渴口臭，食已即吐；饮食停积之呕，呕吐酸腐，吐后反觉舒服；痰饮内阻之呕，呕吐痰涎，胸脘痞闷；肝气犯胃之呕，呕吐吞酸，胸胁满痛；脾胃虚寒之呕，呕吐饭食，食入难化；胃阴不足之呕，恶心干呕，吐物不多。

3. 痞满　指自觉脘部满闷，痞塞不通，但按之濡而不痛。食滞之痞，脘腹满闷，痞塞不舒，嗳腐吞酸或恶心呕吐；湿热之痞，胸脘痞塞，恶心欲吐，舌苔浊腻；肝郁之痞，胸脘不舒，痞塞满闷，两胁作痛；脾胃虚弱之痞，脘腹不舒，痞塞胀满，不知饥，不欲食，喜温喜按。

（三）治疗方法

1. 辨证施治　胃炎之病位在胃，多由外邪犯胃，饮食不节，情志所伤，脏腑功能失调等原因引起。所以在治疗上应辨证求因，分因论治。属于病邪侵胃者，当辨其邪而去之；其因食积中阻者，当消食导滞；由于肝气郁滞者，宜疏肝理气；因于脾胃虚寒者，温中散寒；胃阴不足者，养阴益胃。

（1）急性胃炎。

1）寒凝气滞。

症状：胃痛暴作，痛势较剧，畏寒喜暖，得热痛减，恶心呕吐，或泛唾清水稀涎，或伴恶寒发热，口不渴，喜热饮，舌淡红，苔薄白，脉弦紧。

治则：温中散寒，和胃止痛。

处方：中脘、内关、足三里、公孙。

加减：呕吐甚者加胃俞；恶寒发热者加大椎、合谷；痛甚加梁丘。

操作法：胃痛、呕吐剧烈者，应先针四肢腧穴内关、足三里、公孙，用捻转结合提插泻法强刺激，间歇留针，每隔 2 ~ 3 分钟行针 1 次。待胃痛稍缓，再刺中脘，用平补平泻法，刺激不宜过强，静止留针 20 ~ 30 分钟，同时加艾条温灸，灸后中脘还可加拔火罐。病情严重者，可每日针灸 2 ~ 3 次。

方义：本证因寒邪犯胃或恣食生冷，寒积于中，阳气被遏，气血凝滞，不通则痛；中焦阻滞，胃失和降，浊气上逆，水谷随气逆而上，则发生呕吐。中脘是胃的募穴，针而灸之，可温中散寒，配胃的合穴足三里，更能理气和胃；内关为手厥阴之络，又为阴维脉交会穴，手厥阴经脉下络三焦，阴维主一身之里，故有宣通上、中二焦气机的作用，历来作为止呕要穴；公孙为足太阴脾经络穴，又为冲脉交会穴，脾与胃相表里而阴维脉与冲脉合于心、胸、胃，取之以调和中焦而平冲逆之气。呕吐甚者加胃俞，与中脘合为俞募配穴法，用以加强和胃降逆之效用；梁丘为足阳明胃经郄穴，为治疗本经急痛之要穴；伴有恶寒发热者加大椎、合谷以疏邪解表。

2）湿热中阻。

症状：胃脘灼热胀痛，得食加剧，或食入即吐，嘈杂吞酸，口苦而干，渴不多饮，口气重浊，舌边尖红，苔黄腻，脉滑数。

治则：清热燥湿，和胃降逆。

处方：中脘、内关、足三里、内庭、三阴交、阴陵泉。

加减：呕吐甚者加金津玉液；胃热重者加厉兑。

操作法：胃痛甚者宜先刺四肢腧穴，用泻法强刺激，间歇留针，每隔 2 ~ 3 分钟行针 1 次，待胃痛稍缓，再刺中脘，用平补平泻法，静止留针 20 ~ 30 分钟。

方义：本证乃湿热内蕴，气机受阻，中焦痞塞，升降失常。故取中脘、足三里，理气和胃而止痛；内关利膈降逆以止呕；内庭清胃降火；三阴交、阴陵泉运脾利湿。呕吐甚者，加刺金津玉液出血，为治胃热呕吐之经验穴；厉兑为足阳明井金，取实则泻其子之义，助内庭以清胃热。

3）食积停滞。

症状：胃脘胀满，疼痛拒按，嗳腐酸臭，恶闻食气，恶心呕吐，吐后痛减，口气重浊，大便不爽，舌淡红，苔厚腻，脉弦滑。

治则：消食导滞，和胃畅中。

处方：中脘、下脘、天枢、足三里。

加减：呕吐加内关。

操作法：以上诸穴皆用泻法，强刺激，间歇运针 15 分钟，每日 1 次。

方义：本证因食滞中焦，胃失和降，浊气上逆，腑行不畅，故取中脘、下脘消食积以畅中州；天枢、足三里导积滞而降胃气，食消滞下，诸症自愈。

（2）慢性胃炎。

1）肝郁气滞。

症状：胃脘胀满，攻痛连胁，或痛无定处，胸闷太息，嗳气频作，每因烦恼郁怒而诸症加重，舌淡红，苔薄白，脉沉细。若肝郁化火，则痛势急迫，心烦易怒，嘈杂吞酸或恶心呕吐，甚则呕血、黑便，口干而苦，舌质红，苔薄黄，脉弦数。

治则：疏肝理气，和胃止痛。

处方：中脘、肝俞、期门、内关、足三里、阳陵泉。加减：肝火犯胃，痛势急迫者，加太冲；呕血、黑便者，加膈俞、血海。

操作法：肝俞、期门、内关、阳陵泉皆用泻法。刺期门时宜注意针刺角度及深度，应在第七肋骨的上缘进针，以避免刺伤肋间血管，针尖方向可向前正中线斜刺，亦可向外侧斜刺，深度在 0.8 寸左右，不宜过深，以免刺破胸膜。中脘、足三里平补平泻，留针 20 ~ 30 分钟。肝火犯胃，痛势急迫者加泻太冲，强刺激；呕血、黑便者加刺膈俞、血海，针用泻法，留针 15 分钟。

方义：情志不遂则肝气郁结，横逆犯胃，气机不畅，胃失和降。故取肝俞、期门俞募相配，以疏肝解郁；内关宽胸理气，配胆经合穴阳陵泉，以增强平降肝胆冲逆之作用；中脘、足三里疏通胃气以升清降浊；肝郁化火者加太冲以平肝降火。诸穴配伍，使肝气平泄而胃气和降。肝火犯胃，迫血妄行而出现呕血、黑便者，取膈俞、血海二穴以凉血止血。

2）脾胃虚寒。

症状：胃痛隐隐，绵绵不绝，喜温喜按，饥饿痛甚，得食则缓，纳呆脘胀，或泛吐清水，面色少华，形瘦神疲，畏寒肢冷，大便溏薄，甚则呕血或黑便，舌质淡胖，苔薄白而滑，脉细弱。

治则：健脾益气，温中和胃。

处方：脾俞、胃俞、章门、中脘、足三里。

加减：兼呕血、黑便者加膈俞、气海。

操作法：以上诸穴皆用补法加灸，脾俞、胃俞、中脘灸后还可加拔火罐。如有肝、脾肿大者，针刺章门穴时宜严格掌握深度，以免发生刺破肝、脾引起内出血等严重针刺事故。

方义：寒邪犯胃。胃痛与脾胃虚寒胃痛，虽皆属寒证，但有虚实之别。前者多由寒从外侵，内犯脾胃，且有感受寒冷或恣食生冷病史，胃痛暴作，痛势较剧，得温则减，病程较短，舌脉呈寒实之象；后者多由素体气虚或久病脾胃虚弱，中阳不振，寒从内生，胃失温养，其疼痛特点为胃痛隐隐，得按痛减，病程较长，舌脉皆呈虚寒之象。病因不同，治法各异，前者重点在祛邪，邪去正自安；后者重点在扶正，正足邪自去。背俞穴是脏腑经气注输之处，募穴是脏腑经气汇集的部位，本方取脾胃的俞募穴为主，再配胃经合穴足三里，补而灸之，可以健脾益气，和胃建中。若兼呕血、黑便者加补膈俞、气海以补气摄血，健脾统血。

3）胃热阴虚。

症状：胃脘隐隐灼痛，痛无定时，嘈杂如饥，但饥而不欲食，口干思饮，食少便结，舌红少苔，脉细数或弦细。

治则：养阴益胃，清热润燥。

处方：胃俞、中脘、内关、三阴交、太溪、内庭。

加减：口干便结者加承山。

操作法：胃俞、中脘平补平泻；内关、三阴交、太溪针用补法；内庭用泻法。

方义：本证多因郁火内盛，消灼胃阴，下汲肾水而致阴津亏损，胃液枯槁所致。取胃俞、中脘俞募相配，平补平泻以调节脾胃气阴；补内关、三阴交益阴养胃；补太溪滋水润燥以治其本；佐泻内庭清胃降火以治其标。

2. 耳针疗法

（1）处方：胃、脾、交感、神门。

（2）加减：恶心呕吐加皮质下、膈；肝胃不和加肝；消化不良加胰、胆。

（3）操作法：每次选用 2 ~ 3 穴，疼痛剧烈时用强刺激，疼痛缓解时用轻刺激，间歇行针，留针 20 ~ 30 分钟，隔日或每日 1 次。

3. 皮肤针疗法

（1）处方：从第 6 ~ 12 胸椎两侧足太阳经背俞穴，上腹部任脉及足阳明胃经。

（2）操作法：自上向下依次叩打，急性胃炎宜重叩至皮肤隐隐出血为度；慢性胃炎手法较轻，叩至皮肤潮红即可。每日或隔日 1 次。

4. 头针疗法

（1）处方：胃区。

（2）操作法：按头针操作常规，将针刺入后，用小幅度快频率捻转 2 ~ 3 分钟，留针 5 ~ 10 分钟，作第 2 次行针，方法如前。反复操作 3 次后，即可出针。

5. 水针疗法

（1）处方：脾俞、胃俞、中脘、内关、足三里。

（2）药物选择：急性胃炎胃痛剧者，可选用硫酸阿托品 0.5 毫克或 1% 普鲁卡因注射液；呕吐甚者选用复方冬眠灵 12.5 ~ 25 毫克。慢性胃炎可选用 1% 普鲁卡因、胎盘组织液，维生素 B1100 毫克或维生素 B12100 微克以及当归注射液等。

（3）操作法：每次选用 2 ~ 3 穴，按常规皮肤消毒，先将针头刺入穴内，作小幅度提插，得气后，抽无回血，即将药液注入各穴 0.5 毫升。如选用药物的剂量不足各穴所需注射 0.5 毫升的液量者，可用 5% 葡萄糖液或生理盐水稀释至所需用量。

6. 穴位埋线疗法

（1）处方：脾俞透胃俞、上脘透中脘、梁门透关门。

（2）操作法：三组腧穴轮流使用，按穴位埋线法操作常规，埋入羊肠线，每次间隔 20 ~ 30 天。

（四）辅助治疗

（1）急性胃炎呕吐甚者，酌情禁食，给予静脉补液，纠正水和电解质的紊乱，病情好转后，可先给少量流质饮食，以后再逐步改为清淡易消化的半流质饮食到普食。

（2）慢性胃炎患者，应做到进食有规律，细嚼慢咽，避免刺激性食物及药物，戒烟忌酒。治疗口腔、鼻腔及咽喉慢性感染灶。保持精神愉快，避免过度疲劳。

二、消化性溃疡

消化性溃疡是指仅见于胃肠道与胃液接触部位的慢性溃疡。其形成和发展与胃液中的胃酸和胃蛋白酶的消化作用有关，故称为“消化性溃疡”。由于溃疡主要发生在胃和十二指肠，所以又称“胃、十二指肠溃疡”。临床上以周期性发作、节律性上腹部疼痛为特点，常伴有反酸嗳气、恶心呕吐等症。本病可发生于任何年龄，但以青壮年为多，男性比女性为多。溃疡病如防治不当，可发生严重的并发症，如幽门梗阻、大出血、胃穿孔等。根据溃疡病的临床特点，其属于祖国医学的“胃脘痛”、“吞酸、吐酸”、“嘈杂”等范围。合并幽门梗阻者，属于“呕吐、反胃”，合并上消化道出血者，属于“血证、瘀证”，合并急性穿孔者，则类似“结胸”之证。

胃脘痛为溃疡病的主要症状，中医文献对胃脘痛的论述，最早载于《内经》，后世历代医家亦各有阐述，已在胃炎节中作了介绍，不再赘述。

吞酸、吐酸为溃疡病的主要症状之一。凡酸水由胃中上泛，至咽嗌间随即咽下者，称为吞酸；不咽下而吐出者，则称吐酸或呕酸。《诸病源候论》称“噫醋”，《三因方》则称“咽酸”。《素问·至真要大论》谓：“少阳之胜，热客于胃，烦心心痛……呕酸善饥”。认为吐酸乃胃热之证。后世医家见解不一，或主寒，或主热。清李用粹《证治汇补》指出：“凡积滞中焦，久郁成热，则本从火化，因而作酸者，酸之热也；若客寒犯胃，顷刻成酸，本无郁热，因寒所化者，酸之寒也”，认为寒热均可引起吐酸。

嘈杂一证始见于《丹溪心法》，是指胃中空虚、似饥非饥、似辣非辣、似痛非痛、胸膈懊憹、莫可名状的一种症状，亦为溃疡病患者所常见。朱丹溪认为痰湿、气郁、食积、热邪皆是嘈杂的发病原因，张景岳把嘈杂分为火嘈、痰嘈、酸水浸心而嘈以及因脾胃亏损血少而嘈等四类。临床时应结合四诊，进行分析。

呕血是溃疡病常见的并发症，《内经》中称呕血，《金匮》中称“吐血”，皆指血自胃中经口而出。便血也是溃疡病常见的并发症，尤多见于十二指肠溃疡。由于溃疡病合并上消化道出血后，多有柏油样黑便，故其属于中医“远血”范畴。

历代针灸文献中关于治疗胃痛、吐酸、嘈杂等溃疡病主要症状的记载很多，如《灵枢》记：“胃心痛，取之大都、太白”，《针灸甲乙经》载：“胸胁背相引痛，呕吐多唾，饮食不下，幽门主之”，《千金翼方》中有“呕吐宿汁吞酸灸神光百壮”等。以后各家都有记述，且所用腧穴更加丰富。近代关于针灸治疗胃、十二指肠溃疡病的报道也很多，实践证明针灸确有消除或缓解临床症状、促进溃疡愈合的作用。

（一）病因病机

溃疡病的发生与情志不舒和饮食所伤关系密切。早在《素问·六元正纪大论》就指出：“木郁之发……民病胃脘当心而痛，上支两胁，膈咽不通，食饮不下”。《素问·举痛论》说：“怒则气逆，甚则呕血”。《证治汇补·胃脘痛》指出胃痛内因“由清痰食积郁于中，七情九气触于内，是以清阳不升，浊阴不降，妨碍道路而为痛耳”。《医家心传·吞酸》说："凡是吞酸尽是肝木，曲直作酸也"，薛立斋亦认为"吞酸多属脾虚木旺"。又如《临证指南医案·木乘土》篇说："情志不遂，肝木之气，逆行犯胃，呕吐膈胀……"，又说"肝逆犯胃，脘痛腹鸣"。可见历代医家所见略同，都认为由于情志不舒，忧思恼怒，郁而不解，伤及于肝，肝气郁结，疏泄失常，横逆犯胃，胃气失其和降，气血滞而不行而致胃脘疼痛。若迁延日久，肝郁化火，证见胃中灼热，口干而苦，甚则热伤血络，迫血妄行，上逆为呕血，下注为便血；若热伤胃阴，则出现胃脘隐痛，口干少津，舌红苔少，饥而不欲食等胃阴不足症状；若肝气犯脾，脾失健运，则湿浊内生，升降失常，胃气上逆而见嗳气、反酸、恶心、嘈杂等症；若肝郁气滞，久痛入络，络脉失和，气血瘀滞，则可见上腹刺痛，痛而拒按，甚则脉络损伤出现呕血黑便。可见情志抑郁，肝失疏泄，在溃疡病的发病原理上占十分重要的地位。

此外，亦可因饮食不节，饥饱无常，或暴饮暴食，损伤脾胃，致脾不健运，气不和降，气机阻滞，则胃脘疼痛；或嗜烟酗酒，过食辛辣炙煿等刺激性食物，亦可损伤脾胃，导致湿热内生，通降失调，则脘痛、嘈杂、吞酸、呕吐等诸症蜂起。若素体虚寒，或劳倦内伤，或久病不愈，损及脾阳，致中阳不振，则出现脾胃虚寒症状，如胃脘冷痛，喜暖喜按，食少便溏等。若中气不足，脾不统血，气不摄血，亦可发生呕血、下血。

（二）临床表现

上腹部疼痛是消化性溃疡的主要症状。疼痛的程度一般较轻，疼痛的性质表现不一，如隐痛、钝痛、胀痛、锥痛、心嘈、烧灼样痛、饥饿样痛等。但疼痛有节律性的特点，胃溃疡多在食后半小时发生，经 1 ~ 2 小时后，逐渐缓解，直到下次进食后再出现上述节律；十二指肠溃疡疼痛，常在餐后 2 ~ 3 小时发生，持续不减，直至进食或服制酸剂后缓解，定时发生的半夜疼痛也是十二指肠溃疡的另一特点。疼痛的部位，胃溃疡多在上腹正中或剑突下，或稍偏左；十二指肠溃疡多在脐上或上腹偏右；后壁溃疡可放射到脊柱两侧相应部位；前壁溃疡可放射到同侧胸骨附近。少数不典型病例，平时并没有上腹部疼痛的症状，直至溃疡出血，呈现呕血、便血，甚至穿孔时才被发现。

消化性溃疡除上腹疼痛外，还常兼有反酸、流涎、嗳气、胀满、恶心、呕吐、便秘、腹泻等消化系统的各种症状，以及失眠、多汗、烦躁、焦虑等全身症状。幽门梗阻、出血、穿孔是溃疡病常见的并发症。

本病以胃痛、吐酸、嘈杂、呕吐为主症，由于发生的原因不同，症状有异，宜仔细辨别。

1. 胃痛　气滞之痛，胀满而痛，部位不定，或连及两胁，嗳气吐酸；郁热之痛，痛势急迫，灼热疼痛，吞酸嘈杂，口苦而干；阴虚之痛，痛势隐隐，心中烦热，饥不欲食，口干少津，大便干结；虚寒之痛，胃脘隐痛，喜热畏寒，得热则舒，遇冷则甚，口吐清涎，大便溏薄；血瘀之痛，胃脘刺痛或痛如刀割，固定不移，痛处拒按，或见呕血、便血。

2. 吐酸　胃热吐酸，嘈杂嗳气，胃脘灼痛；胃寒吐酸，或唾涎沫，脘痛痞满；肝气犯胃吐酸，胃中灼热，胸胁胀闷；饮食积滞吐酸，嗳腐食臭，脘胀厌食。

3. 嘈杂　胃热嘈杂，嘈杂善饥，或兼恶心吐酸，胃中灼热辛辣；胃寒嘈杂，嘈杂时作，或兼泛吐清水，胃脘痞满冷痛；肝胃不和嘈杂，嘈杂吞酸，或兼嗳气呕吐，胃脘胀痛连胁。

4. 呕吐　胃寒之吐，呕吐清水，胃痛喜暖；胃热之吐，呕吐酸苦，脘中灼热；痰饮之吐，呕吐痰涎，胸脘痞闷；食滞之吐，呕吐酸腐，吐出为快；气滞之吐，恶心呕吐，脘胀嗳气；虚寒之吐，朝食暮吐，宿食不化。

5. 呕血、黑便 可因胃热炽盛，灼伤脉络，迫血妄行；或因脾胃虚寒，中气不足，脾不统血；或因久痛入络，脉络瘀滞，血不循经。临床除呕血、黑便外，各有兼证，不难鉴别。

（三）治疗方法

1. 辨证施治 本病发病原因很多，但以情志不舒和饮食所伤最为常见，治疗时应根据病因证候的不同辨证施治。此外，由于本病在胸椎 7 ~ 12 两旁背俞穴处多出现压痛点，根据《内经》“以痛为腧”的选穴原则予以针灸，往往取得较好疗效。故对本病的治疗在配穴处方时宜多用背俞穴。

（1）肝胃气滞。

1）症状：胃脘胀痛，连及两胁，吐酸嗳气，嘈杂如饥，胸闷太息，纳食减少，甚则恶心呕吐，每因情绪波动则诸症加重，舌淡红，苔薄白，脉弦。

2）治则：疏肝理气，和胃止痛。

3）处方：膈俞、肝俞、胃俞、中脘、期门、足三里。

4）加减：恶心呕吐加内关；胃痛甚者加梁门、梁丘；泛酸嘈杂加脾俞、公孙。

5）操作法：膈俞、肝俞、期门针用泻法，留针；胃俞、中脘、梁门、足三里平补平泻，留针；恶心呕吐针泻内关，强刺激留针；胃痛甚者针泻梁丘、足三里，强刺激留针；泛酸嘈杂加脾俞、公孙泻法留针。背部及腹部腧穴，在留针过程中，同时用艾条薰灸。

6）方义：肝主疏泄，调畅气机，能协助脾胃之气的升降，是保持脾胃正常功能的重要条件。故取肝俞、期门俞募相配，针而泻之，可疏肝解郁；配膈俞以宽胸理气；再取胃的俞、募穴胃俞、中脘和胃经合穴足三里平补平泻，以调畅中州气机。恶心呕吐者加内关降逆止呕，胃脘痛甚者加梁门及胃经郄穴梁丘和胃止痛。实验证明针刺脾俞、公孙能抑制胃酸分泌，故吐酸、嘈杂者加刺脾俞、公孙以制酸。诸穴相配使肝郁得舒，胃气和降，则脘痛、吐酸、嗳气、嘈杂等症自消。

（2）肝胃郁热。

1）症状：胃脘疼痛，痛势急迫，食后加剧，胃中灼热，口干而苦，泛酸嘈杂，心烦易怒，便干尿赤，舌红苔黄，脉象弦数。

2）治则：疏肝泄热，和胃止痛。

3）处方：肝俞、胃俞、中脘、足三里、内庭、太冲。

4）加减：胃痛甚加梁丘、三阴交；便秘加支沟、承山。

5）操作法：腹背诸穴用泻法中等刺激，四肢诸穴用泻法强刺激，各穴留针 20 ~ 30 分钟。

6）方义：本证乃肝郁化火，横逆犯胃，郁热中阻，胃失和降。故针泻肝俞、太冲清肝泻火；足三里、内庭和胃泄热；再取胃俞、中脘俞募相配，和胃止痛。胃痛甚者加梁丘、三阴交以增强缓急止痛之效；支沟、承山皆为治疗便秘的经验穴，有通腑导滞的作用。

（3）胃阴不足。

1）症状：胃脘隐痛，似饥似嘈，食后饱胀，心烦少寐，口干少津，大便干结，舌质红，少苔或无苔，脉象细数。

2）治则：养阴益胃。

3）处方：脾俞、胃俞、中脘、内关、足三里、三阴交、太溪。

4）加减：纳呆饱胀加梁门、天枢；大便干结加支沟、承山。

5）操作法：以上诸穴针用平补平泻或先泻后补法，间歇留针 15 ~ 20 分钟。纳呆饱胀者针泻梁门、天枢，大便干结者泻支沟、承山，强刺激。

6）方义：本证乃郁热伤阴而致胃阴不足。脾胃为后天之本，生化之源，脾为胃行其津液，故取脾俞、三阴交以开津液生化之源，增精微转输之机；胃俞、中脘先泻后补，去郁热而养胃生津；足三里平补平泻，调升降以和润胃气；再配内关、太溪，泄热滋水，润养胃阴。诸穴相配，功能益气养阴，清热和胃。纳呆饱胀者加梁门，和脾胃以增运化之力，配天枢，通大肠而助消导之功；便秘者加支沟、承山，利三焦，通腑气，润肠导滞。

（4）脾胃虚寒。

1）症状：胃脘隐痛，喜暖喜按，饥时痛甚，得食则缓，或泛吐清水，面色 白，神疲力乏，手足欠温，大便溏薄。若伴发幽门梗阻者，则脘腹胀满，朝食暮吐或暮食朝吐，舌淡苔白，脉象沉细。

2）治则：健脾益气，温中和胃。

3）处方：脾俞、胃俞、章门、中脘、足三里。

4）加减：合并幽门梗阻，呕吐反胃者加内关、下脘、气海、关元；便溏泄泻者加天枢、气海；呕血、黑便者加膈俞、气海。

5）操作法：以上诸穴均用补法，留针，在留针的同时，背部及腹部俞穴，加艾条灸，可点燃 2 支艾条同时熏灸，以增加火力，灸 15 ~ 20 分钟左右，至皮肤红晕为度。亦可起针后用隔姜片灸 5 ~ 7 壮，或拔火罐。

6）方义：本证乃中阳不足，脾胃虚寒，运化失健，升降失司。故取脾俞、章门、胃俞、中脘为主，胃经合穴足三里为辅，补法加灸以振奋脾阳，温中和胃；加内关、下脘、气海、关元针灸并用，以灸为主，可培元补火，和胃降逆；天枢、气海以益气运脾；加膈俞、气海，以补气摄血，引血归经。

（5）气滞血瘀。

1）症状：胃痛拒按，痛如锥刺，固定不移，食则痛剧，或有呕血、便血，舌质紫暗或有瘀斑瘀点，脉细涩或细弦。若失血过多，则面色苍白，冷汗淋漓，血压下降，肢冷脉伏，甚则昏厥。并发急性穿孔时，则突发脘腹剧痛、拒按，腹皮拘急如板，屈膝踡卧，转侧不利，恶心呕吐，冷汗淋漓，面色苍白，烦躁不安，舌淡红，苔薄黄，脉弦细而数。

2）治则：活血化瘀，理气和胃。

3）处方：膈俞、肝俞、脾俞、中脘、足三里。

4）加减：合并上消化道出血见呕血、黑便者去中脘，加内关；伴有失血性休克者，取人中、百会、气海、关元；合并急性穿孔者，取中脘、梁门、天枢、内关、足三里。

5）操作法：血瘀作痛，针用泻法，背俞穴及足三里均可用较强的刺激留针加灸，中脘中刺激加灸。若发生消化道出血时，应根据出血量的多少及全身情况，用平补平泻法或补法；若出现失血性休克者，则取人中强刺激，百会、气海、关元用艾炷灸 5 ~ 7

壮。合并急性穿孔者，取中脘、梁门、天枢、内关、足三里，诸穴皆用泻法强刺激，留针30～60分钟，每隔10分钟行针1次，亦可用电针疗法，每隔4～6小时针治1次。

6)方义：本证乃肝郁日久，气滞血瘀，不通则痛。故取肝俞以疏肝理气，膈俞利膈行气，脾俞、中脘、足三里健脾和胃，俾气行则血行，以达通则不痛之目的。若血瘀日久，损伤胃络，出现呕血或便血，所谓阳络伤则血上溢，阴络伤则血下溢，上下交损，宜治其中，故以上诸穴仍然适用。取膈俞因其为血之会，有理血祛瘀的作用，肝主藏血，脾主统血，取肝、脾两俞以增藏统之权、引血归经。合并上消化道大出血时，腹部俞穴以不针为妥，故去中脘。若伴有失血性休克者，本“血脱益气”治则，灸百会、气海、关元以补气固脱。人中一穴有较强的抗休克效应，实验证明对失血性休克也有良好的作用。

合并急性穿孔时，取中脘、梁门、天枢、内关、足三里。因中脘为胃的募穴，且为腑会，腑病取募穴，故以中脘为主穴；梁门、天枢、足三里皆为足阳明胃经腧穴，有理气止痛、调整胃肠功能的作用；内关降逆止呕，且有升压作用。诸穴配合，有解痉止痛、调整胃肠功能、促进穿孔闭合的作用。

溃疡病合并上消化道出血，有时出血量很大，除针灸治疗外，尚需结合药物治疗，如已发生失血性休克者，必须及时应用输血、补液等急救措施。

溃疡病合并急性穿孔，如系空腹穿孔，腹腔渗液不多，移动性浊音不明显，估计穿孔不大，症情较轻，不并发休克，且年轻体壮者，可考虑非手术疗法。用针刺结合中西药物、胃肠减压、输液等综合治疗。在治疗中要严密观察病情，如针刺后腹痛及腹肌紧张无明显减轻，应及时分析病情，必要时改变治疗方针，最长的观察时间不应超过6小时。

2. 耳针疗法

（1）处方：胃、脾、交感、神门、皮质下。

（2）加减：十二指肠溃疡加十二指肠；泛酸多加内分泌；合并消化道出血加膈、肾上腺。

（3）操作法：每次取2～3穴，疼痛剧烈时用强刺激，疼痛缓解时用轻刺激，留针30分钟。也可用揿针埋针24～48小时起针，但夏天不宜埋针，严防感染，以免发生耳软骨炎。

3. 皮肤针疗法

（1）处方：取背部第7～12胸椎两侧之夹脊穴，足太阳膀胱经的背俞穴，脘部任脉及足阳明经。

（2）操作法：由上向下用中等刺激循序叩打4～5遍，至皮肤潮红为度。

4. 水针疗法

（1）处方：脾俞、胃俞；中脘、梁门。

（2）药物选择：一般选用胎盘注射液、维生素B1、当归注射液等。疼痛严重者可选用1%普鲁卡因、硫酸阿托品。合并幽门梗阻呕吐、呃逆者，可用复方冬眠灵。

（3）操作法：每次取一组穴位，按穴位注射疗法常规操作，每穴注入药液0.5毫升，每日1次，两组穴位交替使用。

5. 穴位埋藏疗法

（1）处方：脾俞透胃俞、中脘透上脘；膈俞透胰俞、梁门透关门。

（2）操作法：按穴位埋线法操作常规，将羊肠线埋入腧穴内，两组穴位交替应用，30天埋线1次。

（四）辅助治疗

（1）消化性溃疡的发生和发展与精神情绪有密切关系，因此保持乐观的情绪、规律的生活、劳逸结合的工作，是十分重要的。

（2）注意饮食宜忌，根据病情给予流质、半流质、软食或普食；要有规则的定时进食，细嚼慢咽，切忌暴饮暴食，饥饱不匀。急性发作期可少量多餐，以清淡易消化的食物为宜，限制肥甘厚味及汽水等饮料，禁忌烟酒辛辣等刺激性食物。对上消化道大量出血者，应予禁食，少量出血者宜进流汁。合并幽门梗阻者，亦应禁食2～3天，必要时放置胃管，连续48～72小时抽吸出胃内容物，如病情显著好转，可改给流质饮食。

（3）有活动性上消化道出血者，应绝对卧床休息，并注意观察血压、脉搏、每小时尿量的变化，出血量大者，必须及时输血、补液并结合药物治疗。严重的幽门梗阻及急性穿孔，在针药并治无效时，应及时进行手术治疗。

三、胃下垂

胃下垂是由于胃支持韧带的松弛或胃壁的弛缓，以致在直立时胃的下端（大弯）位于髂嵴间线下方5厘米或更下的位置，伴有排空缓慢，称为胃下垂。临床症状可有腹胀，其特征是食后加重，平卧减轻，恶心，嗳气，不规则胃痛，偶有便秘或腹泻，患者多为瘦长体型，常伴有头昏、眩晕、心悸、乏力、直立性低血压等症状，属于祖国医学中“胃下”、“胃缓”、“虚损”的范畴。

胃缓一词，首见于《内经》。《灵枢·本藏》篇有“脾应肉，肉䐃坚大者胃厚，肉䐃么者胃薄。肉䐃小而么者胃不坚；肉䐃疒不称身者胃下，胃下者，下管约不利。肉䐃不坚者，胃缓”的记载，指出全身肌肉壮实者胃厚，肌肉瘦削者胃薄；肌肉瘦薄与身形不相称者，则胃的位置偏下，肌肉不坚实则胃缓，可见胃缓者也必然有胃下。但后世医家未将此病列为专章讨论，汉《金匮要略·痰饮咳嗽病脉证并治》中载有“其人素盛今瘦，水走肠间，沥沥有声，谓之痰饮”，所描述的症状，颇似本病。由于胃下垂原多见于瘦长体型，复因进食后胀满、胃痛、嗳气等症有所加重，因此患者进食颇少，生化乏源，更致形体瘦弱，气血不足，故多兼“虚损”之证。

针灸治疗胃下垂，古代文献并无明确记载，一般都散见于胃脘痛、腹胀、嗳气等证的治疗中，现代文献首见于承淡安著的《中国针灸学》，俟后各地报道逐渐增多，近年来针灸治疗胃下垂发展较快，治疗方法各异，有体针、电针、芒针及水针等法，都取得一定效果。

（一）病因病机

本病多因脾胃虚弱、中气下陷所致。因脾胃为生化之源，中气之本，主肌肉而司运化，若禀赋不足，形体瘦弱，中气素虚；或大病之后，失于调理而致“素盛今瘦”；或烦劳过度，神形俱耗；或饮食不节，饥饱失调，损伤脾胃，均可引起肌肉不坚，脾虚气陷，升举无力，发生胃下、胃缓。脾气下陷，清阳不升，则头昏眩晕，神疲乏力，少气懒言，腹胀便溏；脾胃不和，升降失常，则胃脘痞满，隐痛绵绵，食入难化，嗳气作呃，甚或恶心呕吐，大便不调，或溏或结。脾失健运，津不上乘，胃阴不足，则口干舌燥，脘痞腹满，嗳气嘈杂，大便干结；脾胃虚弱，生化乏源，肌肉失充，筋脉失养，则形体日瘦，气血两亏，终成虚损之证。但由于脾胃运化不健，常有气机阻滞，留湿停饮，往往虚、滞并存，或兼挟湿、挟饮，成为虚实夹杂、正虚邪实或本虚标实之证。

（二）临床表现

胃下垂可能不出现任何症状，而仅在检查时偶然发现，但大多病人则常感上腹痞满，胀坠不适，食后加重，平卧减轻，或脘腹胀痛，纳呆嗳气，或胃中停饮，恶心呕吐，大便或秘或溏。患者大多体型瘦长，并伴有头昏眩晕、少气乏力、血压偏低等全身衰弱情况。

（三）治疗方法

胃缓是因肌肉不坚，脾虚气陷所致，故其本是虚，补气举陷为本病主要治则。但由于脾虚运化不健，又常致气机阻滞，留湿停饮，形成虚实夹杂或本虚标实之证，治宜标本兼顾，要寓行气导滞于补气举陷之中，寄利湿蠲饮于健脾益气之间，方能收到较好的疗效。

1. 辨证施治

（1）脾虚气陷。

1）症状：面色萎黄，形体消瘦，头昏目眩，神疲力乏，少气懒言，纳呆嗳气，脘腹痞满，胀坠不适，食后尤甚，平卧减轻，或泛吐清水痰涎，大便溏薄，舌质淡，苔薄白，脉缓弱。

2）治则：补中益气，升提举陷。

3）处方：百会、脾俞、中脘、气海、足三里；巨阙透肓俞。两组腧穴，隔月交替应用。

4）加减：兼挟痰饮，胃中有振水声者加水分、阴陵泉；呕吐者加内关；挟滞腹胀、腹泻者加天枢。

5）操作法：百会针用补法，以灸为主，可每天用艾条熏灸 15 分钟；脾俞、中脘、气海、足三里均用补法，留针加灸。巨阙宜选用 28 号 7 寸长针，由巨阙穴进针，沿皮向下透刺至肓俞穴，行捻转补法，得气后，将针向一个方向捻搓，待针下有紧涩感时为止，留针 30 ~ 40 分钟，在饭后 3 小时进行，每日 1 次，15 次为一疗程。挟痰饮者，针泻水分、阴陵泉；呕吐者加泻内关，均用强刺激留针；腹胀、腹泻加针天枢，平补平泻。水分、天枢并可加灸。

6）方义：本证乃脾气虚弱，中气下陷，清阳不升所致。故取手足三阳经与督脉之会的百会穴补而灸之，能升阳固脱，乃“下病上取”、“陷者举之”之意。脾俞、中脘调补脾胃，理气畅中；气海、足三里补中益气，调运升降，四穴合用，针灸并施，可助脾胃化生气血之力。巨阙透肓俞针法，行针时患者上腹部常有紧缩上提之感，有助于胃体之上升。挟痰饮者加水分、阴陵泉健脾利湿，行水蠲饮；呕吐者加内关和胃降逆；腹胀腹泻者加天枢运脾厚肠，调理气机。

（2）脾胃不和。

1）症状：胃脘痞满，腹痛绵绵，食入难化，嗳气嘈杂，甚则恶心呕吐，大便不整，或秘或溏，舌淡红，苔薄白，脉细。治则：益气和中，调理脾胃。

2）处方：脾俞、胃俞、中脘、气海、足三里；腹哀透神阙。两组腧穴，隔日交替轮用。

3）加减：便泄加天枢；便秘加承山。

4）操作法：第一组腧穴均用补法，留针加灸。腹哀选用28号7寸长针，从腹哀穴进针，沿皮向神阙透刺，行捻转补法，得气后，将针向一个方向捻搓，至针下有紧涩感时为止，留针30～40分钟。便泄者针补天枢并加灸，便秘者针泻承山，强刺激间歇留针10～15分钟。

5）方义：本证乃脾胃不和、升降失常所致。脾宜升则健，脾俞为脾之精气转输之所，功能健脾益气，运化水谷；胃宜降则和，胃俞乃胃之经气输注之处，功能理气和胃，消纳水谷，取两俞补而灸之，以振奋中阳，调整升降气机；中脘为胃之募穴，六腑之会，针可调中行滞，灸能温中散饮；再配胃经合穴足三里，和胃降逆，协调上下，四穴合用，针灸兼施，可达调和脾胃、补中益气之效。再加元气之海的气海穴，以收培补元气、升提中气之功。腹哀透神阙，局部刺激，更有助于胃体的上升。便泄者加天枢以运脾厚肠；便秘者加承山以行气导滞。

（3）气阴两虚。

1）症状：脘腹坠胀，食后为甚，口苦口干，嗳气时作，或干呕呃逆，胃脘隐痛，饥不欲食，形瘦神疲，大便干结，舌质红，少苔或中剥，脉细数无力。

2）治则：益气养阴，和胃畅中。

3）处方：脾俞、中脘、气海、内关、三阴交；提胃（中脘旁开4寸）透天枢。

4）加减：便秘甚者加支沟。

5）操作法：第一组腧穴均用补法，留针15分钟。提胃透天枢的操作与腹哀透神阙相同。便秘者加支沟，针用泻法强刺激，间歇留针15分钟。

6）方义：本证乃脾气虚弱，胃阴亦亏，以致胃失濡养，气失和降。故取脾俞运脾行津，润养胃阴；气海补益元气，举陷固脱；中脘理气消胀，调和升降；三阴交滋阴壮水，生津润燥；内关养阴清热，和胃畅中；提胃透天枢亦为治胃下垂之经验穴，有使胃体上升之作用。便秘者加泻支沟，以利三焦而通腑气。

2. 电针疗法

（1）处方：按毫针疗法辨证取穴。

（2）操作法：各穴针刺得气后，接上电针治疗仪，通电15～20分钟，每日1次，饭后3小时进行，15～20次为1个疗程。

3. 耳针疗法

（1）处方：胃、交感、皮质下、肝、神门。

（2）操作法：左右两耳交替轮针，用毫针强刺激，留针30分钟，隔日1次，或埋揿针2～3天。

4. 芒针疗法

（1）处方：气海、中脘、大横、百会、足三里、夹脊。

（2）操作法：先针气海，施用补法，令针感缓缓上行至脐上，中脘、大横平补平泻，令感应渐渐下行，百会、足三里针用补法。针夹脊穴时，从第七胸椎两旁夹脊穴进针，缓慢向下捻进达第十二胸椎旁的夹脊穴为止，用捻转补法，留针30分钟，每日或隔日1次。

5. 水针疗法

（1）处方：脾俞、胃俞；中脘、足三里。两组交替轮用。

（2）药物选择：可选用加兰他敏、三磷酸腺苷或苯丙酸诺龙等。

（3）操作法：按水针操作常规，把药液注入穴位内，如选用加兰他敏，每次用量5毫克，分注于四个穴位内，每日1次；如选用三磷酸腺苷，每次40毫克，分注各穴内，每周2次；如选用苯丙酸诺龙，每次25毫克，分注于各穴内，每周2次。

6. 穴位埋藏疗法

（1）处方：上脘透中脘；脾俞透胃俞；胃上（下脘旁开4寸）透神阙。

（2）操作法：以上三组任选一组穴位，按穴位埋线操作常规，依法植入羊肠线，间隔20～30天后，再用另一组处方埋藏，如是三组处方轮流用完为一疗程。

（四）辅助治疗

（1）胃下垂多见于体型瘦弱、腹壁松弛、肌肉不坚者，因此适当进行体育锻炼，特别是腹肌的锻炼，以增强腹肌张力，是颇有裨益的。

（2）注意饮食营养，选择营养丰富、容易消化的食物，少吃多餐，食后平卧一段时间。

（3）必要时可配合放置胃托。

四、胃肠神经官能症

胃肠神经官能症是由胃肠道神经功能紊乱所引起，以胃肠运动及分泌功能紊乱为主，而在病理解剖方面并无器质性病变。患者常有一定的精神刺激因素，临床表现主要在胃部和肠道。胃神经官能症，以胃部症状为主，患者常有反酸、嗳气、厌食、呃逆、恶心、呕吐、食后饱胀、上腹不适或疼痛等症状；肠神经官能症，以肠道症状为主，常有腹痛或不适，腹胀、肠鸣、腹泻或便秘等。同时常伴有头昏头痛，失眠焦虑，精神涣散，神经过敏等其他官能性症状。属于祖国医学中“郁证”、“梅核气”等病证的范畴。

“郁”有积、滞、积聚之义，《内经》中没有郁证的病名，但载有五气之郁的治法，如《素问·六元正纪大论》提出“木郁达之，火郁发之，土郁夺之，金郁泄之，水郁折之”的治疗原则。汉《金匮要略·妇人杂病脉证并治》中所说的“妇人咽中如有炙脔”的症状，即后世所称的“梅核气”，属于胃肠神经官能症中的“癔球症”。隋《诸病源候论·结气候》说：“结气病者，忧思所生也，……气留而不行，故结于内”，指出忧思过度可引起气机郁结。元朱丹溪将郁证列为专题，《丹溪心法·六郁》篇中提出气、血、火、食、湿、痰六郁之说。其中“气郁”、“火郁”、“食郁”、“痰郁”均类似于胃肠神经官能症的症状。明虞搏《医学正传》首先把“郁证”作为病证名称，认为情志、外邪、饮食等因素均能致郁。徐春甫《古今医统·郁证门》说：“郁为七情不舒，遂成郁结，既郁之久，变病多端”，指出郁证的病因是七情不舒。张景岳《景岳全书·郁证》说：“情志之郁，则总由于心，此因郁而病也”，并提出怒、思、忧、悲、惊、恐、郁等名称，指出精神因素是郁证发病的重要原因。孙一奎《赤水玄珠·咽喉门》首立“梅核气”的病名，并提出五脏本气自郁的心、肝、脾、肺、肾、胆郁等名，其中“肝郁者，两胁微膨，嗳气连连有声；脾郁者，中脘微满，生涎少食，四肢无力；胆郁者，口苦，身微潮热往来，惕惕然如人将捕之”等，均颇似胃肠神经官能症。清叶天士《临证指南医案·郁》指出“七情之郁，如思伤脾，怒伤肝之类，其原总由于心，情志不遂则郁而成病，其证心脾肝胆为多”，又说：“气本无形，郁则气聚，似有形而实无质，如胸膈如阻，心中虚痞，胁胀背胀，脘闷不食，气瘕攻冲，筋脉不舒等候”，明确指出郁证是虽有诸多症状而无器质损害的“似有形而实无质”的功能性疾病，并认为“郁证全在病者能移情易性”，医者则应“构思灵巧”，充分注意到郁证精神治疗的重要性。

针灸治疗类似于胃肠神经官能症的文献记载很多，如《灵枢·四时气》篇中有“腹中常鸣，气上冲胸，……刺肓之原，巨虚上廉、三里”，“善呕，呕有苦，长太息，心中憺憺，恐人将捕之……取三里以下”。《针灸甲乙经》中有“喉痹咽如哽，三间主之”的记载，《千金要方》中提出液门、四渎、少府、蠡沟皆能治“咽中有气如息肉状”，以后《针灸资生经》、《针灸聚英》、《针灸大成》等均续有发挥。现代实验证明针灸对胃肠运动功能和分泌功能均有良好的双向调节作用，临床实践也证明针灸治疗胃肠神经官能症，确有较好的疗效。

（一）病因病机

本病多由于情志拂郁，肝失条达，气失疏泄而致肝气郁结，出现胸闷太息，胁痛嗳气等症，肝气横逆脾胃，引起脾胃气机不调，升降失常，则纳呆腹胀，恶心呕吐，或肠鸣腹痛，痛即泄泻；若气机郁滞，通降不利，则腹痛降作，矢气频传而大便秘结，欲便不得。

亦有因思虑过度，脾气郁结，脾失健运则聚湿生痰，痰气郁结，胸膈不利则胸中窒闷，咽如物梗，咽之不下，咯之不出，或呃逆连声，时作时止。若久郁不解，脾运失司，生化乏源，导致心脾两虚，气血亏损则面色萎黄，形体消瘦，血不养心，神失所藏，心神不安，出现心悸失眠，神疲健忘等症。

（二）临床表现

1. 胃神经官能症

（1）神经性呕吐：往往在进食后，突然发生呕吐，一般无明显恶心，呕吐量不多，并伴有癔病色彩，夸张，做作，易受暗示，间歇期完全正常，且不影响食欲或摄入量，因此多无明显营养障碍。

（2）神经性嗳气：病人常连续嗳气，企图通过嗳气来解除饱胀，且也带有癔病色彩，常当众嗳气更甚，嗳声响亮。

（3）神经性厌食：多见于女性，是一种以厌食、严重的体重减轻和闭经为主要表现，而无器质性原因的综合征。

（4）癔球症：病人主观上感觉有个东西，梗阻于咽喉部，吞吐不能，但实际上在进食时并无咽下困难，检查亦不能发现咽喉部有任何器质性病变或异物。

2. 肠神经官能症

（1）情绪性腹泻：脐周隐痛或阵痛，肠鸣亢进，大便水样，常因情绪波动而激发。

（2）结肠过敏：以结肠运动功能障碍为主的较多见。由于部分结肠的痉挛，病人常有不规则阵发性肠绞痛，主要位于左下腹，阵痛时可扪及痉挛的肠曲，大便干结，状如羊粪，伴有腹胀和频繁的排气。若运动功能障碍表现为肠蠕动亢进，则大便次数增多。

以结肠分泌功能障碍为主者，常有间歇性腹泻，便意很急，常伴有里急后重，多在早、晚餐前后发生，便中常有大量黏液，但镜检无病理发现。

此外，病人也常伴有消化不良的症状，如上腹不适，食欲减退，嗳气，恶心，而且有心悸、气短、胸闷、面红、手足多汗等自主神经不平衡的表现。

总之，胃神经官能症的呕吐、嗳气、厌食、呃逆等，多属肝气犯胃、胃失和降之肝胃不和证，常伴有精神抑郁，胸闷太息，脘胁满痛，烦躁易怒，或头昏神疲，夜寐不安等症；癔球症祖国医学称为“梅核气”，其主证为自觉咽中如物梗塞，咽之不下，吐之不出，兼见胸中窒闷，脘腹胀满，乃痰气郁结所致。肠神经官能症的肠鸣、腹痛、泄泻或便秘，多属肝气乘脾、脾失健运的肝脾不和证，其特征为泄泻发作与情志相关，常腹痛突作，肠鸣漉漉，痛即欲便，便后痛消，或腹痛阵作，胀满不适，矢气频传而大便干结，亦常伴有心烦善怒，头昏失眠等症。

（三）治疗方法

本病病位虽在胃、肠，但其病因多由情志拂郁，肝失条达或思虑伤脾，脾失健运所致。其病机主要为肝气犯胃或肝气乘脾。根据“治病求本”的原则，疏肝解郁为本病主要治则，若病延日久，导致心脾两虚者，则又当补益心脾以开化源。

1. 辨证施治

（1）肝胃不和。

1）症状：精神抑郁，胸闷太息，或胸胁窜痛，痛无定处，胃脘痞满，嗳气频作，嗳声响亮，或食后呕吐，或呃逆连声，但食欲正常，或表现为脘胀纳呆，不思饮食，以上诸症每遇情志刺激而加重，舌淡红，苔薄白或薄腻，脉象弦。

2）治则：疏肝理气，和胃降逆。

3）处方：肝俞、胃俞、中脘、内关、足三里、太冲。

4）加减：嗳气、呃逆甚者加膈俞；头昏失眠者加风池、神门。

5）操作法：肝俞、太冲、内关、足三里均用泻法强刺激，留针 20 ~ 30 分钟，胃俞、中脘平补平泻，留针过程中同时用艾条熏灸。嗳气、呃逆甚者，加泻膈俞，留针。头昏失眠加风池、神门平补平泻，刺激不宜过强，静止留针 30 分钟，最好能在临睡前针之。

6）方义：本证多由情志不遂，肝气郁结，横逆犯胃，胃失和降所致。故取肝俞、太冲，二穴功能疏肝解郁，降逆镇冲，针而泻之，以平肝气之横逆；取胃俞、中脘俞募相配，平补平泻以调中焦之气机；内关、足三里宽胸理气，和胃降逆，以镇上逆之胃气。若嗳气频作，呃逆连连，还可再泻膈俞，以加强舒膈理气、降逆镇冲的作用。头昏失眠者加风池、神门。风池乃手、足少阳与阳维脉之会，功能疏调少阳经气，有一定的镇静作用；神门为手少阴心经腧穴，功能宁心安神，两穴合用，有较好的镇静安眠作用。

（2）肝脾不和。

1）症状：每因情志变化，发生胸闷胁痛，脘腹痞满，食欲不振，消化不良，肠鸣腹痛，大便溏泄，或腹痛阵作，痛势较甚，矢气频传，但便结难下，舌淡红，苔薄白或白腻，脉弦缓。

2）治则：抑肝运脾，理气止痛。

3）处方：肝俞、脾俞、大肠俞、天枢、气海、足三里、三阴交。以上腧穴可分两组，交替轮用。

4）加减：腹痛便秘者加支沟、上巨虚。

5）操作法：肝俞针用泻法。腹痛泄泻者，其余诸穴皆用补法，留针 20 ~ 30 分钟，脾俞、大肠俞、天枢、气海在留针过程中同时加艾条温灸，或起针后用隔姜片灸 5 ~ 7 壮亦可。腹痛便结者，脾俞、足三里、三阴交针用补法，其余各穴均用泻法，或先泻后补，留针 15 分钟。

6）方义：本证乃肝郁乘脾，脾失健运，清气不升，则腹痛泄泻，故泻肝俞以抑肝气之横逆，补脾俞、足三里、三阴交以健脾胃之纳运；大肠俞合天枢，俞募相配，再加气海以调整肠胃功能，配合温灸可以缓急止痛。若脾运失健，气机郁滞，通降不利，传导失常，则腹痛便结，矢气频传，故泻肝俞疏泄肝气，补脾俞、足三里、三阴交健运脾胃，泻气海理气止痛，泻大肠俞、天枢通泄大肠腑气，上巨虚为大肠之下合穴，配手少阳三焦经之经穴支沟针以泻之，可调畅三焦气机，通关导滞。

（3）痰气郁结。

1）症状：咽中不适，如有物梗，吞之不下，咯之不出，但饮食无妨，每随情志而增减，常兼胸闷太息，脘痞嗳气，多疑善怒，夜寐不安，舌淡红，苔薄白或白腻，脉弦滑。

2）治则：疏肝解郁，理气化痰。

3）处方：太冲、天突、膻中、丰隆、三阴交。

4）加减：脘痞嗳气者加内关；夜寐不安者加神门。

5）操作法：三阴交针用补法，其余诸穴皆用泻法，中等刺激，间歇留针 30 分钟。

6）方义：本证多由肝气乘脾，或思虑伤脾，致脾不健运，聚湿生痰，痰气郁结，胸膈不畅，咽喉不利所致。故取肝经腧穴太冲，泻之以疏肝解郁；三阴交为脾经腧穴，补之可健脾利湿；泻丰隆清化痰浊，天突润喉利咽，膻中宽胸理气。脘痞嗳气者加内关以和胃降逆；夜寐不安者加神门可宁心安神，俾得郁解脾健、气顺痰消则诸症自愈。

（4）心脾两虚。

1）症状：纳呆食少，腹胀便溏，面色萎黄，形体消瘦，神疲乏力，气短懒言，多思善虑，心悸胆怯，失眠健忘，女子常伴月经不调，舌质淡，苔薄白，脉细弱。

2）治则：补脾健胃，养心安神。

3）处方：心俞、脾俞、胃俞、中脘、天枢、气海、足三里、神门、三阴交。以上腧穴分成两组，交替轮用。

4）加减：经闭者加关元、血海。

5）操作法：以上诸穴均用补法，刺激宜较弱，在留针过程中加用艾条温灸，至皮肤红晕为度，隔日针灸 1 次。

6）方义：思虑伤脾，脾失健运，则纳呆食少，腹胀便溏；病延日久，生化乏源，气血不足则面黄形瘦，神疲乏力，气短懒言，月经不调；血不养心，神失所藏，则心悸胆怯，失眠健忘。故取心俞、脾俞，补法加灸，补益心脾；胃俞、中脘、足三里理气健胃，以开化源；气海、天枢、三阴交益气运脾，斡旋中州；佐神门养心安神，以治其标。经闭者加关元、血海调理冲任。俾脾胃得复，则生化有源，气血自充，诸症自消。

2. 耳针疗法

（1）处方。

1）胃神经官能症：交感、神门、皮质下、胃、脾、肝。

2）肠神经官能症：交感、神门、皮质下、大肠、小肠、脾、肝。

（2）操作法：发作时宜用毫针强刺激，或电耳针，留针 20 分钟，隔日 1 次，缓解时可用埋针法。

3. 皮肤针疗法

（1）处方。

1）背部第 4 ~ 12 胸椎旁开 1.5 寸足太阳膀胱经，上腹部任脉经。

2）背部第 4 ~ 12 胸椎旁开 3 寸足太阳膀胱经，上腹部足阳明胃经。

（2）操作法：两组处方交替轮用，用中等刺激由上向下循序叩打 3 ~ 4 遍，至皮肤潮红为度，每日或隔日 1 次。

4. 水针疗法

（1）处方。

1）胃神经官能症：肝俞、胃俞、中脘、足三里。每次选用二穴。

2）肠神经官能症：①天枢、足三里。②脾俞、气海、三阴交。

（2）药物选择：可选用 0.5% 普鲁卡因溶液或胎盘组织液。嗳气、呃逆或呕吐甚者，可选用复方冬眠灵，每次总量 25 毫克。

（3）操作法：按水针操作常规，将针刺入穴内，提插得气后，如用普鲁卡因，每穴可注入 2 ~ 4 毫升，如用胎盘组织液，则每穴注入 0.5 ~ 1 毫升，若用复方冬眠灵，则每穴注入 0.5 毫升。根据病情轻重，每日或隔日 1 次。

（四）辅助治疗

（1）胃肠神经官能症的精神治疗占重要地位，医务人员必须深入了解病史，作耐心细致的解释工作，使病人对自己所患的疾病有正确的认识，以消除思想顾虑，树立治疗信心。

（2）建立良好的生活制度，适当参加劳动及体育锻炼，以增强体质，最好配合气功疗法。避免精神刺激或忧思郁怒，保持身心愉快。

（3）饮食方面以少渣易消化食物为主，忌食厚味及辛辣烟酒等刺激性食物。

（4）神经性厌食有严重营养不良及消化、吸收功能障碍者，需配合静脉输入营养液体。

五、肠炎

肠炎是指各种原因引起的急性或慢性肠壁黏膜的炎症性病变。临床上分急性肠炎和慢性肠炎两种。急性肠炎多是由病毒、细菌、霉菌或肠寄生虫等原因引起的急性肠道感染性炎症，其中以病毒性肠炎和细菌性食物中毒最为常见，急性腹泻为主要临床表现，一般多伴有恶寒发热等全身症状，属于祖国医学“泄泻”范围。细菌性食物中毒引起的急性胃肠炎，以呕吐、腹痛、腹泻为主症，严重者除急性腹泻外，尚有剧烈腹痛和频繁呕吐，甚则引起脱水或休克，所以在祖国医学文献中把它归于“霍乱”范畴。

慢性肠炎是一个多因素的肠道慢性炎症症候群，主要指肠道的吸收功能紊乱与肠壁的慢性炎症改变，临床表现为腹痛腹泻，腹胀肠鸣，大便稀薄或间夹黏液和脓血等，或腹泻与便秘相交替，反复发作，缠绵难愈，以致身体虚弱，变症丛生，属于祖国医学“泄泻”、“痢疾”等范畴。

泄泻一证在古典医籍中名称很多，分类不一。《内经》中以泻下症情及大便性状分类，分别有“鹜溏”、“飧泄”、“濡泄（泻）”、“洞泄”、“溏泄”、“泄注”、“注下”等名称。并指出风、寒、湿、热、脾虚、清气在下等是泄泻的常见原因。《难经·第五十七难》中则从脏腑立论，提出了胃泄、脾泄、大肠泄、小肠泄、大瘕泄等五泄的病名和症状，其中小肠泄和大瘕泄可能属于痢疾外，其余三泄多属肠炎范畴。汉张仲景在《伤寒论》、《金匮要略》二书中，将泄泻与痢疾统称为“利”或“下利”，但为了使泄泻与痢疾有所区别，对泄泻常单称“下利”，泄泻而完谷不化者称“下利清谷”，对痢疾则常称“下利脓血”或“热利后重”等，并分为虚寒、实滞、气利三种类型，为泄泻的辨证论治奠定了基础。隋《诸病源候论》，唐《千金要方》、《外台秘要》均有痢门而未单论泄泻，似乎利、痢仍然不分。直至宋代才将泄泻与痢疾分门别类，如宋严用和《济生方》、陈无择《三因方》均立“痢”与“泄泻”为两门，分述其病因和证候。元《丹溪心法》谓“泄泻有湿、火、气虚、痰积、食积”之分。明李梴《医学入门》分伤寒下利和杂病泄泻两大类，以寒热表里辨伤寒下利；以湿、风湿、寒、暑、食、七情、痰、火及虚泻等辨杂病泄泻。张景岳《景岳全书》提出“泄泻之本，无不由于脾胃”，“泄泻之因，惟水、火、土三气为最”。李中梓《医宗必读》中提出泄证有七，治法有九，其论述系统而全面，为后世所推崇。清代医家论述泄泻的文献很多，提出多种名称，如李用粹《证治汇补》就有飧泄、肠垢、鸭溏、濡泄、滑泄、食积泄、痰泄、火泄、气泄、虚泻、瀼泻、肾泄、肝泄、直肠泻等等。在病因上强调湿邪致泻，病机上重视脾、肝、肾在发病中的作用。至此，对泄泻的认识更为全面。

“霍乱”一病亦首见于《内经》，有吐泻交作、挥霍撩乱之意。《伤寒·辨霍乱病脉证并治》对霍乱的辨证、治疗方面作了比较系统的阐述。自隋唐以至明清历代医家，对本病的认识不断发展，使霍乱的病因、分类和治法逐步趋向完善。

针灸治疗泄泻、霍乱由来已久，《灵枢·四时气》有：“飧泄补三阴之上，补阴陵泉，皆久留之，热行乃止”。《素问·通评虚实论》有：“霍乱，刺俞傍五，足阳明及上傍三”。以后历代有关针灸著作，如《针灸甲乙经》、《千金方》、《针灸资生经》、《针灸聚英》、《针灸大成》等皆有记载，积累了不少经验。现代文献报道亦很多，治疗方法更为丰富，疗效也很好。

（一）病因病机

急性肠炎所致的泄泻为暴泻，多因外感时邪及饮食不节所致。外邪致泻以风、寒、暑、湿、热较为常见，其中尤以湿邪最为多见，因脾恶湿喜燥，湿邪最易伤脾，脾受湿困，运化失健，水谷混杂而下，以致发生泄泻。正如李士材所说：“脾土强者，自能胜湿，无湿则不泄。若土虚不能制湿，则风寒与热皆得之而为病，故曰：湿多成五泄。”另因饮食不节，暴饮暴食，过食生冷或误食不洁之物，损伤脾胃，导致运化失常，清浊混淆而成泄泻，诚如《景岳全书·泄泻》篇说：“饮食失节，起居不时，以致脾胃受伤，则水反为湿，谷反为滞，精华之气不能输化，乃致合污下降而泻利作矣”。

细菌性食物中毒引起的急性胃肠炎，古称“霍乱”，历代医家论述甚多，其病因，早在《灵枢·五乱》篇中就指出：“清气在阴，浊气在阳，营气顺脉，卫气逆行，清浊相干，……乱于肠胃，则为霍乱”。《医学入门·霍乱》篇说：“此病夏秋为甚，……

标因外感四气，或日间感热，夜间受冷，或内素郁热，外又感寒，一时阴阳错乱”。《景岳全书·霍乱》篇指出：“有外受风寒，寒气入脏而病者，……有水土气令寒湿伤脾而病者，……有误中沙气阴毒而病者”。《霍乱燃犀说》又指出：“霍乱总以暑热而成”。可见饮食不慎和外感时邪，是引起本病的两个主要原因。

综上所述，可见急性肠炎或急性胃肠炎的致病原因，都由于外感时邪及饮食不洁所致。外感风、寒、暑、湿、热邪以及秽浊之气，侵犯脾胃；另因饮食不节，暴饮暴食或恣食生冷，或误食腐馊食物，皆能损伤脾胃，使胃失降和，脾乏健运，升降失常，清浊不分，乱于肠胃而致吐泻。

慢性肠炎所致的泄泻多为久泻，有因外感泄泻迁延日久，损伤脾胃，或因长期饮食失调，劳倦内伤，导致脾胃虚弱而成。脾胃虚弱，则不能受纳水谷，运化精微，以致水反成湿，谷反成滞，湿滞内停，清浊混淆，遂成泄泻；若湿浊郁而化热，或复感湿热外邪，导致湿热蕴结大肠，通降不利，气血凝滞，热伤脉络，则腹痛腹胀，便下脓血；亦有因情志失调，忧郁恼怒，以致肝失疏泄，横逆乘脾，脾胃受制，运化失常而成泄泻；若久泄不已，或反复发作，脾病及肾，导致肾阳不足，命门火衰，不能温煦脾土，更致运化失司，且“肾为胃关”，肾阳不足，关闭不密，亦致大便下泄。

（二）临床表现

急性肠炎或急性胃肠炎多起病急骤，腹痛腹泻，恶心呕吐，常伴恶寒发热。腹痛多较严重，呈阵发性绞痛；腹泻一日数次至20余次不等，多为黄水样或黄糊状便，部分病人的粪便可为脓血黏液样，但很少有里急后重症状。由于腹泻及呕吐，患者常有失水现象。个别病人中毒症状严重，在剧泻、失水及严重腹痛后，常继以血压下降，面色苍白或发绀，少数病人可发生意识模糊以至神志不清。

慢性肠炎一般起病缓慢，病情轻重不一，症状以腹泻为主，一般每日2～4次，大便间夹脓血和黏液，常伴阵发性腹痛和里急后重，排便后可以缓解。经过数天发作后，继有长短不一的症状缓解期，此时大便可完全正常，但有反复发作的趋势。发作的诱因有情绪激动、过度疲劳、饮食失调、继发感染等，以致发作和缓解反复交替出现，使病情进一步发展。部分病例亦可无明显的急性发作，大便次数不增加，外观成形，仅在粪便中含有血、脓和黏液。迁延日久，患者可出现消瘦、贫血、低热、肝肿大等，部分病人在慢性过程中，病情突然恶化，腹泻每日可达20～30次，排出含血、脓、黏液的粪便，并有高热、呕吐、腹胀、腹痛、脱水、电解质紊乱，甚至偶有出现神志昏迷、休克等严重症状。

（三）治疗方法

1. 辨证施治　泄泻多因湿邪伤脾所致，即所谓“湿盛则濡泄”，故治疗上以健脾利湿为原则，兼祛风、寒、暑、热之邪。在脏腑方面，与“脾虚”关系最密切，因脾虚失运，水湿内生，或湿邪困脾，脾运失司。肝肾与泄泻虽亦有关，但均需在脾胃虚弱的基础上才能发生。故治疗上以扶脾补虚为主，兼以温肾或抑肝。

（1）急性肠炎。

1）寒湿泄泻。

症状：腹痛肠鸣，大便清稀，水谷相杂，甚如水样，肢体困重，或伴恶寒发热，头痛骨楚，舌淡红，苔白腻，脉濡缓。

治则：运脾利湿，解表散寒。

处方：大肠俞、天枢、气海、合谷、足三里、阴陵泉。

加减：发热甚者加大椎；若泻下过甚有虚脱现象者加神阙、关元、百会。

操作法：按针灸“寒则留之”、“寒则温之”的原则，以上诸穴均用泻法强刺激，留针20～30分钟，在留针过程中，配合艾条温灸，或出针后用隔姜片灸法。发热高者加泻大椎、曲池，有虚脱现象者神阙、气海、关元、百会均用大炷艾灸十数壮。症重者一日可针灸2～3次。

方义：本证乃因寒湿困脾，运化失司，寒入大肠，传导失常。故取大肠俞、天枢俞募相配，再加大肠原穴合谷，泻法留针，兼以艾灸，以温散大肠寒邪，调理肠胃功能；气海、足三里调气机而止腹痛，配以脾经合穴阴陵泉，运脾胃而利水湿。表寒重者，加刺大椎以发表散寒，诸穴相配，可使风寒外解，湿浊内化，则泄泻自止。若因泻下过度，发生虚脱现象者，可用大炷艾灸神阙、气海、关元培本固元，灸百会升阳固脱，并应配合静脉补液或药物治疗。

2）湿热泄泻。

症状：腹痛即泻，泻下急迫，势如水注，或泻而不爽，便色黄褐，或间夹黏液、脓血，气味秽臭，肛门灼痛，或兼后重，烦热口渴，小便短赤，或兼呕恶，舌质红，苔黄腻，脉滑数。

治则：清热利湿，调和肠胃。

处方：天枢、气海、合谷、上巨虚、阴陵泉、三阴交。

加减：热重加曲池、太白；呕吐加内关、中脘。

操作法：以上诸穴均用泻法，反复提插捻转以增强针感，间歇留针30分钟。吐泻甚者，一日可施针2～3次。

方义：本证乃湿热互结，伤于脾胃，下注大肠，传导失常，故取大肠之募天枢、大肠之原合谷和下合穴上巨虚，针而泻之，以清泄湿热，调和肠胃；配气海疏理气机，调运升降，再取脾经合穴阴陵泉，足太阴、少阴、厥阴之会三阴交，运脾利水，使湿热从小便而出。热重者加泻大肠合穴曲池，脾经俞穴太白以助清泄邪热之力；呕吐者加中脘、内关以增和胃降逆之功。若吐泻过度，出现脱水及电解质紊乱者，应及时给予静脉补液，纠正脱水及电解质的紊乱。

3）伤食泄泻。

症状：腹痛拒按，肠鸣漉漉，泻下粪便，量多稠黏，臭如败卵，泻后痛减，脘腹痞满，嗳腐酸臭，不思饮食，舌淡红，苔垢腻，脉滑。

治则：消食导滞，调理脾胃。

处方：脾俞、中脘、天枢、足三里、公孙。

加减：若泻下不畅，腹部胀痛，矢气频传者加支沟。

操作法：中脘、天枢、足三里针用泻法，强刺激，反复行针，间歇留针15～20分钟，脾俞、公孙平补平泻。若脾胃素虚者，可用补法，腹背部腧穴并可加灸。泻下不畅，腹痛矢气者加支沟穴，行提插结合捻转之强刺激泻下手法。

方义：本证由于宿食内停，阻滞肠胃，传化失职，故取中脘。中脘乃胃之募穴，且为六腑之会，主消纳水谷，配足阳明胃经之合穴足三里，泻之以调中行滞；天枢为大肠之募穴，功能行气化滞，泻之以消积导滞；再取脾之背俞穴脾俞，脾经络穴公孙，平补平泻，以健脾助运，脾运健则食滞自消。如食滞较重，脘腹胀痛，矢气频传而泻下不畅，可因势利导，根据“通因通用”的原则，取手少阳三焦经之经穴支沟，用泻法强刺激，以调畅三焦气机，通腑导滞。

（2）急性胃肠炎。

1）霍乱寒证。

症状：发病暴急，上吐下泻，初起所下尚带稀粪，继则泻下清稀，或如米泔水，不甚臭秽，腹痛喜热，四肢欠温，舌质淡，苔白腻，脉濡细。若吐泻过频，可致阴竭阳脱，变为霍乱脱证。

治则：温中散寒，辟秽化浊。

处方：中脘、下脘、天枢、气海、内关、足三里。

加减：吐泻频繁，加灸神阙；两奶转筋加刺承山。

操作法：以上诸穴均用阴中隐阳、先泻后补手法，久留针，每隔 3 ~ 5 分钟行针 1 次，同时点燃 4 支艾条，2 支灸上腹部，2 支灸下腹部，灸的面积可较大，不局限于腧穴周围，要灸至整个腹部潮红，待呕吐及便意缓解后，方可出针停灸，必要时一日针刺 2 ~ 3 次，以顿挫病势，迅速控制症状。吐泻频繁，需防虚脱，加神阙，用大炷艾填盐灸；两腿转筋，加刺承山，泻法留针。

方义：本证乃寒湿秽浊之气壅滞中焦，阳气受遏，升降失司，清浊相干，气机逆乱，以致上吐下泻。故取胃募中脘、大肠募天枢，配以下脘、三里，先用泻法，以驱散寒邪，后用补法，以振奋中焦阳气，调整肠胃功能。“寒则温之”，非灸不可，寒重症急，尤需重灸，温中散寒，以助消纳运化之力。气海、神阙皆为真气之所系，针灸之可益气固元，以复中土下陷之气。内关止呕，承山解痉，诸穴相配，补泻兼施，针灸并用，使驱邪而不伤正，扶正而不留邪。如因吐泻过频，失液过多，有转脱证趋势者，除按霍乱脱证针灸外，尚需及时应用药物及静脉补液治疗。

2）霍乱热证。

症状：吐泻骤作，发热烦渴，脘腹绞痛，便下秽臭，小溲短赤，舌质红，苔黄腻，脉濡数，甚则面青甲紫，手足厥逆，筋脉拘急，脉象沉伏。

治则：清热化湿，辟秽泄浊。

处方：尺泽、委中、中脘、天枢、气海、内关、足三里。

加减：面青甲紫，四肢厥逆，热深厥深者加合谷、十宣或十二井穴；筋脉拘急者加阳陵泉、承山。

操作法：尺泽、委中用三棱针刺出血。其余五穴均用凉泻手法，间歇留针，每隔 3 ~ 5 分钟行针 1 次，等腹痛吐泻稍缓后再出针，一日可针 2 ~ 3 次。热深厥深者加泻合谷及加刺十宣或十二井穴出血；筋脉拘急者加刺阳陵泉、承山，泻法留针。

方义：本证乃暑湿秽浊之气，郁遏中焦，乱于胃肠，气机阻滞，清浊不分，致脘腹绞痛，吐泻并作。由于邪热内盛，故宜先刺尺泽、委中出血，清泄热邪以防内陷；腑病当取募穴，故取胃募中脘，大肠募天枢，泻法强刺，以清胃肠湿热，调运升降气机；气海理气止痛，内关降逆止呕，足三里助运止利。若湿遏热伏，气机痞塞，经隧失于通达，脉道为之不利，而致面青甲紫，四肢厥冷者，加泻大肠原穴合谷，以清内解外，加刺十宣或十二井穴出血，以泄热开闭，活血祛瘀；筋脉拘急者加刺筋之会穴阳陵泉及治转筋效穴承山，以解痉缓急。如吐泻过频，亡津脱液者，需及时应用药物和静脉补液，及时控制感染，纠正水和电解质的紊乱。

3）霍乱脱证。

症状：暴吐暴泻，腹痛肠鸣，面色青白，目眶凹陷，四肢厥冷，指螺皱瘪，筋脉挛急，冷汗淋漓，血压下降，舌质淡紫，舌苔干腻少津，脉象沉细微弱。

治则：补气益阴，回阳固脱。

处方：百会、中脘、神阙、气海、关元、天枢、内关、足三里、公孙。

加减：意识模糊者加人中；手足转筋者加曲池、承山。

操作法：百会、神阙（填盐）、气海、关元均用大炷艾灸各十数壮至数十壮；中脘、天枢、内关、足三里、公孙用热补手法强刺激，间歇留针，每隔 3 ~ 5 分钟行针 1 次，在留针过程中并配合艾条悬灸。意识模糊者加针人中，强刺激，手足转筋者加曲池、承山，平补平泻，留针加艾条灸。

方义：不论霍乱寒证或热证，若暴吐暴泻，频繁不止，必致津液顿亡，继则气随液脱，阴损及阳，终至阴竭阳脱，病入险境。先贤治血有“血脱益气”之例，津血同源，今有形之津势将暴脱，无形之气所当急固，故取百会、神阙、气海、关元，大炷艾灸，以益气固脱，回阳救逆；针刺中脘、天枢，两募合用，内关、公孙八法相配，再加胃经合穴足三里，用热补手法，扶土益气，以振奋胃肠机能，调运脾胃升降。意识模糊者加刺人中，与内关相合，更有强心通脉、升压开窍之作用；手足转筋加曲池、承山，以舒筋缓急。本证起病急骤，症情险恶，仓猝之间，除用针灸应急外，必需应用中西药物治疗及大量静脉补液，以期迅速控制感染，纠正脱水，补充有效血容量，保持酸碱的平衡，方可出险履夷。

4）干霍乱。

症状：猝然腹中绞痛，欲吐不吐，欲泻不泻，烦躁不安，甚则面色青白，唇甲紫绀，四肢厥冷，但头汗出，舌质紫暗，苔黄腻，脉沉伏。

治则：辟浊解秽，利气宣壅。

处方：十二井穴、尺泽、委中、中脘、天枢、气海、合谷、足三里。

加减：若闷乱欲绝，神识模糊者，加刺人中、素髎。

操作法：十二井穴、尺泽、委中均用三棱针刺出血。尺泽、委中两处如紫络不显，可先用手在局部拍打，使紫络显露，再刺出血，效果较好。其余诸穴均用泻法强刺激，每隔 3 ~ 5 分钟行针 1 次，间歇留针至腹痛稍缓解为止。

方义：本证乃暑湿秽浊之邪，阻遏中焦，邪浊壅闭，热盛于内，气机窒塞，上下不通。故先宜刺十二井穴及尺泽、委中出血，以辟浊解秽，开郁泄热；泻胃募中脘、大肠募天枢，利气宣壅，疏通中都；加泻气海，行气活血，解痉止痛；再配胃之合穴足三里，大肠原穴合谷，既可调运上下，且能泻热开结。闷乱欲绝，神识模糊者，加刺人中、素髎以开闭宣窍。

（3）慢性肠炎。

1）脾虚泄泻。

症状：大便溏泻，水谷不化，反复发作，纳谷不香，食后胀满，稍进生冷、油腻，便次即增，面色萎黄，精神倦怠，舌淡苔白，脉象缓弱。

治则：健脾和胃，益气化湿。

处方：脾俞、大肠俞、天枢、气海、归来、足三里、阴陵泉。以上腧穴，可分成两组，交替轮用。

加减：胃脘胀满，嗳气时作者，加胃俞、中脘；若久泻不愈，中气下陷，兼有脱肛者加百会、长强。

操作法：以上诸穴均用温补手法，在留针过程中配合艾条温灸，或针后用隔姜片灸，足三里用艾炷直接灸法，灸半个月，休息半个月，长期施灸，卓有良效。胃部症状明显者加胃俞、中脘，针用补法或平补平泻，可参考胃炎的治疗方法；脱肛者加百会、长强，补法加灸。

方义：脾主运化，宜升则健，脾气虚弱，清阳不升，运化失常，则大便溏泄。取脾俞、气海健脾益气；大肠俞、天枢厚肠止泻；归来、足三里调运升降；再配阴陵泉运脾利湿，所谓“利小便所以实大便也”。胃胀嗳气加胃俞、中脘，俞募相配，和胃降逆；脱肛加百会、长强，益气升提。

2）肾虚泄泻。

症状：黎明之前，脐腹作痛，肠鸣即泻，泻后则安，完谷不化，腹部畏寒，形寒肢冷，腰膝酸软，舌淡苔白，脉象沉细。

治则：温补脾肾，固肠止泻。

处方：脾俞、肾俞、命门、大肠俞、天枢、气海、天元、足三里。以上腧穴，可分成两组，交替轮用。加减：兼有脱肛者加百会、长强。

操作法：以上各穴均用温补手法，留针加艾条温灸，或针后用隔姜片灸 5 ~ 7 壮。年老体衰者，灸气海、关元、足三里三穴，最好教会病人自已用艾炷直接灸法，上半个月灸足三里，下半个月灸气海、关元；用麦粒大艾炷，每日灸三壮，长期施灸，确有良效。兼脱肛者加百会、长强，补法加灸，刺激可较强。

方义：本证多由肾阳不足，命门火衰，或因脾虚久泻，脾病及肾、肾阳虚衰，火不生土；脾失温煦，运化失司所致。故取肾俞、命门温肾壮阳，益火生土；脾俞、气海益气扶土，振奋脾阳；关元为足三阴与任脉之会，又为小肠之募，既能益命门真火，又可补三阴经气，且能助小肠化物而分别清浊；大肠俞、天枢俞募配合，固肠止泄；足三里为胃经合穴，功能健脾和胃，升清降浊。诸穴相配，标本兼顾，既有行阳之针，又有益火之灸，俾得离照当空，则阴霾自散，泄泻自愈。慢性肠炎亦常见肝旺乘脾之泄泻证型，请参看胃肠神经官能症中“肝脾不和”证治；急性发作期，腹痛腹泻，里急后重，大便间夹黏液、脓血者，可参考急性肠炎“湿热泄泻”节治疗方法。

2. 电针疗法

（1）处方：按毫针疗法辨证取穴。

（2）操作法：各穴针刺得气后，接上电针治疗仪，接电极导线时宜注意在同侧肢体上下相接，避免电流回路经过心脏，以免引起不良后果。急性肠炎刺激可稍强，慢性肠炎宜用弱刺激，通电15～20分钟，寒证、虚证在电针的同时亦可配合艾条悬灸。

3. 耳针疗法

（1）处方：主穴：大肠、小肠、交感、肺。配穴：脾、胃。

（2）操作法：每次酌取3～5穴，急性泄泻用毫针强刺激后留针20～30分钟，每日1～2次。慢性泄泻，针用中刺激，留针30分钟，隔日1次，或埋入揿针2～3天。

4. 水针疗法

（1）处方：大肠俞、天枢；脾俞、足三里。

（2）药物选择：急性肠炎可选用庆大霉素、0.5%普鲁卡因、盐酸异丙嗪、硫酸阿托品等。慢性肠炎多选用维生素B1、当归注射液等。

（3）操作法：按水针疗法操作常规，如用普鲁卡因，每穴各注入2毫升，如选用其他药液，则每穴注入0.5毫升。

（四）辅助治疗

（1）急性肠炎、急性胃肠炎或慢性肠炎急性发作期，均应卧床休息。慢性肠炎缓解期亦应适当休息，注意劳逸结合，根据病情轻重，进流汁或半流质饮食，并以柔软、清淡、易消化为宜，忌食生冷、油腻及刺激性食品，牛奶及乳制品亦不宜食用。

（2）吐泻较甚的患者，常有严重的水、电解质紊乱，特别是低钾、低钠、酸中毒时，应及时给予补液纠正。症情重笃的患者，在针灸治疗的同时，必须结合药物治疗。慢性肠炎患者，如久病长期不愈，消化吸收不良，贫血消瘦明显，或病情严重，伴有低蛋白血症者，应给予静脉补充营养，如少量多次输新鲜血、多种氨基酸等。

（3）取嚏、刮痧，多用于干霍乱。其法取“卧龙丹”之类痧药吹入鼻中，取嚏开窍；另用汤匙一只，蘸食油或温开水，刮脊柱两侧足太阳膀胱经，颈部刮任、督两脉及足阳明胃经、足少阳胆经，胸部可刮肋间隙，刮至皮肤出现紫红色为度。取嚏、刮痧两法，均有助于宣通经络，驱邪气外泄，可使脘腹绞痛等症状减轻。

六、便秘

便秘是指排便间隔时间延长或虽不延长而粪便干燥艰涩难解。在正常情况下，饮食入胃，经过胃之腐熟，脾之运化，吸收其精微之后，所余糟粕由大肠传送而出，成为大便，整个过程需24～48小时。正如《儒门事亲·斥浪分支派》云：“胃为水谷之海，日受其新以易其陈，一日一便，乃常度也。”若排便间隔超过48小时，而且排出困难，即可视为便秘。但是健康人的排便习惯各有不同，有隔2～3天1次，成形软便，排出通顺者，未必即为便秘。

本篇所述便秘，主要指功能性便秘，至于因其他疾病而并发便秘的，则应针对原发疾病参照本篇处理。本症在古代文献中名称繁多，《内经》称便秘为“后不利”、“大便难”、“闭不通”、“大便不利”等。汉《伤寒论》、《金匮要略》中称“大便难”、“不大便”、“不更衣”、“脾约”、“闭”、“阴结”、“阳结”等，其中将便秘分为阳结、阴结两种，颇受后人推崇。隋《诸病源候论·大便难候、大便不通候》中指出：

"大便难者，由五脏不调，阴阳偏有虚实，谓三焦不和则冷热并结故也"，并指出"邪在肾亦令大便难"、"渴利之家大便亦难"。《济生方》提出秘凡有五，即"风秘、气秘、湿秘、寒秘、热秘是也"。《丹溪心法》则称"燥结"，认为除热邪入里外，气弱、血少、津亏、肠胃受风等均可引起便秘。明《景岳全书》所论理法较为简明，并认为古方书"立名太烦，又无确据，不得其要而徒滋疑惑，不无为临症之害也，不知此证之当辨者惟二，则曰阴结、阳结而尽之矣。盖阳结者邪有余，宜攻宜泻者也；阴结者，正不足，宜补宜滋者也。总之，有火者便是阳结，无火者便是阴结"，并认为"秘结之由，除阳明热结之外，则悉由乎肾"。《证治要诀》又提出"虚秘"之名。

针灸治疗便秘，首见于《内经》，如《灵枢·杂病》篇载有"腹满，大便不利……取足少阴"，"腹满食不化，腹响响然，不能大便，取足太阴"，"心痛腹胀，啬啬然，大便不利，取足太阴"等，以后《针灸甲乙经》、《千金要方》、《针灸资生经》、《针灸大成》等历代针灸医籍都有记载，积累了丰富的治疗经验。

（一）病因病机

素体阳盛或嗜烟饮酒，过食辛辣厚味，以致胃肠积热；或误服药石而致热毒内盛，或热病之后，余热留恋，或肺燥肺热下移于大肠，耗伤津液，导致肠道燥热，大便干结，形成便秘。若忧愁思虑过度，或久坐少动，或腹部手术后肠管粘连，或肺气不降等，均可导致大肠气机郁滞，通降失常，传导失职，糟粕内停，而成便秘。

年老体弱或病后、产后气血两亏，或因病过用汗下、燥热之剂，损伤津液，或劳役过度，汗出过多，或房室不节，或素患消渴，阴津亏耗。气虚则大肠传导无力，血虚津亏则肠失滋润，而成便秘。

如若素体阳虚，或过食生冷，过用苦寒药物，伤伐阳气，或年老体衰，真阳不足，脾肾阳虚，不能蒸化津液，温润肠道，以致阴寒内结，糟粕不行，凝积肠道而为便秘。

便秘的形成，虽属大肠传导失职，但与肺、脾、肾三脏亦有密切关系。因肺主肃降，与大肠相表里，肺气不降或肺移热于大肠，均可导致大肠传导失职而成便秘；脾土运化，脾虚运化失健，大肠传导无力，津液输布失常，大肠失于濡润，糟粕内停，形成便秘；肾开窍于二阴，司二便，肾阴不足则肠道干涩，肾阳不足则阴寒凝结，均可导致大肠传导失常而形成便秘。

（二）临床表现

大多数无器质性病变的单纯性便秘病人无症状及阳性体征。有时由于粪块在直肠和乙状结肠过度壅滞，病人感左下腹胀满不适，或有痉挛性疼痛、欲便不畅等症状。有时在排便时，粪块嵌塞于直肠腔内难下，却有少量水样粪质绕过粪块自肛门流出，形成反常性腹泻（即所谓热结旁流）。长期慢性便秘患者常伴有食欲不振，口苦口臭，嗳气腹胀，多屁乏力等症。

本病临床表现以便秘为主症，但也有寒热虚实之分，证候不同，治法各异。热结之秘，大便干结，数日不通，腹中胀满，疼痛拒按或兼身热面赤；寒凝之秘，大便干结或不干，但数日一行，排出困难，腹中冷痛，畏寒肢冷；气滞之秘，大便干结，欲便不是，嗳气频作，腹中胀痛；气虚之秘，大便并不干硬，但数日不行，虽有便意，而临厕努挣乏力，排出困难，便后疲惫；血虚之秘，大便干结，排出困难，多日一行，面色无华，头晕心悸；阴虚之秘，大便燥结，干硬难出，口干咽燥，形瘦颧红，或伴午后低热；阳虚之秘，大便艰涩，排出困难，腹中隐痛，四肢欠温，喜暖畏寒。

（三）治疗方法

1. 辨证施治 便秘一证，首辨虚实，再结合寒热、气血、阴阳等进行辨证，以决攻补。

（1）热结便秘。

1）症状：大便干结，小便短赤，面红心烦，口干口臭，腹胀而痛，或伴发热，舌质红，苔黄燥，脉滑实。

2）治则：清热润肠。

3）处方：天枢、大肠俞、大横、内庭。

4）加减：发热者加曲池、合谷；热盛伤津者加照海。

5）操作法：以上四穴均用泻法强刺激，间歇留针 10 分钟，伴身热者加泻曲池、合谷；热甚伤津者加照海，针用补法。

6）方义：本证乃肠胃积热，津伤便结，故取大肠募穴天枢疏泄阳明腑气而通积导滞，配大肠背俞穴大肠俞，调理大肠气机而润燥通便；大横位当大肠所过之处，为脾经与阴维脉之会，配天枢可治绕脐腹痛，配大肠俞又可逐秽通结；再加胃经荥穴内庭以清阳明实热。兼发热者，因其热本自阳明，故加泻手阳明之经穴合谷、合穴曲池，清泄大肠实热，同时补肾经照海，滋阴生津，诸穴相配共奏泄火通便，行气导滞之效。

（2）气滞便秘。

1）症状：大便秘结，欲便不得，甚则腹中胀痛，嗳气频作，胁腹痞满，纳食减少，舌淡红，苔薄腻，脉弦。

2）治则：顺气导滞。

3）处方：气海、天枢、太冲、次髎、支沟。

4）加减：嗳气频作者加中脘、足三里；咳逆上气者加膻中、列缺。

5）操作法：以上诸穴，均用泻法强刺激，间歇留针 10 分钟。

6）方义：本证因肝失疏泄，脾胃气滞，或肺失宣降，气不下利，以致大肠气机郁滞，传导失职，糟粕内停，秘结难出。故取肝经俞穴太冲疏肝解郁；大肠募穴天枢配气海理大肠，通腑气，驱秽导滞；三焦之经穴支沟配次髎利三焦，调气机，逐积通便。嗳气频作者加中脘，以和胃降浊，足三里以化滞畅中；咳逆上气者加膻中以肃肺降气，取肺经别走大肠之络穴列缺以宣肺通肠。

（3）气虚便秘。

1）症状：大便干燥或并不干硬，但数日不行，虽有便意而努责不出，强努之则汗出气短，甚则喘促，便后疲惫，倦怠懒言，面色 白，舌质淡，苔薄白，脉虚弱。

2）治则：益气润肠。

3）处方：肺俞、脾俞、气海、腹结、天枢、足三里。

4）加减：若气虚下陷脱肛者加百会、长强。

5）操作法：肺俞、脾俞、气海针用补法，留针 15 分钟，留针间期，亦可加艾条温灸；腹结、天枢、足三里用泻法强刺激，间歇留针 10 分钟。脱肛者加刺百会、长强，均用补法，并加艾条熏灸。

6）方义：本证主因肺脾气虚，肺与大肠相表里，肺虚肃降失职，津不下达，脾虚运化失健，津难转输，均可致大肠传导无力，大便干结。故取肺俞、脾俞、气海补法加灸，补益肺脾之气，健运中都；配以腹结、天枢、足三里，泻法强刺，调运脾胃升降，通腑导滞，使补中有行，温中有散，庶可补不留滞，下不伤正。若气虚下陷，引起后重脱肛者，加百会、长强，针灸并用，可收补气举陷之效。

（4）血虚便秘。

1）症状：大便干结，努挣难下，面白少华，头晕心悸，唇舌淡白，脉象细弱。

2）治则：养血润燥。

3）处方：脾俞、膈俞、天枢、支沟、照海、足三里。

4）加减：血虚有热，兼见口干心烦，舌红津少者加内关、三阴交。

5）操作法：脾俞、膈俞、照海、足三里，针用补法，留针 15 分钟，并可加用艾条温灸；天枢、支沟，针用泻法，强刺激，间歇留针。血虚有热者，不用温灸，并加补内关、三阴交，中刺激留针。

6）方义：本证乃血虚津亏、肠道失濡所致。脾胃为后天之本，生化之源，取脾之背俞穴脾俞配胃合穴足三里，针而补之，健脾胃益气血以开生化之源；血会膈俞，补之能生血养血，泻之可活血祛瘀，与脾俞相配，补而灸之，有益气生血之功；再补肾经照海穴滋阴润肠；针泻三焦经穴支沟、大肠募穴天枢，以利三焦，通腑气。诸穴相配，标本兼顾，共奏养血润燥、通腑导滞之效。若血虚有热，口干心烦者加补内关、三阴交滋阴降火，清热除烦。

（5）阴虚便秘。

1）症状：大便燥结，状如羊屎，数日一行，排出困难，形体消瘦，或烦热颧赤，口干咽燥，耳鸣心悸，舌红少苔，脉象细数。

2）治则：滋阴润肠。

3）处方：大肠俞、中髎、上巨虚、列缺、照海、承山。

4）加减：头昏耳鸣，腰膝酸软加肾俞、太溪。

5）操作法：大肠俞、中髎、上巨虚、承山皆用泻法强刺激，中髎穴进针可稍深，刺激宜较强，针感最好能放射到肛门部，则疗效较好；列缺、照海针用补法，留针 15 分钟。

6）方义：本证为阴津不足，不能下润大肠，肠道干涩而致大便燥结。肺为水之上源，与大肠相表里，肺气肃降，水津下行，则大肠传导功能正常，排便通畅；肾藏精又主水，司二便，肾精充足，气化正常，则大便调顺。故取肺经别走大肠之络穴列缺，开源引津以增液润燥，配肾经之照海穴壮水生津，以润肠通结，且两穴一通任脉，一通阴，为八法相配，共收生津润燥、增液行舟之效；大肠俞功能通调大肠，上巨虚为大肠之下合穴，“合治内腑”，针泻两穴，可以调理肠胃，通腑行滞；再加通便之经验效穴中髎、承山，泻法强刺，以增逐秽导滞之功。若兼头昏耳鸣、腰膝酸软，加补肾之肾俞、太溪，以滋补肾阴。

（6）阳虚便秘。

1）症状：大便艰涩，排出困难，腹中冷痛，胃寒肢冷，面色苍白，小便清长，夜尿增多，舌质淡，苔薄润，脉沉迟。

2）治则：温通开结。

3）处方：肾俞、气海、关元、大横、三阴交。

4）加减：年老体虚，命门火衰者加命门。

5）操作法：肾俞、气海、关元、三阴交针用补法，留针加灸；气海、大横先补后泻，留针，亦可加灸。年老体虚命门火衰者加命门，以灸为主。

6）方义：本证乃肾阳不足，阴寒内结，阳气不运，传送无力，以致大便艰涩难下。取肾俞、关元，补之灸之，温补肾阳以散寒凝；三阴交补法加灸，可温通三阴经之阳气，开结行便；气海、大横先补后泻，调畅肠道气机以行气导滞；督脉为阳脉之海，其支脉贯脊络肾，年老体虚者加灸督脉经穴命门，以壮肾阳、补命火。以上诸穴相配，既有行阳之针，又有益火之灸，可使肾阳复振，气化有权，则便秘可通，尿频可止。

2. 耳针疗法

（1）处方：直肠下段、大肠、皮质下。

（2）操作法：强刺激，间歇留针 1 ~ 2 小时，每日针刺 1 次。

3. 皮肤针疗法

（1）处方：背部第一腰椎向下至骶骨两侧，距中线旁开 1.5 寸的足太阳膀胱经，天枢直下至耻骨联合及足三里直下至解溪的足阳明胃经。

（2）操作法：由上向下用较强刺激循序叩击 3 ~ 5 遍，至皮肤潮红、微现出血点为度，每日 1 次。

4. 水针疗法

（1）处方：尺泽、上巨虚、神门。

（2）药物选择：可选用生理盐水或维生素 B1 等。

（3）操作法：按水针操作常规，尺泽、上巨虚可各注入生理盐水 4 ~ 6 毫升，神门注入 1 ~ 2 毫升。若用维生素 B1，则各穴注入 0.5 毫升。每天或隔天注射 1 次。

（四）辅助治疗

（1）适当调整食物，增加含纤维素较多的蔬菜与水果，少食煎炒辛辣之品。

（2）加强活动及体育锻炼，保持生活起居的规律性，养成定时排便的习惯。

（3）必要时可适当配合药物治疗，但应避免滥用泻药，否则虽能取快于一时，但往往反使便秘加重。

第五节 传染性疾病针灸治疗

一、流行性腮腺炎

流行性腮腺炎，是由流行性腮腺炎病毒所致的急性呼吸道传染病，以发热、耳下腮腺非化脓性肿胀、疼痛为特征。一般预后良好，但有时会并发脑炎，青春发育期则可并发睾丸炎或卵巢炎。一年四季均可发病，以冬春季节易于流行，学龄儿童发病率高。

本病中医名痄腮，考诸古籍，曾有"颔肿"、"时行腮肿"、"赤痄痛"、"温毒"、"蛤蟆瘟"等名，皆指本病而言。《素问·至真要大论》说："民病少腹控睾，引腰脊，上冲心痛，血见，嗌痛颔肿。"咽痛颔肿似指本病，而少腹控睾则类似并发睾丸炎。《诸病源候论》则说："风热毒气客于咽喉、颔颊之间，与气血相搏，结聚肿痛。"所言病位与症状均符合本病，并指出病因为风热毒气，不同于一般风邪。《外科正宗》对本病有进一步的认识，指出"天时不正，感受传染者多。"知其为传染病。《疡科心得集》痄腮篇说："此症永不成脓，过一候自然消散"；《外科大成》说："若延治十日以外，即不治而能愈也。"两书指出本病虽然肿胀而不化脓，经过旬日后，可自然痊愈，论述均极确当。

针灸治疗本病，古书中未见完整记载，但《灵枢·杂病》有"痛（《针灸甲乙经》作颔），刺手阳明与疔之盛脉出血"的条文，颔肿即腮部肿痛，之盛脉，是胃经颊车穴，从肿痛部位与取穴治疗看，均与本病相似。《针灸甲乙经》有"颊肿口急颊车痛不可嚼，颊车主之。"后世针灸著作，一般均有颔肿、颊车痛等症的治法记述，虽不能肯定即为本病，但皆可作为治疗本病的参考。

（一）病因病机

综合历代中医对本病病因的认识，可分为外因与内因二者。

外因是感受风热、温毒等邪气，如《疡科心得集》说："此因风温偶袭少阳，经脉失和所致。"《温疫论》亦说："温热毒邪，协少阳相火上攻耳下，硬结作痛。"亦有因感受寒邪而得的，如《疡医大全》说："时毒痄腮，乃风寒郁热。"谓初感虽属风寒，但郁久可以化热而成本病。

内因为积热，《医门法律》称："腮肿亦名痄腮，因风热或膏粱积热而作。"指出本病的发生除外因外，与内有积热有关。

外感风热、风寒或温热毒邪，侵袭少阳、阳明脉络，或素有积热，蕴结于内，因外邪触发而流窜于少阳、阳明经络，致使经气痹阻，气血留滞，发于耳下腮颊之间，焮热漫肿，坚硬作痛而成本病。足少阳与足厥阴互为表里，足厥阴经脉抵少腹环阴器，如少阳之风热毒邪传入厥阴，循经下行，致使厥阴经气阻滞，则出现少腹疼痛、睾丸肿痛的并发症。如邪热猖炽，内陷心包，扰乱神明，则可见高热神昏，热盛而内动肝风，见四肢抽搐痉厥等并发症。现代医学认为腮腺炎病毒通过飞沫传播侵入口腔黏膜、鼻黏膜后，经病毒血症定位于腮腺、颌下腺、舌下腺、胰腺、性腺等腺体，主要病变为腮腺腺体及其周围组织的充血、肿胀、水肿。

（二）临床表现

本病潜伏期为 14 ~ 24 天，平均为 18 天。

1. 前驱期　多数病人可无前驱症状，而以耳下部肿胀为最早症状。部分患者在腮腺肿大前的 1 ~ 2 日内，有发热，倦怠，食欲不振或呕吐，头痛，咽痛等。

2. 腺肿期　腮腺肿胀一般先见于一侧，1 ~ 2 天后再波及对侧，亦有两侧同时发病者。肿大从耳垂开始向周周蔓延，2 ~ 3 日达高峰，肿胀甚时，脸面变形，局部疼痛，张口及咀嚼时更甚，肿大部灼热，有触痛。持续 4 ~ 5 天，以后逐渐减退，整个过程 1 ~ 2 周。

3. 并发症　本病并发症较多，而以脑炎、睾丸炎为较多见。脑炎一般都在腮腺肿大后 3 ~ 10 天出现，其主要症状为发热，头痛，颈项强直，呕吐，嗜卧，谵妄等。多数患者症状均较轻，能完全恢复，重症患者亦可见惊厥昏迷。睾丸炎与副睾炎或卵巢炎多见于青春期，约在腮肿后 1 周出现，亦有与腮肿同时出现的。睾丸炎或副睾炎症状为高热，寒战，恶心，呕吐，下腹痛，睾丸肿胀、疼痛、压痛，多为一侧。卵巢炎较少见，临床症状亦较轻，仅感下腹部疼痛，下腰部酸痛，下腹部有轻度触痛，月经周期失常等。

（三）治疗方法

1. 辨证施治　本病轻者，只是风热客于表分，除腮肿外，症状轻微，如热邪入里，则病情较重。应区别施治。

（1）风热轻证。

1）症状：恶寒，微热，头痛，全身不适，一侧或双侧耳下腮部漫肿，疼痛，咀嚼不便，或有咽红作痛，舌苔薄白或薄黄，脉浮数。

2）治则：解表清热，疏风散结。

3）处方：合谷、外关、颊车、翳风。

4）加减：咽红作痛者加少商、商阳。

5）操作法：颊车向外斜刺，深入 1.5 寸，翳风向下斜刺，均行提插结合捻转泻法。合谷、外关用提插泻法，使针感向上下放散，留针 10 ~ 20 分钟，少商、商阳均以三棱针点刺出血，每日 1 次。

6）方义：本病是风热之邪客于阳明、少阳两经，气血阻滞而成，取合谷、外关二穴，既可解表退热，又可疏泄阳明少阳之邪热；颊车、翳风，亦属阳明、少阳两经穴位，针泻之可散两经之热邪，并可散结消肿。咽痛者刺少商、商阳出血，以清热利咽。一般患者，针刺 1 ~ 2 次，即可痊愈。

（2）毒热亢盛。

1）症状：壮热不退，烦渴欲饮，头痛，腮部肿胀，疼痛拒按，咀嚼困难，咽喉红肿疼痛，舌红苔黄，脉象滑数。

2）治则：清泄热毒，散结消肿。

3）处方：大椎、曲池、合谷、中渚、足临泣、颊车、翳风。

4）加减：咽喉肿痛加少商、扶突；头痛甚者加风池、头维。

5）操作法：主方各穴均用提插泻法，其中颊车、翳风两穴的针刺法与风热轻证同。少商点刺出血，头维沿皮向下斜刺，风池针刺宜较深，均用提插泻法。留针 30 分钟，每日 1 ~ 2 次。

6）方义：本方以清泄阳明、少阳之邪热为主，如曲池、合谷清阳明邪热，中渚泄少阳邪热，用大椎以泄阳邪而退热。其邪热亢盛而致咽喉红肿和头痛较甚者，仍取阳明经之扶突与头维，少阳之风池等以清泄之，并泻足临泣以导热下行。

（3）热郁肝经。

1）症状：睾丸肿胀作痛，多发于一侧，少数有两侧者，少腹部亦掣痛，甚者有寒战高热、渴饮、呕吐、腹痛、小便短涩等症，舌红苔黄，脉象弦数。

2）治则：清泄肝胆，理气消肿。

3）处方：大敦、足临泣、曲泉、归来。

4）加减：高热腮肿按毒热亢盛证处理。

5）操作法：大敦浅刺捻转后即出针，或用小艾炷直接灸 5 ~ 7 壮。其余各穴均用捻转泻法，留针 30 分钟，间歇行针，每日 1 次。

6）方义：少阳之邪，由表传里，沿足厥阴经下注，留着于少腹睾丸，故引起少腹疼痛、睾丸肿胀疼痛等。取大敦浅刺或艾炷灸法，疏通厥阴经气，以消肿止痛；泻足临泣、曲泉以清泄厥阴经邪热；刺归来以调理气机而止少腹之痛。腮肿者亦宜同时治疗，方法同上。

（4）邪毒内陷。

1）症状：在前驱期或腮肿期，突然高热，头痛剧烈，颈项强硬，嗜卧，甚则神志昏迷，四肢痉厥，舌红苔黄或绛而少苔，脉大而数或细数。

2）治则：清心开窍，息风止痉。

3）处方：劳宫、百会、人中、行间、十宣。

4）加减：高热加大椎、曲池；头痛甚者加风池、太阳；颈项强硬加百劳、大杼。

5）操作法：劳宫、行间两穴深刺，用紧提慢按法，反复行针，人中斜向上刺，行提插法，十宣穴点刺出血，高热刺大椎，曲池宜用提插泻法，风池、太阳、百劳、大杼等均行捻转法，留针，每日 1 ~ 2 次。

6）方义：邪热内陷心包则神志昏迷，肝风内动则四肢痉厥。故取劳宫以清心包之热；取行间以平息肝风；刺人中、百会以清神志：刺十宣出血以宣泄气营之邪热，达到清心开窍息风之目的。其高热不退者，加刺大椎、曲池以清泄阳邪，使热祛而神安；风池、太阳、百劳、大杼皆为对症处理，亦有助于缓解病情。腮腺炎并发脑炎，邪热深重，易生变端，应尽快采用中西医结合的方法进行抢救，以免延误病情。

2. 灯芯灸法

（1）处方：角孙穴。

（2）操作法：用灯芯 1 根，蘸麻油点燃后，对准病侧角孙穴迅速点灸皮肤，一点即起，灸时听到一响声即可。据报道一般轻证，治疗 1 次即可消肿，如未全消，次日可重复 1 次。

3. 耳针疗法

（1）处方：平喘穴（腮腺）、颊、皮质下、压痛点。

（2）操作法：用细针浅刺，手法宜强，留针，反复行针，每日 1 次。

4. 皮肤针疗法

（1）处方：合谷、二间、列缺、外关、翳风、胸 1 ~ 4 夹脊穴。

（2）操作法：用皮肤针在各穴叩击，反复进行，以皮肤隐隐出血为度，每日 1 次。

（四）辅助治疗

（1）腮腺炎局部灼热疼痛，可用冷敷法，一日数次。

（2）用蚯蚓 20 条，洗净，白糖半两，将蚯蚓拌在一起，不久即化成水液，用此水涂腮肿局部，一日 3 ~ 5 次。

二、小儿麻痹症

小儿麻痹症是儿童常见传染病。临床似发热，咽痛，咳嗽，出汗或伴有腹痛腹泻，全身肌肉疼痛，继而出现肢体软弱无力，呈弛缓性麻痹，久则肌肉萎缩为特征。一年四季皆有，以夏秋季节发病率最高。发病年龄以1～5岁小儿为多见，尤以6个月～2岁者最多，患儿痊愈后一般不再得病。本病以往发病率很高，常引起传染。罹病患儿，轻症治后可完全恢复，重症常遗留终身残疾，甚至有突然呼吸吞咽困难，以至昏迷抽搐等而引起死亡者。

祖国医学根据本病多发于夏秋季节，初期有发热，咳嗽，呕吐，腹泻等症，认为本病属于暑温湿热等温病范畴，其后期所出现的肢体麻痹，肌肉萎缩等症，则属于“痿症”、“痿躄”等范畴。

本病在中医文献中虽无系统的记载，但类似本病的片断描述仍可散见于古代文献。如《诸病源候论·小儿杂病中风不遂》篇说：“夫风邪中于肢节，阻于经脉，若风挟寒气者，即拘急挛痛，若挟于热即纵缓不遂。”又如李东垣《脾胃论·湿热成痿肺金受邪论》说：“六七月间，湿令大行，…… 金受湿热之邪，绝寒水生化之源，源绝则肾亏，痿厥之病大作，腰以下萎软瘫痪不能动，行走不正，两足欹侧。”所述发病季节与肢体萎废症状与本病相类似。

明代《瘟疫明辨》中说：“时疫初起，腿胫痛痠者，太阳经脉之郁也。……兼软者，俗名软脚瘟，往往一二日死”指出有传染性的下肢萎软的“软脚”，可以致死，这与本病更为类似。

至于痿证，《内经》有专篇论述，如《素问·痿论》对痿病的病因、病理与分类等做了详细的介绍，提出了“五脏使人痿”之说，并从肺主皮毛，肝主筋膜，心主血脉，脾主肌肉，肾主骨髓等关系，分为痿躄、脉痿、筋痿、肉痿、骨痿等五痿，认为其致病主要原因皆由于热。后世医家对痿证的论述尤多，且提出了许多不同见解，当然中医所称痿证，包括各种原因所导致的肢体软弱弛缓的病症，而小儿麻痹症仅属其中之一。

《素问·痿论》对痿证提出了“独取阳明”的治法，其中具体对针灸治疗提出了“各补其荣，而通其俞，调其虚实，和其逆顺”的方法。《针灸甲乙经·热在五脏发痿》在《素问·痿论》的基础上，进一步提出了许多具体针灸取穴法，为后世针灸医家提供了临床治疗的依据。

（一）病因病机

夏秋季节，风热暑湿当令，本病多发。小儿体弱，更易召外邪侵袭。风热暑湿等邪从口鼻而入，初期病在肺胃，故出现发热、咳嗽、咽痛等肺卫症状和呕吐、腹痛、腹泻等脾胃症状。一般经7～10天，即麻痹前期，诸症渐见缓解，但风热暑湿等邪，可流窜经络致使经气不和而出现肢体酸痛，并再出现身热。邪气久郁经脉，气血阻滞，乃出现肢体萎弱不用，形成瘫痪，即所谓麻痹期。气血阻滞，迁延日久则经络经筋失养，肌肉逐渐萎缩，关节弛松，肢节萎废不用而形成痿证。

关于痿证之成因，历代医家在《内经》的基础上有较多的发挥。如《诸病源候论·风身体手足不随候》认为其主因是外受风邪，内由脾胃亏损，并对其病理有所阐发。金元张子和《儒门事亲》中指出：“大抵痿之为病，皆因客热而成……故痿躄属肺，脉痿属心，筋痿属肝，肉痿属脾，骨痿属肾。总因肺热叶焦之故。相传于四脏，痿病成矣。”并提出“痿病无寒”的论点。朱丹溪论述痿躄证治，分为湿热、湿痰、气虚、血虚、瘀血等五个证候进行治疗。明张景岳指出，痿证“元气败伤，则精虚不能灌溉，血虚不能营养者，亦不少矣。若概从火论，则恐真阳亏败，及土衰水涸者，有不能堪。故当酌寒热之浅深，审虚实之缓急以施治疗，庶得治痿之全。”从本病发病全过程来看，诸家所称肺热、湿热、气虚、血虚、瘀血等证均可见到，其受累脏腑涉及到肺、脾、肝、肾等脏，故治法当因证而异。

（二）临床表现

本病分前驱期、瘫痪前期、瘫痪期、恢复期、后遗症期等五期，症状轻重不一。

1. 前驱期 体温上升至 38 ～ 39℃，全身不适，饮食减少，出汗，烦躁不安或嗜卧，头痛，全身感觉过敏，或有腹痛，恶心呕吐，腹泻或便秘，或有咳嗽，流涕，咽痛等症。

2. 瘫痪前期 前驱期热退后，经过 1 ～ 6 天后，热度又起，进入瘫痪前期，显示双峰热型，但也有不少病例，不经过前驱期，一开始即为瘫痪前期。患者发热多在 39℃以下，偶有达 40℃者，面赤，皮肤微红，出汗，并有呕吐，咽痛，全身或四肢肌肉酸痛，感觉过敏，颈项强直，四肢轻度震颤，呈瘫痪前驱征兆。神志清楚，但易昏睡。

3. 瘫痪期 一般在瘫痪前期的第 3 ～ 4 天开始发现瘫痪，并逐渐加重，大多经过 5 ～ 10 天就不再发展。瘫痪开始时，半数病儿仍有昏热，一般在 38℃左右，热度下降后瘫痪即不再进展，瘫痪部位的肌肉有疼痛和触痛，瘫痪可发生在身体的任何一处，而以四肢为主，尤以单侧下肢为多，上肢两侧或上下肢（同侧）不多见。瘫痪局部皮肤温度较低。开始时患肢变长，日久后变短。单纯下肢瘫痪较上肢瘫痪的病情重。瘫痪中最危险而需要及早发现和治疗的是：膈肌和肋间肌的瘫痪；由于累及延髓而发生呼吸和循环中枢障碍以致呼吸不整齐而微弱；咽部肌肉发生瘫痪，声带瘫痪及喉肌痉挛等，都能妨碍呼吸发生危险，应及时治疗。

4. 恢复期 瘫痪后 1 ～ 2 星期，病肢的功能开始恢复，轻症经过 1 ～ 3 个月而恢复较好，重症则常需要 6 ～ 18 个月或更久才能恢复。一般来说年龄小的，预后较差，1 岁以内者往往难于恢复。

5. 后遗症期 有些肢体由于受伤过甚，功能不易恢复，成为顽固性瘫痪，称为后遗症。常见肌肉挛缩及躯体四肢各部畸形，如有脊柱前凸或侧凹，马蹄足，内翻或外翻足等，以致不能站立或跛行。

（三）治疗方法

1. 辨证施治 本病初期属外邪侵袭肺胃，故以祛邪为主，中期邪阻经络，仍属实证。但久延到气血耗伤、经络失养时常虚实互见，治当攻补兼施。后期则气血肝肾互虚，治当扶正培本为主，并应根据具体情况分别论治。

（1）邪犯肺胃。

1）症状：发热，咳嗽，出汗，咽痛，全身不适，头痛，纳呆食少，恶心呕吐，腹痛腹泻，苔薄白或厚黄，质红，脉象濡数。

2）治则：解表清热，利湿通络。

3）处方：外关、合谷、大椎、阴陵泉、足三里。

4）加减：咳嗽甚者加风门、列缺；恶心呕吐者加内关、内庭；腹痛腹泻者加气海、天枢。

5）操作法：应用浅刺疾出的方法，各穴进针后行提插或捻转手法反复数次即可出针。

避免强烈的刺激，每日 1 ～ 2 次，治疗后应注意安静休息。

6）方义：外邪犯肺，肺失清肃，故见身热、咳嗽、头痛等症，取诸阳之会的大椎以泻阳热，取外关、合谷以疏表解热。咳嗽甚者取风门以祛外风，取列缺以理肺气，清泄肺中邪热。其外邪伤胃，胃失和降而致恶心呕吐者取足三里、阴陵泉以和胃化浊，甚者加内关、内庭以降胃气而止呕。腹痛腹泻者取气海以调气缓痛，取天枢以调整肠道功能而止泄泻。本病从前驱期至瘫痪期一般应注意安静休息，减少刺激，故取穴宜少，刺激宜轻，以免刺激太过而造成不良反应。

（2）邪窜经络。

1）症状：初期热退后，再度发热，一般在 38℃左右，肢体肌肉酸痛，感觉过敏，患儿不愿他人抚抱，烦躁不安，汗多，口渴，溲黄，舌苔腻质红，脉濡数。

2）治则：清热利湿，舒络通经。

3）处方：大椎、曲池、合谷、阳陵泉、阴陵泉。

4）加减：烦躁甚者加神门。

5）操作法：各穴均用细针浅刺，行提插结合捻转的泻法，反复行针后即出针，每日可治疗 2 次。

6）方义：湿热内蕴阳明，缠绵不去，故身热复燃，用大椎以泻阳热之邪，取阳明之原穴合谷与合穴曲池以清泄阳明之邪热。湿热流窜经络，气血阻滞故四肢肌肉酸痛，取阴陵泉以祛湿，清热，取筋会阳陵泉以舒利经筋而缓解疼痛。主方上下肢穴位同用，既可清泄阳明之热，清利太阴之湿，而且有利于四肢疼痛之缓解，起到双重作用。另加神门以安心宁神。

（3）经络瘀阻。

1）症状：热退后肢体出现麻痹，瘫痪无力。开始时往往腹壁反射先消失，膝腱反射逐渐减弱以至消失，瘫痪症状亦逐渐加重。由于受损伤的经络与经筋的不同，其瘫痪或麻痹的部位及范围亦因之而异。其特点是分布很不规则，完全不对称。最常见的瘫痪见于四肢，下肢更多，或仅一侧或双侧同时发病，而同侧上下肢或双侧上肢者少见。颈及背部麻痹时，则颈软无力，头向下垂；肋间肌与膈肌瘫痪可见呼吸困难；膀胱肌麻痹时则发生尿潴留或尿失禁；肠与腹肌麻痹时则不能排便；腹肌麻痹时可见局部突出及反射消失。此外尚有吞咽困难、进食呛咳、呼吸不齐等变端则病情严重。

2）治则：舒通经络，调和气血。

3）处方。

①上肢瘫痪：肩髃、曲池、手三里、外关、合谷、中渚。

②下肢瘫痪：环跳、伏兔、风市、阳陵泉、足三里、悬钟、丘墟。

③颈软无力，头向下垂：风池、百劳、大杼、肩中俞、后溪、昆仑。

④呼吸困难：膈俞、期门、大包、天突。

⑤尿潴留或尿失禁：水道、中极、关元、足三里、阴陵泉、委阳、中髎。

⑥不能排便：天枢、气海、大肠俞、上巨虚、合谷。

⑦腹肌凸出：气海、梁门、天枢、大横、足三里。

⑧吞咽困难：天突、扶突、天鼎、合谷。

⑨呼吸不齐：肺俞、膻中、尺泽、内关、会阴。

4）操作法：以上各条，每次选3～5穴，轮流使用。对四肢瘫痪的治疗仍以浅刺疾出的方法，进针后行针得气便可出针。而对吞咽困难、呼吸障碍等病情严重者则应用捻转法，反复行针，力求能缓解病势。一般来说，热退后至恢复期这一阶段，主要是针灸治疗，针刺的刺激量可适当加强才有利于瘫痪的恢复。

5）方义：本病从瘫痪期至恢复期，外邪已渐廓清，而以经络阻滞，气血运行不畅，经筋失于濡养为其病理特点，临床表现亦以瘫痪症状为主。因此治疗方法总以通经舒络，调理气血为原则。处方用穴以循经取穴为法，即根据瘫痪部位的经络所属，结合经筋为病以痛为腧的理论，取穴针刺，如四肢瘫痪所取的各穴，均属此义。但其中有些症状亦有累及脏腑者，如尿潴留与失禁则由膀胱气化功能失常所致，故取其募穴中极和下合穴委阳以及关元、足三里等以调整膀胱气化功能。尿潴留者用泻法以通利之，失禁者用补法以固摄之。不能排便是累及大肠传导功能所致，故取天枢、大肠俞俞募同用，和大肠之下合上巨虚与原穴合谷等以调整肠道功能。呼吸困难常由胸膈之气不和所致，故取膈俞以理膈间之气，取期门、大包以调肝胃之气，使胸膈舒畅，呼吸自调。其呼吸不齐者多由痰阻肺络所致，故取肺俞、尺泽以宣展肺气，取膻中以理气，取内关以宽胸，而会阴穴对调整呼吸有独特作用，针刺时应深刺1.5～2寸，反复行针，用强刺激法。此外对于烦躁不安，神昏谵语，频繁抽搐等危症，在本病中期亦偶有出现，应采用中西医结合方法共同抢救，针刺亦可作为抢救措施之一，其具体措施可参阅其他急性病篇。

（4）气血亏损。

1）症状：多见于后遗症期。长期瘫痪，患肢肌肉明显萎缩，肢体消瘦，皮肤不温，关节脱位，呈纵缓不收或关节畸形，如足外翻或内翻，手腕下垂等，全身情况一般均较正常。

2）治则：调补肝肾，强壮筋骨。

3）处方：大包、阳陵泉、绝骨、大杼、关元、三阴交。

4）加减：四肢瘫痪可参照经络瘀阻条治疗。关节脱位：肩关节取肩髃、肩髎、巨骨等；髋关节取环跳、居髎、髀关等。足内外翻：外翻取商丘、太溪、复溜、三阴交等；内翻取昆仑、丘墟、跗阳等。手下垂：外关、阳池、阳溪、阳谷等。

5）操作法：主方各穴，大包用艾炷灸法，每次5～7壮，关元针后加灸，其他各穴应用补法，以捻转法为宜，亦可用温针灸法。四肢瘫痪穴位的针刺，应根据机体反应情况决定。如针刺感应正常者，宜于浅刺轻刺法。如感应迟钝甚至不易得气者，应用强有力的针刺，并反复行针，以求得气。关节脱位，各穴针用补法并加灸疗。足内外翻、手下垂，各穴行平补平泻法，酌量加灸。此外对肌肉萎缩部位可用温灸法，对于四肢不温、皮肤发紫者更宜多用灸法。脱位关节处还可配合火罐疗法。

6）方义：主方取穴系整体治疗。因为病变虽见于局部，而与全身机能息息相关，尤其是久病虚弱，更宜培养本源，方能奏效。故取脾之大络大包穴以治四肢软弱、骨节纵缓不收之症；取骨之会大杼、髓之会绝骨、筋之会阳陵泉以强壮筋骨；取三阴经脉交会之关元、三阴交以调补肝、脾、肾三经，从本图治，有利于肢体瘫痪之恢复。至于关节脱位、足内外翻等，均按病所取穴以调和气血，强壮筋骨，促使复常。灸法有温通经络，调补气血作用，对于久病全身虚弱，经络失养，长期瘫痪者尤为适宜。

2. 电针疗法

（1）处方。

1）上肢麻痹：缺盆、臂臑、曲池、外关、大陵、合谷。

2）下肢麻痹：大肠俞、环跳、殷门、伏兔、风市、足三里、三阴交、阳陵泉。

3）腰部麻痹：大肠俞、肾俞、委中。

（2）操作法：用感应电流，隔日或 3 日 1 次，每次 30 分钟。

3. 皮肤针疗法

（1）处方：脊柱两侧及腰部，并重点弹刺大椎、陶道、命门、腰阳关、足三里等穴。

（2）操作法：采用皮肤针轻刺法。可在针刺治疗和水针治疗时配合进行。

4. 水针疗法

（1）处方：按循经取穴、近取与远取结合的原则，与一般针灸取穴相同，每次取穴以 2 ～ 3 穴为宜。

（2）操作法：10% 葡萄糖注射液 10 ～ 20 毫升穴位注射，每穴 2 毫升，或用盐酸呋喃硫胺（长效维生素 B1）穴位注射，每穴 1 毫升，每日或隔日 1 次。

5. 穴位刺激结扎疗法

（1）处方：根据瘫痪部位，选择穴位或神经运动点，每次 1 ～ 2 点。

（2）操作法：对选择治疗点常规消毒后，切开皮肤，运用血管钳或其他刺激物，在治疗点做一定强度、一定范围的刺激，再以羊肠线将治疗周围的组织结扎起来而产生治疗作用。一般 15 ～ 20 天治疗 1 次，7 次为 1 个疗程。

6. 穴位埋藏疗法

（1）处方：根据受害肌群和支配受害肌群的神经分布选择有关穴位，如腿部取环跳、秩边等；腰部取肾俞、大肠俞、腰阳关等；股部前取髀关、伏兔等；股部后取承扶、殷门等；股外侧取风市、前进等；股内侧取血海、箕门等；胫骨前取鹤顶、足三里等；胫骨后取承山、合阳等；上肢取臂臑、手三里等。

（2）操作法：在选定穴位上用普鲁卡因浸润麻醉，用刀尖刺开皮肤 0.5 ～ 1.0 厘米，将血管钳探到穴位深处，经过浅筋膜达肌层敏感点，按摩数秒钟，然后用 0.5 ～ 1 厘米长的小粒羊肠线 4 ～ 5 根埋于肌层内，切口用细线缝合，盖上消毒纱布，5 ～ 7 天拆线。

（四）辅助治疗

（1）药用木瓜 10 克，透骨草 12 克，麻黄 12 克，当归 12 克，地肤子 12 克，甲珠 12 克，桂枝 10 克，红花 12 克，露蜂房 12 克，川牛膝 12 克，煎汤熏洗患肢，适用于热退后瘫痪期。

（2）采取各种理疗手段，如电疗（超短波、透光疗法等），光疗（红外线局部照射），蜡疗及水疗（水浴）等方法均有助于瘫痪的恢复。

（3）运用推拿治疗对瘫痪肢体的恢复有良好效果，应及时配合治疗。

（4）在治疗中应积极地按时进行各种被动的或主动的肢体锻炼，促使功能的恢复。

（5）对于肢体畸形，可用各种不同夹板帮助纠正，如足畸形者可用矫形鞋。对严重畸形者，有手术条件时可进行矫形手术。

三、流行性乙型脑炎

流行性乙型脑炎（简称乙脑），是流行于夏秋季的急性传染病，经蚊媒介传染。其临床表现以高热，昏迷，惊厥，抽风等为主要症状。发病急，变化快，重症者往往遗留后遗症而成为残废。

根据乙脑发病季节及临床症状，其应属于祖国医学温热病中的“暑温”、“暑风”、“暑厥”、“暑痉”等病症。《叶香岩三时伏气外感篇》说：“夏令发热，昏迷若惊，此为暑厥，即热气闭塞孔窍所致。”李梴在《医学入门》中说：“暑风暑厥者，但以手足搐搦为风、手足逆冷为厥。”说明暑热之邪最易内陷心营，而出现高热、昏迷、抽搐等症，与乙脑症状极为相似。吴鞠通在论述小儿暑痉中，亦有与乙脑病症类似的描述。

从本世纪50年代以来，中医运用治疗温病的经验治疗乙脑，取得了较好的效果。在治疗过程中，针灸亦为主要措施之一。针刺治疗高热，早在《内经》著作时期，即广泛应用于临床，并总结了一套经验，《灵枢·热病》与《素问·刺热篇》，对各种热病的治疗，作了比较详细的介绍。再如对痉厥昏迷的针刺治法，《内经》中亦有所论述，为乙脑急性期的治疗提供了经验。至于乙脑后遗症，如瘫痪、失音、失明、痴呆等，除《内经》外，历代针灸著作均有所介绍，积累了丰富的经验。实践证明，除乙脑重症应中西医结合进行抢救外，一般较轻症候单用针灸即可治愈，尤其是对后遗症，针灸治疗更有较好的效果。

（一）病因病机

温病初、中、末三期的传变，都有其共同的发展规律。如初起邪在卫分，出现恶寒发热，头痛身疼等症；继则传入气分，则见高热烦渴等症；再进而入营血或内陷心包，则见谵妄，神昏，惊厥，发斑等症。乙脑的发展传变过程亦不例外。但由于乙脑流行于夏秋高温季节，小儿神气怯弱，气血未充，脏腑娇嫩，卫外力弱，不耐暑热之熏蒸，更易感而成病。暑为阳邪，其性峻烈，发病至快，传变迅速。正如吴鞠通对暑痉症的描述谓：“邪之来也，势如奔马，其传变也，急如电掣。”故小儿一患此症，重者常无明显的卫分症状，或仅稍具表证，随即出现高热烦渴等气营两燔之证，并迅速陷入心包而致神昏谵妄，这为其发病特点。

由于暑热内蕴，邪热弛张，故见高热持续，烦渴引饮；暑热化火，炼津成痰，痰火内陷心包，神明失主，故见神志昏迷；热盛动风，则见四肢抽搐。从而成为风、火、痰、惊四证，这是乙脑的主要病机。

在夏季暑热之时，又值湿气当令，故古人谓“暑必夹湿”。暑湿相合，客于中焦，上蒙清窍，则症见发热，头重而痛，嗜卧或昏迷等，成为乙脑中暑湿偏盛之证。如感邪较轻，或抗病能力较强的患儿，病邪进入卫气阶段不再传里，而无惊厥昏迷者，则属小儿乙脑轻证。经过急性期的治疗病情好转时，往往出现两种情况：一为余邪未净，未净之邪热，留于气营之分，常出现低热缠绵，口干自汗等症。由于高热过程中，邪热炼津成痰，或脾困而湿阻，故往往挟痰挟湿，乙脑发于夏季暑湿当令之际，更多见挟湿之证。痰湿互阻，中运被困，故常见胃呆不思谷食，或大便不正常等症。其他如心包之邪热未清，可见神志似清似昧，烦躁不安等；肝风内动时，则常见四肢搐搦、抽动等；痰瘀互阻经络，气血运行失畅，则为四肢瘫痪不用；痰浊阻于廉泉，则为失音不语等。凡此种种皆为常见之症。一为阴津耗伤，热邪最易耗伤阴津，故治温病常以救阴为重要措施。由于阴津不足，可出现一系列症状。例如阴虚生内热，常见午后潮热，五心烦热等；阴虚生火，可见面赤唇红，心烦不寐，口干舌绛等；阴虚不能涵阳，风阳不靖，则见四肢不时搐动；阴虚阳旺迫液外泄，故见盗汗；心失所养，则神志迟呆；肝肾阴虚，耳目失养则成为目盲、耳聋等。前一种情况多属实证，后一种情况多为虚象，而两者常可交错出现，虚实互见，症情常较复杂，给治疗带来一定的困难。

（二）临床表现

潜伏期 4 ~ 21 天，一般为 10 ~ 14 天。

典型的乙脑整个病程可分为四期。

1. 初热期 病起急骤，一般无明显的前驱症状，表现为发热，很快上升到 39℃左右，伴有头痛，呕吐，精神萎靡，食欲不振等。如湿象偏重时，发热不高，而有胸闷，腹胀，呕恶，嗜睡等。

2. 极期 病程 4 ~ 10 天。表现为高热，剧烈头痛或喷射性呕吐，嗜睡，昏睡或昏迷，惊厥，浅反射减弱或消失，深反射先亢进后消失，肌张力增高，脑膜刺激征，肢体痉挛，锥体束征，不自主运动，不对称肢体瘫痪。少数严重病例可出现呼吸衰竭，或循环衰竭，或其他严重并发症而致死亡。

3. 恢复期 经过急性期后（初热期和极期）多数病例可在 2 周后体温逐渐正常，各种神经和精神症状好转，并渐至消失而痊愈。严重病例常恢复较慢，可见神智迟钝，痴呆，瘫痪，失语，吞咽困难等症状。要经过 1 ~ 3 个月以上过程才能治愈。

4. 后遗症期 少数病例经过半年以上，恢复期中的各种症状仍然存在，称为乙脑后遗症。如能坚持治疗，部分患者仍有恢复的希望。

根据患者临床表现的轻重，又可分为三型。

（1）轻型：发热不甚高，在 39 ~ 40℃左右，烦躁，意识模糊，昏睡或浅昏迷，可因高热而惊厥，头痛呕吐及脑膜刺激征明显，还可出现病理反射，颅内压增高等表现。

（2）重型：发热达 40℃左右，神志昏迷，躁动不安，不时惊厥。瞳孔缩小，对光反射存在，吞咽反射或见减弱，并有肢体瘫痪，颅内高压征表现较明显。

（3）极重型：体温迅速上升至 40 ~ 41℃以上，深昏迷，出现呼吸衰竭或循环衰竭，大多病例死亡或有后遗症。

（三）治疗方法

1. 辨证施治

（1）邪遏卫表。

1）症状：突然发病，发热，微恶寒，或但热不寒，汗出不畅，口渴欲饮或渴不欲饮，头痛，身重，胸脘痞闷，恶心，呕吐，嗜睡，或烦躁不安，小便色黄，大便硬结或溏，舌苔黄薄或腻，脉浮数。

2）治则：清宣透发，以解外邪。

3）处方：大椎、曲池、外关、合谷。

4）加减：头痛甚者加脑静（睛明穴上方）；呕吐便溏加中脘、足三里；烦躁不安加神门；

但热不寒加内庭。

5）操作法：主方各穴均宜用提插法紧提慢按，反复行针，加强针感。刺脑静时轻压眼球，固定不动，然后从眼眶内刺进 1 寸左右，置针不动，留针可半小时以上。其余各穴一律均行泻法，留针，每日 2 次。

6)方义：乙脑轻、中型者，初起多见暑湿困于卫分之证，应及时加以宣发，使邪从外解。故取外关、合谷以透表邪，取大椎、曲池以泻阳热；其但热不寒，邪入阳明者，泻内庭以清之；呕吐便溏，常为湿浊中阻之象，故取中脘、足三里以和中化浊；烦躁者刺神门以安神；脑静对脑炎（包括流脑）而引起的头痛有良好的止痛作用。

（2）热灼阳明。

1）症状：高热不解，烦躁不安，口渴引饮，汗多，面赤，气粗，舌红苔黄，脉象洪数。

2）治则：清暑泄热，兼顾阴津。

3）处方：大椎、至阳、曲池、足三里、内庭、涌泉。

4）操作法：各穴均行提插泻法，反复行针，留针 30 分钟或 1 小时，根据病情每天针 2 ~ 3 次。

5）方义：古人谓阳明为温热之渊薮，故温病高热总不离阳明为病。暑热之邪，传入阳明则壮热不解，治法当以清泄阳明为主，故取手足阳明之合穴和足阳明之荥穴曲池、足三里，针而泻之以泻阳热之邪；取督脉之大椎、至阳，以抑制阳邪而助退热。高热最易伤津，故治温病必须顾阴，取肾经之涌泉，不仅清热，亦有护津之意。乙脑病入气分最易传变，故必须每日针刺多次，使暑热之邪在气分阶段而解，不至内陷心营。

（3）邪入营血。

1）症状：壮热或身热夜甚，汗出气粗，神志昏沉或躁扰，颈项强硬，四肢抽搐或拘急，口噤，喉间痰鸣，便秘尿赤，舌质红绛，脉象弦数。

2）治则：凉营清心，化痰开窍。

3）处方：人中、劳宫、间使、丰隆、太溪、行间、十宣。

4)加减：颈项强硬加风池；四肢抽搐或拘急加曲池、阳陵泉；口噤加颊车；热甚加尺泽、委中。

5）操作法：主方中人中穴向上斜刺，深入 1 寸左右，反复行针，加强刺激；劳宫、丰隆、太溪、行间均适当深刺，行泻法；十宣穴点刺出血；颈项强直刺风池，行平补平泻法；肢搐刺曲池、阳陵泉行捻转泻法；高热刺尺泽、委中出血。

6）方义：劳宫、间使以清心营；强刺人中、丰隆化痰开窍而醒神；刺十宣、尺泽、委中出血，以凉血清营；行间、曲池、阳陵泉，定风止搐；取颊车以开口噤；风池不仅疏风而治项强，且可平息厥少之风阳。本证症情危重，应采取针药综合治疗进行抢救。

（4）疫毒内陷。

1）症状：壮热神昏，口噤抽搐，眼鼻干燥，呼吸微弱，面色唇口灰暗，大汗淋漓，四肢厥逆，脉沉伏或细而欲绝。此证有由极期热入心营传转而来者，亦有因早期暑邪疫毒暴烈而致者。

2）治则：开闭醒脑，回阳固脱。

3）处方：人中、素髎、劳宫、涌泉、关元、神阙、足三里。

4）操作法：人中、素髎，强刺留针；劳宫、涌泉行紧提慢按法，反复行针后留针；关元、神阙、足三里均用隔姜灸法，每穴十至数十壮。

5）方义：本证一面为暑热炽盛，内闭心包，故见高热烦渴，神昏抽搐等实闭症状，一面为正不胜邪，心肾阳衰，而见呼吸微弱，大汗肢冷，脉细欲绝等虚脱症状。故取人中、素髎，以开闭醒神；取劳宫、涌泉，以清阴分之热；取关元、神阙大炷艾灸，以回阳而固脱。症情危重，必须中西结合进行抢救，亦有得生者。

（5）阴伤邪恋。

1）症状：大热去后，余热未除，低热起伏，或夜热早凉，神倦肌瘦，心烦善怒，或夜卧易惊，口干易汗，纳食少思，溲黄便干，舌质红或少苔，脉象细数。多见于恢复期。

2）治则：养阴生津，清理余热。

3）处方：陶道、间使、阴郄、太溪、足三里。

4）加减：汗多者加复溜。

5）操作法：主方陶道、间使二穴，对较大儿童行慢提紧按法，要求针感适当加强；陶道穴要向下放散，间使向上下传达；阴郄、太溪行捻转补法；足三里行平补平泻法；婴幼儿宜浅刺疾出法（下同）。

6）方义：陶道、间使两穴，以控制低热而去余邪；阴郄、太溪以养心肾之阴；足三里以复胃气，取复溜以止汗，胃气来复，虚汗得止，均有助于阴津之恢复。

（6）虚风内动。

1）症状：肢体瘫痪拘急，或瘈疭无力，或伴低热，肌肉消瘦，皮肤干燥，或失音不语，或目睛直视，或吐舌弄舌，舌质红或绛而少苔，脉象弦数或细数等。多见于恢复期。

2）治则：养阴息风。

3）处方：风池、太冲、三阴交、太溪、阴谷。

4）加减：低热加大椎；失语加廉泉、合谷、哑门；目睛直视加睛明、行间；吐舌、弄舌加金津、玉液、少冲；手足瘈疭加手三里、阳陵泉。

5）操作法：风池、太冲行紧提慢按法，反复行针；三阴交、太溪、阴谷等穴行慢提紧按法，酌情留针；睛明进针后，行捻转法，数次即出针；金津、玉液于舌下平刺入之，稍捻即出；少冲宜点刺出血；手三里、阳陵泉行平补平泻法，留针。

6）方义：三阴交、太溪、阴谷等穴补之以养阴；风池、太冲等穴泻之以平息内风；养阴则阳敛而风平，息风则有助于阴气之恢复，用之有标本兼顾之意；大椎以退热，廉泉、合谷、哑门以开窍启闭；目直视者，除局部取穴刺睛明外，宜泻行间以平肝气之上逆；吐舌弄舌总由心经之火上攻所致，故刺中冲以泻心热，刺金津、玉液以缓解局部症状；手足瘈疭刺手三里、阳陵泉以控制。

（7）痰瘀阻络。

1）症状：证见喉中痰声，语言謇涩，肢体疼痛，瘫痪不用，或见于一侧，或限于某一肢体，或拘挛作痛，或弛缓不举，舌苔滑腻，脉象濡涩等。多见于恢复期。

2）治则：化痰，活血，通络。

3）处方：膈俞、血海、丰隆、足三里。

4）加减：喉中痰鸣加扶突、合谷；语言謇涩加廉泉、通里；上肢瘫痪加大杼、肩髃、曲池、手三里、合谷等；下肢瘫痪加环跳、风市、伏兔、阳陵泉、悬钟、昆仑等。

5）操作法：主方各穴宜用捻转泻法，廉泉、通里用平补平泻法。治疗瘫痪，各穴一般均用平补平泻法，如拘挛疼痛者，可适当行捻转泻法。另治疗瘫痪要求得气较强，能上下传导则疗效可靠。

6）方义：膈俞、血海以活血化瘀；足三里、丰隆以泄化痰浊；扶突以治喉中痰鸣；取廉泉以治语謇。其他上下肢瘫痪的取穴，均有化痰活血通络之作用。

（8）气血虚弱。

1）症状：形体消瘦，面色不华，四肢欠温，饮食不多，瘫痪肢体肌肉明显萎缩，甚至关节松弛脱位，或变形、强硬，舌淡苔薄，脉象虚弱等。多见于后遗症。

2）治则：补养气血，舒经和络。

3）处方：肝俞、脾俞、肾俞、关元、足三里。

4）加减：关节脱位或变形，一般多见于四肢各大关节，其取穴为：肩关节取肩髃、肩髎、巨骨；肘关节取曲池、尺泽、少海；腕关节取阳池、阳溪、阳谷；髋关节取环跳、居髎、承扶；膝关节取犊鼻、膝阳关、曲泉、委中；踝关节取解溪、丘墟、昆仑、商丘。

5）操作法：主方各穴均用补法或用灸法，每穴 5 ~ 7 壮，每日 1 次。对于关节脱位者，一般宜用灸法，隔姜灸或艾条灸均可，每日 1 次。但对拘急变形者则应用针刺泻法，缓解局部经筋拘急状况，以期改善症状。

6）方义：主方肝俞、脾俞、肾俞同用，旨在培养三阴，以治气血之虚；关元不仅与三阴经脉有关，而且可补益下元；足三里调补脾胃，以益气血生化之源，长期灸治，颇具温养气血之功。至于关节肢体变形，已成痼疾，势难恢复，但能如法治疗，有时可见改善。

2. 耳针疗法

（1）处方：皮质下、脑、肝、三焦、瘫痪部位相应穴。

（2）加减：失语加心、脾；失明加眼、肝、肾等。

（3）操作法：用浅刺轻刺激法，留针 30 ~ 60 分钟，亦可用电针刺激。

3. 头针疗法

（1）处方：各种脑炎后遗症如肢体瘫痪、麻木、失语等，选体征对侧运动区、感觉区、足运感区等。

（2）操作法：沿皮进针后，深刺，持续行针 10 ~ 20 分钟，每日或隔日 1 次。

4. 水针疗法

（1）处方：穴位按照肢体瘫痪处方治疗。药物选择：①红当川注射液，适用于一般瘫痪。②黄芪注射液，适用于肌肉萎缩者。两种可交替使用。

（2）操作法：穴位注射，每次 3 ~ 5 穴，每穴 0.5 ~ 1.0 毫升药液，缓慢注入。

（四）辅助治疗

（1）急性期高热病员，应采取降温措施，室内放置冰块，将室温降至 30℃以下。对暑热炽盛的患者，可用冷敷帮助降温。

（2）对痉厥、抽搐等，除药物治疗外可应用针灸作临时处理。

（3）对呼吸困难，痰液阻塞的患者，除应用吸氧、吸痰外，亦可用针灸作临时处理。

（4）对恢复期与后遗症肢体瘫痪，可配合推拿治疗，并应加强锻炼。变形关节应设法矫正，必要时可手术治疗。失语症状好转时，应加强语言训练。

四、百日咳

百日咳是小儿常见的一种呼吸道传染病，临床以阵发性痉挛性咳嗽，并经常伴有深长的鸡鸣样吸气声为其特征。反复发作，可持续至3个月以上，故名为百日咳。好发于冬春季节，五岁以下的幼儿易于感染，年龄越小，得病后病情往往越重，10岁以上则较少见。由于长期剧咳，对小儿身体健康影响很大，近年来，有了预防药物，发病率已大为降低。

百日咳，中医称为“顿咳”，古代医籍中称“疫咳”、“天哮”等，《本草纲目拾遗》描述本病时说：“哮从少腹下逆上而咳，连咳数十声，少住又作，甚或嗽发必呕，牵掣两胁，涕泪皆出，连月不愈。”明沈时誉《治验·顿咳》谓：“顿咳一症，古无是名，由《金镜录》捷法歌中有连声咳嗽，黏痰至之一语，俗从而呼为顿咳，其症能传染，感之则发作无时，面赤腰曲，涕泪交流，每顿咳至百声，必咳出大痰乃住，或所食乳食，尽皆吐出乃止。咳之日久，面目浮肿，或目如拳伤，或咯血，或鼻衄……此症最难速愈，必待百日后乃痊。”秦镜明《幼科金针》指出：“夫天哮者，盖因时行传染，极难奏效，其症起嗽连连，呕吐涎沫，涕泪交作，眼胞浮冲，吐乳鼻血，呕血睛红。”《医学正传》亦有类似记载。这说明古代医家，不仅对本病发作时的症状作了详细的观察，而且对本病具有传染性也早有认识，并积累了很多的治疗经验。

针灸治疗本病，古书中很少专门的论述，但在咳嗽门中，则有不少类似本病的治法，足资借鉴。

（一）病因病机

引起本病的原因有二，一为外感时邪，一为内有伏痰。初起时多为外感风寒或风热之邪，束于卫表，肺气失宣，因而寒热作咳，并表现为风寒咳嗽与风热咳嗽的症状。连续2～3天后，外邪引动伏痰，咳嗽逐渐加剧，外邪与痰浊内蕴，肺失清肃，故咳嗽不畅，必连连作咳，痰始一应，伏痰阻于气道，呼吸冲击，故常见鸡鸣样声。由于肺热络伤，则见咯血，肺热上炎则为鼻衄，肺气壅塞则面目浮肿，久咳引动肝胃之气上逆，故伴见呕吐，胁痛，热亢于上则为面红目赤等，凡此皆属于实证。

由于小儿脏腑娇嫩，易实易虚，一经久咳，其偏于寒者常损伤肺脾之气，肺气虚失于肃降，脾气虚失于运化，而表现为咳声无力、食少便溏等肺脾气虚之象。其偏于热者，则伤肺脾之阴，表现为干咳少痰、手足心热、颧赤盗汗等肺脾阴虚之象。若痰热壅盛，阻于肺中，则可见高热不退，咳嗽喘促，胸痛，咯血等症状，若痰热内陷，蒙闭心包，引动肝风，则可见神昏抽搐等变症。

本病从初期到恢复期，经过时间较长，并由于受邪的轻重和小儿体质的强弱情况的不同，可出现各种虚实不同之证，必须严密观察。

（二）临床表现

1. 潜伏期 一般为7～14天，最长21天。

2. 炎症期 这期的前阶段与普通感冒相似，初起只见咳嗽，喷嚏，轻度恶寒发热等。

一般经过 2 ～ 3 天即消退，但咳嗽反见加重，显示与一般感冒不同。咳嗽常日轻夜重，并不断加剧，逐渐趋向于阵发性和痉挛性，一般为 7 ～ 10 天。

3. 痉咳期　本期主要是明显的阵咳和痉挛性咳嗽。痉咳发作时，表现为连续的紧接不断的咳嗽，常咳至数十声后，发出一种鸡啼样长吸气声，如此反复多次，一次比一次剧烈，最后咳出大量黏稠痰液为止。有时引起呕吐，饮食往往同时吐出，经一次发作后，可间隔数十分钟以至几小时后再度发作。痉咳一般皆为自发，但进食、烟熏、气温骤变、尘土吸入、过度疲劳、情绪激动等，亦常为诱发原因。痉咳的次数，轻症每昼夜 5 ～ 6 次，一般为 10 余次，重症可多至 40 ～ 50 次。发作既密，持续时间亦长，往往咳得面红耳赤，由赤变紫，甚至脸部浮肿，两眼发红。痉咳间歇期，轻症可照常活动，重症则见精神萎靡，面色苍白浮肿，饮食减少，营养可受严重损害。

此期一般为 2 ～ 6 周，重症可达二月以上。痉咳开始缓解，阵发次数减少，逐步转入恢复期。

4. 恢复期　此期由咳嗽不再是痉咳开始直至不咳嗽为止。一般经过为 2 ～ 3 周，亦有更久的，但终于完全痊愈。本病常并发肺炎、中耳炎、中毒性脑病等，多出现于年龄小、营养健康状况差和咳嗽剧烈的患儿。

（三）治疗方法

1. 辨证施治　根据本病初咳期具有外邪束肺症状，痉咳期多见痰热阻肺症状，久咳体弱的婴幼儿则常见肺脾两虚症状，其辨证分型如下。

（1）外邪束肺。

1）症状：本病初起与感冒相似，其症为喷嚏、流涕，或有恶寒发热，咳嗽日渐加剧，夜间为甚。属于风热者，多兼面赤唇红，咳嗽痰稠，咽红苔黄，脉浮数有力。属风寒者，多兼面色白，咳嗽痰稀，唇淡苔白。一般患儿体质壮实者，多偏于热证；体质较弱，阳气不足者，多偏于寒证。

2）治则：解表宣肺。

3）处方：合谷、列缺、风门、丰隆。加减：恶寒发热较重者加大椎、外关；咳嗽较剧者加天突。

4）操作法：上方各穴均用提插泻法，不留针，其属风热者，单用针法，属风寒者，风门穴可针刺后加艾条灸法，每日 1 次。

5）方义：本病初期，属邪束于表，痰阻于肺。故取合谷、风门以解表祛风；用列缺、丰隆以宣肺祛痰；大椎、外关以解表退热；天突以肃降肺气而止咳。

（2）痰热阻肺。

1）症状：咳嗽阵作，日轻夜重，咳时连声不已，连续几十声后，伴有深吸气样鸡鸣声，咳剧时，面赤握拳，弯腰曲背，目睛红赤，涕泪交流，反复发作，吐出痰液或食物后，痉咳方可暂停，同时伴有胸胁疼痛，头额出汗，眼泡浮肿，或双目出血、鼻血、痰中带血，舌质偏红，舌苔黄腻，脉象滑数等。此外，还可见患儿舌下两侧金津、玉液两穴部位肿起，逐渐与舌系带相连接，并出现溃烂，为百日咳的特征，可作为诊断时的参考。

2）治则：清热化痰，肃肺降逆。

3）处方：风门、肺俞、孔最、尺泽、足三里、丰隆；四缝。

4）加减：胸胁痛者加支沟、期门；痰中带血加鱼际、膈俞；呕吐频繁者加内关、内庭；鼻出血者加迎香、上星。

5）操作法：主方风门、肺俞浅刺，用捻转泻法，上下肢各穴可行提插泻法，婴幼儿浅刺即出针，稍大儿童，能配合者，可留针5～10分钟。每日1次。加减法中的期门用斜刺，迎香向鼻翼斜刺，上星向下沿皮浅刺，其余各穴均用浅刺疾出法。四缝穴用较粗的针点刺，并挤出黄色或白色黏液。

6）方义：痉咳期由于邪热蕴肺与肺中伏痰互结，阻塞气道，肺气不利，而致痉咳连连，痰液难出，治法以清泄肺热、化痰肃肺为主。故取肺经郄穴孔最、合穴尺泽以清泄肺热；取风门、肺俞以肃肺利气；泻三里、丰隆以祛痰热。久咳引动肝气而胁痛者取支沟、期门以疏调之；咳而呕吐者，属于胃咳，故取内庭、内关以和胃降逆；肺热络伤而痰中带血者，取鱼际、膈俞清肺宁血；肺热上攻而鼻血者取迎香、上星以止之。其中四缝穴为经外奇穴，原治小儿疳积病，据研究观察，治疗百日咳有良好效果，故另列一方供进一步验证时参考。

（3）肺脾两虚。

1）症状：本症多出现于痉咳后期，其中又有肺脾气虚与阴虚的不同，表现为咳声无力，食少纳呆，气短声怯，大便易溏，面目虚浮，唇白舌淡，脉细无力者，为肺脾气虚之象。如表现为干咳少痰，手足心热，颧赤盗汗，舌红少苔，脉细数无力者，为肺脾阴虚之象。

2）治则：补益肺脾。

3）处方：肺俞、脾俞、足三里、太渊。

4）加减：肺脾气虚者加气海、关元；肺脾阴虚者加三阴交，太溪。

5）操作法：主方四穴，均用捻转补法，轻刺即出。肺脾气虚者，气海、关元应用艾条灸法；肺脾阴虚者，三阴交和太溪用提插补法，轻刺即出。每日或间日1次。

6）方义：痉咳后期，邪气已衰，正气耗伤，主要为损伤肺脾两脏。故取肺之背俞与肺经之原以补肺，取脾之背俞与足阳明之合以补脾胃，肺脾同治，使其相互资生，促使恢复。如为气虚，加气海、关元灸之以益气补虚；如为阴虚，加三阴交、太溪，以补水生阴。一般患儿，经调治后均能较快地恢复正常。此外，在痉咳期由于痰热壅盛，蕴于肺中而并发肺炎，或内陷心包而并发脑炎者，应迅速参照肺炎、脑炎病的治法，或中西医结合进行处理。

2. 耳针疗法

（1）处方：肺、支气管、平喘、神门、交感。

（2）操作法：每日2～3穴，用浅刺法，捻转后出针，两耳交替使用，每日1次。

3. 拔罐疗法

（1）处方：风门、肺俞、脾俞、胃俞、中府、膻中。

（2）操作法：用小火罐吸拔，背胸部交替使用，每日1次，适宜于轻症。亦可配合针刺治疗，针刺后加拔火罐，以提高疗效。

4. 皮肤针疗法

（1）处方：肺俞、风门、胸1～4夹脊、合谷、尺泽、足三里、丰隆、天突、中脘。

（2）操作法：用皮肤针在各穴及各经线上叩打，反复几遍，使局部皮肤潮红为度，每日1次。

5. 挑刺疗法

（1）处方：身柱。

（2）操作法：局部常规消毒后，用三棱针挑刺穴位局部出血，并用口径较小的火罐拔5～10分钟，间日治疗1次。

（四）辅助治疗

（1）推拿疗法有止咳解痉作用，可配合治疗，每天1次。

（2）据实验证明鸡苦胆有抑制百日咳杆菌生长的作用。取新鲜鸡苦胆，加白糖调成糊状，蒸热服用，1岁以内3天服1只，1岁以上1天服1只。连服5～7天。

（3）百日咳流行期间，可口服大蒜，每日2～3瓣。

五、肺结核

肺结核中医称为肺痨，是由结核杆菌引起的一种具有传染性的慢性消耗性疾病。临床主症为咳嗽，咳血，潮热，盗汗，消瘦等。《素问·玉机真藏论》："大骨枯槁，大肉陷下，胸中气满，喘息不便，内痛引肩项，身热，脱肉破䐃……肩髓内消。"《灵枢·玉版》："咳，脱形，身热，脉小以疾。"这些症状的描述，均与肺结核病类似。《金匮要略》所言虚劳系泛指由于劳伤所致的衰弱病症而言，但其中如遗精，失眠，盗汗等乃为肺痨所常见，尤其是指出"……马刀侠瘿者，皆为劳得之。"马刀侠瘿系淋巴结核，可见虚劳亦包括结核病在内。《中藏经·传尸论》认为本病由病气传染而得，说："人之气血衰弱，脏腑虚羸……或因酒食而遇，或问病吊丧而得，钟此病死之气，染而为疾，故曰传尸也。"在病因学上有了进一步的认识。唐宋以后发展为痨虫传染之说，对导致本病的原因已有比较明确的认识。而治疗上，亦进一步提出杀虫的方药，在当时是难能可贵的。针灸治疗本病，如《神应经》、《扁鹊心书》、《针灸大成》等均有散在记载。唐代崔知悌著有《骨蒸病灸方》则可称为治疗结核病的专著，其他如四花穴法、灸劳瘵法等，皆为治疗结核病而设。

（一）病因病机

毒气、病气、痨虫为外在的致病因素。中医早已认识到肺结核是一种传染病，故晋唐以前便有"传尸"、"鬼注"等称，但对其病因则认为是由一种毒气或病气造成的。如《外台秘要》称："大都此病相克而生，先内传毒气，周遍五脏，渐就羸瘦，以致于死，死后复易家亲一人，故曰传尸，亦名传注。"唐宋以后，更明确指为痨虫传染。如《千金方》谓："肺虫居肺间，蚀肺系，故成痨瘵，咯血声嘶，药所不到，为难治也。"又如说："痨病有虫，患者相继。"这是中医学上的一大进步，这和现代医学认为本病是由结核杆菌传染而得，原则上是一致的。

身体虚弱是感染痨虫的内在因素。《古今医统》说："凡此诸虫，着于怯弱之人，日久成痨瘵之证。"说明身体强壮，正气充足，抵抗力强的人，痨虫即不一定能引起痨病，只有在劳倦太过，七情内伤，气血虚弱等情况下，才易罹致本病。

（二）临床表现

本病的临床表现，古代文献中有较全面的描述。如《外台秘要》："骨蒸早起肢凉，日晚便热，烦躁不安，食都无味……因兹渐渐羸瘦，初则盗汗，盗汗以后即寒热往来，寒热往来之后即渐加咳，咳后面色白，两颊微赤如胭脂色，团团如钱许大，左卧则右出，唇口非常鲜赤。”肺结核的症状，因人体对疾病的反应和病灶的性质、范围大小等不同，而有所差别，常见的有下列诸症。

1. 咳嗽、吐痰　咳嗽多由肺阴不足，初期多为干咳，并常有咽干口燥等症。如累及脾而生痰浊，阻于肺中，则痰多泡沫量多，并伴有纳呆、乏力等。如肝阴虚而木火刑金时，则咯吐黄痰，甚则痰中带血。

2. 潮热　初期肺阴不足、肺火过旺时，潮热较高，久延则热势不盛，但日久不退，则两颊潮红，夜间盗汗等阴虚内热症状明显。甚则阴伤及阳，以致出现发热而兼形寒，四肢乏力，肢冷等阳虚症状者。

3. 咯血　有 1/3 ～ 1/2 的肺结核病人有咯血。其因咳伤肺络而出血者，咳血前有较剧的咳嗽，然后血随咳出，血量不多；其因肺阴不足，肺火过旺，热伤肺络而咯血者，血量较多，并有咽干口燥或潮热等阴虚有火症状。如高热不退，咯血不止者，往往提示病在发展。

4. 胸痛　胸痛部位不定，不受呼吸影响者大都为肺气失调所致，如为刺痛、痛处固定不移者，常为痰瘀互阻之象。

5. 盗汗　盗汗多由气血虚弱，营卫不和，或阴虚火旺，迫液外泄所致。

6. 气急　气急示肺痨病势较重，肺气虚弱时往往活动后则出现呼吸气急，后期则由肺及肾，引起肾气虚惫，不能纳气。动则气喘，甚至静息时亦发生气急，严重时可发生紫绀。

（三）治疗方法

1. 辨证施治　本病为慢性病，病程较长，初、中、末三期的病情不同，而且常出现许多兼症，故治法亦较复杂。《理虚元鉴》提出：“理虚有三本，肺、脾、肾是也。肺为五脏之天，脾为百骸之要，肾为一身之根。知此三者，治虚之道毕矣。”这些理论颇能概括治疗肺结核的全部过程，根据这一论点，结合针灸特点，提出如下分别证型的方法。

（1）肺虚证。

1）症状：主要表现为肺的症状，得病初期或病灶较稳定时为多见。由于肺阴受伤，肺失滋润，清肃无权而致干咳，或咯少量稠痰，咳声不畅，间或咯血，痰中带血，胸次发闷，或隐隐作痛，咽干口燥，午后五心烦热，夜间盗汗，饮食不多，身体疲乏，舌苔薄，舌质红，脉象细数。

2）治则：补肺养阴，清肃肺气。

3）处方：肺俞、膏肓、中府、太渊、尺泽。

4）加减：痰多者加丰隆；咯血者加鱼际、孔最；胸痛者加内关、痛点。

5）操作法：肺痨属虚证，主方各穴，原则上均用提插补法，留针 10 ～ 30 分钟。但如呛咳较剧时，太渊、尺泽两穴可酌用泻法以止咳。鱼际、孔最用于止血，进针后应反复行针，使针感向上下传导，效果较好。胸痛于痛点针刺，宜以细针浅刺，做捻转手法。肺阴虚者一般均不用灸法。每日或间日 1 次，连续治疗才能奏效。

6）方义：本方肺俞、中府系俞穴募穴配合，尺泽、太渊是合穴与原穴合用，各穴均用补法，以补肺脏之虚。膏肓为治疗诸虚百损的要穴，肺痨用之，当有裨益，然肺阴不足者不宜多灸，故以针补代之。

（2）脾虚证。

1）症状：由于肺痨久延累及脾胃，除肺脏见症外，多见脾肺气虚症状。如咳嗽多痰，痰液清稀，或夹少量血丝，午后低热，自汗或盗汗，饮食减少，肠鸣，大便溏薄，腹胀隐痛，神疲乏力，面色 白，舌淡少苔，脉象虚大无力等。

2）治则：补土生金，肺脾同治。

3）处方：肺俞、膏肓、天突、脾俞、中脘、足三里。

4）加减：潮热加大椎、间使；盗汗加阴郄、后溪；便溏加天枢、气海。

5）操作法：本方中的肺俞、膏肓、脾俞等穴用捻转补法或针后加灸；大椎、间使两穴用提插法，先泻而后补之；阴郄、后溪用平针法；天枢、气海用捻转法并加灸之；天突用提插泻法以平气逆而止咳。

6）方义：肺痨日久，损及脾胃，脾土虚弱，不能生金，更促使肺脏之虚。故肺痨而出现脾胃虚弱症状者，当重点调理脾胃以畅生化之源。本方除膏肓、肺俞以补肺外，取脾俞、中脘、足三里以补脾助运，补土生金；取天突以降气止咳，安宁肺气；并取大椎、间使以退潮热；取阴郄、后溪以止汗，热去、汗止有利于气阴之复元。

（3）肾虚证。

1）症状：肺痨久延，肺脏气阴两伤，势必累及肾脏，其症为咳呛气急，咳痰量少而质黏，或痰多而黄稠，咳血鲜红，咳时胸骨引痛，午后潮热，寐中盗汗，两颧潮红，心烦口渴，失眠心悸，形体消瘦，男子梦遗滑泄，女子经闭不潮，舌质红绛，光剥无苔或薄黄，脉象细数等一派肾阴亏损症状。甚则出现喘息气短，面浮脚肿等肾气大虚、气不摄纳的危重症状。

2）治则：肺肾同治，补肾纳气。

3）处方：肺俞、肝俞、肾俞、三阴交、阴谷、太溪。

4）加减：心烦不寐者加神门、复溜；遗精滑泄者加精宫、关元；经闭者加关元、血海；喘息气短者加气海、关元、膻中。

5）操作法：主方各穴，目的在补益肺肾，故一律应用慢提紧按手法以补之。对治心烦不寐之神门应用泻法以清心火，补复溜以养肾阴，以使水火既济。经闭用血海、关元两穴，可用平补平泻法以通经。对治喘急气短各穴，先针以补之，出针后用隔姜灸，每次 5 ～ 7 壮。

6）方义：主方各穴，本肺肾同治以肾为主的原则，着重取肾俞、三阴交、阴谷、太溪等以补肾水，使肾水充而虚阳得敛，则诸症均可缓解。神门、复溜以交通心肾，宁心安神；遗泄者取精宫、关元以填精固摄；经闭者取关元、归来以调补冲任。若喘息气短、浮肿，多示肺痨末期病情危重，可取关元、气海以固摄下元，并用膻中以补气定喘。病而至此，应采用中西药综合措施以图挽救。上述治肺、治脾、治肾三法，可以单用，亦可以兼用。如肺脾同治、肺肾同治或肺脾肾同治等，应根据病情掌握运用。

2. 耳针疗法

（1）处方：主穴：肺区敏感点。配穴：肾、心、内分泌、神门、大肠。

（2）操作法：一般可用毫针法、电针法，隔日1次，10次为1个疗程，连续治疗。另外可用耳穴注射法：用0.25%奴佛卡因0.1毫升加链霉素0.01～0.05克或异烟肼5～10毫克，选择耳穴敏感点，按耳穴注射法缓慢注入，每日1次，2周为1个疗程，根据病情连续2～3个疗程。

（四）辅助治疗

本病初期和病情较轻者，可单用针灸治疗。如病情复杂或后期病情严重，全身衰弱情况明显，兼有合并症者，应与中西药同治，以提高疗效。除治疗外，应重视疗养，配合体疗、食疗，加强摄生，戒除酒色，注意寒温，切忌劳累，方有助于提高疗效。病者应隔离，对痰液、食具、用具等均应消毒，以防止传染。

六、病毒性肝炎

病毒性肝炎是由肝炎病毒引起的急性消化道传染病，一般都似发热、食欲减退、黄疸、肝肿大并有压痛等为主要临床表现，急性期后有部分患者转为慢性，肝功能持续或反复损害。

现代医学把病毒性肝炎主要分甲型（IH）及乙型（SH）两种，甲型肝炎由甲型病毒引起，乙型肝炎则由乙型病毒引起，其传播途径为通过日常生活接触或食入被病毒污染的食物、饮料后由口腔侵入，亦可经输血或注射等传播。在肝炎患者血和肝组织中发现一种特殊的抗原物质，称肝炎相关抗原（HAA）简称“澳抗”。其与乙型（SH）病毒有关。而不存在甲型肝炎患者的血中。以此可以区别两种不同的肝炎。临床上甲型和乙型肝炎的症状和病理变化则无法区分。其主要不同点为乙型肝炎的潜伏期较长，隐袭发病较多，转为慢性或迁延性者较多，病情经过较严重。

在祖国医学文献中，没有肝炎病名的记载，但从肝炎病的症状和转归来看，有类似本病的论述。如对黄疸的描述，《素问·平人气象论》有“溺黄赤，安卧者黄疸。”“目黄者曰黄疸”的记载。后世医著记述更详，如《金匮要略》有黄疸、谷疸、酒疸、女劳疸、黑疸之分。《诸病源候论》把黄疸分为二十八候，《圣济总录》则有九疸三十六黄之说，其中当包括本病在内。又如胁痛，《灵枢·五邪》说：“邪在肝，则两胁中痛。”《素问·脏气法时论》也说：“肝病者两胁下痛引少腹。”亦与本病相类似。此外如湿热病、脾胃病等，亦颇多与本病类似的论述。

针灸治疗黄疸，《针灸甲乙经·五气溢发消渴黄瘅》中作了较多的介绍，而胁痛的针刺治疗，《内经》中有记载，后世文献中均有介绍，可作为治疗本病的参考。

（一）病因病机

肝炎的主要症状为黄疸，而发生黄疸的原因一般皆由湿热所致。《素问·王机真脏论》称：“黄家所得，以湿得之”如《丹溪心法》说：“疸不用分其五，同是湿热，如盦曲相似。”说明湿热是形成黄疸的主要原因。

在《诸病源候论》有“天行病发黄”之说。《肘后方》也提出“时行发黄”病症，并认为是“热毒入内”所致，《沈氏尊生·诸疸源流论》更明确指出；“又有天行疫疠，以致发黄者，俗谓之黄瘟，杀人最多，蔓延亦烈。”不仅认识本病有传染性，而且认识到预后的严重性。同时在大量的实践中，观察到发生本病的疫疠之气，有热毒的特性，如《诸病源候论》说："脾胃有热，如气郁蒸，因为热毒所加，故猝然发黄，心满气喘，命在顷刻，故云急黄也。"这一描述与现代医学中的急性、亚急性黄色肝萎缩极相类似。

饮食不节也可致发黄疸。《诸病源候论》说："黄疸之病，此由酒食过度，脏腑不和，水谷相并。"认识到本病与饮食因素有关。当然由于当时条件限制，不可能认识到是饮食传染。本病主因是湿热，是历代医家比较一致的看法。按湿邪可从外受，亦可从内生，外受之邪，常先伤卫分，故初起有恶寒、发热等表症。湿自内生的，则影响脾胃的运化功能，故多见恶心呕吐、胃呆便溏等症。

湿与热同时为患者，发热可高可低，其热邪偏重者发热较高，湿邪偏重者，常为低热。湿性黏滞重者，故可出现身体沉重，四肢困倦，头重如裹等症。湿热蕴结于脾胃，熏蒸于肝胆，致胆汁不循常道，溢于肌肤，下注膀胱，表现为全身肤黄、目黄、小便黄的黄疸病症。或由湿热直接侵犯肝胆，影响胆汁之正常排泄，而引起黄疸。故本病的受病脏腑，主要是脾、胃、肝胆。根据受邪的先后和患者素体因素，有的以脾胃症状为主，有的则以肝胆症状为主，而常相互影响，相互转化，在病程中出现各种不同的证候。

湿热侵犯肝胆，使肝的疏泄功能失调，肝气郁滞，不通则痛，故见胁痛，极少数病人，因感受时邪疫毒较深，热毒偏胜，内扰营血，而出现斑疹。同时邪热充斥三焦，传变迅速，内陷心包，而出现神昏谵语等危重症候。亦有病证久延，水湿瘀积，而出现腹水等症者，这是本病向坏的方面发展的结果。

（二）临床表现

本病急性期分黄疸型和无黄疸型，慢性期又分多种类型。

1. 急性期

（1）黄疸型：整个病程的 2 ~ 4 个月，开始时有恶寒发热，一般不很高，全身乏力，食欲减退，恶心呕吐，肝区胀痛，上腹不适，便秘或便泻等，继则尿色加深，巩膜发现黄染，次及皮肤，于数日至两周内达高峰。伴有胃肠道症状，有些患者有瘙痒或心率变慢，大便可呈陶土色，肝肿大可达肋缘下 2 ~ 4 厘米，有压痛及叩击痛，经 2 ~ 6 周，进入恢复期，黄疸和其他症状逐渐消退，食欲增进，肝肿大亦渐消退，少数病例可较长期遗留乏力、上腹不适、厌食脂肪等症状。

（2）无黄疸型：本型较黄疸型为多，大多起病缓慢，主要症状为乏力，食欲不振，肝区疼痛，腹胀等，或恶心呕吐，腹泻，头痛低热，肝肿大和压痛，在病程中无黄疸出现。部分患者可无明显症状，仅于体检时发现肝功能不正常，称为隐性感染。

（3）重型：包括急性肝坏死型和亚急性肝坏死型。发病率甚低。急性肝坏死型初起多为急性黄疸型，但黄疸迅速加深，肝脏明显缩小，并出现烦躁，神志错乱，谵妄，嗜卧，昏迷，抽搐，便血，呕血，鼻血等，并迅速出现腹水。少数患者一开始即见高热神昏，黄疸并不显著，肝脏迅速缩小，病情极为凶险。亚急性肝坏死型，病程较长，临床症状较轻，主要有黄疸，出血，腹水，肝脏缩小，本型可因肝功能衰竭而发生肝昏迷。

2. 慢性期　急性肝炎，特别是乙型肝炎患者，病情迁延不愈，或反复发作，而进入慢性阶段。可分别为下列数型。

（1）慢性迁延型：急性肝炎后迁延不愈，病程超过半年，但仍食欲不振，乏力，腹胀，肝区疼痛，肝肿大压痛等，劳累后则加剧，肝功能轻度不正常或反复波动。

（2）慢性活动型：急性肝炎发作后，病情呈进行性发展，病程常在一年以上，肝功能长期不正常，或明显波动，伴有乏力和低热，以及胃肠道症状，面部或下肢浮肿，皮肤瘀点等。部分病例有肝肿大，蜘蛛痣，肝掌，腹水，食管胃底静脉曲张甚或出血等。

（3）慢性胆汁瘀积型：急性黄疸型患者，黄疸长期不退，并呈阻塞性，乏力，瘙痒，肝脏肿大，食欲多无明显减退，肝功能接近正常，碱性磷酸酶及胆固醇则明显升高。此类病人预后多良，只有少数发展为胆汁性肝硬化。

（三）治疗方法

1. 辨证施治　急性肝炎多表现为湿热证候，但因湿与热的偏胜，而出现热重于湿或湿重于热之证。重症肝炎则出现湿热疫毒内陷心肝之危证，慢性肝炎由于湿热久羁，肝胆气滞等关系，则常见肝脾不和或寒湿困脾等，也有耗伤阴津者。

（1）湿热郁蒸，发为阳黄。

1）症状：面目全身俱黄，黄色鲜明，发热口渴，胸闷，纳呆，胁肋胀痛，腹部胀满，倦怠乏力，皮肤瘙痒，小便赤黄，大便秘结或溏泻，舌苔黄腻，脉象弦滑或濡缓等。常见于急性黄疸型肝炎或迁延性和慢性活动性肝炎的过程中。

2）治则：清热利湿。

3）处方：大椎、阳纲、阴陵泉、足三里、太冲。

4）加减：热偏重者加曲池、合谷；湿偏重者加至阳、脾俞；胁痛甚者加期门、支沟。

5）操作法：主方各穴均宜提插结合捻转泻法，反复行针，然后留针。热重症刺曲池、合谷时，应用紧提慢按法；湿重时刺至阳、脾俞，可用平补平泻法；期门应斜刺，支沟可深刺，均行捻转泻法。

6）方义：急性肝炎多由湿热蕴于肝胆脾胃所致，故先取大椎以清泄阳邪；热甚者并加取曲池、合谷以清阳明而退热；取阴陵泉、足三里以运脾而去湿；湿甚者并加取至阳、脾俞以扶助脾阳而化湿浊。取太冲以疏调肝气，胁痛甚者，并取期门、支沟疏调肝胆气机，可治胁痛，助退黄。诸穴合用，具有清热利湿、疏利肝胆之功，为治肝炎常用之方。

（2）肝气郁滞，肝脾不调。

1）症状：胁肋胀痛，腹胀脘闷，恶心、嗳气，饮食减少，四肢倦怠无力，大便不整，苔薄黄，质淡红，脉象细弦等。多见于无黄疸型肝炎与迁延性肝炎过程中。

2）治则：疏肝理气，调和肝脾。

3）处方：肝俞、脾俞、阳陵泉、足三里。

4）加减：胸闷恶心甚者加内关，胃呆甚者加中脘。

5）操作法：本证实热症状不明显，故对主方各穴，均可采用平补平泻法，但如肝胆郁结甚时，则应用捻转泻法以疏泄之。内关、中脘均用捻转法以调气机。

6）方义：湿热阻于肝胆，气机郁结，横逆侮土，可引起脾运失常，反之如湿热困于脾胃，脾胃运化失常，亦可影响肝胆气机之疏泄。二者往往互为因果。故主方采用肝俞、阳陵泉以疏调肝胆；用脾俞、足三里以调理脾胃；并取内关以宽胸。取中脘以健胃，治胸闷纳呆。

（3）寒湿困脾，发为阴黄。

1）症状：面目全身发黄，黄色晦暗，或如烟熏，神倦乏力，畏寒，饮食减少，脘宇痞闷，或有腹胀，大便不实，口淡不渴，舌质淡，苔白腻，脉象濡缓或沉迟。多见于慢性肝炎、慢性胆汁瘀积型肝炎、肝硬化等症中。

2）治则：温化寒湿，健脾和胃。

3）处方：胆俞、阳纲、脾俞、阴陵泉、三阴交。

4）加减：腹胀甚者加气海、足三里；脘宇痞闷加中脘、内关；畏寒重者加大椎、至阳。

5）操作法：寒湿之邪，多偏于虚，故主方各穴宜用提插或捻转补法，阳纲、脾俞宜针后加灸，每穴 5 ~ 7 壮，其腹胀甚者，气海穴亦宜灸疗。中脘、内关治脘胀，可用平补平泻法，畏寒重者，大椎、至阳两穴先用慢提紧按法，反复运针后，再加灸法，或用温针法。

6）方义：胆俞、阳纲有利胆作用，为退黄之有效穴，阳黄症可泻之，阴黄症可补之灸之，以治黄疸。取脾俞、三阴交以运脾而化湿，取阴陵泉以分利小便，治黄疸，乃古人常用有效之法。其腹胀甚者加气海以调气，足三里以和胃；畏寒重者加大椎、至阳以振奋阳气。

（4）热毒内炽，内陷心肝。

1）症状：突然出现黄疸，迅速加深，其色如金，高热，烦躁不安，口渴引饮，胸腹胀满，便秘、尿赤，神昏谵语，或有痉厥，衄血，便血，或皮肤出现瘀斑，舌质红绛，舌苔黄燥，脉象弦数等，症情急剧，并迅速恶化，多见于急性和亚急性黄色肝萎缩，应立即中西结合进行抢救，针灸只作为辅助治疗。

2）治则：清热解毒，凉血开窍。

3）处方：劳宫、涌泉、十二井、委中。

4）加减：神志昏迷加人中、百会；四肢抽搐加阳陵、太冲；鼻衄加少商、鱼际；皮肤瘀斑加膈俞、血海。

5）操作法：劳宫、涌泉用深刺，行提插泻法，十二井点刺出血，委中刺络放血，神昏时人中、百会用强刺以泻之，抽搐时阳陵泉、太冲宜提插泻法。其他如鱼际、少商、膈俞、血海等均宜泻法，以祛邪热。

6）方义：湿热疫毒内陷心肝，故出现神昏抽搐，治以清心开窍乃为当务之急。故取劳宫、涌泉以清心热；十二井、委中刺血以清血分之热邪，用人中、百会以醒神开窍；取阳陵、太冲以息风而治抽搐；取少商、鱼际清泄肺热以治疗鼻衄；取膈俞、血海以凉血化瘀而治瘀斑。惟病情危重，应积极采取中西医综合治疗挽救，针刺只能起辅助作用。

（5）邪热久留，耗伤阴液。

1）症状：低热时作或手足心热，胁肋作痛，口干而苦，形体消瘦，腰背酸软，舌少苔或光红，或尖边有刺，脉象细弦而数，常见于慢性肝炎向早期肝硬化发展时。

2）治则：养阴清热。

3）处方：大椎、间使、肝俞、太冲、太溪。

4）加减：肝脏肿大质硬者加章门、痞根。

5）操作法：阴液亏损多属虚证，故主方各穴原则上应用补法，但对于发热患者，针刺大椎、间使以控制低热时，可适当用提插泻法，肝肿硬者章门、痞根亦可适当用泻法以消肿胀。

6）方义：久病伤阴，阴虚则生内热。故取大椎、间使以清虚热；补太冲、太溪以养肝肾之阴，阴分充则阳气敛，虚热自退。至于取肝俞、章门、痞根等穴，目的在于治肝脏之肿大，促使肝脏之恢复，亦治病求本之意。治疗得法，可以缓解症状。

2. 耳针疗法

（1）处方：肝、胆、脾、胃。

（2）加减：食欲不振加胰胆；肝区痛加神门、皮质下；腹胀加皮质下、胰胆、大肠；失眠加神门、心；转氨酶高者加肝阳、耳尖。

（3）操作法：针刺双耳，每次选用4～6穴，中等刺激，每日或隔日1次，留针1小时，10次为1个疗程。

3. 水针疗法

（1）处方：肝俞、期门、日月、阳陵泉。

（2）操作法：药物选择用维生素B1，适用于急性肝炎；黄芪注射液或当归注射液适用于慢性肝炎。穴位注射，每穴1毫升，每月1次，10次为1个疗程。

（四）辅助治疗

（1）适当补充维生素，有助于肝功能的恢复。例如维生素C100毫克，每日3次；复合维生素B1，每次2片，每日3次。

（2）补充葡萄糖，如口服葡萄糖粉，或50%葡萄糖液40毫升静脉注射，每日2～4次。

（3）饮食护理亦很重要，饮食以新鲜和清淡者为宜，不要过食肥腻之品，以免助湿生热，忌饮酒和辛辣刺激性食物，注意休息，避免劳累，精神要乐观愉快，有助于恢复。

七、细菌性痢疾

细菌性痢疾，简称“菌痢”，是夏秋季常见的肠道传染病，以发热、腹痛、里急后重和排脓血样粪便为其特征。

关于痢疾的中医文献记载最早见于《内经》，称为“肠澼”。如《灵枢》的“论疾诊尺”、“经脉”；《素问》的“通评虚实论”，“气厥论”、“阴阳别论”、“至真要大论”等篇，均有“肠澼”病的记载。并有“注下赤白”、“下沃赤白”、“赤沃”等称，从症状描述分析，均属于痢疾。《金匮要略》名为“下利”。如“呕、吐、哕下利病脉证治”篇中有“下利便脓血”、“热利下重”等记载。晋代称为“滞下”，谓大便欲行不畅，滞而难下。隋巢元方《诸病源候论》称作“痢”，并根据病因症状分别称“水谷痢”、“赤白痢”、“赤痢”、“脓血痢”、“冷痢”、“热痢”、“五色痢”等，论述较详。金元时代医家对痢疾亦有所阐发，特别是《丹溪心法》，除载有重症痢疾、噤口痢外，并提出了“时疫痢”的名称，认为“时疫作痢，一方一家之内，上下传染相似”，认识到痢疾的传染性。明张景岳且明确地指出痢疾的病变主要是在“广肠最下之处”（结肠或直肠），故出现里急后重症状。此外，慢性痢疾还有“久痢”、“休息痢”等称，可见历代医家对痢疾的认识是不断深化的。

但是，古人所称痢疾，并不完全指菌痢而言，其中可能包括现代医学中的“过敏性肠炎”、“阿米巴痢疾”甚至肠道恶性病变在内，其中“时疫痢”则与菌痢极为类似。

针灸治疗痢疾，《针灸甲乙经》记有肠澼便脓血的针刺方法，后世如《千金方》、

《针灸资生经》、《针灸大成》等书，亦各有记载，积累了不少经验。

（一）病因病机

痢疾发病原因古人论述较多。《素问·太阴阳明论篇》谓："饮食不节，起居不时者阴受之，阴受之则入五脏……久为肠澼。"指出痢疾与饮食和生活因素有关；《巢氏病源·痢疾诸候》谓：由于"体虚腠理开，血气虚，春伤于风，邪气留恋在肌肉之内，后遇脾胃大肠虚弱而邪气乘之……"指出了因体虚，胃肠道防御机能减退而罹本病。《千金方》谓为："皆由暑月多食肥浓油腻，取冷睡眠上所得"。《济生方》则称"夫人饮食起居失其宜，运动劳役过其度，则脾胃不充，肠虚弱，而风冷暑湿之邪得以乘虚而入，故为痢疾。"指出饮食不节、疲劳太过、当风受凉等情况下易得本病。朱丹溪更指出："痢有气虚兼寒热，有食积，有风邪，有湿有热，有阳虚下陷而感受不一。"举出多种因素可成痢疾，提出了久痢中气下陷的虚弱证。综合各家之说引起痢疾的原因可归纳如下。

外感时邪。即感受夏秋季节风暑湿热等时邪而得病，邪气侵入胃肠以后，蕴结于内，与肠内气血相搏，肠道传导功能失常，而致腹泻下痢。

内伤饮食。夏秋季节，暑湿当令，正常人的脾胃运化功能每多不健，若再饮食失节，多进甘肥油腻，或误食腐败不洁之饮食，积滞内阻，蕴结肠胃而成痢疾，故古人说"无积不成痢"。积滞夹湿浊留著，化而为热，即成"湿热痢"；若夏季酷暑，纵食生冷瓜果，阴寒之气内袭，中焦阳气受遏，无力运化，寒湿停留，腑气失调，而成"寒湿痢"，即古人所谓"冷气入肠，搏于肠间，而成冷痢"。

外感时邪与内伤饮食往往互相影响，由于饮食伤中，中运无权，复外感时邪，无力抗御而发病，亦即外感、内伤、正虚（人体抵抗力低下）三者相互作用所致。

由于时邪与积滞交阻肠胃，以致消化与传导功能失常，通降不利，气血壅滞，使肠道脂膜与血络受伤，故痢下赤白，腹中疼痛；肠道气滞，故里急后重。其感受暑热之邪甚者，则因热毒鸱张，可见壮热烦渴，热邪伤及阳明血分则痢下多赤色（脓血便），为"赤痢"；湿偏重者，伤及阳明气分，则痢下白色黏膜，为"白痢"；湿热俱盛，气血两伤，则赤白兼作，成为"赤白痢"；若感受湿热疫毒之气深重，或正不胜邪，病邪传入营血，内陷心包，引动肝风，可见高热，神昏，抽搐等，甚至出现内闭外脱的危候，是为"疫毒痢"；其湿热上扰胃腑，可成为噤口不食的"噤口痢"；如治疗不当，邪浊不化，耗伤正气，正虚邪恋，迁延不愈，则成为慢性"久痢"，或成为时发时止的"休息痢"。慢性痢疾偏于热者，久延则邪热伤阴，而成为阴虚证；偏于湿者，因湿邪久羁，伤及脾胃之阳，而成为阳虚证；更可由于久痢中气虚弱，气虚下陷，而成下痢脱肛等证。

（二）临床表现

潜伏期 1 ~ 2 天。主要表现为消化道症状和全身中毒症状两个方面。消化道症状为腹痛，腹泻，脓血便，里急后重等；全身中毒症状为发热头晕，疲乏无力，甚则高热，精神萎靡，烦躁，严重者面色苍白，四肢厥冷，血压下降，乃至出现昏迷、惊厥、紫绀、呼吸衰竭等危象。由于感受时邪的轻重不同，以及年龄、体质、病程等的差异，主症的表现也不一致，应注意分析。

菌痢初起，由于外感时邪，而出现寒战或恶寒、头痛、体痛等表症，继则邪热熏蒸，则见发热。如热邪偏重者，则发热较高；湿邪较重，则发热较低；如感受疫毒之邪，病情深重者，高热达 40℃以上；若感受寒湿，可无发热症状，但有恶寒怕冷等症。如见高热持续，痢下频繁，腹痛难忍，呕恶不食等症是邪热深重的表现；热盛伤津则烦渴欲饮，热入营血则烦躁不宁，热入心包则神昏谵语，热盛动风则惊厥抽搐。

由于时邪与食滞互阻肠中，肠道气滞，郁结不通，不通则痛。故痢疾患者，自始至终均见腹痛，以左下腹为甚，拒按，可触及肠索，阵痛发作，即欲腹泻，泻后腹部不感舒服。其热毒炽盛者，则腹痛如绞，肛门炽热，其属于寒湿者，腹痛常较轻，且多喜按。

痢疾初起时粪便多为水样，或糊状，量较多，伴有黏液或血丝。以后便次逐渐增多，每天从十数次至数十次，几乎全为黏液或脓血便，量少，欲行不畅，肛门重坠难忍。其属于寒湿者，多为黏液便；热盛者，多为脓血便。其感受疫毒深重者，由于热毒内炽，不能外泄，有时反而不出现腹泻症状，成为危证。

里急后重为菌痢所特有，腹痛阵作，急于排便，但欲行不畅，肛门重坠，滞而难下，即所谓“虚坐努责”。朱丹溪谈泄泻与滞下时指出：“泄泻之病……并无努责，惟觉困倦，若滞下则不然……虽有痛、不痛、大痛之异，然皆里急后重，逼迫恼人。”

（三）治疗方法

1. 辨证施治 急性菌痢由湿热之邪与积滞互阻而成，多属实证。但由于湿与热邪气之偏胜和积滞之轻重，以及年龄、体质、时令等因素，常表现热重湿轻，湿重热轻，寒湿等不同类型。慢性菌痢多由急性菌痢转变而来，迁延日久，可伤及脾胃之阴或脾肾之阳，多属虚证或虚实夹杂证，故应辨证施治。

（1）急性菌痢。

1）热重湿轻证。

症状：高热持续，一般常在 39℃以上，下痢脓血便，赤多白少，每日十数次至数十次，气极腥秽，腹中胀痛阵作，痛则欲便，欲行不畅，里急后重，肛门灼热，小便短赤，口干欲饮，舌苔黄腻，脉滑数有力。如肠腑湿热上逆犯胃，以致不能进食，食入即吐，呕恶频作者，称为噤口痢。朱丹溪谓：“噤口痢者，胃口热甚故也”。以老弱病者为多见。

治则：清热利湿，疏导肠胃。

处方：大椎、曲池、天枢、气海、足三里。

加减：初起有恶寒体痛等表证者，加风池、合谷；后重甚者，加中膂俞；噤口不能食，呕吐者，加上脘、下脘、内庭、内关。上列各穴，对急性菌痢高热与腹痛重，便次多，症情较重时，每日针刺 2 ~ 3 次，甚至 6 小时 1 次，症状缓解后逐渐减少为每日 1 次，直至治愈为止（其他各证相同）。

操作法：急性菌痢，多属实证，故宜针以泻之，根据病深宜深刺的原则，对腹部各穴应刺 1.5 寸以上，四肢各穴可刺入 2 寸（成人），行提插结合捻转泻法。要求提插幅度大些，捻转频率快些，反复行针，加强针感，使腹部穴位向四周放射，四肢各穴向上下传导。然后留针 1 ~ 2 小时，每隔 5 ~ 10 分钟行针 1 次。一般在留针期间，腹痛便可缓解，亦不想排便，如有便意，给予行针即可控制。在开始治疗的第一、二次，应严格按要求操作，以期迅速缓解病势。

方义：本证热邪偏胜，高热持续，故取大椎穴，针以泻之，以清泄阳邪而退身热；痢疾之热，来自阳明，故泻曲池以清之；天枢为大肠之募，湿热结滞蕴结于大肠，故刺其募以清泄热邪，宣导积滞；取气海以调气，不仅可缓解腹痛，而且气调则后重自除，一举两得。

2）湿重热轻证。

症状：身热不甚，或不发热，大便多为黏液或夹脓血，赤少白多，便次多较热重症为少，腹痛，里急后重，口渴不欲多饮，脘闷不思食，或兼呕恶，头昏且重，神倦乏力，舌苔淡黄浊腻，脉象多见濡数。

治则：清化湿浊，疏通气机。

处方：阴陵泉、三阴交、天枢、气海、上巨虚。

加减：脘闷胃呆者加中脘、足三里；恶心呕逆者加内关、内庭。

操作法：湿重热轻，也属实证，原则上宜用泻法，以提插泻法为主，反复行针，以挫病势。但对于不发热或症状较轻的患者，亦可应用平补平泻法以调理气机。胃肠气机通畅，湿浊之邪也自消退，达到止痛止泻的目的。

方义：湿重于热证，多由感受湿邪偏重，或为平素多湿之体，脾运不及，受邪后湿浊内蕴，影响脾胃大肠功能，而成痢下。治法以健脾化湿为主，兼清肠胃之热。方中阴陵泉为脾经合穴，具有通利小便作用，使下焦湿热从小便而出；三阴交理脾助运，脾运强则湿邪自退。兼取肠募天枢，阳明下合穴上巨虚，以泄泻肠道之热，宣导肠中结滞，邪去则正自安。

3）寒湿证。

症状：由于感受寒湿阻于肠道，以致传导失常，或痢疾后期，热邪已去而湿浊留滞不化，影响胃肠功能。故下痢每为白色黏冻，或稍带血丝，腹胀而绵绵作痛，大便欲行不畅，后重频频，纳食减少或兼呕恶，口黏不渴，舌质淡苔白腻，脉来濡缓。

治则：温中散寒，化湿导滞。

处方：天枢、气海、足三里、阴陵泉、隐白。

加减：胃呆者，加中脘；呕恶者，加内关。

操作法：寒湿属实，治宜泻法，但寒证常偏虚，尤其是病程较长，热去湿留的患者，正气常偏虚，虚实互见，当予补泻兼施，或先补后泻或先泻后补。针法中的阳中隐阴、阴中隐阳可因症采用。此外寒则温之，非灸不可，各穴针刺后可以加艾条灸。腹部各穴，用艾炷灸，每穴 3 ~ 5 壮。

方义：寒湿内恋或湿浊不化，均能影响脾胃之阳气致使胃肠道功能失常，而成白痢。故取天枢以疏调肠道，取气海以调气而宣气滞，取脾之阴陵泉、胃之足三里以扶脾助运。配合灸法以达到温中散寒之目的。

4）疫毒证（中毒性菌痢）。

症状：由于感受湿热秽浊之邪，内蕴胃肠，热毒猖炽，故发病急骤，下痢脓血，腥臭异常。腹中剧痛，大便日数十行，里急后重特甚，高热持续常达 40℃以上，渴欲饮水，烦躁不安。如热毒内陷心营，则出现神志昏迷，人事不省等症；如热盛扰动肝风，则出现四肢痉挛抽搐等症。如不及时抢救，则正气不支，内闭外脱，而出现面色苍白，大汗淋漓，呼吸急促，肢冷脉伏，血压下降等危候。陈修园谓：“腑邪犯脏，其病之至急如疾风，异于寻常。”称之为“奇恒痢”。并认为是由于“阴邪壅盛，上凌心肺，下窜肠腑所致。”

治则：邪热鸱张，高热不解者，清泻热邪，通腑导浊；邪热内陷，神志昏迷者，清营泻热，醒脑开窍；虚脱而见面白自汗，气促脉微欲竭者，急予回阳固脱。

处方：十二井、尺泽、委中、内庭、合谷、天枢、上巨虚；人中、合谷、神门、内关、中冲、劳宫、涌泉；关元、神阙、素髎、人中、内关。

加减：口噤不开加颊车；痰浊上涌加丰隆。

操作法：十二井穴，用三棱针点刺，出血数滴；委中、尺泽，均于静脉处放血，每穴可放1毫升左右；人中穴，针尖向上斜刺，进针5～7分，连续用提插法；合谷、内关均向上针刺，反复提插捻转，使针感向上臂放散；神门、劳宫、涌泉深刺行捻转泻法；中冲浅刺疾出；神阙用隔盐灸，关元用隔姜灸，以大艾炷连续施灸，可多至数十壮；素髎深刺，行提插捻转手法，连续行针；内庭、合谷、天枢、上巨虚的操作要求与热重湿轻证相同，可参阅。

方义：邪热内盛，气血两燔者，必先刺十二井穴出血，以泻全身热邪；尺泽、委中刺络放血，以清气营邪热，使邪有出路，而防内陷。高热来自阳明，故取足阳明之荥穴内庭、手阳明之原穴合谷，清泻本经之热，以杜其原；上巨虚疏泄大肠，消导积滞。对邪热内陷、神志昏迷者，可取人中、合谷以醒脑开窍，促使昏迷苏醒；但神志之所以昏迷，乃由邪入心包所致，故必清透心营之热邪，才是治本之道，所以取手厥阴井穴中冲、荥穴劳宫、络穴内关，一经中连续取三穴，集中力量，以重点清泻心包之热；取足少阴之涌泉，既可以开窍宁神，又能引水以制火，增强各穴的清热作用。人中不仅可用于实证，还可与素髎相配用于虚证以醒脑升压，临床经验证明二穴是治疗中毒性休克的有效穴位。同样，内关用于实证可清心火，用于虚脱则可强心。关元为任脉与三阴之会，有培肾固本的作用，与神阙同灸，可以回阳固脱，为治虚脱之要穴；与素髎、人中、内关合用，即具有回阳固脱，挽救重危之作用。

必须指出，中毒性痢疾为危重病症，针灸只能作为急救中的措施之一，临床应中西医结合，共同进行抢救。

（2）慢性菌痢：急性菌痢病程超过2个月，即称慢性菌痢，其中包括：①过去有菌痢病史，现无症状，大便培养阳性，肠镜检查有异常发现者；②痢疾久延，腹痛，大便多稀，带有黏液或脓血者；③痢疾病后，受凉或饮食不节，即发生腹痛，腹泻，脓血便，里急后重等症状者。中医称为久痢或休息痢，根据临床症状，可分为下列各证，治疗方法各不相同。

1）脾胃阴虚证。

症状：痢疾久延不愈，腹泻频作，黏稠如冻，或夹脓血，腹痛后重，午后潮热，口干而苦，心烦，夜眠不实，饮食不多，形体消瘦，精神倦怠，舌质红少苔，脉象多细数。治则：养阴清热，清肠止泻。

处方：大椎、间使、三阴交、太溪、天枢、足三里。

加减：心烦不寐加神门；后重甚者加中膂俞。

操作法：大椎、间使用提插泻法，以治潮热，一般应在潮热前针刺，效果较好。三阴交、太溪用提插补法，天枢、足三里用平补平泻法。均留针30分钟，每日1次。

方义：痢疾湿热之邪久居肠胃，易伤阴津。阴虚则生内热，故见午后发热，心烦等症，治疗以养阴为主。取太溪、三阴交，以养阴津；泻大椎、间使，以去潮热；天枢、气海、足三里以疏调肠胃。连续治疗才能收效。

2）脾肾阳虚证。

症状：痢疾反复发作，时轻时重，下痢清稀，或完谷不化，或五更泄泻，夹有白色黏液或紫暗血色，腹部隐隐作痛，肛门重坠，甚至滑泄不禁，脱肛，饮食不化，面色无华，四肢不温，怕冷，口淡无味，舌质淡，舌苔白，脉象沉细无力。

治则：温脾补肾，固涩止泻。

处方：脾俞、肾俞、天枢、关元、足三里。

加减：大便不禁，脱肛者，加长强、百会；夹有积滞，腹痛下痢较多者，加上巨虚。

操作法：久痢属虚，治宜补法，兼有实象者，可酌用泻法。方中脾俞、肾俞、关元等穴均用捻转补法，针后加灸，或用艾炷灸每穴 3 ~ 5 壮。天枢、足三里用平补平泻法，或先泻后补法，脱肛刺长强穴时，针尖沿尾闾骨下方向上斜刺，进针 1.5 ~ 2 寸，行提插法，使肛口有较强烈收缩感为度。百会针后加灸，每日或间日 1 次。

方义：脾阳虚则运化无力，肾阳虚则无以助脾胃之化纳功能，故取脾俞、肾俞、关元等穴，针补加灸，以壮脾肾之阳，而复受纳运化之常；取天枢、足三里，以疏调肠胃气机。由于脾胃阳虚，中气下陷，以致大便滑泄无度，肛门下脱，故用长强以固摄之，针灸百会以升清阳之气，亦脱者固之、陷者举之之意。针灸治疗慢性菌痢，具有一定疗效，但见效慢，疗程长，一般需要 2 ~ 3 个月的治程，才能获得较好效果。

2. 耳针疗法

（1）处方：大肠、小肠、直肠。加减：口噤不食者加刺贲门。

（2）操作法：用毫针强刺激，每天 1 ~ 2 次。症状较重者，每天 3 次，连续 3 ~ 7 天，不仅能较快控制症状，而且能使大便镜检及细菌培养转阴。

3. 水针疗法

（1）取穴：天枢、止泻、关元。

（2）操作法：用 0.25% ~ 0.5% 普鲁卡因，每穴 3 毫升，每天 1 次，疗程为 3 ~ 7 天。亦可用阿托品 1 支（0.5 毫克），加黄连素 1 支（2 毫升），在天枢、止泻穴注射，每穴注入 0.5 毫升，每天 1 次，3 ~ 7 天为 1 个疗程，均有良好效果。

（四）辅助治疗

（1）患者应予隔离，休息，进流汁或半流质饮食，以素食为宜。

（2）口服钾钠饮料，以补充丢失的液体和电解质。

（3）对高热、大便次数过多、有明显失水现象者，应及时给予输液。

八、疟疾

疟疾为中医病名，早在《周礼》、《尚书》、《左传》等书中已有记载。可见其在我国古代即为常见病。疟者谓其或寒或热，似酷虐者也。《素问·疟论》对疟疾的病因、病机、症状、治法等做了较全面的论述，说明当时对于疟疾已有较深入的研究。此后《金匮要略》在继承《内经》的基础上，把疟疾分为“瘴疟”、“温疟”、“牝疟”、“疟母”等进行治疗，并提出疟脉自弦，弦为少阳之脉，把疟疾归属于少阳，故后世有疟疾不离少阳之说。历代医家，续有发挥，疟疾名称亦越来越多。从不同角度分类描述，如以发作时间命名的有“每日疟”、“间日疟”、“三日疟”等；以寒热症状轻重而命名者有“温疟”、“瘅疟”、“牝疟”、“瘴疟”、“寒疟”等；从病因分别命名者有“风疟”、“暑疟”、“瘴疟”，“痰疟”、“食疟”、“劳疟”、“疫疟”等等。此外尚有“似疟”，亦称“类疟”，则指表现为寒热往来，似疟非疟者。

针灸治疗疟疾，古人曾广泛应用，《素问》有“刺疟论”专篇提出各经疟疾的不同症状与针刺方法，并明确指出：“凡治疟，先发如食顷乃刺之”的方法，更有深意。《金匮要略》除介绍药物外，并指出可用针灸治疗。后世医家亦均常应用针灸治疟，积累了丰富的经验。

（一）病因病机

《素问·疟论》称：“痎疟皆生于风”，认为感受风邪为致疟原因。风为百病之长，外感时邪，均与风有关，且疟发时有恶寒或寒战头痛，肢节酸痛等风象，故说皆生于风。又说“夏伤于暑，秋为痎疟”、“夏暑汗不出者，秋为风疟”。指出夏天感受暑邪，或贪凉太过，以致暑邪或寒邪伏于少阳，到了秋天，发为疟疾。疟疾多发于夏秋季节，正是暑湿热邪当令之时，故古人把外感风、寒、暑、湿之邪作为致疟的原因之一。

古人还认为疟疾之作与痰和食有关。如赵氏《医贯》说：“疟有风寒暑湿不同……独无痰不成疟，无食不成疟”，认为疟疾的发生由于脾胃虚弱，痰湿内生，食积内停，同时感受疟邪而致，深得致疟之因。而化痰化食亦为治疟之法，故有此说。

身体虚弱是感受疟邪的主要原因，故有“无虚不成疟”之说。如张景岳说：“经曰，夏暑汗不出者，秋为风疟，义可知也。然又惟素质薄弱或劳倦过伤者尤易感邪。”赵养葵《医贯》中也说：“经云夏伤于暑，秋必病疟，然有病有不病者，盖邪之所凑，其气必虚，故其元气不固者暑邪得以乘之。”

另瘴毒致疟说也颇有影响，古人认为南方土地卑湿，产生山岚瘴毒之气，人感受之，则为疟疾。如《诸病源候论》中记载：“此病生岭南，带山瘴之气，其状有寒热，休作有时，皆由山溪源岭瘴湿毒气故也。”指出疟疾是感受一种“瘴毒”所致，与一般时感不同。

古代医家从疟疾发作的特点，进一步认识到疟疾是由一种致疟的邪气“疟邪”入侵所致。而“疟邪”的内伏与出入与伏藏的深浅，为造成各种不同类型疟疾的主要原因。

现代医学认为疟疾是疟原虫寄生于身体所引起的疾病。由按蚊传播，传染途径主要通过蚊子的叮咬，输入带疟原虫者的血液，即可引起感染。其流行特点为季节性和地区性，并与温度和雨量有关。温度和雨量对疟蚊的孳生繁殖和疟原虫在蚊体内的发育均有很大影响，疟疾流行季节高峰在夏秋季，与按蚊数量密集有关。我国南方广大地区气候温暖，雨量充沛，疟疾流行亦较广泛。这些与中医所称引起疟疾发病的时令季节、温暖潮湿等是相吻合的。而中医提出“瘴毒”、“疟邪”为致病原因，认识到疟疾的病因与一般外感不同，是某一种特殊致病因素，这和现代医学所指的疟原虫传染亦有类似之处。

感受疟邪后，邪伏于半表半里，出入于营卫之间，邪正交争，则疟疾发作，疟邪伏藏则寒热休止。

而对于发作时间及间隔时间的长短，古人认为与疟邪伏藏的深浅有关。一般一日一发者、间日一发者病邪较轻，三日一发者病邪较重。其发作时间渐早者为疟邪外达，治愈较快，如发作渐迟者为疟邪渐入于里，治愈较慢。

由于感受疟邪的轻重和患者的素质等关系，临床表现亦各有差异。如平素阳盛之体或感受疟邪而挟有暑热者，多见热多寒少之温疟或但热不寒的瘅疟。如素禀阳虚之体或感受疟邪而挟有寒湿者，则表现寒多热少之寒疟或但寒不热之牝疟。如感受疫疟之邪深重者，可内传心包，神志昏迷，引动肝风，可出现痉挛抽搐等症。疟疾久延，气血耗伤，正气日衰，不能抗邪外出，则时发时止，经年不愈，成为久疟。疟邪久留，寒热频作，可使气血痰瘀阻于左胁下，发为症积，则为疟母。

（二）临床表现

典型疟疾急性发作一般分为发冷期、发热期、出汗期三个阶段。

1. 发冷期　发冷，寒战，面色苍白，发绀，皮肤呈鸡皮样，全身紧束痉痛，其持续时间为半小时至 2 小时，继则体温迅速上升。

2. 发热期　寒战后进入高热，体温常可达 40℃或更高，皮肤灼热，头痛，全身酸痛或伴恶心呕吐，小儿患者易发惊厥谵妄等。一般持续 4 ～ 6 小时。

3. 出汗期　得汗后体温下降，热退后常大量出汗，一般持续 2 ～ 3 小时，各种症状完全消失，患者多感疲倦乏力。

整个发作时间 6 ～ 10 小时，其间隔时间为间日疟隔 48 小时，又复发作，三日疟隔 72 小时发作一次。周期性可因同种疟原虫两重或三重感染或不同疟原虫混合感染而受到扰乱。部分患者有前驱期症状如低热，寒意，头痛背痛，乏力等，3 ～ 5 天后才转为周期性发作。

恶性疟多见凶险发作，临床上有脑型和胃肠型两种。脑型：起病时有高热，头痛剧烈，恶心呕吐，继则出现神志昏迷，言语谵妄，四肢抽搐等症，甚则发生休克。胃肠型：起病多有寒战高热，头痛等症，继则出现弥漫性腹痛，痛势剧烈，呕吐，腹泻等，大便中常带血及黏液，颇似急性菌痢或急腹症。

（三）治疗方法

1. 辨证施治　辨证应根据病程长短，寒热轻重，正气的强弱等区分为正疟、温疟、牝疟、瘅疟、久疟、疟母等分别进行治疗。

（1）正疟。

1）症状：先有寒战，继则高热，汗出热退，症状比较典型，每日或间一二日发作一次，发有定时。发作时伴有头痛，全身酸痛，恶心呕吐等，舌苔白腻或黄腻，脉象弦数或弦滑，常见于间日疟和三日疟。

2）治则：和解少阳，兼以截疟。

3）处方：大椎、间使、中渚。加减：汗不出者加合谷，呕吐多者加内关、足三里。

4）操作法：大椎一般宜用提插泻法，紧提慢按，加强针感，使之向下传导，能到达胸椎第 4 ～ 5 椎以下者，可以确保疗效。间使、中渚亦用泻法，以感应向上传导为合适。留针 30 分钟，应掌握好治疗时间，以疟发前 1 ～ 2 小时针刺为最佳，每日 1 次，疟止后须连续针治至疟原虫三次阴转为止。

5）方义：疟疾为邪在少阳，寒热往来为少阳病的主要症状，故治疗以少阳为主。取手少阳经的中渚及与手少阳相表里的心包经穴间使以和解少阳之邪；取三阳之会的大椎以调整阴阳而治寒热。三穴合用为和解少阳、截止疟疾的有效方法。一般针后能迅速控制症状。

（2）温疟。

1）症状：热多寒少或但热不寒，汗出不畅，口渴欲饮，头痛，骨节烦疼，大便干结，小便短赤，舌质红苔黄腻，脉象弦滑有力。

2）治则：清热，疏表，截疟。

3）处方：大椎、外关、曲池、合谷。

4）加减：热高者加十井、委中。

5）操作法：温疟属实证，针刺宜泻法。大椎针法与正疟同。外关、合谷两穴用提插结合捻转手法缓缓行之，以期得汗。曲池应加强针感，使之向上下传导，达到清热的目的。

6）方义：本方大椎与外关合用以和解少阳，祛寒热以截疟；加取阳明的曲池与合谷，则是因温疟热盛，乃疟邪内入阳明所致，故取此二穴以清泄阳明，且有发汗之功，以助疟邪之外出；加十井、委中等穴，点刺出血以清泄暑热之邪。

（3）牝疟。

1）症状：牝疟又称寒疟，发作时寒多热少，亦偶有但寒不热者，口不渴，淡而无味，胸胁痞闷，时有呕恶，神疲无力，面色少华，舌质淡苔薄白，脉象弦迟。

2）治则：温宜少阳，去寒截疟。

3）处方：大椎、至阳、期门、足三里。

4）操作法：寒证多偏虚，故针刺宜用补法。大椎、至阳两穴先行慢提紧按补法，得气后留针加用艾条灸或出针后再用隔姜灸，每穴 5 ~ 7 壮，每日 1 次。期门、足三里两穴，可用平补平泻法。

5）方义：寒则温之，这是规律。阴盛阳虚为寒证，督脉主一身之阳，故针补大椎、至阳二穴，扶助阳气以祛寒邪，对寒邪深重者还需用灸法以温寒截疟；刺期门不但可和解少阳，且治胸胁痞闷；刺足三里以和胃而治呕恶。

（4）瘴疟（疫疟）。

1）症状：瘴疟有寒瘴、热瘴之分，发病较急。热瘴是热盛寒微或壮热不寒，持续不解，或寒热往来，一日数发，头痛剧烈，面目尽赤，渴喜冷饮，肢节烦痛，小便热赤等。冷瘴则寒盛热微或恶寒战慄而少发热等。热瘴与寒瘴与温疟寒疟近似，但症状重，病情急，且易于凶险发作。

2）治则：热瘴按温疟治法、冷瘴按牝疟治法处理。如凶险发作，急宜针药综合治疗进行急救，针灸应区分类型，分别治疗。

3）处方。

①剧烈呕吐者：内关、中脘、内庭。

②腹痛腹泻者：天枢、气海、足三里。

③神昏谵语者：人中、中冲、劳宫、涌泉。

4）操作法：内关、中脘、内庭用提插泻法；天枢、气海、足三里用捻转泻法；人中、中冲强刺激，提插结合捻转泻法；劳宫、涌泉、曲池、阳陵泉、行间、足临泣针而泻之。

5）方义：内关、中脘、内庭清泻阳明，降逆止呕；天枢、气海、足三里疏调胃肠气机，促进传导功能而止痛；人中、中冲启闭开窍；劳宫、涌泉清泻心包之邪热，有助神志之恢复；曲池、阳陵泉、行间、足临泣，平息肝风而止抽搐。

（5）久疟。

1）症状：疟邪久留，气血暗耗，每逢劳累或饮食不当，辄易引起疟疾发作。发时寒热不甚，自汗，面色萎黄，倦怠无力，饮食减少，大便或干或溏，舌质淡，舌苔薄。亦有因疟邪久羁，伤及阴分而见五心烦热，盗汗，舌质红而少苔，脉象细数等阴虚症状者。

2）治则：调补肝脾，扶正祛邪。

3）处方：肝俞、脾俞、足三里、三阴交、陶道。

4）加减：阴虚症状明显者加太溪、后溪；气虚较甚，倦怠自汗者加关元、气海、复溜；挟湿而胸痞脘闷不思食者加中脘、足三里；脾虚便稀者加天枢、气海。

5）操作法：久疟属虚，当用补法，偏阴虚者用针刺以补之，偏阳虚者用灸法以温阳。陶道的针法与大椎同，要使针感向下传导，有显著控制寒热作用。其他各穴均以提插或捻转补法为宜。主方中的肝俞、脾俞，气虚治法中的气海，脾虚便稀治法中的天枢、气海等穴均宜针灸并施，方可达到温补的目的。

6）方义：疟邪最易耗血伤气，久疟多气血两亏，抵抗力弱，更易使疟邪缠绵不解。其根治之道在于调补肝脾，以复气血，扶正祛邪。故取肝脾两俞补之以复气血；且取足三里、三阴交调补脾胃以补生化之源；刺陶道以去寒热，亦标本同治之意。其偏于阴虚者，取太溪以滋水，取后溪以止汗；其偏于气虚者，针灸气海、关元以益气培元；其挟湿者取中脘、足三里以健胃化浊；脾虚者取天枢、气海治腹泻而助运化。

（6）疟母。

1）症状：寒热时作或不作，左胁下有痞块（脾脏肿大），质地由软转硬，有隐痛或触痛，面色萎黄，肌肉消瘦，食欲不振，精神倦怠，甚者出现严重贫血现象，舌质多淡，脉多弦细。

2）治则：调补气血，软坚化积。

3）处方：脾俞、痞根、章门、太冲。

4）加减：痞块大者可在块上施灸；贫血严重者加膈俞、肝俞、脾俞、三阴交；有寒热者按正疟治法处理。

5）操作法：疟母患者体质多偏虚，故治疗应用补法，但痞块则属痰瘀互阻而成，属于实证，故为本虚标实，治宜补泻兼施。对痞根、章门可用泻法或加灸法以温通气血而去症结，脾俞、太冲则用补法。对贫血患者所取各穴，最好以麦粒大小艾炷作无疤痕灸最为有效。

6）方义：脾俞、太冲一俞一原，调补肝脾，促进藏血统血之脏的功能，有利于气血恢复；痞根、章门消痞块，加灸法温散气血，化瘀消积；贫血甚者取膈俞、脾俞、三阴交以调补气血。

2. 耳针疗法

（1）处方：肾上腺、皮质下、内分泌。

（2）操作法：强刺激或埋皮内针，每天或隔天在预发作前 2 ～ 6 小时针刺，留针至预发作后 1 ～ 2 小时，留针期间捻针 2 ～ 3 次。

3. 压椎疗法　于胸椎第一节以下按压，一般均在第三至第六胸椎有明显压痛，选择其最痛点的棘突，以拇指作旋转或左右滑动的按压，使病人感到明显压痛为度，连续 15 ～ 20 分钟。按压后局部皮肤呈潮红色，并有轻度浮肿，每天按压 1 次，按压 3 天即可，经验证明对间日疟效果与针刺同。

4. 皮肤针疗法　在发作前反复叩击大椎、陶道、风府、身柱、间使、太溪、合谷、太冲、大杼、胸 5 至骶夹脊等穴。

（四）辅助治疗

1. 对于恶性疟疾高热持续者，应给予支持疗法，及时补充水分。危重时应针药结合治疗。

2. 用白胡椒粉 1 克，掺在胶布上贴大椎穴。或用甘草粉、甘遂粉各等分（1 克左右）放在脐孔中，用胶布外贴 24 小时后取去，有帮助截疟作用。

3. 高热时多饮热水，可帮助退热。

九、蛔虫病

蛔虫病是小儿常见的肠道寄生虫病，不仅影响小儿的食欲和肠道功能，妨碍小儿的生长发育，且能并发许多病症，甚至危及生命。

关于蛔虫症，远在《内经》中即有记述。《素问 · 咳论》说：“胃咳之状，咳而呕，呕甚则长虫出。”长虫即指蛔虫。《灵枢 · 厥病》说：“肠中有虫瘕及蛟蛕……心肠痛，作痛，肿聚，往来上下行，痛有休止，腹热喜渴涎出者，是蛟蛕也。”蛟蛕即蛔虫。从所描述的腹痛或作或止，蛔虫扭结成团，腹中有肿块，上下走串以及流涎等症状，都与蛔虫症符合。《金匮要略 · 疗虫病脉证治》说：“蚘虫之为病，令人吐涎，心痛，发作有时……。”蚘虫即蛔虫。不仅认识蛔虫的脉症，而且提出了蚘厥这个名称，制定了“乌梅丸”，为后世所应用。

此后《诸病源候论 · 九虫病诸候》中对人体寄生虫病有进一步的认识，指出了九种寄生虫，对蛔蛟有专论。历代医学在此基础上各有发挥，积累了丰富的经验。

针灸治疗蛔虫，首见于《灵枢 · 厥病》。对肠中有蛔虫作痛的病症，采用“以手聚按而坚之，无令得移，以大针刺之，久持之，虫不动乃出针”的治疗方法，《灵枢 · 上膈》篇更有类似蛔虫梗阻肠中引起呕吐的针刺治法的记载，是针灸治疗蛔虫病的典范。后世医家多侧重于药物治疗，针刺之法反被忽视，故历代针灸著作中对蛔虫病的针灸治法已不多见，只散见于小儿疳积病治疗中。

（一）病因病机

蛔虫病的发生，主要由于饮食不洁，食入未洗净或未煮熟的食物，如吃了有蛔虫卵污染的蔬菜、瓜果，致使虫卵由口腔进入肠内，寄生繁殖而发病。而饮食不节，过食油腻或生冷之物，阻于胃肠，损伤脾胃，运化失职，积湿成热，更有利于蛔虫的孳生和繁殖。正如《奇效良方 · 诸虫门》所说：“杂食生冷，甘肥油腻，盛藏秽物……或食瓜果与畜兽内脏遗留诸虫子类而生。”

体质素虚，脏腑柔弱，胃肠功能低下，亦易于导致肠寄生虫病的发生。如《景岳全书·诸虫篇》说：“然以常见验之，则凡脏强气盛者，未闻其有虫，正以随食随化，虫自难成，而虫能为患者，终是脏气之弱，行化之迟，所以停聚而渐至生虫耳。”可见蛔虫之孳生也常取决于脏气之强弱，体健之人偶感蛔虫，也可不发病或发病症状轻微。

（二）临床表现

蛔虫寄生在小肠内，轻者虫数为几条、十几条，重者可达几百条甚至成千条。由于大量蛔虫主要以小肠内乳靡液为食物，直接影响患者的营养，且分泌出对多种蛋白酶的抑制剂，影响人体的消化和吸收，导致患者营养不良。

肠道蛔虫数量不多的，一般可无明显症状，较多的可见食欲不佳，腹痛多位于脐周或稍上方，痛无定时，反复发作，时间长短不定，痛时喜揉按。或有偏食或异嗜，喜食泥土生米，或有呕吐，腹泻或便秘等。大量蛔虫寄生，消耗营养，使患者全身消瘦，毛发焦稀，面色萎黄，甚至引起低热、精神萎靡或兴奋不安，失眠易惊等，导致生长发育迟缓，智力发育差等现象。

如蛔虫逆行入胃，促使胃气上逆，则为吐蛔；如蛔虫扭结成团，阻塞肠道，气机阻滞不通，则为腹中剧痛，大便不通；蛔虫钻入胆道则右胁下剧痛，呕吐或见黄疸等。

此外在面、目、舌、唇、爪甲等处，往往可见虫蚀斑点。如巩膜蓝斑（或点），面部白斑，唇内粟状白点，舌上红点，舌苔花剥，指甲白斑等等。虽非蛔虫病所特有，但在临床上常可看到，可作为诊断虫病的参考。

（三）治疗方法

1. 辨证施治 治疗蛔虫病主要是驱虫，针灸能促使肠道蛔虫排出，已为临床治疗所证实。对胆道蛔虫的治疗，亦有所报道，分别介绍如下。

（1）肠蛔虫病。

1）症状：绕脐腹痛，乍发乍止，喜得揉按，一般疼痛较轻。如蛔虫多时，阻塞肠中，往来攻冲，时聚时散，则可见绞痛。痛时面色青白，惊叫不休，疼痛过后，则如常人。虫证久延，多见面色黄滞，肢体瘦弱，肚腹胀大，青脉暴露，毛发枯黄，性情怪僻，嗜食异物，舌苔花剥等。

2）治则：驱虫为主，兼调脾胃。

3）处方：四缝；天枢、大横、气海、百虫窝、足三里。

4）加减：呕吐加中脘、内关；腹部胀大加肝俞、脾俞、内庭。

5）操作法：四缝穴点刺后挤出白色黏液。天枢、大横、气海等，针刺要较深，行捻转泻法，反复行针，然后出针。百虫窝、足三里用提插法，酌情留针，呕吐针中脘、内关，可行平补平泻法。腹胀大者，肝俞、脾俞轻刺后加艾条灸，内庭可行轻泻法，每日 1 次，连续 2 ~ 3 次。观察排虫情况。

6）方义：四缝穴治疗蛔虫，为临床之经验。天枢、大横，气海等穴，调整肠道气机的阻塞，不仅可以止痛，而且增加肠道功能，促使蛔虫的排出。百虫窝，顾名思义，是治虫有效穴位，配足三里以调整脾胃，具有扶正之意。至于腹部胀大，多由久病肝脾虚弱，运化无权所致，属本虚标实之证，故轻刺肝俞、脾俞，以激发肝脾之气，并加灸以补益之。泻内庭以去其邪实而消胀，亦攻补兼施之意。如蛔虫扭结成团，阻塞肠管，引起肠梗阻，可参阅外科病中肠梗阻治法。

（2）胆道蛔虫病。

1）症状：突然发生剧烈腹痛，疼痛部位在上腹偏右，有钻顶感，为阵发性，阵发之间仍留微痛。剧痛时患者难以控制，屈体弯腰，面色苍白，汗出淋漓，常伴有呕吐，吐出胆汁和蛔虫。其特点是腹痛虽极严重，但腹部体征不多，只在剑突下偏右方向有轻度压痛，腹肌均不紧张。如并发胆道感染时，则可出现恶寒，高热，黄疸，局部腹肌紧张，压痛明显等症。

2）治则：疏肝利胆，驱虫止痛。

3）处方：不容、期门、阳陵泉、上脘、太冲。

4）加减：呕吐甚者加内关、足三里。

5）操作法：主方期门应斜刺，余穴均浅刺，行提插结合捻转手法，要反复行针，待疼痛缓解后出针。能合作者，应尽量留针观察，根据病情一日可针刺 2 ~ 3 次。

6）方义：本方主穴期门、阳陵泉、太冲等主要作用为疏肝利胆，使肝胆气机通畅，不仅可以缓解疼痛而且也有助于蛔虫之退出；不容、上脘可以和胃降逆，止痛止呕，且二穴部位接近胆道，亦有利于胆道之疏通而促使蛔虫之退出。这些穴位据各地治疗观察结果，疗效较好。

2. 耳针疗法

（1）胆道蛔虫病处方。

1）肝、胆、十二指肠、耳迷根。

2）肝、胆、胃、耳迷根。

3）肝、胆、十二指肠、交感、神门。

（2）操作法：均先针右耳，如疼痛未能控制时，再针左侧。留针 30 ~ 60 分钟。留针期间隔 5 ~ 10 分钟捻转 1 次。或用 0.5% ~ 1% 奴佛卡因耳穴注射。针刺后多数病者能在 10 ~ 15 分钟内止痛，但往往在短时间后又复作痛，故宜久留针，并反复行针加强刺激以控制之。

（四）辅助治疗

（1）针灸虽有驱虫作用，但对于大量蛔虫寄生者，应配合药物驱虫。

（2）胆道蛔虫应用针灸控制疼痛后，宜继续配合药物驱虫。

（3）对蛔虫重症呕吐频繁、身体瘦弱的患者，应根据病情配合输液，以缩短疗程。

（4）蛔虫痛甚的患者，可给服酸醋少量，每日 3 次，有安蛔作用。

第六节 呼吸系统疾病针灸治疗

一、感冒

感冒分普通感冒和流行性感冒。普通感冒又称伤风，是由鼻病毒等引起的上呼吸道感染，局部症状重、全身症状轻为其临床特点。流行性感冒（简称流感）是由流感病毒引起的一种急性呼吸道传染病，每因病毒变异，人群抵抗力低下而发生流行或大流行。起病急，发热、头痛、关节疼痛等全身症状较重，上呼吸道症状一般较轻，中医称时行感冒。

感冒四时皆有，尤以春冬季节为多见。在易感季节，发病率很高，尤其是流感，更有强烈的传染性，常可引起广泛流行。

中医古代虽无感冒病名，但有类似记载，如《素问·骨空论》有“风者百病之始也，……风从外入，令人振寒汗出，头痛，身重，恶寒”的记载，符合感冒症状。《金匮要略·腹满寒疝宿食病脉证治》也有“夫中寒家，善欠，其人清涕出，发热色和者，善嚏”等类似伤风的记载。宋以后，始有感冒名称，明清以来，论述渐详细，治法也更趋完善。

针灸治疗感冒，《针灸甲乙经》、《资生经》、《针灸大成》等书虽无专章叙述，但在“伤寒”、“头痛”、“咳嗽”、“风病”等门中，均有散在记载，可供参考。近些年来，各地广泛应用针灸于治疗与预防等方面，进展较快。

（一）病因病机

祖国医学认为感冒是由感受风邪所致，凡在衣着过少、大汗湿身、疲劳过度、酒后当风等人体抗御外邪能力不足之时，易于感受。有慢性呼吸系统疾病如慢性气管炎、哮喘等肺气虚弱的人，更易罹致。

当气候突然变化，寒温失常时，风邪最易侵袭人体。风邪虽为六气之首，但在不同季节中，往往与其他时令之气相合而伤人，如春季之温邪，夏季之暑邪，长夏之湿邪，秋季之燥邪，冬季之寒邪，均可互相杂感为病。其中以风寒、风热为常见，而挟湿、挟暑、挟燥等，则多见于夏秋季节。由于感受的邪气不同，形成各种类型的感冒。

感冒虽属外感时邪而得，但与人体的内因有关。如《证治汇补》说：“更衣脱帽，沐浴当风，皮毛之间，猝然受邪，内舍于肺者，外因也；衣被过厚，上焦壅热，内热生风，似乎伤风者，内因也；肺家素有痰热，夏季风寒束缚，内火不得舒泄，谓之寒暄，此表里两因之实证也；有平昔元气虚弱，表疏腠松，略有不谨，即显风证者，此表里两因之虚证也。”因此，在流行季节和地区，有病有不病，或病而症状不相同者，除外因外，亦常取决于内因。

当外邪由皮毛或口鼻侵入人体后，首先伤及肺卫。肺主呼吸，气道为呼吸出入的通路，喉为其系，肺开窍于鼻，外合皮毛，司卫外，性属娇脏，不耐邪侵。外邪束于肌表，卫阳被遏，营卫失和，邪正相争，而出现恶寒发热等证；外邪犯肺，气道受阻，肺气失于宣肃，则出现咳嗽，鼻塞等证。普通感冒，感邪轻浅，故症状较轻。若时行感冒，感受时邪较重，故全身症状比较明显。感冒一般病变局限在肺卫，治疗较易，但对年老体弱或素有慢性呼吸系统病变兼抵抗力薄弱的患者，外邪可由表入里，亦常见传变为它病者，应加防范。

（二）临床表现

1. 普通感冒　主要表现为鼻咽部充血水肿，分泌增多，患者感咽部干燥，发痒，灼热或疼痛，鼻内痒感，喷嚏，鼻塞，流清涕，并有干咳或咳嗽频作，咯吐黏痰，全身症状轻微，一般无发热或微热，头痛，无力等，病程多在 7 天左右。

2. 流感　病初有恶寒发热，腰背四肢酸痛，全身无力，头痛，食欲不振等，大多数患者伴有上呼吸道炎症症状，如喷嚏，流涕，鼻塞，咽痛，干咳，颜面潮热，结膜充血等，这些症状一般在1～2天到达高峰，3～5天逐渐缓解。如高热不退，头痛较剧，甚则谵妄，惊厥，昏迷者，则为中毒型流感，症情严重。此外，亦有除发热头痛等症外，并有恶心，呕吐，腹痛，腹泻等胃肠道症状，则为胃肠型流感，较为少见。婴幼儿可出现肺炎型流感，但也较少见，其处理方法也和一般流感不同，不适宜于单独应用针灸治疗。

（三）治疗方法

1. 辨证施治　感冒病邪，多在肺卫，故为表证、实证。但因感邪的轻重、正气的强弱，故症状轻重不一。同时，由于风邪夹杂其他时令之气，临床上有风寒、风热、挟暑、挟湿、挟燥（与挟热同）等的不同。故治疗原则总以疏风解表为主，但必须根据病邪的性质和兼证，分别处理。尤其是对久病体虚的感冒患者，必须扶正祛邪兼顾。

（1）风寒感冒。

1）症状：鼻塞，声重，鼻痒，喷嚏，流清涕，喉痒，咳嗽，痰液清稀，口不渴，或渴喜热饮，发热恶寒，寒重热轻，无汗，肢体酸痛，舌苔薄白，脉浮或浮紧。

2）治则：解表散寒，宣展肺气。

3）处方：风池、外关、列缺。

4）加减：鼻塞甚者加迎香；喉痒作咳加天突。

5）操作法：风池、外关、列缺均用提插或捻转泻法，反复捻针，加强针感，促使出汗，迎香向鼻孔方向斜刺，使针感到鼻孔内；天突斜向下刺，使针感向胸部放散。各穴均可适当加灸，温针或艾条灸均可。

6）方义：风寒束于肌表，肺卫失宣，故而出现恶寒，微热，喉痒，咳嗽等症。故取风池、外关以解表散邪；用列缺以宣泄肺气；加用灸法，以疏散寒邪；鼻塞甚者，刺迎香以宣鼻窍；咳而喉痒者，刺天突以利气止咳。

（2）风热感冒。

1）症状：恶寒发热，寒轻热重，或有汗出，头痛或昏胀，目红面赤，口干，微渴欲饮，咽喉干燥或疼痛，咳嗽，咳痰黄稠，咯吐不畅，胸部作闷，鼻塞流浊涕，舌苔薄黄，脉多浮数。

2）治则：疏散风热，清肺祛痰。

3）处方：风池、大椎、合谷、尺泽。

4）加减：热重者，加曲池；咽喉肿痛者，加少商、天突；痰多者，加丰隆；头痛甚者，加太阳、印堂。

5）操作法：主方各穴，均用提插泻法，对大椎、曲池、合谷等穴留针并反复运针，加强针感，以解表退热；少商点刺出血；太阳向后斜刺；印堂向下斜刺。可行捻转泻法，对流感身热重者，应每日针刺2次。

6）方义：风热外邪，郁于肌表，腠理不密，故恶寒发热，有汗不解；风热犯肺，肺失清肃，故咳嗽痰稠；肺窍不利，故鼻塞多浊涕。主方风池、大椎、合谷用以疏风解表，以祛邪热；身热重者，加曲池以加强退热作用；取尺泽以清肺中邪热；泻丰隆以去痰热；咽喉肿痛者取少商、天突以利咽消肿而止痛；头痛加太阳、印堂，以散风止痛。

（3）感冒挟湿。

1）症状：恶寒发热，身热不扬，少汗，肢节酸重，头昏胀如裹，咳嗽，吐白黏痰，咳声重浊不扬，胸脘痞闷，纳呆，腹部胀闷不舒，大便溏或泄泻，小便少色黄，舌苔白腻或淡黄腻，多见濡脉。

2）治则：疏风解表，祛湿化浊。

3）处方：外关、合谷、阴陵泉、足三里、至阳。

4）加减：胸闷痰多加太渊、丰隆；腹胀便泻加天枢、气海；纳呆加中脘。

5）操作法：主方各穴均用提插结合捻转泻法，至阳穴针后可加温针灸 3 ~ 5 壮，太渊浅刺，丰隆深刺，行捻转泻法，天枢、气海、中脘等穴，行捻转法后，可酌量加艾条灸。

6）方义：长夏湿气当令，或淫雨连绵，湿气偏盛，感冒多挟湿邪；或平素多湿之体，感受外邪，内外合邪，多见兼湿之证。故治法以解表祛湿为主，主方取外关、合谷以解表；阴陵泉、足三里以祛湿；至阳宣阳而化湿浊，共凑解表祛湿之功。纳呆者加中脘以和胃，腹泻者加天枢、气海以调整传导功能而止泻，对素有内湿者，更为必要。胃肠型流感者，可参照本法处理。

（4）感冒挟暑。

1）症状：夏令感冒，常挟当令之暑邪，而暑必挟湿，故多见湿热症状。临床上除见恶寒、发热、咳嗽等表证外，其暑热盛者，因暑热熏蒸，则见身热较甚，有汗而不解，心烦口渴，小便短赤，苔黄脉数等。如湿热偏重者，可见身热不扬，头胀如蒙，胸闷泛恶，纳呆，口淡而黏，舌布腻苔。

2）治则：疏风，清暑，化湿。处方：大椎、曲池、风池、合谷。

3）加减：身热盛者，加十二井穴、曲泽、委中；湿热盛者，加阴陵泉、足三里、公孙。

4）操作法：主方各穴，均用疾徐泻法，反复捻运，加强针感，留针 30 分钟，十二井穴以三棱针点刺出血。曲泽、委中两穴，除用针泻外，热重者，亦可用刺血法，出血数滴。阴陵泉、足三里、公孙等穴，用捻转泻法，留针。

5）方义：风邪挟暑，侵袭肺卫，治当解表祛暑，以去外邪。故用大椎、曲池以清热，用风池、合谷以解表；其暑热客于气分，高热有汗不解时，取十二井穴刺血以清泄暑热，甚则于曲池、委中处静脉放血，以泻热邪；其湿邪偏盛者，取脾胃两经之穴，以健脾助运，宣化湿浊。如热邪传里，出现危重变症时，则当针药并进，采取综合措施治疗为要。

（5）体虚感冒。

1）症状：久病或老弱体虚者，由于正气不足，抗病力弱，最易感冒，临床表现除具备一般感冒症状外，根据虚弱不同情况而有所差异。其气虚感冒者，多见语声低怯，气短，倦怠，脉浮无力等症；阳虚感冒者，多兼见面色 白，语言低微，四肢不温，舌淡而胖，脉沉细等症；阴虚感冒者，多见盗汗，口干咽燥，手足心热，干咳少痰，舌质红，脉细数等症；血虚感冒者，多兼见面色少华，心悸，头昏，苔白，脉细或浮而无力等症。

2）治则：扶正祛邪，标本兼顾。

3）处方：体虚感冒之属气虚阳虚者，多见风寒感冒症状，阴虚血虚者，多见风热感冒症状，故可分别参考风寒感冒与风热感冒的处方，根据病情加减出入治疗。可取用下列各穴：①气虚者加气海、足三里；②阳虚者加关元、命门；③阴虚者加间使、太溪；④血虚者加三阴交、血海。

4）操作法：对气虚阳虚，各穴均用疾徐补法，慢提紧按，或加灸法，每穴5～7壮。对阴虚血虚者，各穴均用平补平泻法，或捻转补法，留针。此外，操作时应注意缓慢行针，控制针感，切忌强烈刺激。

5）方义：体虚感冒治疗的原则，即在解表的同时，注意补正，使祛邪不至伤正。故除选用解表穴位外，气虚感冒者加气海、足三里以补气；阳虚感冒者加关元、命门以补阳；阴虚感冒者加间使、太溪以益阴；血虚感冒者，加三阴交、血海以益血。这样一面解表祛邪，一面补其不足，使邪去而正安。

2. 耳针疗法

（1）处方：肺、气管内、鼻咽、喉、额。

（2）操作法：各穴均浅刺捻针，留针30分钟，亦可加电针。

3. 皮肤针疗法

（1）处方：取颈部前后及鼻翼部，配合前额及颞部，每侧3～4行，每行隔1厘米。

（2）操作法：颈部及前额部用轻刺激，颈部前后用重刺激，鼻翼部用中刺激。

4. 水针疗法

（1）处方：风池、风门、外关

（2）操作法：用维生素B1或5%当归注射液，每穴注射0.3～0.5毫升。

5. 电针疗法

（1）处方：合谷、太阳、头维、迎香、肺俞、大椎

（2）操作法：用脉冲电流，每日1次，每次30分钟。

（四）辅助治疗

1. 发热时多饮开水，以补充水分。

2. 针灸后，可进稀粥或多饮热水，以助发汗退热。

二、支气管炎

支气管炎是因支气管受到细菌、病毒的感染或受到物理、化学因素的刺激以及过敏等引起的炎症。临床分急性支气管炎与慢性支气管炎两类。慢性者如治不及时，病延日久，可并发肺气肿、肺源性心脏病，严重影响健康及劳动力，甚至危及生命。

本病以咳嗽为主要症状，故属祖国医学“咳嗽”范围。急性支气管炎多为外感咳嗽，慢性支气管炎多属内伤久咳，并发肺气肿、肺源性心脏病者则又属“喘证”、“痰饮”的范畴。

咳嗽一证首见于《内经》，如“阴阳应象大论”、“气交变大论”、“至真要大论”、“宣明五气论”“咳论”等篇，对咳嗽的成因、症状、分类、治疗已有较系统的记述，特别是《素问·咳论》专门论述咳嗽，并提出“五脏六腑皆令人咳，非独肺也”的观点。汉张仲景在《伤寒论》和《金匮要略》中对咳嗽的辨证论治有了进一步的认识，提出了一些具体的治疗方剂。隋巢元方《诸病源候论》中将咳分为风咳、寒咳等十种，并对各种咳嗽的病因、证候作了描述及鉴别。金元时期各医家对咳嗽一证的认识，各抒己见。

如刘完素、张子和用五运六气学说加以阐述，提出“风、寒、暑、湿、燥、火皆令人咳”；李东垣重视湿气所伤；朱丹溪则将咳嗽分为风寒、痰饮、火郁、劳嗽、肺胀五种。明清医家在总结前人经验的基础上，对辨证用药又有新的认识和补充。李梃《医学入门》中首先提出外感、内伤的分类方法；赵献可《医贯》进一步论述咳嗽与肺、脾、肾三脏的关系；张景岳《景岳全书》提出外感咳嗽由肺而及它脏，故以肺为本，它脏为标，而内伤咳嗽则由它脏及肺，故以它脏为本，肺为标的见解，对后世治疗咳嗽起了重要的指导作用。

总之，历代医家对咳嗽一证阐述甚多，其发病原因亦很复杂，但归纳起来，不外外感和内伤两大类，其病变之本主要在肺，若病延日久，则随着病情的加重，可由肺及脾，由脾及肾。

针灸治疗咳嗽，早在《内经》中就有记载，并提出五脏之咳，应取俞穴，六腑之咳，应取合穴，有浮肿者，可取脏腑之经穴而分治之的针治原则。以后历代针灸著作多有记述，证之临床，确有效验。

（一）病因病机

支气管炎的发病原因，可分为外感和内伤两方面。如《张氏医通》指出“咳嗽为病，有自外而入者，有自内而发者。风寒暑湿，先自皮毛而入，皮毛者，肺之合，故虽外邪欲传脏，亦必先从其合而为嗽，此自外而入者也；七情郁结，五脏不和，则邪火逆上，肺为气出入之道，故五脏之邪，上蒸于肺而为嗽，此自内而发者也。”张景岳说：“咳嗽一证，诸家立论太繁，以余观之，止惟二证：一曰外感，一日内伤而尽之矣，”又说：“咳证虽多，无非肺病。”现在一般认为急性支气管炎多因外邪侵袭所致，慢性支气管炎则与肺、脾、肾三脏功能失调有关。因肺主气，开窍于鼻，外合皮毛，职司呼吸，为五脏之华盖。外邪或从口鼻而入，或从皮毛而受，首先犯肺，肺卫受侵，宣肃失调，因而引起咳嗽咯痰，甚则气喘。由于四时气候不同，所受外邪各异，临床上就有风寒、风热、燥热等不同的咳嗽证候。

慢性支气管炎，多因长期反复发作，迁延日久，肺气受损，累及脾肾。肺虚则气无所主，宣降失司，出现咳嗽无力，气短自汗；脾虚则运化失健，聚湿生痰，故咳嗽痰多，胸闷腹满；肾阴亏损，虚火内炽则灼津伤阴，肺失清润，证见咳嗽痰少，口干咽燥；肾阳不足，气化乏权则痰饮停聚，气失摄纳，证见咳嗽气喘，痰稀肢肿。此外肝与肺有经络相联，若肝气郁结，气郁化火，上逆于肺，炼津为痰，阻碍肺气肃降而成肝火犯肺，肺热津伤（木火刑金）之证。

总之，本病的形成，往往是外感内伤互为因果，外邪所以能够犯肺，多因肺气不足，卫外不固，而脾肾两虚也是导致本病反复发作，迁延难愈的内在因素，即所谓“脾为生痰之源，肺为贮痰之器”，“无痰不作咳”。在这样相互作用的影响下，邪气益盛，正气日衰，因而形成咳嗽、咯痰、喘促、气短等本虚标实之证。

（二）临床表现

急性支气管炎起病较急，一般先有鼻塞流涕，咽痛声嘶，恶寒发热，头痛骨楚等上呼吸道感染症状，但以咳嗽为主症。初起多干咳，胸骨后有刺痒闷痛之感，1～2天后有痰，初为黏痰，以后为脓性痰，甚者可伴有血丝。

慢性支气管炎病程缓慢，每次发作的时间都在两个月以上，症状逐渐加重，多在寒冷季节发病，咳嗽、咯痰为主要症状，咯痰多为大量黏液泡沫痰，尤以晨起为甚，冬季症状较显著，天暖则减轻或消失。在急性呼吸道感染时，症状迅速加剧，痰量增多，黏稠度增加，或呈黄脓性，偶有痰中带血。喘息型支气管炎患者，在症状加剧或继发感染时，常有哮喘样发作，气急不能平卧。

总之，本病临床表现以咳嗽、咯痰为主证，但有外感内伤之别、寒热虚实之异，症状不一，应注意辨析。

（三）治疗方法

1. 辨证施治　急性支气管炎以实证多见，治疗以祛邪为主，重点在肺；慢性支气管炎，以本虚标实多见，治疗以扶正祛邪为主，重点在脾肾，宜攻补兼施，标本并治。

（1）风寒束肺。

1）症状：咳嗽痰白，鼻塞流涕，或伴恶寒发热，头痛骨楚，舌淡红，苔薄白，脉浮紧。

2）治则：疏风散寒，宣肺化痰。

3）处方：风池、风门、肺俞、太渊、合谷。

4）加减：热甚加大椎；咳甚加天突；鼻塞加迎香。

5）操作法：以上诸穴均用泻法强刺激留针。风门、肺俞二穴可加隔姜片灸或艾条灸，取寒则留之、寒则温之之意。

6）方义：本证乃风寒袭肺，肺失宣降所致，故取风池、风门，因风池为足少阳与阳维之会，阳维主阳主表，风门又称热府，为足太阳与督脉之会，是风寒入侵的门户，取二穴用泻法加灸，可疏风散寒。肺俞为肺气注输之处，太渊为肺经俞穴，背俞穴与五俞穴并用以宣肺化痰。合谷发汗解表，兼可通鼻塞、止头痛。若热甚加诸阳之会的大椎以助发汗解表；咳甚加天突以利宣降肺气；鼻塞不通加迎香以宣肺通窍。

（2）风热犯肺。

1）症状：咳嗽痰黄，质稠难出，口干咽痛或伴身热头痛，舌边尖红，苔薄黄，脉浮数。

2）治则：祛风清热，宣肺化痰。

3）处方：大椎、曲池、肺俞、尺泽。

4）加减：咽痛甚加鱼际、少商。

5）操作法：以上诸穴均用泻法强刺激。鱼际、少商用三棱针点刺出血。

6）方义：本证为风热犯肺，肺失宣肃，故针泻大椎、曲池祛风清热；肺俞、尺泽清肺化痰；鱼际、少商以清热利咽。

（3）燥热伤肺。

1）症状：干咳无痰或痰少而黏，咯出不爽，甚则痰中夹血，鼻燥咽干，胸膺闷痛或兼发热头痛，大便干结，小便短赤，舌红少津，苔薄黄，脉细数。

2）治则：清肺润燥。

3）处方：肺俞、尺泽、内关、合谷。

4）加减：胸痛甚加膻中。

5）操作法：泻肺俞、尺泽、合谷，补内关。膻中用泻法。

6）方义：燥热伤肺，津液被灼，致肺失清润，故泻肺俞、尺泽以清肺止咳，且尺泽为五行输中的水穴，并有凉血止血之效；内关宽胸理气，补之更能益阴润燥；合谷解表清热，兼通大肠腑气。膻中以行气通络。

（4）痰湿阻肺。

1）症状：咳嗽痰多，痰白而黏，易于咯出，咳声重浊，胸胁满闷或喘促短气，纳呆腹胀，舌淡红，苔白腻，脉滑或濡。

2）治则：健脾燥湿，肃肺化痰。

3）处方：肺俞、脾俞、太渊、足三里、丰隆。

4）加减：气喘加天突、膻中、气海。

5）操作法：肺俞、脾俞、足三里补法加灸，丰隆泻法强刺激。天突、膻中、气海，平补平泻，针灸并用。

6）方义：脾失健运则聚湿生痰，痰饮渍肺致肺失肃降，针补肺俞、太渊以益肺气，肺气充则清肃之令自行；补脾俞、足三里以运脾胃，脾胃健则痰湿自化；再加涤痰要穴丰隆，乃标本同治之意。兼气喘者，加天突、膻中、气海，针灸并用以降气平喘。

（5）肝火灼肺。

1）症状：咳嗽气逆，阵阵发作，痰少而黏，咯出不易，甚则痰中带血，伴胸胁胀痛，咽喉干痒，目赤口苦，尿赤便结，舌边尖红，苔薄黄，脉弦数。

2）治则：清肝泻火，润肺止咳。

3）处方：肝俞、肺俞、鱼际、支沟、行间。

4）加减：胁痛加阳陵泉；咽喉干痒加太溪；痰中带血加尺泽。

5）操作法：各穴均用泻法，刺激宜较强，间歇留针 15 ~ 20 分钟。

6）方义：本证多由肝气郁结，郁久化火，气火上逆，以致肺失清肃。针泻肝俞、行间平肝降火，取肺俞、鱼际清肺化痰；配支沟以疏少阳、三焦经气，治胁痛而通大便，驱郁火从大便而出。胁痛甚加阳陵泉助行间以疏泄肝火；咽喉干痒加太溪助鱼际以滋阴润喉；肝火灼伤肺络则痰中带血，加尺泽以清肺降火，凉血止血。

（6）肺肾阴虚。

1）症状：干咳无痰或痰少而黏，或痰中带血，口干咽燥，五心烦热，午后颧赤，夜出盗汗，形体消瘦，舌红少苔，脉象细数。

2）治则：养阴清火，滋肾润肺。

3）处方：肺俞、肾俞、膏肓俞、太溪、天突、尺泽。

4）加减：盗汗加阴郄。

5）操作法：把以上六穴分成两组，每日选取一组，交替轮用。诸穴均用补法。

6）方义：肾阴不足，阴虚火旺，灼肺伤津，以致肺失润降，取肺俞、膏肓俞补肺阴而润燥金，肾俞、太溪滋肾水以降虚火；天突、太渊清肺止咳，尺泽润肺清火，凉血止血，标本兼顾。阴虚则血热，血热则液泄，故夜多盗汗，加阴郄以益阴敛汗。

（7）脾肾阳虚。

1）症状：咳嗽气喘，动则尤甚，痰液清稀，面色 白，形寒肢冷，短气懒言，声音低怯，纳呆便溏或兼面肢轻浮，小便不利，舌质淡胖或淡紫，舌下静脉青紫曲张，苔薄白或白腻，脉沉细。

2）治则：温阳健脾，补肾纳气。

3）处方：脾俞、肾俞、肺俞、中府、气海、关元、足三里、丰隆。

4）加减：面肢浮肿，小便不利加阴陵泉、三阴交、命门；胸闷心悸，唇甲紫绀加心俞、内关。

5）操作法：把以上八穴分成两组，每日选取一组，交替轮用。诸穴均用补法加灸。

6）方义：咳喘日久，损及脾肾，以致脾不化湿，肾不纳气。故取脾俞、肾俞补法加灸，健脾温肾；肺俞、中府俞募合用，补肺肃肺；气海、关元补肾纳气；足三里、丰隆化痰平喘。灸命门以温阳化气；加阴陵泉、三阴交运脾利水；心俞、内关以宽胸理气，益心行血。

2. 电针疗法

（1）处方：按毫针疗法辨证取穴。

（2）操作法：各穴针刺得气后，接上电针治疗仪，通电 15 分钟。急性支气管炎可每日针刺 1 次，慢性者隔日 1 次。

3. 耳针疗法

（1）处方：肺、气管、神门。

（2）加减：兼气喘者加平喘、肾上腺、交感。

（3）操作法：毫针中等刺激，留针 30 分钟至 1 小时，每日或隔日 1 次；慢性支气管炎可用揿针留针 2 天，或用王不留行子或莱籽压贴一侧耳穴，嘱患者不时用手按压所贴穴位以加强刺激，3 天后除去，改贴另一侧耳穴，两耳交替应用。

4. 皮肤针疗法

（1）处方：项后至背部第 1 ~ 7 胸椎两侧足太阳膀胱经，颈前喉结两侧足阳明胃经。

（2）操作法：急性支气管炎宜重叩至皮肤隐隐出血为度；慢性支气管炎则用轻叩法至皮肤潮红即可，每日或隔日 1 次。

5. 水针疗法

（1）处方：肺俞、天突。

（2）加减：兼气喘者加定喘穴。

（3）药物选择：急性支气管炎选用可供肌内注射的抗菌素，如青霉素、链霉素、洁霉素、庆大霉素等，小剂量应用。或用中草药制剂，如鱼腥草注射液、板蓝根注射液等亦可。慢性支气管炎可用胎盘组织液或 0.5% 普鲁卡因，或 654—2 注射液等。

（4）操作法：选用 5 毫升注射器，皮试针头，按常规皮肤消毒后，将针刺入穴内，肺俞直刺，天突针尖向下斜刺，作小幅度提插，得气后，抽无回血，再将药液注入，每穴注 0.5 毫升。如一安瓿药液不足所需注射量者，可用生理盐水稀释至所需用量。

6. 穴位埋藏疗法 多用于慢性支气管炎。

（1）羊肠线穴位埋藏。

1）处方：肺俞、脾俞、肾俞、膻中。或取八华穴、膻中。

2）操作法：在常规消毒后，铺洞巾，局部浸润麻醉下，取“0”号羊肠线用三角缝针穿埋于穴位下肌肉层，每月 2 次，3 个月为 1 个疗程。

（2）兔脑垂体穴位埋藏。

1）处方：膻中、定喘。

2）操作法：每次取1穴，在常规消毒及局麻下，切开皮肤，将新鲜兔脑垂体埋入穴内，15 ~ 20天换穴埋藏1次，重症可埋5 ~ 6次。此法对兼有心脏病、活动性结核、高血压、肾炎、急性肝炎、糖尿病、甲状腺机能亢进症者及孕妇等均忌用。

（3）不锈钢圈穴位埋藏。

1）处方：定喘、肺俞。

2）操作法：在常规消毒及局麻下，切开皮肤，把直径0.5 ~ 0.8厘米的钢圈埋藏于穴内。

7. 穴位贴敷疗法 用于慢性支气管炎。

（1）处方：肺俞、心俞、膈俞、定喘、天突。

（2）操作法：多用对皮肤有一定刺激作用的药物如皂角、乌头，南星、降香、肉桂、川椒、白芥子等制成膏药，贴于穴位，3天换膏药1次，10次为1个疗程。亦可用丁香、肉桂、麻黄、苍耳子等研细末，填平脐窝（神阙穴），用胶布固定，48小时换药1次，10次为1个疗程。穴位贴敷法还可用于“冬病夏治”，对冬天易发的慢性支气管炎，有预防或减轻发作的作用。

8. 胸穴指压疗法

（1）处方：第1 ~ 5胸肋关节的下缘各一对穴为常用穴（相当于彧中、神藏、灵墟、神封、步廊），其他胸部的敏感压痛点为配用穴。

（2）操作法：每次选1 ~ 2对穴位，每穴每次指压7 ~ 15分钟，1日3次，10天为1个疗程。

9. 拔火罐疗法

（1）处方：背部自第1 ~ 12胸椎两侧，足太阳膀胱经背部第一侧线上。

（2）操作法：两侧各拔火罐5 ~ 6只，至皮肤瘀血为度，隔2 ~ 3日拔罐1次。

10. 芒针疗法

（1）处方：天突、上脘、丰隆。

（2）加减：慢性支气管炎日久气虚者加气海。

（3）操作法：天突宜弯刺，注意勿向两旁偏斜；上脘、丰隆用泻法；病久气虚者，轻补气海。

三、支气管哮喘

支气管哮喘是一种发作性的肺部过敏性疾病。其临床特征为反复发作的阵发性带哮鸣音的呼吸困难，属于祖国医学“哮证”、“喘证”、“痰饮”范畴。

哮指喉中痰鸣有声，历代医籍中名称很多，如“喘鸣”、“鸣息”、“喉中水鸡声”、“呷嗽”、“哮吼”、“吼喘”、“齁喘”等。喘是以呼吸急促为临床特征，严重时张口抬肩，鼻翼煽动，口唇发紫，汗出淋漓，不能平卧。气喘在中医文献中亦有多种名称，如“喘息”、“喘逆”、“喘促”、“上气”、“逆气”等。《医学正传》谓：“大抵哮以声响名，喘以气息言。夫喘促喉中如水鸡声者，谓之哮；气促而连续不能以息者，谓之喘”。临床上哮多兼喘，通常称为“哮喘”，而喘则未必见哮，一般称为“气喘”。可见哮证与喘证同中有异。至于哮喘并提，首见于元代朱丹溪，后世医家因其病因病机大致相同，故临床上亦常相提并论。

哮喘一证早在《内经》中就有很多记载，如《素问·咳论》："肺咳之状，咳而喘息有音"。《灵枢·经脉》："肺，手太阴也。是动则病肺胀满，膨膨而喘咳"。汉《金匮要略》中有"咳而上气，喉中水鸡声"、"其人喘，目如脱"等的记载；隋《诸病源候论·上气鸣息候》中进一步阐述了发生气喘的病因病机，谓："肺主于气，邪乘于肺则肺胀，胀则肺管不利，不利则气道涩，故气上喘逆，鸣息不通"。唐王焘《外台秘要·久咳坐卧不得方》所载"久患气嗽，发时奔喘，坐卧不得，并喉里呀声，气欲绝"的证候，很明确地认识到本病的发作性和症状特点。宋许叔微《普济本事方·卷一》谓"凡遇天阴欲作雨，便发，……甚至坐卧不得，饮食不进，此乃肺窍中积有冷痰，乘天阴寒气从背、口鼻而入，……此病有苦至终身者，亦有母子相传者"。对哮喘的病因病机、临床特点、预后以及遗传因素等都有了比较明确的认识。元朱丹溪在《丹溪心法》中始以"哮喘"作为独立的病名成篇，并对哮喘治法，精辟地概括为"未发以扶正气为主，既发以攻邪气为急"。此论一直为后世医家所宗。明戴元礼在《秘传证治要诀·哮喘》中提出本病有"宿根"之说。张景岳则把喘证分为"虚喘"、"实喘"两类，指出"实喘者有邪，邪气实也，虚喘者无邪，元气虚也"。清叶天士《临证指南医案》中，在前人基础上进一步把哮喘的证治纲领总结为"在肺为实，在肾为虚"，颇为扼要。

针灸治疗哮喘，最早见于《内经》，如《素问·骨空论》："其上气有音者，治其喉中央，在缺盆中者"。《针灸甲乙经·邪在肺五脏六腑受病发咳逆上气》篇中，提出治咳逆上气的常用腧穴已达25个之多，以后历代针灸著作均记述甚丰，临床实践和动物实验均证明，针灸对解除支气管痉挛、控制哮喘发作，确有良好疗效。

（一）病因病机

哮喘的发生，可以由外感、内伤等原因引起。凡感受风寒、风热，闻及花粉、烟尘、漆气、异味，均可影响肺气宣肃，使津液凝聚，酿为痰饮，阻塞气道，而成哮喘。亦可因饮食不当，贪食鱼虾、肥甘等物，以致脾失健运，聚湿生痰，内伏于肺，壅遏肺气，发为哮喘。正如《证治汇补》说："哮即痰喘之久而常发者，因内有壅塞之气，外有非时之感，膈有胶固之痰，三者相合，闭拒气道，搏击有声，发为哮病。"可见痰饮内伏为本病的基本原因，诚如《景岳全书》所说的"喘有夙根，遇寒即发或遇劳即发者，亦名哮喘。"所谓"宿根"是指哮喘的内在病因，一旦感受外邪，则新感触动伏痰，痰随气升，气因痰阻，痰气相结，阻塞气道，影响肺气升降而致哮喘发作。

由于肺为气之主，肾为气之根，肺主呼气，肾主纳气；另一方面，肺主气，心主血，气为血帅，气行则血行。哮喘初病在肺，多属实证，若屡发不愈，可导致肺、肾、心三脏俱虚。肺虚则气无所主，短气喘促；肾虚则摄纳无权，动则喘甚；心虚则鼓运无力，气虚血瘀，出现唇甲紫绀，汗出肢冷，甚至神昏烦躁等危象。

（二）临床表现

支气管哮喘典型发作前，常有咳嗽、胸闷、喷嚏等先兆症状，亦有在夜间突然发作，顿时胸闷气急，喉间哮鸣，咳嗽多痰。患者多被迫采取坐位，两手前撑，两肩耸起，严重者可有唇指紫绀，颈静脉怒张，冷汗淋漓。发作时间不一，短则数分钟，长则数小时，甚至持续数日才逐渐缓解。发作停止前，先咳出大量黏液性痰，随即呼吸畅通，行动自如。

总之，本病临床表现以哮鸣气急、呼吸困难为主症。有冷哮、热哮之分，虚喘、实喘之别，原因不同，表现各异，宜注意辨别。

（三）治疗方法

1.辨证施治 哮喘辨证，首先应辨虚实。实喘呼吸深长有余，但以呼出为快，气粗声高，脉象数而有力，病势急骤，其治在肺，重在祛邪理气。虚喘呼吸短促难续，但以深吸为快，气怯声低，脉象沉细或浮大中空，病势较缓，时轻时重，其治在肾，重在扶正培元。

实喘病情的发展，往往与正虚有关，虚喘病情的加重，也常因复感外邪，因此虚实夹杂的情况亦很常见，临证时应根据标本缓急辨证施治。

（1）寒饮伏肺。

1）症状：遇寒触发，胸膈满闷，呼吸急促，或喉中痰鸣，咳痰稀白，初起多兼恶寒发热，头痛无汗，鼻流清涕，舌淡红，苔白滑，脉浮紧。

2）治则：疏风散寒，化痰平喘。

3）处方：风门、肺俞、天突、膻中、尺泽、太渊。

4）加减：喘甚加定喘；发热加大椎。

5）操作法：以上诸穴均用泻法留针；胸背腧穴加隔姜片灸或艾条灸；风门、肺俞两穴针灸后，再加拔火罐。

6）方义：本证乃风寒外袭，触动伏痰，肺失宣降所致。取风门、肺俞，泻法加灸，再拔火罐，可以宣发足太阳经气，疏散风寒；尺泽、太渊宣肃手太阴经气，肃肺化痰；膻中宽胸理气，天突降逆平喘；定喘降气平喘，大椎宣阳解表。

（2）痰热遏肺。

1）症状：喘急胸闷，喉中哮鸣，声高息涌，痰黄质稠，咯出不爽，或伴发热口渴，舌质红，苔黄腻，脉滑数。

2）治则：清肺化痰，降气平喘。

3）处方：肺俞、尺泽、列缺、天突、膻中、丰隆。

4）加减：发热者加合谷。

5）操作法：诸穴均针用泻法，强刺激间歇留针，每隔5分钟行针1次，约30分钟左右，待喘促稍平后再出针。

6）方义：痰热伏肺，肺气壅塞，肃降失司，以致咳喘并作，故取尺泽、列缺清肺泄热；肺俞、天突肃肺平喘；膻中降气；丰隆化痰；合谷以解表清热。

（3）脾肺气虚。

1）症状：咳喘气短，动则加剧，咳声低怯，痰多清稀，自汗畏风，神疲力乏，食少便溏，舌质淡，苔薄白，脉濡细。治则：健脾益肺，化痰平喘。

2）处方：肺俞、脾俞、膏肓、膻中、气海、足三里。

3）加减：喘甚者加定喘。

4）操作法：以上诸穴针用补法，并加艾条熏灸，灸的时间可较长，约30分钟左右，还可在背部腧穴加拔火罐。肺俞、膏肓俞、膻中三穴亦可采用化脓灸法。

5）方义：本证多因久喘久咳，肺脾两虚，以致气无所主，宣降失职。故针补肺俞、膏肓俞理肺补虚；脾俞、气海健脾益气；膻中降气平喘；足三里和胃化痰；定喘增强降逆平喘的作用，标本兼顾。

（4）肺肾阴虚。

1）症状：短气而喘，咳嗽痰少，头晕耳鸣，口干咽燥，潮热盗汗，舌红苔少，脉象细数。

2）治则：滋阴益肺，补肾纳气。

3）处方：肺俞、肾俞、太渊、气海、关元、太溪、三阴交。

4）加减：盗汗甚加阴郄。

5）操作法：以上诸穴针用补法。取穴较多，可分成两组交替轮用。

6）方义：肺为气之主，肾为气之根，久喘不已，穷必及肾，肺肾两虚，气不归元，故短气而喘；阴不敛阳，迫津外泄，则潮热盗汗。故针补肺俞、太渊以益肺阴；肾俞、太溪以滋肾阴；气海、关元补肾纳气，三阴交补益三阴。

（5）心肾阳虚。

1）症状：喘促短气，呼多吸少，动则喘甚，气难接续，形瘦神惫，畏寒肢冷，尿少浮肿，甚则喘急不安，心悸烦躁，冷汗淋漓，四肢厥冷，唇甲青紫，神识不清，舌质紫暗或有瘀点瘀斑，苔薄白，脉沉细或微弱结代。

2）治则：温肾纳气，强心固脱。

3）处方：肺俞、心俞、肾俞、气海、关元、内关。

4）加减：出现喘急不安，唇甲青紫，神识不清者加水沟、素髎。

5）操作法：针用提插捻转补法，反复行针。气海、关元并用大炷艾灸以回阳固脱。水沟、素髎可用电针。

6）方义：本证系哮喘屡发，正气日衰，心肾阳虚，而致肾不纳气，心不行血，甚至阳气暴脱之重症。取肺俞、肾俞补肺温肾；气海、关元补肾纳气，回阳固脱；心俞、内关强心复脉。水沟、素髎二穴，不论从临床实践或动物实验，都证明有兴奋呼吸和抗休克、升血压的作用，故重症哮喘患者出现呼吸衰竭及心力衰竭危象者，可加刺之以兴奋呼吸，强心升压。本型症情危重，有呼吸骤停，甚至猝死的危险，除针灸治疗外，必须加用中西药物积极抢救。

2. 耳针疗法

（1）处方：平喘、肾上腺、气管、肺、皮质下、交感。

（2）操作法：上穴分两组，每次取 3 穴，用强刺激，留针 10 ~ 15 分钟，每日 1 次，10 次为 1 个疗程。

3. 皮肤针疗法

（1）处方：自尺泽至鱼际手太阴肺经循行部，两侧胸锁乳突肌部，第七颈椎至第十二胸椎旁开一寸五分足太阳膀胱经部。

（2）操作法：每部各叩击 15 分钟，顺序轻叩，以皮肤微红为度。用于发作期，有缓解症状的作用。

4. 水针疗法

（1）处方。

1）胸椎 1 ~ 7 夹脊穴或八华穴。

2）肺俞、定喘。

（2）药物选择：缓解期可选用胎盘组织液或维丁胶性钙。发作期用0.1%肾上腺素。

（3）操作法：缓解期按第1组处方，每次取穴1对，注药前，按常规先作小幅度快速提插，得气后，抽无回血，即将药液注入，每穴注入0.5～1毫升。哮喘发作时，按第2组处方，各穴注入0.1%肾上腺素0.2毫升。

5. 头针疗法

（1）处方：双侧胸腔区。

（2）操作法：将毫针由后向前平刺1.2寸，快速小幅度捻转，间歇留针10～15分钟。

6. 穴位埋藏疗法

（1）羊肠线穴位埋藏。

（2）动物肾上腺穴位埋藏。

1）处方：定喘、身柱、膻中、天突。

2）操作法：第1次取定喘，以后每次换1穴。用猪、羊、狗、牛等肾上腺，去包膜，切成高粱米大，在2～4℃低温下冷藏7天，高压消毒，低温保存备用，每次埋入穴位内一小块，每周埋1次。

7. 穴位敷贴疗法

（1）处方：肺俞、膏肓俞、膻中。

（2）药物：白芥子30克，甘遂15克，细辛15克，共为细末。

（3）操作法：每次选2～3穴，用生姜汁把上列药末调成糊状，每穴涂药面积如蚕豆大，持续30～60分钟后，擦掉药末，局部有红晕、微痛，有时亦可起泡。若起泡，用消毒针头挑破泡皮，流尽黄水，涂以龙胆紫即可。此疗法于夏季初伏、中伏、末伏各治疗1次，有预防和减轻发作的作用。

8. 化脓灸疗法

（1）处方：肺俞、膏肓俞、膻中。

（2）操作法：皮肤常规消毒后，在以上三穴各用枣核大艾炷直接灸三壮，外贴普通油纸小膏药，三天后开始换药，每日换膏药1次，根据病情轻重，可使化脓7～10天，若欲停止化脓，只要不贴膏药，局部涂以龙胆紫或烧伤制痂酊。

烧伤制痂酊配制法：儿茶10克，黄芩10克，黄柏10克，加入85%酒精100毫升浸泡7天，滤出酒精浸出液，再加入冰片5%溶解后即成。灸疮即可结痂愈合。若在伏天灸治，亦可起预防和减轻发作的作用。

9. 拔罐发泡疗法

（1）处方：大椎、肺俞、膏肓俞、膈俞。

（2）操作法：以上诸穴各拔中号玻璃火罐一只，火力要大，使吸力充足，拔罐时间要长，需拔至罐内皮肤起泡后，才可起罐。然后盖以消毒纱布，保护创面，让水泡慢慢自行吸收。

10. 割治疗法

（1）处方：璇玑、膻中、鱼际、掌侧第二三掌骨间隙当食指与中指根部联合下0.5～0.7厘米处。

（2）操作法：皮肤作常规消毒，局麻。用小尖头手术刀在割治部位皮肤划开一0.4～1

厘米左右长、0.4 厘米左右深的切口，挑挤出少量皮下脂肪，并剪去，注意切勿伤及神经和血管；然后用消毒凡士林纱布覆盖、包扎，5 ~ 7 天后解除包扎。7 ~ 10 天割除 1 次，每次取 1 穴。第 1 次取璇玑、膻中，第 2 次取一只手的 2 个穴，第 3 次再取另只手的 2 个穴。

11. 芒针疗法

（1）处方。

1）实喘：天突、中脘、风池、曲池。

2）虚喘：天突、气海、肺俞。

（2）操作法：天突用弯刺；实喘用泻法，虚喘用补法。

12. 天灸疗法

（1）处方：大椎。

（2）药物：鲜毛茛、天文草各 3 ~ 5 叶，捣烂成泥，加少量姜汁混合调匀，做成药饼，直径约 2.5 厘米，置于塑料纸上。

（3）操作法：大椎局部常规消毒，贴上药饼，周围围上消毒棉花，防止药液外流损伤穴位外周皮肤，再盖上消毒纱布，胶布固定，2 ~ 3 小时后，如感到贴药局部有灼热或微痛感，即可将药饼除去，贴药局部出现红晕及水泡，用消毒针头在水泡基底部刺数孔，使流出泡液，外用消毒敷料覆盖。一般以连续贴药 3 次为 1 个疗程，每次贴药间隔时间为 10 天，每年贴 1 个疗程。

（四）辅助治疗

（1）积极锻炼身体，改善体质，防止受凉及过度疲劳。

（2）有过敏性病史的患者，应积极查明过敏原，避免再次吸入、接触或食入。饮食一般宜清淡，忌食辛辣厚味，戒烟忌酒，对鱼、虾、螃蟹等易致过敏的“发物”应慎食。

（3）若哮喘发作剧烈而呈持续状态，经一般治疗 12 小时后仍不能控制者，称“哮喘重度发作”，要加强护理和严密观察，注意呼吸、血压、脉搏、咳痰和喘息情况等。如有条件，应反复测定动脉血氧、二氧化碳分压及 pH 等。及时给予吸氧，必要时须用辅助呼吸器，并需加用解除支气管痉挛、控制感染及抗过敏等中药或西药治疗，要注意水、电解质和酸碱的平衡。

四、肺炎

肺炎的种类很多，分类方法亦不一致，现今为了指导治疗，一般都按病因分类。感染性肺炎按病原体的性质可分为细菌性、病毒性、立克次体性、衣原体性、支原体性、霉菌性肺炎等。但以细菌性肺炎比较常见，尤其是肺炎球菌性肺炎占极大多数（90% ~ 95%），主要是吸入性感染，一般呈叶、段分布，所以称为大叶性肺炎，但也可能是继发性的和小叶分布。本病临床以寒战高热、咳嗽胸痛、咯铁锈色痰为特点，与祖国医学中“肺热病”、“肺热咳嗽”、“风温”以及“肺炎喘嗽”等症状十分相似。如《素问·刺热论》说：“肺热病者，先淅然厥起毫毛，恶风寒，舌上黄，身热；热争则喘咳，痛走胸膺背，不得大息，头痛不堪，汗出而寒”。《素问·通评虚实论》有“乳子中风热，喘鸣肩息……”。前者所述很似肺炎的早期症状，后者则像小儿肺炎。以后历代医家对肺热咳嗽多有阐述。至清代随着温病学说的发展，对感染性疾病的认识日益深刻，温病中有关“风温”的论述更似肺炎。如清王孟英《温热经纬·外感温病》篇说：“风温为病，春月与冬季居多，或恶风，或不恶风，必身热，咳嗽烦渴”。从而可见肺热病和风温的主证是发热，恶风寒，咳嗽，气喘，胸痛，烦渴等，与肺炎症状十分类同。清谢玉琼《麻科活人全书·咳嗽》篇中已明确提出“肺炎”的名称，有“如肺炎喘嗽，以加味泻白散去人参、甘草主之”等关于麻疹合并肺炎的记载。可见祖国医学对肺炎这一病证很早就有一定的认识。

（一）病因病机

本病常因起居不慎，寒热失调，劳倦过度，导致正气不足，肺卫不固，风温之邪乘虚袭肺。清叶天士在《三时伏气外感篇》中说：“风温者，春月受风，其气已温。……肺位最高，邪必先伤，此手太阴气分先病，失治则入手厥阴心包络，血分亦伤。”他不仅明确了风温是感受风温之邪所致的外感热病，而且还阐明了其病机特点，传变趋向。因肺居上焦，为五脏之华盖，上通于鼻，外合皮毛，主一身之表，风性轻扬，所以风热之邪侵袭人体，多从口鼻而入，先犯上焦肺卫，即所谓“温邪上受，首先犯肺”。由于风和热均属阳邪，善行数变，故本病发病多急剧，传变亦迅速。初起邪犯肺卫，卫气被郁，肺失宣降，则见寒战发热，头痛咳嗽等症；当邪热传里，痰热蕴肺，肺气不利，则见咳嗽痰黄，胸痛气促；热伤肺络则痰中带血，或咯铁锈色痰。因肺主气，气为血帅，气行则血行，热郁于肺，气机不利，气滞则血瘀，故见唇甲紫绀。若病邪较轻，正气未衰或清解及时，则正胜邪祛，痰热渐退，疾病向愈；如正虚邪恋，余热不清，常致耗气伤阴，出现气阴两虚的证候。若年老体弱，邪感正虚，热势鸱张，内陷营血，逆传心包，蒙闭清窍，则见烦躁不安，神昏谵语；若正不胜邪，邪毒内陷，也可出现汗出肢冷，脉微欲绝，血压卜降，体温不升等阳脱危候。

（二）临床表现

潜伏期 1 ~ 2 日，多数患者在受寒或淋雨后突然发病，部分患者先有几天上呼吸道感染的先兆症状。发病往往急剧，突然寒战，随即发热，体温数小时内可达 39 ~ 40℃，呈稽留热型，伴头痛衰弱，全身肌肉酸痛，呼吸增快。2 ~ 3 天后中毒症状更加明显，高热面赤，胸胁刺痛，随呼吸和咳嗽加剧，咳嗽频繁，呈刺激性，开始咳少量黏痰，以后呈黏液脓性，痰中可带血丝或呈铁锈色。若病变范围广泛，可因缺氧引起气急和发绀。部分患者伴有明显的消化道症状，如恶心、呕吐、腹胀、腹泻、黄疸等。少数病变在肺下叶，炎症延及横膈，疼痛放射至上腹部，临床上有类似急腹症的表现。严重感染可发生神经系统症状，如神志模糊，烦躁不安，嗜睡，谵妄，昏迷等。综上所述，本病的主证如下。

1．寒战发热　起病时有恶寒或寒战，发热头痛，全身酸楚等表证，是由于外邪袭于肌表，邪正相争，邪热内盛，阳气一时被遏不能伸达于表之故。《素问·至真要大论》说：“诸禁鼓栗……皆属于火”就是此意。寒战之后，继而但热不寒，是人身之阳气奋起与病邪相搏的表现。如果在疾病初起或疾病过程中出现恶寒而无发热，汗出肢冷，脉沉细或微细欲绝，是阳气虚脱的表现，属危急之症，应注意分辨。

2．咳嗽咯痰　本病初起即有咳嗽，咯痰薄白，是由于外邪袭肺，肺气失宣之故。继则邪热蕴结，痰热壅肺，则咳嗽加剧，痰转黄稠。若痰热灼伤肺络，则痰中带血或咯铁锈色痰。

3. 胸胁疼痛 是由于痰热蕴结，肺气不利，气血阻滞，不通则痛之故。

（三）治疗方法

1. 辨证施治 肺炎病位在肺，疾病性质主要属于痰热，故清热解毒、清肺化痰是治疗本病的基本原则。初期邪在肺卫，治以解表祛邪；继则痰热壅肺，则当清肺化痰；若热毒内陷，应清热解毒，清心开窍；正虚邪恋，余热不清，治宜养阴清热，润肺化痰；若邪盛正虚，正气暴脱，亟宜回阳救逆，益气养阴。

（1）风温犯肺。

1）症状：起病急骤，恶寒发热，咳嗽微喘，痰白或微黄，胸闷或微痛，口干而渴，舌边尖红，苔薄黄，脉浮数。

2）治则：解表清热，宣肺化痰。

3）处方：大椎、曲池、尺泽、肺俞、鱼际。

4）加减：热甚加外关、合谷；咽痛加少商。

5）操作法：以上诸穴针用泻法，强刺激间歇留针 20 ~ 30 分钟。咽痛用三棱针刺少商出血。

6）方义：本证乃风温外袭，卫气被郁，肺失宣降，取诸阳之会的大椎通阳解表，配曲池疏风清热；尺泽为五行输中的水穴，是“实则泻其子”，合肺俞可清肺化痰，再配荥穴鱼际以加强清热宣肺之效。热甚加外关、合谷以增强疏表解热之力；咽痛刺少商出血则可清火利咽。

（2）痰热壅肺。

1）症状：高热面赤，咳嗽气促，甚则鼻煽，胸闷胸痛，咳痰黄稠或咯铁锈色痰或带血丝，口渴唇干，小便短赤，大便干结，舌质红，苔黄少津，脉洪数或滑数。

2）治则：清热解毒，肃肺化痰。

3）处方：肺俞、膈俞、尺泽、太渊、内关。

4）加减：胸胁痛甚加支沟；痰多加丰隆；热高加合谷、委中。

5）操作法：各穴均用泻法，强刺激间歇留针 30 分钟，热高者尺泽、委中点刺出血，1 日针刺 2 次。

6）方义：本证为风温传里，痰热互结，热伤肺络，肺失肃降。故取本经腧穴太渊及背俞穴肺俞针而泻之，以清泄肺热，再加手太阴水穴尺泽增强清肺泻火作用；膈俞宽胸利膈，又为血之会，配内关可理气通络以解胸痛，配尺泽可凉血止血以治咯血。胸胁痛甚加手少阳经穴支沟清三焦之热，疏少阳经气；痰多加泻丰隆以祛痰肃肺；热甚加泻合谷，并刺尺泽、委中出血以清泄邪热。

（3）热毒内陷。

1）症状：高热不退，咳嗽气促，痰中带血，喉中痰鸣，呼吸困难，煽鼻抬肩，口渴唇燥，神烦谵语，甚则昏迷，舌质红绛，苔少或焦黄，脉象细数。

2）治则：清热解毒，醒脑开窍。

3）处方：肺俞、膈俞、尺泽、委中、鱼际、内关、十二井。

4）加减：神昏谵语加水沟、涌泉。

5）操作法：尺泽、委中、十二井穴均用三棱针点刺出血；肺俞、膈俞、内关针用泻法，强刺激间歇留针 30 分钟。一日针刺 2 次。

6）方义：本证乃热毒炽盛，深陷营血。由于邪热鸱张，故首先当刺尺泽、委中、十二井穴出血以泄热；邪热来自肺经，故取手太阴荥穴鱼际、合水穴尺泽、背俞肺俞清泻本经之热；膈俞、内关宽胸理气，和血通络，治咳喘、止胸痛。神昏谵语加刺人中、涌泉以醒脑开窍，涌泉且有引火下行之作用。本型见于重症肺炎出现脑膜刺激症状或并发脑膜炎，症情严重，除针刺外应加用中西药物治疗。

（4）正虚邪恋。

1）症状：午后低热，神疲体倦，五心烦热，咳嗽痰黏，胃纳不佳，舌红苔薄，脉象细数。

2）治则：益气养阴，清肺化痰。

3）处方：肺俞、膏肓俞、太渊、太溪、三阴交。

4）加减：低热不清加内关；痰多纳呆加中脘、足三里。

5）操作法：以上诸穴皆用平补平泻法，中等刺激留针 15 分钟。

6）方义：本证由于高热咳喘后耗气伤阴，以致气阴两虚而痰热未清，故取膏肓俞、太溪、三阴交益气养阴；肺俞、太渊清泻痰热。低热不退加内关养阴清热，痰多纳呆加中脘、足三里和胃化痰。

（5）正气暴脱。

1）症状：体温骤降，面色苍白，额出冷汗，血压下降，四肢不温，呼吸短促，鼻翼煽动，痰涌喉鸣，甚则昏迷惊厥，唇舌紫暗，苔黄腻，脉微细。

2）治则：回阳救逆，补气固脱。

3）处方：百会、人中、气海、关元、内关。

4）操作法：人中、内关用补法强刺激，亦可用电针刺激 20 ~ 30 分钟；百会、气海、关元用大炷艾灸。

5）方义：本证为正不胜邪、邪毒内陷、心阳衰微、正气暴脱之重症。先取人中、内关补法强刺激以开窍醒脑，强心升压；大炷艾灸百会、气海、关元以回阳救逆，补气固脱。本方为“本急救本”之应急治法，待回阳之后，即应按证易方换法。本型见于重症肺炎，合并心力衰竭或感染性休克者，除针灸外必需加用中西药物抢救治疗。

2. 耳针疗法

（1）处方：肺、胸、肾上腺、内分泌、皮质下、支气管。

（2）操作法：毫针强刺激，留针 1 小时。高热者耳背第一条静脉刺出血。每日针刺 2 ~ 3 次。

3. 水针疗法

（1）处方：肺俞、肺热（第三胸椎棘突下，旁开五分）、曲池、丰隆。

（2）药物选择：青霉素 40 万单位 /2 毫升，链霉素 0.125 克 /2 毫升，两药混合待用。亦可用其他可供肌内注射的抗菌素或其他抗菌中草药注射液。

（3）操作法：按水针操作常规，得气后每穴各注 0.5 毫升，根据病情轻重，每日 1 ~ 2 次。

4. 芒针疗法

（1）处方。

1）邪在肺卫取：大椎七点（大椎平开，每隔一横指为一点，左右两侧各三点，加大椎共七点）、风池、上脘、尺泽、合谷透后溪、肺俞。

2）痰热蕴肺取：上脘、中脘、大椎七点、太冲透涌泉、丰隆、肺俞。

（2）操作法：大椎七点点刺出血，其余各穴均用泻法。

5. 拔火罐疗法

处方：风门、肺俞、膏肓俞、肺部有湿啰音处。

操作法：按拔火罐常规操作法，每日 1 次。

（四）辅助治疗

（1）肺炎患者应卧床休息，注意保暖，加强护理，密切观察体温、呼吸、心率及血压的变化。有缺氧现象者，宜及时给予吸氧；胸痛剧烈者，局部可贴活血止痛膏；如发现有脓胸、化脓性心包炎、脑膜炎、心力衰竭或感染性休克等严重并发症者，一经确诊，即应及时加用中西药物，全力抢救。

（2）适量饮水，饮食宜清淡，予易消化食物或半流质饮食，如不能进食，应适当补液，注意水及电解质的平衡。

第七节 心血管疾病针灸治疗

一、冠状动脉硬化性心脏病

冠状动脉硬化性心脏病，简称“冠心病”，是指因冠状动脉发生粥样硬化而产生了管腔狭窄或闭塞，导致心肌缺血缺氧而引起的心脏病。冠心病的临床表现以心绞痛、心肌梗死、心律不齐、心力衰竭、心脏扩大等为主。心电图可有心肌缺血型相应的图像变化。

根据冠心病的主要临床表现，“心绞痛”、“心肌梗死”属于祖国医学心经病变中的“厥心痛”、“真心痛”和“胸痹”等范畴。如《灵枢·经脉》：“心手少阴之脉……是动则病嗌干心痛。”《素问·厥论篇》：“手心主，少阴厥逆，心痛引喉，身热，死不可治。”上述经文皆明确指出了“心痛”是心经及心包经病变时反映出来的症状之一。《灵枢·厥病》：“真心痛，手足清至节，心痛甚，旦发夕死，夕发旦死。”又“厥心痛，痛如以银针刺其心，心痛甚者，脾心痛也……。”《金匮要略·胸痹、心痛、短气脉证治》：“胸痹之病，喘息咳唾，胸背痛，短气……。”又“胸痹不得卧，心痛彻背者。”其证候表现皆与冠心病心绞痛基本相同。《千金要方·胸痹》除收集了丰富的心痛胸痹治法外，并对胸痹的症状作了发挥，如“胸痹之病，令人心中坚满痞急痛，肌中苦痹绞急如刺，不得俯仰，其胸前皮皆痛，手不得犯，胸中愊愊而满，短气咳唾引痛，咽塞不利……烦闷自汗出，或彻引背痛，不治之，数日杀人。”将心绞痛和心肌梗死的临床症状描写得较为详尽。宋、金元时代对心痛的病因病机论述又有了进一步的充实，治疗方法的收集也更加丰富。如《圣济总录·心痛总论》：“从于外风，中脏既虚，邪气客之，痞而不散，宜通而塞。”《三因极一病证方论·九痛叙论》：“皆脏气不平，喜怒忧郁所致。”指出了心痛的病因病机有外来的风邪、七情的内伤和脏器的虚损、脏气的不平等内外因素造成。明清时代对心痛与胃痛作了分析，纠正了古代将胃脘痛与心痛混为一谈之误。此外在心痛的病因病机方面，也有新的认识，如《医灯续焰·心腹脉证》中认为，由于寒邪乘虚内袭，荣脉凝注所致。《医学正传》中则指出“污血冲心”，使寒凝心脉、瘀阻心脉的心痛病的病因病机学说从此得到成立。

冠心病的针灸治疗早在《内经》中就有记载，如《灵枢·厥病》：“厥心痛，痛如以锥针刺其心，心痛甚者，脾心痛也，取然谷、太溪。”《灵枢·杂病》：“心痛引背，不得息，刺足少阴；不已，取手少阳……，”《千金要方》列举针刺治疗心痛者有 25 条，针刺治疗胸痹者 5 条，《千金翼方》载有灸法治心痛 8 条。嗣后各针灸专书中均有心痛胸痹的针灸记载。

（一）病因病机

肾为元阳，心为君阳，是人体阳气生发和统摄的两个脏器，随着年龄的增长，心肾之阳逐渐衰退，心阳衰则鼓动乏力，血运不利，渐致心脉闭阻，不通则痛。故冠心病好发于 40 岁以上的人。

《三因极一病证方论·九痛叙论》：“皆脏气不平，喜怒忧郁所致。”忧思恼怒，必心肝之气机逆乱，一旦气机逆乱于心脉，而致心脉气血运行受阻，脉逆不通则痛。而气机之所以逆乱，其因又来自七情过度，临床常见精神情绪是冠心病心绞痛发作的诱发因素之一。

饮食失节，膏粱厚味亦是本病的重要原因。膏粱厚味皆滋腻辛燥之品，滋腻生湿，辛燥动火助热，故多食必致脾胃湿热内生，湿阻气机，热伤津液，进而又导致脾失健运，聚津为湿，湿热久酿而成痰浊，乘胸阳不足而上犯，使清旷之区，阳气失展，气机受阻，心脉闭塞而成心痛。临床常见膏粱厚味之人，体质肥胖，血脂高而易患冠心病。

《素问·举痛论》：“经脉流行不止，环周不休，寒气入经而稽迟，泣而不行，客于脉外则血少，客于脉中则气不通，故猝然而痛。”又《素问·调经论》：“寒气积于胸中而不泻，不泻则温气去，寒独留则血凝泣，凝则脉不通。”若平素心阳不振，卒受寒邪，邪袭虚脏，寒邪占于胸位，致胸阳失展，心脉凝泣，不通则痛。

思虑伤脾或劳倦过度，脾胃气虚，生化不足，或因失血过多，引起心脾气血两亏，心血不足，心络失养，以致拘急而痛。

总之本病的病位在心，其病理变化涉及脾肾两脏，本病的病因以年迈心肾阳衰或思虑劳倦伤脾为其内在因素，以七情内伤、膏粱厚味、寒邪外袭为其诱发因素。本病的病机主要系心阳不振，鼓动无力，血运不畅，心脉瘀阻，或平素心阳不振，寒邪袭于虚位，胸阳失展，心脉涩而不通。也可由中焦痰浊上犯，胸阳被遏，气机被阻，心脉不通。更可因忧思恼怒，气机逆乱，心脉气血运行受阻，不通则痛。而心血不足，心络失养，心脉拘急而痛者，亦是冠心病常见病机之一。

（二）临床表现

冠心病的临床症状，随着病理进程的缓急轻重可分为下列几种。

1. 隐性冠心病　无临床症状，故亦称无症状冠心病，但心电图有心肌缺血表现。然而本型可以突然转变为“心绞痛”、“心肌梗死”，甚至突然出现心律紊乱或心脏停搏而猝死。

2. 心绞痛 其特征为阵发性前胸压榨样疼痛感觉，主要位于胸骨后部，可放射至心前区与左上肢，偶有伴濒死的恐惧感觉，往往迫使病人立即停止活动，重者还出汗，疼痛历时 1 ~ 5 分钟，很少超过 15 分钟，休息或含用硝酸甘油后，在 1 ~ 2 分钟内消失。常在体力劳累，情绪激动，受寒，饱食，吸烟时发生，贫血、心动过速或休克亦可诱发。不典型的心绞痛，疼痛可位于胸骨下段、左心前区或上腹部，放射至颈、下颌、左肩胛部或右前胸，疼痛可很轻或仅有左前胸不适发闷感。近年来根据心绞痛的预后及选择治疗方法的不同，又分为稳定型、初发型、不稳定型、卧位型、变异型、中间综合征及梗死后心绞痛等不同类型。

3. 心肌梗死 以剧烈而较持久的胸骨后疼痛，休克，心律失常，心力衰竭，发热，白细胞增多，血沉快，血清酶活力增高和恶心呕吐等胃肠道症状，以及进行性心电图变化为特征，部分病人有先兆症状。

4. 心肌硬化 心肌硬化是心肌长期供血不足，心肌纤维发生营养障碍与萎缩，以致纤维组织增生所致。其临床特点是心脏逐渐扩大，发生心律失常和心力衰竭。

（三）治疗方法

1. 辨证施治 冠状动脉硬化性心脏病有虚实之分。实证有“寒凝心脉”、“痰浊痹阻”和“瘀血阻络”；虚证有“心肾阴虚”、“阳衰气脱”和“心脾两虚”等。但临床上常虚实夹杂，型与型之间相互交织，辨证时应仔细分析。

（1）寒凝心脉。

1）症状：心痛每因受寒后猝然发作，痛势如绞，心痛彻背，背痛彻心，形寒怕冷，甚则四末不温，冷汗出，心悸气短，脉紧，苔薄白。

2）治则：温阳宣痹，活血祛瘀。

3）处方：心俞、厥阴俞、内关、通里、膻中。

4）加减：疼痛不止加郄门；恐惧神烦加神门。

5）操作法：心俞、厥阴俞针尖向脊柱斜刺，中等或强刺激，使针感由背及胸，并可加艾条悬灸；内关、通里捻转结合提插泻法；膻中沿皮下横刺，针尖沿胸骨向下，捻转结合提插泻法，并可加灸。以上各穴皆可留针至痛止或缓解，每日 1 次，必要时一日可数次。郄门、神门均用捻转结合提插泻法及留针。

6）方义：平素心阳不振，卒受寒邪，邪客心脉，血涩而不行，故猝然心痛。宜取心和心包络的背部俞穴，平补平泻，并加灸，能直接温通心和心包经络的气滞血涩，并驱散寒邪。内关、通里是手厥阴心包经和手少阴心经的络穴，皆能理气通络而止心痛，是治心痛的要穴；膻中会一身之气，有调气宽胸作用，气为血帅，气行则血行，故膻中能治寒凝心脉，气滞血凝；郄门是手厥阴心包经之“郄”穴，功能宽胸理气，宁心安神，并能调畅心包络经之气血，心痛剧烈难以控制时，郄门强刺激能获缓解；神门具宁心安神作用，精神恐惧，烦躁不安者泻之能安神宁心。

（2）痰浊痹阻。

1）症状：心胸疼痛骤作，时缓时急，胸中憋闷，心悸气短，恶心甚或呕吐，头重体倦，口气重浊，舌质淡，苔厚白腻，脉弦滑或沉弦。

2）治则：通阳宣痹，豁痰泄浊。

3）处方：心俞、巨阙、膻中、丰隆、内关。

4）加减：恶心呕吐加中脘、足三里；咳嗽痰多加太渊。

5）操作法：各穴均用泻法，胸背俞穴用中等刺激，四肢穴位用强刺激。心俞针尖斜向脊柱，使针感由背及胸；膻中沿皮下横针，针尖沿胸骨向下或斜向痛处。均可留针至疼痛缓解或消失，每日或隔日1次。如湿浊犯胃，胃失和降而恶心呕吐，加泻中脘、足三里，湿浊犯肺，肺失清肃而咳嗽咯痰者加泻太渊，均用强刺激法。

6）方义：心俞、巨阙是心的俞、募穴，是心之经气输注及汇集的地方，两穴相配，再佐以膻中，能调气宣痹通阳，使胸中蕴塞之气得以宣散，气行则血行，心痛自解；丰隆理脾胃，降痰浊，使痰浊下降，胸痹得解；内关能理气通络而止心痛；加泻中脘、足三里以和胃降逆；太渊能化痰止咳，痰浊犯肺时用之甚良。

（3）瘀血阻络。

1）症状：心胸疼痛，如刺如绞，痛有定处，胸闷短气，心悸不宁，舌唇紫暗，或有瘀斑瘀点，舌下青筋怒张，脉细涩或结代。

2）治则：活血化瘀，通络止痛。

3）处方：心俞、巨阙、膈俞、内关、郄门。

4）加减：因气机逆乱而气滞血瘀者加膻中；痰瘀互阻者加足三里、丰隆。

5）操作法：胸背俞穴和四肢穴均用捻转结合提插泻法。背俞穴针尖斜向脊柱，使针感由背及胸，可采用间歇留针法，留至疼痛缓解或消失。因虚寒所致者宜加灸。因气机逆乱所致者加泻膻中；因痰瘀互阻者加泻足三里、丰隆。每日1次，必要时一日数次。

6）方义：瘀血阻络，常因寒凝、痰阻、气滞、气虚，甚则热结等原因造成。故瘀血阻络有夹寒、夹痰、夹气滞、夹气虚和夹热之别。方中取心之俞、募穴心俞、巨阙以通阳调气宣痹；膈俞理血化瘀、宽胸理膈以治心脉之瘀阻；内关、郄门调畅心经之气机，宽胸止痛；膻中能调畅胸中气机，因气机逆乱而引起的气滞血瘀更为适合；足三里、丰隆泻痰泄浊，因痰瘀互阻者尤为适宜。若因寒凝气虚而引起的心脉瘀阻，针而灸之，以温经散寒，益气行血。

（4）心肾阳虚。

1）症状：心悸气短，心胸憋闷，或虚里隐痛，稍动则加剧，形寒怕冷，四肢不温，自汗神怯，舌淡苔薄白，脉虚细或结代，可伴见下肢浮肿。

2）治则：温补心肾，益气利尿。

3）处方：心俞、肾俞、关元、气海、内关、足三里。

4）加减：尿少浮肿明显加阴陵泉；形寒怕冷，四肢不温加灸神阙；不思纳谷加中脘。

5）操作法：各穴均用捻转补法，并加艾条悬灸或隔姜灸。形寒怕冷加神阙，但灸不针；尿少浮肿明显加阴陵泉，用捻转结合提插泻法；中脘用平补平泻（注意肝大时不宜深针）。每日或隔日1次。

6）方义：心俞、肾俞针而灸之能温补心肾之阳；关元、气海、神阙亦皆有温补元阳之功；内关宽胸理气、调和心脉气血；足三里是全身强壮要穴，又能调理脾胃，增进纳运以扶植后天之本；阴陵泉是足太阴脾经之“合”穴，能利尿渗湿，阳虚气化失利，水湿内停时用之为佳；心肾阳衰，火不生土，引起纳运失健，加中脘以健运中焦，促进食欲。

（5）阳衰气脱。

1）症状：心前区剧烈疼痛，良久不能缓解，胸闷气憋欲脱，面色灰暗，惊恐不安，四肢厥冷，冷汗淋漓，鼻尖不温，甚则昏厥，口唇、舌质、指甲淡白或青紫，尿少浮肿，苔白滑，脉沉细欲绝或见结代，血压下降。

2）治则：回阳救逆，益气复脉。

3）处方：神阙、气海、关元、内关、足三里、百会。

4）加减：昏迷休克加人中；呼吸微弱加素髎；心痛不能缓解加郄门。

5）操作法：神阙、气海、关元、百会均用艾条悬灸20～30分钟或更长时间，亦可采用大片生姜灸10～30壮；内关、足三里用捻转补法；昏迷休克加刺人中；呼吸微弱加刺素髎。均用强刺激久捻针；心痛不能缓解时加郄门，强刺激间歇留针。每日1次，必要时一日数次。

6）方义：心肾阳虚，能进一步发展成阳衰气脱，或因大寒犯胸，胸阳闭塞不通，心痛剧烈不能缓解，而导致阳气骤脱。急取神阙、气海、关元、百会长时间艾灸，以温阳益气固脱；内关调畅心经气机，使心脉气血运行通畅以达止痛复脉之效；足三里扶正培本，强壮固脱；昏迷休克强刺激人中能醒脑升压；呼吸衰竭强刺激素髎，能兴奋呼吸中枢，尤可醒脑。郄门是手厥阴心包经的“郄”穴，是心包络经经气深聚地方，强刺激郄门能疏通心包络经之经气，从而达缓解心胸急痛之效。

（6）心脾两虚。

1）症状：头昏目眩，心悸气短，心胸憋闷，或心前区隐痛，倦怠乏力，面色不华，健忘失眠，纳谷不香，舌淡苔薄白，脉细弱或结代。

2）治则：补心脾，益气血。

3）处方：心俞、脾俞、膈俞、内关、足三里。

4）加减：纳谷不香加中脘；脉结代加神门。

5）操作法：各穴均用捻转补法，背部俞穴针后可加灸，中脘用平补平泻，神门用捻转结合提插泻法，每日或隔日1次。

6）方义：心脾气血两亏，气虚则鼓动无力，血虚则心络空虚，心脉失养则拘急，故感心胸憋闷隐痛。心俞、脾俞皆为心脾两经经气转输之所，膈俞是血之所会，刺之能益心脾气血；足三里健运脾胃，促进食欲，增强体质；内关调畅心脉气血，宽胸宁神。冠心病的针灸治疗虽有较好疗效，但在心绞痛急性发作及急性心肌梗死时，病情变化急剧，预后险恶，在治疗上应采用中西医结合的综合措施，积极抢救。

2. 耳针疗法

（1）处方：心、肾、交感、内分泌、皮质下、胃。

（2）操作法：每次选用3～5个耳穴，强刺激留针30～60分钟，每日或隔日1次。

3. 穴位贴敷疗法

（1）药物：按照姜黄10，乌头5，血竭5，胡椒1，三七3，桂枝5，麝香0.1，川芎5，薤白10的比例，制成每张重1.5克小膏药待用，亦可用活血止痛膏贴敷。

（2）贴敷穴位：膻中、心俞。

（四）辅助治疗

（1）饮食宜清淡，多食富有维生素 C 的食物，体重超标准者，应限制饮食量，并食用低脂、低胆固醇膳食，限制糖的摄入量，严禁暴饮暴食及饮用烈性酒类。

（2）注意劳逸结合，适当参加体力劳动和体育锻炼，保证充分睡眠。生活有规律，保持乐观情绪，避免情绪激动。

（3）积极治疗与本病有关的高血压、高脂血症、肥胖症、痛风及糖尿病等。

二、高血压病

高血压病或称原发性高血压，是病因尚未十分明确，而以动脉血压增高为主要临床表现的一种独立疾病（以收缩压等于或高于 160 毫米汞柱，舒张压等于或高于 95 毫米汞柱，二者有一项经核实即可诊为高血压病。凡收缩压大于 140 毫米汞柱、小于 160 毫米汞柱，或舒张压大于 90 毫米汞柱、小于 95 毫米汞柱，可诊为临界高血压）。晚期可导致脑、心、肾等器官的病变。本病发病率颇高，与年龄、职业、家族史有一定关系。

高血压也可以作为某种疾病的一种症状，如泌尿系统疾病、心血管疾病、内分泌疾病、颅内疾病等发生的高血压，称为“症状性高血压”，或称“继发性高血压”，须与高血压病相区别。

根据本病的临床主要证候、病程、转归及其并发症，可属于祖国医学的“头痛”、“眩晕”、“肝风”、“中风”等范畴。

“头痛”是临床常见症状之一，凡风、寒、湿、热之邪外袭，痰浊、瘀血阻络，肝阳上扰清空，气虚清阳不升，血虚脑失充养等均可引起头痛。至于高血压引起的头痛，多系“肝阳上亢”、“痰浊阻络”范围。早在《素问·五脏生成篇》中说：“头痛巅疾，下虚上实，过在足少阳、巨阳，甚则入肾。”指出了下虚上实，肝肾阴虚阳亢型高血压病头痛的病因病机。而《伤寒论》的厥阴头痛，病发于肝经，病因是痰浊，后世的痰厥头痛由此发挥。《证治准绳·头痛》篇中的“或以水亏于下，而虚火乘之则发”；《临证指南医案·头痛》中提到的“如阴虚阳越而为头痛者”；以及《证治汇补·头痛》门中的“肾头痛者，下虚上实，其脉举之则弦，按之则坚”等记载，与高血压病头痛的病因病机和临床表现都十分近似。

“眩晕”是指两眼发黑模糊、视物旋转、如坐舟车、起则欲倒的一种主诉，是高血压病主症之一，也是临床常见症状之一。“眩晕”在《内经》中称“眩冒”，如《素问·气交变大论》：“岁木太过，风气流行，脾土受邪，民病飧泄食减……甚则忽忽善怒，眩冒巅疾。”指出了眩晕是风的证候，其病位在肝。故《素问·至真要大论》说：“诸风掉眩，皆属于肝。”《济生方》中正式有“眩晕”病候的记载，并对眩晕作出了明确的定义，即所谓“眩晕者，眼花屋转，起则眩倒是也。”在病因方面认为“六淫外感，七情内伤，皆能所致。”自金元以降，对眩晕的病因病机有了更深入的探讨，《素问玄机原病式》主张以“火”立论，《丹溪心法》则力倡“无痰不作眩”之说，《景岳全书》又强调了“无虚不作眩”。而《丹溪心法》和《医学正传》更提出了“眩晕乃中风之渐”的论点，华岫云更在《临证指南医案·眩晕》按语中指出“此证之源，本之肝风，当与肝风、中风、头风门合参之”。综观历代医家对眩晕的论说，可归纳为眩晕是风的证候，眩晕的病因病机涉及到外感、内伤。自金元以降，又发现眩晕一症常与头风、肝风、中风诸证候有密切联系。因此眩晕也被认为是高血压病主症之一。

“肝风”是指肝病引起的一系列风动证候，《素问·风论篇》谓：“肝风之状，多汗恶风，善悲色微苍，嗌干善怒，时憎女子，诊在目下，其色青。”清代《临证指南医案》对肝风的病因病机进一步作了发挥，指出“肝为风木之脏，相火内寄，体阴用阳，其性刚，其动升，全赖肾水以涵之，血液以濡之……倘津液有亏，肝阴不足，血燥生热，热则风阳上升，窍络阻塞，头目不清，眩晕跌仆，甚则瘈疭痉厥矣。”清代《类证治裁》描述肝风的证候亦更详尽，如“风依于木，木郁则化风、为眩、为晕、为舌麻、为耳鸣、为痉、为痹、为类中，皆肝风震动也。”这些描述与近代高血压病的病机、证候、转归，极为相符，故目前临床上又将高血压症称为“肝风”。

（一）病因病机

祖国医学认为高血压病的病因病机，主要由情志失调、饮食失节和内伤虚损等导致肝肾功能失调所引起。由于忧思恼怒，情绪抑郁，或精神紧张，使肝气郁结，郁久化火，火灼肝阴，阴虚不能敛阳，肝阳上亢，甚则阳盛化风，出现头痛眩晕，耳鸣善怒等症。肝肾同源，肝阴不足必下吸肾阴以自救，最终导致肾阴不足，水不涵木，子病及母，由实致虚。或由恣食肥甘厚味，或饮酒过度，而致脾运失健，湿浊内生，湿浊久蕴化火，火炼津液成痰，痰浊随肝风上扰清空。或痰浊夹瘀阻于络脉，在临床上就出现头目不清，头痛沉重，眩晕舌麻或肢体麻木痹痛。更有因劳伤过度，或高年精衰，肾阴不足，水不涵木，肝阳偏亢，甚则化风，风阳上扰，清宫不空，上窍不利，发为头痛、眩晕、耳鸣等头目不清症状。

高血压病的病因病机如上述，病位在肝肾，两者可互为标本，但最终仍以肾为本。如内伤虚损所致的高血压病，先因肾阴不足，继则水不涵木，而导致肝阴不足，肝阳上亢。亦有由肝及肾者，如情志失调所致的高血压病，先是肝郁化火，火灼肝阴，而致肝阴不足、肝阳上亢，继则下吸肾阴以自救，由肝及肾，导致肾阴不足。但由于肾为先天之本，元阴元阳所系，故最终仍以肾为本。随着病情的发展，病理变化又可涉及到心、脑、脾、经脉等器官。如肾阴不足，水不济火，心火独旺，火扰心神；或肝火、肝阳、肝风上扰心神，而致心神失宁。脑为精明之府、清宫之所，风阳上扰，必清宫不空。脾是生痰之源，是高血压病源之一，除情志失调，疏泄失常，肝木侮脾，脾运失健而湿浊内生外，饮食失节，肥甘过度，亦是湿痰内生的一大原因。痰湿之邪必恃肝气、肝火、肝阳、肝风才能上犯巅顶。经脉是人体气血津液运行的通道，如痰浊流注经脉，必致气滞血涩，甚则经脉闭塞。因其闭塞之部位及程度不同，可出现不同部位的麻木、痹痛，甚则瘫痪等症。痰、火、风、瘀既是高血压病的发病原因，又是高血压症的病理产物，故称“内风”、“内火”。它们之间的相互关系，可以先始于火，而后化风、生痰，痰阻经络成瘀。亦可先始于痰，继则化火，生风，阻络成瘀。但最根本的病机是肝肾阴阳失调，阴虚阳亢。

（二）临床表现

根据高血压病起病的缓急和病情进展情况，可分为缓进型和急进型两类，临床上见到的多数是缓进型，急进型仅占1%～5%。

1. 缓进型高血压病（亦称良性高血压）起病隐匿，病程进展缓慢，早期仅在精神紧张、情绪波动或劳累后出现轻度而暂时的血压升高，去除原因或休息后即可恢复。以后病情发展，血压可逐步升高，并趋向持续性或波动幅度很小。但有近半数病人可无症状，常在体检时偶然发现高血压。高血压病所表现的症状和体征如下。

（1）脑部表现：头痛，头晕和头胀，或头部沉重，颈项板紧感，这是高血压病常见的神经系统症状。重要的脑部病变包括一时性或间歇性脑部血管痉挛，发作时除头痛外，可有暂时性失语失明，肢体活动失灵，甚则偏瘫，但绝大多数在24小时内恢复。

（2）心脏表现：早期症状体征不明显，有时可感心悸，心尖搏动有力，主动脉瓣区第二心音亢进或呈金属调，心尖区可闻吹风样收缩期杂音，晚期形成高血压性心脏病。X线可见心脏左心室增大，心电图示左心室肥厚或兼有劳损。

（3）肾脏表现：肾小动脉硬化、肾功能衰退时，有多尿和夜间多尿，尿常规检查有少量蛋白及红细胞，尿比重降低，酚红排泄试验下降。病变进一步损害，可发生尿毒症，血浆非蛋白氮和肌酐、尿素氮常增高。

（4）眼底视网膜细动脉变化：早期出现视网膜动脉痉挛变细，有轻度动脉硬化，为Ⅰ级。以后动脉硬化反光增强，呈银丝样，动静脉交叉压迫，为Ⅱ级。晚期除血管硬化外，还有出血、渗出物，为Ⅲ级。视神经乳头水肿为Ⅳ级。

2. 急进型高血压病 其临床表现基本上与缓进型高血压病相似，但有病情严重、发展迅速、视网膜病变和肾功能很快衰竭等特点。血压显著升高，舒张压持续在130～140毫米汞柱或更高。常于数月至1～2年内出现严重的脑、心、肾损害，发生脑血管意外，心力衰竭及尿毒症，常伴有视力模糊或失明，尿蛋白（＋＋～＋＋＋），血尿和管型尿，最后因尿毒症等而死亡。

（三）治疗方法

1. 辨证施治 高血压病有虚实之别。痰、火、风、瘀为主要病理变化时为实，如肝火亢盛、痰浊上扰等型。肝肾阴虚或进一步发展为阴阳两亏时为虚，如阴虚阳亢，阴阳两虚等，但往往虚实夹杂，宜仔细分析。

（1）肝火亢盛。

1）症状：头痛眩晕，面红目赤，口苦咽干，急躁易怒，便秘尿黄。舌红苔黄，脉弦数。

2）治则：清肝泻火。

3）处方：风池、太冲、行间、曲池、合谷。

4）加减：烦躁失眠加神门；便秘加支沟。

5）操作法：各穴除风池外均用捻转结合提插泻法，间歇留针。针感要求逆经传达，符合“迎而夺之”之法。风池针尖向对侧眼眶进，使针感上达巅顶，能立解头痛头晕之苦，平补平泻，并可作静止留针。每日1次。

6）方义：肝气郁结，郁久化火，肝火上炎，清空被扰，诸窍受灼。故取阳维少阳之会的风池以清头目之火，安脑镇痛；行间、太冲清肝泻火；合谷、曲池加强清泄头目之功，并能降压；神门清心宁神，对肝火上扰、心神受戕引起的心烦失眠最为适合；支沟泻火通便，通利三焦，高血压便秘时用之能通腑而降逆。

（2）痰浊上扰。

1）症状：眩晕头痛，头胀如蒙，胸脘痞满，呕恶痰涎，纳呆心悸，肢体困重。舌苔白腻，脉弦滑。

2）治则：平肝泄浊。

3）处方：百会、风池、中脘、曲池、丰隆。

4）加减：恶心呕吐时加足三里；胸脘痞闷加内关。

5）操作法：百会、风池、中脘皆用平补平泻法，百会根据头痛部位可向前后左右沿皮横刺，曲池、丰隆捻转结合提插泻法，间歇留针，每日1次。若兼恶心呕吐加泻足三里，胸脘痞闷加泻内关，皆用捻转结合提插泻法。

6）方义：中焦痰浊挟肝气上犯，清空被扰。故取曲池、丰隆泻痰除湿以治其标；取中脘健胃运脾以治痰浊之本；百会、风池平肝息风，疏泄浮阳，安脑定痛；足三里平胃降逆；内关以宽胸理膈。

（3）阴虚阳亢。

1）症状：头痛头晕，耳鸣目眩，头重脚轻，急躁易怒，心烦失眠，腰膝酸软，肢体麻木或手足颤抖。舌质正常或偏红，苔少或薄白，脉细弦。

2）治则：育阴潜阳。

3）处方：肝俞、肾俞、太冲、三阴交、风池、内关。

4）加减：心悸失眠严重者加神门；肢体麻木明显者加曲池、阳陵泉。

5）操作法：肝俞、肾俞捻转补法，不留针。太冲捻转结合提插泻法，并可留针。三阴交、内关平补平泻。风池针尖向对侧眼眶进，使针感向巅顶放射，平补平泻，亦可留针。每日或隔日1次。若肝阳上亢，心神被扰，心烦失眠严重时加泻神门用强刺激。风痰痹阻经络出现麻木不仁时加曲池、阳陵泉，平补平泻。

6）方义：阴虚阳亢，是指肝肾阴虚，肝阳上亢，属本虚标实。故取肝俞、肾俞以滋阴养血而治其本；太冲清肝、平肝，潜阳息风；三阴交益阴补肾，调和诸阴；内关宁心安神，镇摄少阳，治疗眼耳疾患；风池疏泄浮阳，安脑定痛，神门镇惊宁神，宁心安神。肢体麻木是高血压病进一步发展成风痰阻络之兆，取曲池、阳陵泉通调气血，息风和络，以为防范。

（4）阴阳两虚。

1）症状：头晕目花，心悸耳鸣，腰酸腿软，筋肉 动，失眠多梦，夜间多尿。若偏阴虚者，五心烦热，口干咽燥，舌红少苔少津，脉细弦数；若偏阳虚者，畏寒肢冷，尿清便溏，下肢浮肿，舌质淡，苔薄白，脉沉细。

2）治则：滋阴助阳。

3）处方：肾俞、关元、气海、百会、风池、三阴交。

4）加减：偏阴虚而心悸失眠者加神门；咽干舌燥加太溪；偏阳虚而下肢浮肿者加阴陵泉；便溏加足三里。

5）操作法：肾俞、关元、气海、三阴交均用捻转补法，若偏阳虚各穴可加灸。风池、百会平补平泻。百会针尖方向根据头痛部位可向前后左右进针。若偏阴虚，虚火扰心，则重泻神门再补太溪；偏阳虚，气化失利，水湿潴留时加泻阴陵泉；若因火不生土，由肾及脾，脾运失健而腹泻时加补足三里。

6)方义：肾俞、关元、气海补益肾阴肾阳；三阴交补肾益阴；百会平肝息风，安脑宁神；风池疏泄浮阳，安脑定痛；神门清心安神；太溪滋阴清火；阴陵泉利尿消肿；足三里能强壮脾胃功能，病久由肾及脾、火不生土，便溏纳呆时，补之能增强食欲，促进消化吸收。

2. 耳针疗法

（1）处方：降压沟、神门、交感、心、枕。

（2）操作法：每次选用 3 ～ 5 个耳穴，中等刺激，留针 20 ～ 30 分钟，每日 1 次。或埋揿针，夏季 2 ～ 3 天，冬季 5 ～ 7 天。

3. 耳尖放血

（1）处方：耳尖或降压沟。

（2）操作法：先将患者耳尖轻轻揉搓，局部以 75%酒精消毒，用三棱针直刺耳尖约 1 分深，并挤压针眼，令其出血，或在降压沟上放血。

4. 水针疗法

（1）处方：足三里、内关；三阴交、合谷；太冲、曲池。

（2）药物选择：可选用 0.25%盐酸普鲁卡因，或利血平。

（3）操作法：三组穴位交替使用，每穴注射 0.25%盐酸普鲁卡因 1 毫升，每日 1 次。或每穴注射利血平 0.1 毫克，隔日 1 次，10 次为 1 个疗程。

5. 穴位埋线疗法

（1）处方。

1）心俞、血压点（第六颈椎棘突旁开 2 寸）。

2）曲池、足三里。

（2）操作法：以 0 ～ 1 号羊肠线按照穴位埋线操作方法埋入，每次埋一组穴位，两组交替使用，每隔 15 ～ 20 天埋线 1 次。

6. 皮肤针疗法

（1）处方：重点叩刺后颈部及腰骶部的脊柱两侧。此外还可叩刺乳突区和前臂掌面正中线。

（2）操作法：轻刺激，先从腰骶部脊柱两侧自上而下，先内后外，再刺后颈乳突区及前臂掌面正中线。

7. 拔罐疗法

（1）处方：膀胱经背部第一侧线腧穴上和肩髃、曲池、手三里、委中、承筋、足三里、丰隆、风池等穴位。

（2）操作法：根据被拔部位的范围大小，选用相应大小的火罐，每次拔罐 10 个左右，拔罐时间 10 ～ 15 分钟。

（四）辅助治疗

（1）饮食清淡，少吃动物脂肪及其内脏，戒烟酒。高血压中期患者宜少盐饮食。若肥胖者应节制食量。

（2）生活要规律，经常参加适当的体育锻炼，注意劳逸结合。

（3）要善于控制自己的感情，不论喜怒哀乐，都要适可而止。

（4）太极拳有降压作用，练太极拳时间越长，越能坚持不懈，其降压效果也就越好。

（5）症状明显，血压较高，应配合应用降压药及镇静药。

三、心肌炎

心肌炎是指心肌中有局限性或弥漫性的急性、亚急性或慢性炎性病变。心肌炎常为各种全身性疾病中的一部分，轻度心肌炎的临床表现较少，诊断较为困难。近年来，由于对心肌炎的病原学有了进一步的了解，诊断方法也有相应的改进，心肌炎已成为常见的心脏病之一而日益受到重视。

根据心肌病的主要临床表现：胸闷，气短，心前区隐痛，心悸和心律紊乱，属于祖国医学中的“短气”、“少气”、“心痛”、“心悸”和脉来“参伍不调”等范畴。

针灸治疗心痛和心悸的文献记载，已叙述在冠心痛和心脏神经官能症中，关于针灸治疗短气少气的记述，最早亦载于《内经》，如《灵枢·癫狂》：“少气身漯漯也，言吸吸也，骨酸体重，懈惰不能动，补足少阴，短气，息短不属，动作气索，补足少阴。”《针灸资生经》中收集的针灸治疗少气短气的腧穴极为丰富，嗣后《针灸大成》等亦均有记述。关于脉来参伍不调或促结代脉的针灸治疗，首先见于《针灸甲乙经·胸中寒热发脉代》篇中，如“脉代不至寸口，四逆脉鼓不通，云门主之。”但自《针灸甲乙经》以后的文献中，极少记载。迄近代针灸治疗心律不齐的文献报道则日益增多。

（一）病因病机

“邪之所凑，其气必虚”，“正气存内，邪不可干”这是祖国医学病因学的基本论点。心肌炎的发病过程也同样如此，发病的内因是心脏质禀虚弱，复感外邪，内舍入心而发病。由于外邪性质的不同，在临床上又有热邪传心、痹证入心等的不同。随着病情的发展，心脏气血阴阳被耗，证候由实转虚，出现了心气（阳）虚、心阴（血）虚等证候。

外感六淫，邪从皮毛而入，肺与皮毛相合，故始则犯肺，若素体心气不足，邪热乘虚传心，心为火脏，邪入则化火，而致心火炽盛。

《素问·痹论》：“风寒湿三气杂至，合而为痹也……以夏遇此者为脉痹……脉痹不已，复感于邪，内舍入心。”《素问·五脏生成篇》：“赤脉之至也，喘而坚，诊曰，有积气在中，时害于食，名曰心痹，得之外疾，思虑而心虚，故邪从之。”心主脉，脉贯心，故脉痹之人，若反复感邪，邪遁脉道入心，心气闭塞，而成心痹。

《伤寒六书·心悸》：“心悸者，筑筑然动，怔怔忡忡，不能自安也，有气虚，有停饮，其气虚者，阳气内弱，心中空虚而为悸。”邪热犯心或心痹久留而不去，久则心气心阳被耗，而致鼓动乏力，血运不畅，心脉受阻发为心悸、短气、心痛、脉来参伍不调等。

《济生方·惊悸》：“夫怔忡者，此血不足也。盖心主于血，血乃心之主，心乃形之君，血富则心君自安矣。”《丹溪心法·惊悸怔忡》：“惊悸者血虚，惊悸有时……怔忡者血虚，怔忡无时，血少者多。”邪热犯心或心痹久留而不去，心阴心血被耗。心阴虚则虚火扰心，心血虚则血不养心，发为心悸怔忡，失眠多梦，短气心痛等症。

（二）临床表现

多数心肌炎患者有胸闷，心前区隐痛，心悸，乏力，恶心，头晕等，部分患者以心律或脉律不齐为首先引起注意的症状，少数患者有昏厥。重症患者可在短期内迅速发生急性心力衰竭或心源性休克。

在体征方面一般有暂时的心脏增大，心率改变中心率增速与体温升高不相称，亦可有心动过缓。在心音改变中心尖区第一心音可减轻，或有分裂，心尖区可闻收缩期吹风样杂音。半数以上患者有各种心律失常，以异位心律和房室传导阻滞为最常见。

实验室检查发现白细胞计数可上升，红细胞沉降率增速，病变范围广泛者血清谷草转氨酶可升高。

心电图检查见 STT 波异常和 QT 间期延长为主要的心损害图形，房室传导阻滞或束支传导阻滞，异位心律中有房性、结性、室性心动过速，心房扑动、颤动等。

X 线检查可发现心影扩大，心搏动减弱。

（三）治疗方法

1. 辨证施治 根据心肌炎的病因病机及临床证候表现，概括起来可分虚实两大证候，实证中根据感邪性质的不同，又有“邪热传心”、“痹证入心”两种不同类型，虚证中又有阴阳气血的差别。但在临床上常表现为邪气未衰而正气已虚，或正气素虚复感外邪的虚中夹实、实中夹虚现象。故辨证时既要分清虚实，又要分清邪之性质和各种虚证的情况，更要进一步分辨虚实之主次，只有条分缕析，才能取得精确的辨证。

（1）邪热传心。

1）症状：心悸，胸闷，短气，虚里隐痛，心烦失眠，口干口苦，尿黄便秘或午后低热。舌红或边尖红，苔黄腻或黄燥，脉细数。

2）治则：清心火，养心阴，佐以宁神。

3）处方：心俞、厥阴俞、内关、神门、三阴交。

4）加减：低热盗汗加阴郄；心烦易躁加太冲；心痛明显加郄门。

5）操作法：心俞、厥阴俞中等刺激泻法，进针时用 45° 角向脊柱斜刺，进入 1.5 ~ 2 寸左右时，针尖已达横突根部，即可采用行针手法加强针感，并使针感向前胸放射。然后用补泻手法，不必留针，要严防刺中胸膜发生外伤性气胸。内关、神门强刺激泻法，间歇留针 20 ~ 30 分钟；三阴交中等刺激，平补平泻，亦可间歇留针。低热盗汗加阴郄，心痛明显加郄门，心烦易躁加太冲，均用强刺激泻法，间歇留针。每日 1 次。

6）方义：心为火脏，外邪入心易化火，而致心火炽盛，心阴被劫。故取心俞、厥阴俞泻之，以清心泻火；内关是手厥阴经络穴，神门是手少阴经原穴，两穴相配，共用泻法，能泄心包之热，清心经之火，并能镇惊宁神；三阴交乃肝脾肾三阴经之会穴，平补平泻能补益肾水，调和阴阳。若病久心阴耗伤，由实火转为虚火，出现低热盗汗，加泻阴郄以清虚热而止盗汗；若因子病及母，心火引动肝火，引起心烦易躁者加泻足厥阴经原穴太冲，以清肝、平肝而除烦；若热伤气机，心络气滞而痛，加泻手厥阴经之郄穴郄门，以理气通络而止痛。

（2）痹证入心。

1）症状：发热汗出，肢节红肿疼痛，屈伸不利，胸闷心痛，心悸气短，口干作渴，尿黄便干。舌质红，苔黄腻，脉滑数。

2）治则：清心宁神，祛风除湿。

3）处方：心俞、厥阴俞、大椎、内关、神门、曲池。

4）加减：风湿活动明显加手三里透温溜、阳陵泉透阴陵泉；心痛明显加郄门；关节红肿疼痛可参照关节炎选穴。

5）操作法：心俞、厥阴俞中等刺激泻法，进针方向、深度及针感同“邪热传心”条。大椎强刺激泻法，针尖微向下使针感向下放射，内关、神门、曲池皆强刺激泻法。若风湿活动明显，加手三里透温溜，用5寸长毫针在手三里穴斜进，到达肌层后再将针水平向温溜穴透刺，并作较大幅度捻转，使产生强烈针感并向手腕放射。阳陵泉透阴陵泉，亦用3～4寸长毫针从阳陵泉穴刺入，针尖指向阴陵泉，针尖透至阴陵泉穴皮下为度，切不可透穿，亦作较大幅度捻转，使产生强烈针感，均采用泻法。若心痛明显可加郄门，强刺激泻法。伴见关节红肿疼痛时，参照关节炎选穴针之。每日1次。

6）方义：脉痹不已，复感于邪，内舍入心而成心痹，心脉闭塞，风寒湿邪化火。故取心俞、厥阴俞，强刺激泻法，以清心及心包之火，通心络之闭阻；大椎是手足三阳经督脉之会，能通阳解表，退热除蒸；曲池有祛风解表，清热利湿作用；内关配神门，泻之则能清心宁神。风湿活动明显，发热汗出，关节红肿疼痛，说明部分风湿之邪尚留恋在阳明少阳气分，故采用手三里透温溜和阳陵泉透阴陵泉，祛散气分之风湿，逐痹通络以利关节；若心痹脉不通，心痛明显，可加泻郄门，以理气通络而止痛。

（3）心阴（血）虚。

1）症状：心肌炎迁延不愈，心悸胸闷，心烦失眠，两颧桃红，潮热盗汗，手足心热，口干咽燥。舌边尖红，少津少苔，尿黄便干，脉细数者属心阴虚证；若见面色无华，唇舌淡白，头晕目花，心悸失眠，健忘多梦，脉来细弱者属心血虚证。

2）治则：养心阴，补心血，佐以宁神。

3）处方：心俞、脾俞、内关、足三里、三阴交。

4）加减：盗汗加阴郄；头晕目花加风池；心动过速加神门。

5）操作法：以上各穴均采用中等刺激补法，静止留针15～20分钟，偏于心阴虚心火旺，见有口干咽燥，舌红少津者，但针不灸。偏于心血虚，见有面色无华，唇舌淡白者，针灸并用。如伴盗汗加阴郄，中等刺激泻法；头晕目花加风池，中等刺激平补平泻；心动过速加神门，强刺激泻法。每日1次。

6）方义：外邪入心化火，始则邪热炽盛，继则火烁心阴和心血，病变由实转虚，出现心阴虚和心血虚。心阴虚则虚火内生，火扰心神，心血虚则血不养心，皆能导致心悸胸闷，心烦失眠等症。取心俞、脾俞针而补之，能养心阴补心血；配内关宁心安神清泻心火；三阴交滋阴补肾上济心阴；补足三里健胃运脾，促进生化，益其生血之源。若心阴不足，不能敛阳，阳浮于外，迫津外泄而致盗汗者，加泻阴郄以止盗汗而敛其阳；若心血不足，血不能上荣而致头晕目花者，加风池平补平泻，以安脑和络，聪耳明目；若虚火扰神，心动过速者，加泻神门以镇心宁神，清泄心火。

（4）心气（阳）虚。

1）症状：心肌炎迁延不愈，心悸气短，动则加剧，疲乏自汗，面色无华，舌淡苔薄白，脉虚细或有结代。若兼见形寒肢冷，心胸憋闷，面足浮肿，舌质淡嫩，脉沉迟结代者属心阳虚证。

2）治则：益心气，温心阳，佐以补益元气。

3）处方：心俞、肾俞、足三里、膻中、神阙、气海。

4）加减：脉结代加间使、神门；浮肿尿少加阴陵泉；心痛憋闷加内关、郄门。

5）操作法：以上各穴除神阙外均采用中等刺激补法，并可用隔姜灸 5 ~ 7 壮，或艾条悬灸每穴 3 ~ 5 分钟。神阙穴但灸不针。如出现脉结代加间使、神门强刺激补法；浮肿尿少明显时加泻阴陵泉，用强刺激泻法；心痛憋闷加内关、郄门用强刺激泻法。每日 1 次或隔日 1 次。

6）方义：心为君阳，肾为元阳，心阳久虚，必损及元阳。故取心俞、肾俞针而灸之，以补心肾之气，温心肾之阳；膻中温运胸中之气，宽胸利膈；神阙、气海益下元之气，补肾壮阳；足三里补虚弱，理脾胃，调气血，是全身强壮要穴。补间使、神门调气通络，宁心安神；泻阴陵泉，利尿渗湿以消其肿；内关、郄门，用强刺激泻法，以疏通心脉，理气止痛。

2. 耳针疗法

（1）处方：心、交感、神门、皮质下、小肠。

（2）操作法：每次选 2 ~ 3 个耳穴，轻刺激，留针 20 ~ 30 分钟，每日 1 次。必要时可埋针，冬季 5 ~ 7 天，夏季 2 ~ 3 天。

3. 水针疗法

（1）处方：心俞、厥阴俞、内关、郄门。药物：丹参注射液。

（2）操作法：按水针操作法，每次取 1 ~ 2 穴，每穴注入丹参注射液 0.5 ~ 1 毫升，每日或隔日 1 次，10 次为 1 个疗程。

（四）辅助治疗

（1）卧床休息，减轻心脏负荷，一般约需数周，随着病情好转，逐渐增加活动量。

（2）积极去除原发病及病因。

（3）进食易于消化和富含维生素及蛋白质的食物。

（4）并发心律不齐时，要做好思想解释工作，排除患者不必要的思想顾虑，必要时进行中西医综合治疗。

四、心脏神经官能症

心脏神经官能症是神经官能症的一种特殊类型，以心血管系统功能失常为主要表现，可兼有神经官能症的其他症状，一般并无器质性心脏病证据，但可与器质性心脏病同时存在。本病的特点是大多数发生在青年和壮年，以 20 ~ 40 岁者为最多。临床表现以心悸、心前区痛和短气为主，此外尚有疲乏，头晕，失眠，多汗，四肢发绀，手颤，恶心等神经官能症的症状。根据本病的主要症状特点，一般把其归属祖国医学中的“心悸”、“怔忡”、“心痛”和“郁症”范畴。也有将本病归类到虚劳病中。

心悸、怔忡是病人自觉心中急剧跳动，惊慌不安，不能自主，或脉来参伍不调的一种证候，但两者有所区别。“心悸”常因情绪激动、惊恐劳累而诱发，时作时辍，其证较轻；“怔忡”则终日心中悸动不安，稍劳尤甚，病情较重。心悸日久可发展为怔忡。本病在《内经》中称“心悸”、“惊悸”、“惊躁”和“心中澹澹”等。如《素问·本病论》：“少阳不迁正，……民病痎疟，骨热，心悸，惊骇……。”又“己亥之岁，君火升天……民病伏阳，而内生烦热，心神惊悸……。”《素问·六元正纪大论》：“少阳所至为惊躁……。”《素问·至真要大论》：“太阳司天，寒淫所胜……民病厥心痛……心中澹澹大动。”《诸病源候论》则将惊悸病证归类于虚劳门中，并指出了惊悸的病位、病因和病机，如《诸病源候论·虚劳诸症候》：“心藏神而主血脉，虚劳损伤血脉，致全心气不足，因为邪气所乘，则使惊而悸动不定。”《济生方》中惊悸、怔忡、健忘门中进一步发挥了惊悸怔忡的病因病机，认为惊悸为“心虚胆怯之所致也，或因事有所大惊，或闻虚响，或见异相，登高陡险，惊忤心神，气与涎郁，遂致惊悸。”同时又认为“夫怔忡者，此心血不足也……又有冒风寒湿，闭塞诸经，令人怔忡，五饮停蓄，堙塞中脘，亦令人怔忡。”《丹溪心法·惊悸怔忡》中对两者作了鉴别，即所谓“惊悸者血虚，惊悸有时，怔忡者血虚，怔忡无时。”指出了惊悸怔忡虽同属血虚，但在程度上有轻重不同。明清各家对惊悸怔忡的病因病机又作了补充，唐容川在《血证论·怔忡》中提出：“凡思虑过度及失血家去血过多者，乃有此虚证，否则多挟痰瘀，宜细辨之。”综观历代各家的论述，心悸怔忡是心的病变，原因有虚实之分，但其中有些原因引起的心悸怔忡，并非心脏器质性病变，而属于现代医学中的心脏神经官能症。

郁证是由于情志不舒，气机郁滞所引起的一类病证，主要表现为心情抑郁，情绪不宁，胸闷叹息，胁肋胀痛，甚则易怒善哭，咽中有异物感等，在心脏神经官能症中亦常多有上述症状出现，可参阅神经衰弱和胃肠神经官能症篇。

“心痛”也是心脏神经官能症的主要表现之一。《素问·厥论》：“手心主，少阴厥逆，心痛引喉……”指出了手厥阴心包经和手少阴心经的气机逆乱，可以出现心痛症状。至于心痛的病因病机已在冠心病篇中详述，但心脏神经官能症中表现的心痛病机，以七情内伤，气机逆乱及气血两亏，心络失养为多见。

总之本病应包括祖国医学的“心悸”、“郁证”和“心痛”等证候，但其病因病机是以情志失调、气机逆乱为主要特点。

有关心悸、郁证和心痛的针灸治疗，《灵枢·经脉》说：“心主手厥阴心包络之脉……是动则病……胸胁支满，心中澹澹大动……烦热心痛，掌中热，为此诸病，盛则泻之，虚则补之，热则疾之，寒则留之，陷下则灸之，不盛不虚，以经取之……。”《针灸甲乙经》有“心痛善悲，厥逆悬心如饥之状，心澹澹而惊，大陵及间使主之”《千金要方》有“曲泽、大陵主心下澹澹喜惊”等的记载。自此以降，在针灸专著中均有心悸、郁证和心痛的针灸治疗记述。

（一）病因病机

综合历代各家对心悸、郁证和心痛的病因病机论述来看，其中较符合于心脏神经官能症的有下列几方面。

《灵枢·邪气脏腑病形》：“胆病者，善太息，口苦，呕宿汁，心下澹澹，恐人将捕之，嗌中吩吩然。”《济生方·惊悸》：“夫惊悸者，心虚胆怯之所致也，且心者君主之官，神明出焉，胆者正中之官，决断出焉，心气安逸，胆气不怯，决断思虑得其所矣，或因事有所大惊，或闻虚响，或见异相，登高陡险，惊忤心神，气与涎郁，遂使惊悸……。”指出了平素心胆气虚，突因惊恐遇险，而致心惊神摇，不能自主而心悸。

《丹溪心法·惊悸怔忡》：“人之所主者心，心之所养者血，心血一虚，神气不守，此惊悸之所肇端。”《济生方·惊悸》：“夫怔忡者，此血不足也，盖心主于血，血乃心之主，心乃形之君，血富则心君自安矣，多因汲汲之富贵，戚戚贫贱，有思所爱，触事不意，真心虚耗，心帝失辅，渐成怔忡。”指出了心悸、怔忡皆因心血不足，血不养心，心神不守所致。

《素问玄机原病式·惊》：“惊、心卒动而不宁也，火主于动，故心火热甚也……所谓恐则喜惊者，恐则伤肾而水衰，心火自甚，故喜惊也。”先天不足或大病之后，房室不节，肾中真阴亏损，水亏则火旺，心肾失交，心火自甚，火扰心神则惊悸怔忡。

《证治汇补·惊悸怔忡》：“有郁悒之人，气郁生涎，涎与气搏，心神不宁，脉必沉结，或弦者是也。”《杂病源流犀烛·怔忡》：“怔忡……或由气郁不宣，而致心动者。”又“惊者，心与肝胃病也，《内经》言惊属肝肾，但心气强者，虽有危险，触之亦不为动，惟心气先虚，故触而易惊也。”忧思郁怒，肝气郁结，郁久化火，火炼津液成痰，痰火扰心，心神失宁，而致心悸、怔忡、胸闷叹息，若痰气结于咽喉则嗌中吩吩如炙脔状。

总之心脏神经官能症的病位以心、肝、胆、脾、肾为主，心胆气虚、心脾血虚、水亏火旺是发病的内在因素，卒受惊恐、登高陡险等是致病的诱因，而肝气郁结、郁久化火生痰，是脏腑机能失调所致。

（二）临床表现

心脏神经官能症的症状，常在受惊、情绪激动或久病后出现，以心悸、心前区痛、气短或过度换气为主要临床表现，此外尚有疲乏无力、头晕多汗、失眠焦虑等一般神经系统症状。

“心悸”是最常见的症状，自觉心跳，心前区搏动感，情绪激动和运动后加剧，多数伴有心率增快。

“心前区痛”不固定，以左前胸乳部为多见，亦可出现胸骨下或右前胸一过性刺痛。

“气短”患者主要感到空气不足，呼吸不畅，久之亦可出现四肢发麻，头晕，甚则手足搐搦。

体格检查除有焦虑和紧张表情，手掌多汗，两手颤抖，心率增快，心搏强有力，心音增强，或伴Ⅰ~Ⅱ级收缩期杂音及偶发早搏外，无异常发现。

（三）治疗方法

1. 辨证施治

（1）心胆气虚，心神失宁。

1）症状：心悸怔忡，善惊易恐，坐卧不安，惊惕肉，多梦惊醒，恶闻声响，纳谷不香。舌象正常，脉细兼数或细弦。

2）治则：益气养心，安神定惊。

3）处方：心俞、胆俞、内关、神门。

4）加减：惊恐不解、坐卧不安加阳陵泉；纳谷不香加足三里。

5）操作法：心俞、胆俞行补法，内关、神门、阳陵泉用泻法。可间歇留针。若纳谷不香加补足三里，用中等刺激，每日或隔日1次。

6）方义：心虚则心动神摇，胆虚则善惊易恐。故取心俞、胆俞而补之，以益心胆之气，而收宁神壮胆之功；内关系心包经之络穴，神门是心经之原穴，两穴相配安神定惊作用更强；阳陵泉是胆经合穴，“合治逆气而泄”，故能调整胆经的气机逆乱；足三里调整因少阳气机逆乱而导致的脾胃功能失调。

（2）心脾两虚，心神失养。

1）症状：心悸健忘，失眠多梦，疲乏无力，面色无华，纳呆腹胀或面足轻浮。舌淡苔薄白，脉细弱。女子可伴月经失调。

2）治则：补益心脾，养血宁神。

3）处方：心俞、脾俞、膈俞、内关、足三里。

4）加减：伴腹胀便溏加天枢；顽固失眠加神门。

5）操作法：以上各穴均用补法，背部俞穴可配合艾条悬灸或隔姜灸。腹胀腹泻加天枢，用平补平泻法，失眠加神门用强刺激泻法，并可作间歇留针。每日或隔日1次。

6）方义：心脾两虚，气血生化不足。取心俞、脾俞、膈俞、足三里，针而补之，能养心血、健脾运以治其本；内关安神宁心，宽胸理气以治其标。天枢是大肠募穴，能调理肠道气机，以助脾之运化，脾虚腹胀便溏时，针之甚宜；神门是心经腧穴，镇静安神之功力宏，伴有顽固失眠者，常收奇效。

（3）水亏火旺，心肾失交。

1）症状：心悸而烦，失眠多梦，头晕耳鸣目花，记忆力减退，思考力不强，五心烦热，咽干口燥，盗汗遗精早泄，腰腿酸软，女子月经失调。舌质红，苔少，脉细数。

2）治则：滋补心肾，安神宁心。

3）处方：肾俞、心俞、内关、太溪、三阴交。

4）加减：头晕耳鸣目花加风池；遗精早泄加关元。

5）操作法：肾俞用补法，心俞用泻法，太溪、三阴交宜补法，内关宜泻法。头晕耳鸣目花加风池用平补平泻，遗精早泄加关元用补法，并将针尖微向下，使针感向阴部放射。每日或隔日1次。

6）方义：肾水不足，水火不能既济，心火不得下降而反上扰心神。故补肾俞、泻心俞，以滋补肾水，清泄心火，使水火相济；太溪是肾经原穴，三阴交是肝脾肾三阴经交会之穴，均具有补肾滋阴之功；内关是心包经之络穴，针之宁心安神，理气镇痛，清泄心火；风池安脑定痛，聪耳明目；关元益气培元，涩精固本，对封藏失职遗精早泄者，补之有良效。

（4）肝气郁结，化火生痰。

1）症状：精神抑郁，或急躁易怒，心悸胸闷，胁肋胀痛，时作叹息，喉中似有物梗阻，吐之不出，吞之不下，口干口苦，嘈杂嗳气。舌质正常，或边尖红，苔白腻，脉来弦滑。

2）治则：疏肝理气，清火化痰。

3）处方：心俞、肝俞、内关、太冲、丰隆。

4）加减：咽喉不利加天鼎；失眠易醒加神门。

5）操作法：心俞、肝俞、内关、太冲、丰隆皆用泻法，咽喉不利加泻天鼎，失眠易醒加泻神门，皆可用间歇留针法。每日或隔日1次。

6）方义：肝气郁结，郁久化火，火扰心神。故取心肝之俞穴泻之，以清心肝之火而宁神；

内关宽胸理气，解胸中之苦闷；太冲清肝泻火，平肝气之上逆；丰隆是胃经之络穴，可泻痰行气；若痰气交阻于咽喉，加泻天鼎穴，以疏阳明经经气郁结，而治咽哽气塞之苦；神门镇心宁神，清心泻火，治火扰心神。

2. 耳针疗法

（1）处方：心、交感、神门、皮质下。

（2）操作法：每次选 2 ～ 3 个耳穴，中等刺激，留针 20 ～ 30 分钟，每日 1 次。亦可采用埋针法。

3. 水针疗法

（1）处方：心俞周围、背部敏感区。

（2）药物选择：0.5%普鲁卡因注射液 2 毫升，加维生素 B110 毫克。

（3）操作法：先在心俞周围测得敏感点，按水针操作法将上述药液注入。

（四）辅助治疗

（1）耐心做好解释工作，解除患者思想顾虑。

（2）轻者适当参加体力劳动，重症应当休息。避免情绪内伤，卒受惊恐。生活作息必须规律，保证充分睡眠时间。

（3）忌烟、酒、浓茶、咖啡等。

（4）气功、太极拳对本病治疗有帮助。

五、无脉症

无脉症又称多发性大动脉炎，是主动脉及其分支的慢性、进行性、且常为闭塞性的炎症，亦称缩窄性大动脉炎。由于受累动脉的不同，产生不同的临床类型，其中头和臂部动脉受累则引起上肢无脉症，降主动脉、腹主动脉受累则引起下肢无脉症。前者的发病为最多见，以往所称“主动脉弓综合征”、“慢性锁骨下动脉—颈动脉梗塞综合征”与“主动脉弓分支血栓闭塞性动脉炎”等，大多属本病的头和臂部动脉受累的上肢无脉症类型。本病多见于青年女性，发病年龄在 5 ～ 45 岁，89%在 30 岁以下。

（一）病因病机

《灵枢·经脉》云：“少阴气绝，则脉不通。少阴者，心脉也。心者脉之合也，脉不通，则血不流；血不流则髦色不泽……。”心脏是脉搏跳动的原动力，所谓心动则脉动，故一旦心气心阳不足，不能鼓血循行，而致发生无脉。

《灵枢·刺节真邪》谓：“宗气不下，脉中之血，凝而留之……。”宗气是由肺吸入之清气和水谷之气结合而成。其作用是推动肺的呼吸，贯心脉以行气血，若宗气不足，气虚血滞，脉中之血凝而留之，而成无脉。

《素问·举痛论》：“寒气入经而稽迟，泣而不行，”寒性凝滞、收引，这是寒邪犯病的特点，故寒邪客于脉中，则血泣而脉不通，而成无脉。

《素问·痹论》：“……痹在于脉，则血凝而不流。”《内经》说风寒湿三气合而为痹。《景岳全书》进一步发挥，认为“痹者闭也，以气血为邪所闭，不得通而病也。”故一旦痹入脉，则气血闭阻而不流，而致无脉。

（二）临床表现

本病的发展多较缓慢，亦偶有自行缓解的。因受累血管的部位、程度和范围不同，症状表现常轻重不一，主要全身症状和局部症状如下。

1. 全身症状 在动脉炎活动期中出现发热、全身不适、食欲不振、出汗、皮肤苍白等，可能伴有关节炎及结节性红斑等。

2. 局部症状

（1）上肢无脉症：由上肢、头、眼缺血产生工作时上肢疲劳，并有疼痛、发麻、发凉，颊部肌肉疼痛，情绪易激动，头痛，眩晕，记忆力减退，视力减退，一时性眼前发黑，严重时昏厥，精神失常，抽搐，偏瘫，甚至昏迷等。体征方面：发现单侧或双侧桡、肱、腋、颈或颞部等动脉的搏动减弱或消失，上肢血压测不到或明显减弱，下肢血压正常或升高。

（2）下肢无脉症：由于下肢缺血产生下肢麻木、疼痛、发凉、易疲劳，并有间歇性跛行。体征方面：下肢从股动脉开始，可有一侧或双侧动脉搏动减弱或消失，血压测不出或明显降低，上肢血压增高，可有高血压的各种症状，甚至发生心力衰竭。

（三）治疗方法

1. 辨证施治 无脉症的分型可根据不同部位的脉道闭塞情况，结合临床证候，分为“上肢无脉症”和“下肢无脉症”。

（1）上肢无脉症。

1）症状：上肢疲劳、发麻、发凉、疼痛，甚则出现偏瘫、抽搐，患肢太阴脉（寸口脉）、少阴脉（神门脉）和阳明脉（合谷脉）或尺泽脉、天府脉、极泉脉等微弱或缺如，患肢血压明显下降或测不到。

2）治则：活血行气，温通经脉。

3）处方：心俞、肺俞、太渊、内关、尺泽、神门。

4）加减：头昏、头痛、记忆力减退加风池；视力减退或眼花发黑，加睛明、攒竹；昏厥加人中、百会。

5）操作法：心俞、肺俞轻刺激捻转补法，每穴刺激 2 ~ 3 分钟，不留针；太渊、内关、尺泽、神门中等刺激，平补平泻，留针 10 ~ 15 分钟；有头昏头痛，记忆力减退，加风池，中等刺激，平补平泻；视力减退，眼花发黑，加睛明、攒竹，轻刺激补法；若出现昏厥，加人中、百会，强刺激，并可加灸百会。每日或隔日 1 次。

6）方义：取心之俞穴针而补之，以补益心气，通调心脉而治其本；取肺之俞穴，针而补之，补肺益气，促进宗气之生成，推动心脉气血的循行；取太渊功能理肺通脉，缓动脉之挛急；尺泽是手太阴经之合穴，能舒筋和络，通调手太阴脉；内关、神门两穴相配，平补平泻，能宁心安神，通调心脉。若伴头痛头晕，记忆力减退，是脉道不通，血不上荣之故，加风池平补平泻，疏通经络，安脑定痛；视力减退，眼花发黑，亦因络脉被阻，目失滋荣，加补睛明、攒竹，通络明目；如因属脑络巅之脉被阻，则脑失充养，出现晕厥昏迷，急加人中、百会，升阳固脱，醒脑开窍。

（2）下肢无脉症。

1）症状：患侧下肢麻木、发凉、疼痛、行走乏力，甚则出现间歇性跛行，从冲门、箕门脉以下的五里、太溪、冲阳、太冲等动脉搏动微弱或伏而不见。有时伴有头痛、头晕、头胀等高血压症状，严重时可发生心力衰竭。

2）治则：活血行气，温通脉络。

3）处方：心俞、厥阴俞、内关、太渊、气冲、箕门、太冲、太溪。

4）加减：头痛、头晕、头胀，血压升高，加风池、曲池；若伴有痹症，关节酸痛，可按痹症选穴法针治。

5）操作法：心俞、厥阴俞，轻刺激捻转补法，每穴刺激 2 ~ 3 分钟；内关、太渊、气冲、太冲、太溪均用中等刺激，平补平泻，留针 10 ~ 15 分钟；肢冷加艾条悬灸；若因高血压引起头痛、头晕、头胀，加风池、曲池，用中等刺激泻法。

6）方义：心俞、厥阴俞是心与心包络两脏经气输注到背部的穴位，针补这两个俞穴能疏通心与心包络经气，宁神定惊；刺太渊能理肺气，调脉道；内关可宁心安神，理气通络。气冲、箕门、太冲、太溪分别是足阳明、足太阴、足厥阴、足少阴等经脉的动脉应手之穴，平补平泻，针而灸之，能通调诸经的气滞血凝。若因下肢脉络闭阻，血菀于上，产生头痛、头晕、头胀，血压升高者，可泻风池、曲池以安脑定痛，降压通络。

2. 耳针疗法

（1）处方：热穴（位于对耳轮上端、上下脚交叉处稍下方）、交感、心、肺、皮质下、内分泌、肾上腺。

（2）操作法：每次选 3 ~ 4 个耳穴，强刺激留针 1 天，每隔半小时加强刺激 1 次。亦可采用埋针法，冬季可埋 5 ~ 7 天，夏季可埋 2 ~ 3 天，埋针过程，每半小时 1 次在埋针上加压。

3. 电针疗法

（1)处方：上肢无脉症取内关、太渊、尺泽、曲池；下肢无脉症取太冲、太溪、三阴交、足三里。

（2）操作法：按电针操作法，进针得气后，通电 10 ~ 15 分钟，隔日 1 次。

4. 头针疗法

（1）处方：血管舒缓线和运动线（上肢或下肢部分）。

（2）操作法：按头针操作法，进针得气后，留针 20 ~ 30 分钟，留针期间，反复给予加强捻转，每隔 1 日或 2 日 1 次。

（四）辅助治疗

（1）患肢宜保暖，防止受寒。

（2）如继发高血压和心力衰竭，应进行中西医综合治疗。

第二章 中医心血管内科

第一节 心绞痛

冠状动脉粥样硬化性心脏病简称冠心病，是因粥样硬化使冠状动脉管腔狭窄甚至闭塞，影响冠状动脉循环的一种心脏病。根据其临床表现特点又可分为无症状性心肌缺血、心绞痛、心肌梗死、心律失常与心力衰竭、猝死。心绞痛是冠心病的特征性表现，亦为临床常见类型。

心绞痛是冠状动脉供血不足，心肌急剧的、暂时的缺血与缺氧所引起的临床综合征，是冠心病最主要和最常见的类型。其特点为阵发性的前胸压榨性疼痛感觉，主要位于胸骨后，可放射至心前区和左上肢，持续数分钟，经休息或用硝酸酯制剂后往往迅速消失。劳累、情绪变化、饱食、受寒、阴雨天气、血压升高等为心绞痛发作的常见诱因。本病多见于男性，发病年龄多在40岁以上，女性多发生于绝经期前后。据统计，2008年中国城市居民冠心病患病率为15.9‰，农村地区为4.8‰，城乡合计为7.7‰，较前有较大幅度升高。心绞痛属于中医学的“胸痹”、“心痛”、“厥心痛”等范畴。

一、病因病机

中医学认为本病的发生与年老肾虚、饮食不节、情志失调、寒邪侵袭、劳逸失度等因素有关。其病位在心，与心、肝、肾、脾诸脏的盛衰相关，多属本虚标实之证，常在心气、心阳、心血、心阴不足或肝、脾、肾失调的基础上，兼夹痰浊、气滞、血瘀、寒凝等病变，产生不通则痛与不荣则痛的表现。

1. 病因

（1）年老肾虚：中年以后，肾气渐虚。因肾为先天之本，肾虚后其他脏腑也出现衰退，导致脏腑功能失调。肾阳虚衰无以温煦脾阳，而脾运化无权，营血虚少，脉道不充，血液运行不畅，以致心失所养，心阳不振，心气不足，血脉失于温运，痹阻不畅；或心肾阳虚，阴寒痰饮乘踞阳位，阻滞心脉；肾阴虚不能滋养五脏之阴，肾水不能上济于心，心阴不足，心火燔炽下汲肾水，则阴伤气耗，心脉失于充养而运行滞涩，或阴虚火旺，灼津为痰，痰瘀痹阻，皆可致胸阳不运，心脉阻滞而发生本病。

（2）饮食不节：嗜食肥甘厚味、酒烟辛香之品，损伤脾胃，脾失健运，聚生痰湿，湿郁化热，热耗津液，熬液成痰。痰阻脉络，上犯心胸清旷之区，清阳不振，气机不畅，心脉痹阻，或痰阻脉络，气滞血瘀，胸阳失展而成心痛。

（3）七情所伤：忧思恼怒，可致心肝之气郁滞，气机不利，血脉运行不畅，胸阳不振，肝失条达，疏泄失常，发生不通则痛；或长期伏案，喜静少动，使脾失健运，痰湿内生，痰阻脉络，气血运行受阻，致使气结血凝，发生胸痛；或气滞血瘀；或因脏腑亏损，元气亏虚，气虚推动血液无力，血液停留而瘀滞不行，均可发生瘀血而导致本病。

（4）寒暑犯心：素体阳虚，胸阳不振，阴寒之邪乘虚侵袭，寒凝气滞，血行不畅，胸阳失展，心脉痹阻，不通则痛。偶尔或因酷暑炎热，犯于心君，耗伤心气，亦每致血脉运行失畅而心痛。故病者常于气候突变，特别是遇寒冷时，易猝然发生本病。

（5）劳逸失度：过劳包括劳力过度、劳神过度和房劳过度，《素问·举痛论》曰："劳则气耗"，过劳则耗气伤阴，络脉失养；《素问·宣明五气》曰："久卧伤气"，过度安逸则气血运行不畅，络脉瘀滞，均可致胸痹心痛。明代医家对于心痛的劳逸病因比较重视，刘纯在《玉机微义》中记载："亦有病久，气血虚损，及素作劳羸弱之人患心痛者，皆虚痛也。"过劳则气阴两伤，久病者气血虚损，心气不足，血不养心，则心痛作矣。

2. 病机　胸痹心痛的病机关键在于阳微阴弦，心脉闭阻，血行不畅，其病位在心，但与肝、脾、肾三脏功能的失调有密切的关系。心主血脉，与肝之疏泄、脾之运化、肾藏精主水等密切相关。病性有虚实两方面，常常为本虚标实，虚实夹杂，虚者多见气虚、阳虚、阴虚、血虚，尤以气虚、阳虚多见；实者不外气滞、寒凝、痰浊、血瘀，并可交互为患，其中又以血瘀、痰浊多见。但虚实两方面均以心脉痹阻不畅，不通则痛为病机关键。上焦阳虚，功能减弱，直接影响血液循环，不通则痛，呈现胸痹心痛症状；或因长期精神紧张，思虑太过，致使心肝气机阻滞，气机不畅，气滞血瘀，而致心脉痹阻，不通则痛；或因饮食不节，过食肥腻；或酗酒好饮，以致脾胃受损，纳运失常，痰湿内生，阻塞心脉，影响气血运行，不通则痛；或因年老体衰，肝肾阴血已伤，日久阴损及阳，心阳不振，每易导致心脉瘀塞不畅，加之气血渐衰，气虚不能行血，血瘀脉阻，不通则痛。或因本已阳虚而又外感寒邪，阴寒内盛，气血凝滞，心脉不通，亦可发生疼痛。以上各种原因相互影响，又可导致痰浊内生，气滞血瘀，心脉痹阻或气血运行不畅，不能供养于心，而致心胸作痛。以上病因病机可同时并存，交互为患，病情进一步发展，可见下述病变：瘀血闭阻心脉，心胸猝然大痛，而发为真心痛；心阳阻遏，心气不足，鼓动无力，而表现为心动悸、脉结代，甚至脉微欲绝；心肾阳衰，水邪泛滥，凌心射肺而为咳喘、水肿，多为病情深重的表现，要注意结合有关病种相互参照，辨证论治。

二、治疗

冠心病心绞痛的治疗应本着　"急则治标"、"缓则治本"的原则，在发作期主要选用有速效止痛作用之药物以迅速控制病情，缓解心痛，必要时行侵入性治疗方法；而在缓解期则重在根据不同证型予以补气养阴、活血化瘀、疏通心脉等治疗，并针对与发病有关的危险因素采取综合性防治措施，控制或消除危险因素，以预防和减少心痛的发生。但对于严重心痛者，应及时采用中西医结合治疗控制病情，以免发展为心肌梗死。

（一）辨证治疗

本病主要症状是胸痛、胸闷、心悸、短气等，但部分危重病者可以无痛或仅出现面色苍白、大汗淋漓、四肢厥冷、脉微欲绝或脉涩结代等厥脱表现。在发作期必须做出及时处理以缓解心痛，缓解期则予辨证施治，常以攻补兼施为原则，以减少乃至控制心绞痛发作。

1. 发作期的治疗　心绞痛发作时舌下含化麝香保心丸、速效救心丸等缓解疼痛。

2. 缓解期的治疗

（1）心脉瘀阻。

1）证候特点：心胸剧痛，如刺如绞，部位固定，入夜尤甚，心悸不宁，舌质紫黯，或有瘀点瘀斑，脉沉涩或结代。

2）治法：活血化瘀，通脉止痛。

3）推荐方剂：血府逐瘀汤加减。

4）基本处方：当归10g，生地黄15g，桃仁12g，红花8g，枳壳12g，桔梗10g，赤芍15g，柴胡12g，川芎10g，牛膝12g，甘草6g。每日1剂，水煎服。

5）加减：若兼胁痛者加郁金15g、延胡索18g以增强疏肝理气止痛之力；若兼心气阴不足者加太子参10g，麦冬15g益气养心；若兼心烦失眠者加酸枣仁15g、夜交藤20g安神助眠。

（2）气滞心胸。

1）证候特点：心胸满闷，疼痛阵发，痛有定处，喜叹息，遇情志波动时容易诱发或加重，常伴胃脘胀闷，嗳气则舒。舌苔薄或薄腻，脉弦细。

2）治法：疏肝理气，活血通络。

3）推荐方剂：柴胡疏肝散加减。

4）基本处方：陈皮10g，柴胡15g，川芎10g，香附15g，枳壳12g，芍药12g，丹参20g，延胡索15g，炙甘草5g。每日1剂，水煎服。

5）加减：若兼血瘀，心痛甚者，合丹参饮、失笑散；肝气不舒，郁而化热，可加栀子10g、牡丹皮10g。

（3）痰浊痹阻。

1）证候特点：胸闷如窒而痛，痛引肩背，气短喘促，多形体肥胖，肢体沉重，或伴咳嗽，咯吐痰涎，伴倦怠乏力，纳呆便溏，舌苔浊腻，脉象弦滑。

2）治法：通阳泄浊，化痰开胸。

3）推荐方剂：瓜蒌薤白半夏汤加减。

4）基本处方：瓜蒌15g，薤白15g，法半夏12g，陈皮10g，茯苓15g，枳实15g，胆南星12g，生姜3片，甘草6g。每日1剂，水煎服。

5）加减：若兼阳虚有寒者，加熟附子（先煎）12g、肉桂（焗服）3g助阳散寒；兼心脉瘀阻者，加丹参20g、三七末（冲服）3g活血通脉；若痰郁化火者，加黄连9g、天竺黄15g清热除痰；若痰热伤津，加生地黄10g、麦冬10g、沙参10g养阴；若痰扰清窍眩晕者加天麻12g、石菖蒲12g定眩止晕。

（4）寒凝心脉。

1）证候特点：胸痛彻背，感寒痛甚，心悸气短，面色苍白，四肢厥冷，冷汗自出，口淡不渴或吐清涎，小便清长，大便溏薄，舌淡苔白，脉象沉迟。

2）治法：温通心阳，散寒止痛。

3）推荐方剂：瓜蒌薤白白酒汤合当归四逆汤加减。

4）基本处方：瓜蒌15g，薤白15g，当归15g，桂枝10g，白芍10g，细辛3g，通草10g，白酒30ml。每日1剂，水煎服。

5）加减：若兼血瘀心脉痛剧者，加丹参20g、三七末（冲服）3g活血通脉；若阴寒极盛，加高良姜 10g、乌头 10g（先煎）散寒温通；若兼气虚者加人参 15g 补益心气。

（5）气阴两虚。

1）证候特点：胸闷隐痛，时发时止，心悸气短，动则益甚，倦怠乏力，少气懒言，面色少华，易汗出，舌偏红或有齿印，脉细数或结代。

2）治法：益气养阴，通脉止痛。

3）推荐方剂：生脉散合炙甘草汤加减。

4）基本处方：太子参 10g，麦门冬 15g，五味子 6g，炙甘草 10g，桂枝 9g，生地黄 15g，阿胶（烊化）15g，大枣 15g。每日 1 剂，水煎服。

5）加减：心血虚明显者，可加当归 12g、川芎 10g、白芍 12g，以补心血；心烦不眠者，可加酸枣仁 18g、夜交藤 20g 以宁心安神；心胸翳痛明显者加丹参 18g、三七末（冲服）3g 活血通络；心脾两虚者，可加茯苓 10g、半夏 10g 健脾和胃。

（6）心肾阴虚。

1）证候特点：胸闷胸痛，心悸盗汗，心烦不寐，腰膝酸软，头晕耳鸣，口干，大便秘结，舌红少苔或无苔，脉象细数。

2）治法：滋阴补肾，养心安神。

3）推荐方剂：左归饮合天王补心丹加减。

4）基本处方：山茱萸 12g，熟地黄 18g，山药 15g，枸杞子 15g，茯苓 15g，五味子 6g，当归 10g，麦门冬 15g，天门冬 15g，酸枣仁 15g，柏子仁 12g，丹参 15g，炙甘草 10g。每日 1 剂，水煎服。

5）加减：心胸翳痛明显者加丹参 18g、三七末（冲服）3g 活血止痛；心气虚弱者加人参 10g 补气养心；腰痛者加续断 15g、杜仲 15g 固肾强腰；虚火上扰眠差者可合黄连阿胶汤。

（7）心肾阳虚。

1）证候特点：心胸疼痛，气短乏力，自汗，形寒肢冷，面色苍白，四肢欠温，或见唇甲青紫，舌淡苔白，脉沉微或迟缓无力。

2）治法：补气助阳，温通心脉。

3）推荐方剂：参附汤合右归饮加味。

4）基本处方：人参（另炖）15g，熟附子（先煎）12g，肉桂（焗服）3g，鹿角胶 10g，熟地黄 15g，山药 15g，山茱萸 15g，枸杞子 10g，菟丝子 15g，杜仲 10g，当归 10g。每日 1 剂，水煎服。

5）加减：若兼血瘀心痛者，可加丹参 20g、三七末（冲服）3g 活血通脉；若阳虚不能治水，水饮上凌心肺，加黄芪 20g、茯苓 20g、猪苓 18g、防己 10g 利水消肿；若阳损及阴，阴阳两虚，可加麦冬 15g，五味子 10g 养阴。

（二）其他治疗

1. 中成药

（1）复方丹参滴丸：活血化瘀、理气止痛，适用于血瘀心脉之心痛。每次 10 粒，每日 3 次。

（2）通心络胶囊：益气活血、通络止痛，适用于气虚血瘀阻络之心痛。每次 2 ~ 4

粒，每日 3 次。

（3）麝香保心丸：芳香温通、益气强心，适用于心气虚弱、心脉不通之心痛，每次含服或吞服 1 ～ 2 粒。

（4）速效救心丸：益气活血、化痰通络，适用于痰浊瘀血痹阻心脉之胸痹心痛，每日 2 次，每次含服或吞服 4 ～ 6 粒。

（5）丹红注射液：活血化瘀、通脉舒络，适用于瘀血闭阻之胸痹心痛；每次 2 ～ 4ml 肌内注射或每次 20 ～ 40mg 加入 5% 葡萄糖注射液 100 ～ 250ml 静脉滴注，每日 1 ～ 2 次。

（6）灯盏花素注射液：活血化瘀、通络止痛，适用于瘀血阻络之胸痹心痛；每次 5ml 肌内注射或 10 ～ 20ml 加入 10% 葡萄糖注射液 500ml 静脉滴注，每天 1 次。

2. 针灸

（1）辨证分型：气滞血瘀、心阴亏虚、心阳不振、痰湿中阻、寒凝心脉。

（2）取穴：内关、心俞、膻中、通里、足三里、间使。

（3）手法：每次选用 4 ～ 5 穴，轮流使用，连续治疗 10 次后可停针数日，再行治疗。对心阳不振，寒凝心脉者可用灸法。

（4）加减：气滞血瘀配膈俞、阴郄；心阴亏虚配阴郄、太溪、三阴交；心阳不振配命门（灸）、巨阙；痰浊中阻配中脘、丰隆；寒凝心脉配关元（灸）、气海（灸）。

3. 穴位敷贴

（1）心绞痛宁膏：每次 2 帖，贴敷心前区，24 小时更换 1 次。

（2）麝香心绞痛膏：外敷心前区痛处与心俞穴。

（3）补气活血软膏：将软膏敷贴于胸骨的左缘及左第二肋间以下 6cm × 6cm 的范围，每次 5g，1 日 2 次，15 天为 1 个疗程。

4. 耳针　可选心、皮质下、交感区等穴埋针或埋豆，自行按压刺激，亦可达到缓解疼痛的目的。

5. 推拿按摩　以拇指或手掌按揉心俞、膈俞、厥阴俞、内关、间使、三阴交、心前区阿是穴，每次 10 分钟。

三、预防与调护

（一）预防

（1）注意精神的调摄，避免过于激动、喜悦、愤怒或思虑无度。

（2）控制危险因素包括积极治疗控制高血压，采取有效措施降低血脂，治疗肥胖及糖尿病。

（3）改善生活方式包括停止吸烟，有计划地逐渐增加体力和体育活动，限制饮酒，调整饮食结构，采用低脂低钠食物。

（4）冠心病的二级预防。

1）调脂治疗：大规模随机临床试验表明，调脂治疗能降低冠心病患者的远期病死率和再梗死率，建议所有冠心病患者坚持低脂饮食，长期服用他汀类药物调脂稳斑，使 LDL-C 达到＜ 1.8mmol/L。

2）抗血小板治疗：长期接受抗血小板治疗可降低再梗死率，减少血管性事件包括非致死性 MI、非致死性脑卒中和心血管死亡的发生风险。

3）抗凝治疗：临床研究显示，低剂量华法林和低剂量阿司匹林合用并没有降低联合终点死亡、再梗死或卒中方面的明显效果，而中等量华法林加低剂量阿司匹林其出血风险明显增加，因此，除非有静脉血栓、肺栓塞、左心室附壁血栓、左心功能不全和广泛阶段性室壁运动异常、持续性或阵发性心房颤动以及有脑血栓史才加用口服抗凝剂。

4）β 肾上腺素受体阻滞剂：多数临床试验结果证实，β 受体阻滞剂能降低远期猝死发生率、心血管事件发生率及总死亡率，因此，排除禁忌证的患者，均建议使用 β 受体阻滞剂治疗。

5）ACEI/ARB：大规模随机临床试验已证实 ACEI/ARB 可以预防左心室重构，改善血流动力学，减少死亡危险，明显减少心力衰竭发生率，提高长期生存率。

（二）调护

对于胸痹心痛的调摄护理主要包括：

1. 生活调护　心绞痛发作时应休息。一般患者在缓解期调整日常生活及工作量，保持适当的体力活动及运动（以不发作心绞痛为度），以改善体力及心脏代偿功能。一般不需卧床休息，但对频发心绞痛或卧位型、变异型心绞痛患者应予卧床休息，并戒除烟酒等不良嗜好。

2. 饮食调养　膳食中的总热量要控制，尤其对超重及肥胖者要严格限制。食用低脂肪、低胆固醇、低钠饮食，特别应避免食用动物性脂肪及动物内脏、蛋黄、虾蟹、墨鱼等含高胆固醇的食物。宜多食水果、蔬菜、豆类及豆制品，保证有足够的蛋白质及维生素、纤维素摄入。冠心病患者进餐不宜过饱，以减轻心脏负担，防止心绞痛发作。

可以作饮食治疗的中药材及蔬菜有人参、西洋参、党参、麦门冬、何首乌、冬虫夏草、女贞子、黄精、杜仲、当归、川芎、丹参、三七、佛手、粉葛、银耳、木耳、山楂、白果、绞股蓝、海藻、昆布、紫菜、芹菜、生菜等。可将这些中药材与食物一起制作成可口的食品以供食用。

（1）首乌汁（保健食品）：每次 20ml，每日 3 次。适用于本病高脂血症者。

（2）山楂饼或糖渍山楂果：适用于本病高脂血症者。

（3）绞股蓝袋泡茶，适用于本病高脂血症者。

（4）人参胶囊或人参含片、人参冲剂：每次 1 粒（片），每日 3 次，适用于本病心气虚者。

（5）参七炖鸡：人参 6g，三七粉 3g，鸡肉 75g，水 200ml，放入瓦盅，隔水炖熟，油盐调味食用，适用于本病气虚血瘀型者。

（6）粉葛煲汤：粉葛（去皮、切片）200g，猪瘦肉 75g，水适量煲汤，油盐调味，分次饮服，适用于本病心痛血压偏高者。

（7）黄花菜、芹菜炒鱼片：鲜黄花菜 75g，芹菜 75g，鲩鱼或鳙鱼（切片）75g，银耳少许。先用沸水灼熟蔬菜，将鱼片、银耳微炒，然后加入蔬菜及调配料共炒至熟，适用于本病心痛血压偏高者。

（8）白果核桃粥：白果 12 粒，核桃肉 30g，大米 40g，水适量煲粥，油盐调味，适用于本病血脂升高者。

3. 精神调理 消除患者紧张心理及急躁情绪。可适当给予地西泮等镇静剂；或针灸、按摩，或气功使之气血平和，心绪平静，保证有充足的睡眠。对A型行为患者，要加强心理护理。

第二节 血脂异常和动脉粥样硬化

血脂是血浆中的中性脂肪（甘油三酯和胆固醇）和类脂（磷脂、糖脂、固醇、类固醇）的总称。血脂异常指血浆中脂质量和质的异常，由于脂质不溶或微溶于水，在血浆中必须与蛋白质结合以脂蛋白的形式存在，因此，血脂异常实际上表现为脂蛋白异常血症。

动脉硬化是指动脉的一种非炎症性、退行性和增殖性疾病，导致管壁增厚变硬、弹性消失和管腔变小。动脉粥样硬化是动脉硬化中常见的最重要的类型，其特点是受累动脉的病变从内膜开始，先后有多种病变合并存在，包括局部有脂质和复合糖类积聚、纤维组织增生和钙质沉着形成斑块；并有动脉中层的逐渐退变，继发性病变尚有斑块内出血、斑块破裂及局部血栓形成。由于在动脉内膜积聚的脂质外观呈黄色粥样，故称为动脉粥样硬化。病变常累及大、中型动脉，多呈偏心性分布，如发展到足以阻塞动脉腔，则此动脉所供应的组织或器官将缺血或坏死。

血脂异常与动脉粥样硬化的关系已十分明确，血脂异常特别是血清胆固醇和低密度脂蛋白胆固醇的增高、高密度脂蛋白胆固醇的降低是动脉粥样硬化发病的主要危险因素，也是冠心病患者冠状动脉事件增加的危险因素。动脉粥样硬化的主要病理变化是动脉壁出现粥样斑块，而胆固醇和胆固醇酯则是构成粥样斑块的主要成分。血脂异常是动脉粥样硬化易患因素，脂质浸润是动脉粥样硬化的基础。

中医学虽无血脂异常的病名，但在历代医籍中，有一些类似本病的记载。根据血脂异常主要表现为肢体困重、头昏目眩等症状特点，现代医家将其归属“痰证”、“湿阻”、“胸痹”、“眩晕”等范畴论治。在中医古典文献中，亦无动脉粥样硬化之用语，但据其病机分析，可将本病归属于中医“瘀证”、“痰证”、“脉痹”等证的范畴。病至后期，涉及五脏，出现相应器官病变时，则可属于中医“眩晕”、“中风”、“痴呆”、“胸痹”、“真心痛”、“水肿”、“坏疽”等证范畴。

一、病因病机

高脂血症和动脉粥样硬化的中医病因主要是摄食过多或转输、利用、排泄异常，皆可使血中脂膏堆积，过多的脂膏浊化而成为湿浊、痰浊，浸淫脉道，使气血运行障碍，脏腑功能失调，致成本病。清代名医张志聪认为：“中焦之气，蒸津液化其精微……溢于外则皮肉膏肥，余于内则膏肓丰满。”说明脂膏源于水谷，经胃的受纳、脾的运化，变成精微物质，精微物质经肺的敷布，转输血脉变成营血，部分变成脂膏。正常脂膏随血的运行营养五脏六腑、四肢百骸以及脑髓，过多脂膏则停留于体内形成致病物质。

1. 病因

（1）禀赋不足，脾虚不运：先天禀赋不足，肾虚不能温煦脾胃，以致脾虚不运，聚湿生痰；或者生性好逸恶劳、贪睡恣食，或终日伏案、多坐少动，致使膏脂来源增多、利用减少，积于体内，而变生本病。

（2）饮食不节，脾胃损伤：饮食不节损伤脾胃，运化失司，“精微”浊化而成脂浊痰湿；或因恣食肥甘、醇酒乳酪，以致膏脂过多，转输、利用、排泄不及，而成脂浊之变，发为本病。

（3）情志内伤，肝胆失利：除忧思伤脾，脾失健运致使膏脂转输、利用、排泄障碍，浊变为痰湿之外，尚可因郁怒伤肝，而致肝胆失利，或肝郁脾虚，或肝郁脾困，最终亦导致膏脂聚集，变生痰湿，还可因肝郁化火，灼津为痰，阻滞脉道，变生此病。

（4）年老体衰，肾气不足：年老体虚肾气不足，不能温煦脾胃，脂质运化失常，滞留血中；肾阴不足则水不涵木，疏泄失职，气滞痰凝，而成本病。

2. 病机　本病属本虚标实之证，本虚主要是指脏腑虚损，功能失调，标实主要是指痰浊、血瘀、脉道不通。脑脉瘀阻则头痛、眩晕，甚而中风痴呆；心脉瘀阻则为胸痹、心痛；肝脉瘀阻则为胁痛、痞积；肾脉瘀阻则为阳虚、湿浊、瘀血；四肢脉道瘀阻则瘫软无力、麻木不仁。

二、治疗

对于血脂异常、动脉粥样硬化应积极防治。首要的办法是调整饮食结构，控制饮食，降低已经升高的血脂，维持营养的合理要求，并坚持一定的体育锻炼，维持大体标准的体重。对于已经发生动脉粥样硬化者，应防治其并发症，并争取逆转。对于已经发生并发症者应及时治疗，防止其恶化，保持较好的生活质量，延长寿命。

（一）辨证治疗

“血脂异常”、　“动脉粥样硬化”从中医证候角度看，属本虚标实的病证。本为脾、胃、心、肝之虚损，标为痰浊、瘀血。治疗本证，应根据具体病人的不同证候特点，加以分型治疗。

1. 湿热内蕴

（1）证候特点：头重身倦，心胸烦闷，头昏目朦，腹胀纳呆，口干口苦，便溏秽臭，小便黄浊，肌肤、眼睑常有痰核，色橙黄，舌质偏红，苔黄浊腻，脉象滑数。

（2）治法：清热化湿，行气消滞。

（3）推荐方剂：茵陈蒿汤加减。

（4）基本处方：茵陈蒿 15g，大黄 3g，栀子 10g，虎杖 10g，荷叶 10g，山楂 15g，泽泻 15g，藿香 10g，甘草 6g。每日 1 剂，水煎服。

（5）加减：若大便秘结者，大黄、虎杖可适当加量，并加枳实 10g、决明子 15g 以加强通便之力；寐差者，加黄连 10g、淡竹叶 10g 以清心泄热；症见胁痛，目赤，口干，脉弦数者，加龙胆草 15g、柴胡 10g、夏枯草 15g 以清泄肝胆之火；心下痞，加黄连 10g、法半夏 15g、瓜蒌皮 15g 以宽胸消痞。

2. 脾虚湿盛

（1）证候特点：头重体倦，腹胀纳呆，乏力懒言，口淡不渴，大便溏薄，小便清长，健忘，面色欠华，或有下肢肿，眼睑虚浮，或肢体麻木，舌体淡胖，边有齿痕，苔白浊腻，脉缓无力。

（2）治法：益气健脾，和胃渗湿。

（3）推荐方剂：参苓白术散加减。基本处方：党参20g，茯苓15g，白术15g，山药15g，炙甘草5g，薏苡仁20g，桔梗10g，砂仁（后下）8g，泽泻15g，猪苓10g，荷叶10g。每日1剂，水煎服。

（4）加减：健忘、失眠者，加益智仁15g、石菖蒲10g安神益智；肢肿面浮者，加黄芪20g、防己15g加强益气利水消肿之力；兼食滞者，加山楂15g、莱菔子15g消食导滞；肢体麻木者，加桂枝10g、赤芍15g以温通活血。

3. 痰浊阻滞

（1）证候特点：眩晕头重，心胸翳闷，恶心欲呕，纳呆腹胀，或有咳嗽咯痰，形体肥胖，反应迟钝，肢体沉重，或有胁下痞块，舌苔浊腻厚，脉象弦滑。

（2）治法：行气除痰，健脾和胃。

（3）推荐方剂：涤痰汤加减。基本处方：陈皮10g，法半夏15g，胆南星10g，枳实10g，石菖蒲10g，党参20g，白术15g，茯苓15g，炙甘草5g，生姜3片，大枣4枚。每日1剂，水煎服。

（4）加减：若痰浊化热者，加大黄5g、荷叶10g以清热泄浊；若心胸闷痛明显者，加瓜蒌皮15g、薤白15g豁痰宽胸；若眩晕头痛者，加天麻15g、川芎10g息风通络；胁下有痞块者，去党参、白术，加香附15g、延胡索15g、丹参15g、鳖甲20g（先煎）以行气活血、软坚散结。

4. 气滞血瘀

（1）证候特点：胸翳心痛，痛处固定，入夜为甚，或头晕头痛，或项强肢麻，舌质黯红，或有瘀斑瘀点，舌下络脉迂曲，脉弦或涩。

（2）治法：疏肝理气，活血通脉。

（3）推荐方剂：血府逐瘀汤加减。

（4）基本处方：桃仁10g，红花10g，当归10g，生地黄15g，赤芍15g，川芎10g，牛膝10g，桔梗10g，柴胡10g，枳壳10g，甘草5g。每日1剂，水煎服。

（5）加减：若胁痛明显者，加香附15g、延胡索15g疏肝理气；眩晕明显者加天麻15g、法半夏15g息风除痰；乏力，短气懒言者，加人参10g、黄芪20g益气扶正；手足麻木者，加桂枝10g、姜黄15g祛风通络。

5. 肾精亏虚

（1）证候特点：眩晕头痛，失眠健忘，发脱齿摇，耳鸣耳聋，行动迟缓，动作笨拙，精神呆钝或有肢肿，舌质淡黯，舌苔薄白，脉象沉弱，尺部为甚。

（2）治法：补益肾精，充填脑髓。

（3）推荐方剂：右归饮加减。

（4）基本处方：熟地黄15g，山药15g，山茱萸15g，枸杞子15g，龟甲胶（烊化）10g，鹿角胶（烊化）10g，菟丝子15g，杜仲15g，何首乌15g，女贞子15g，益智仁10g。每日1剂，水煎服。

（5）加减：若兼气短乏力，声低语微者，加人参10g、黄芪15g补气；精神呆钝者，加石菖蒲 10g、远志 10g、人参 10g 益气安神；若兼阳气不足，畏寒肢冷，腰膝酸软，夜尿频频者，加肉桂 5g（焗服）、熟附子 10g 温肾助阳；若腹胀、便溏者，去熟地黄、何首乌，加砂仁 10g 行气消滞；若肢肿者，加茯苓皮 15g、泽泻 15g 利水消肿。

6. 阴虚阳亢

（1）证候特点：眩晕头痛，烦躁易怒，失眠多梦，腰膝酸软，耳鸣目涩，五心烦热，夜间盗汗，肢体麻木，舌红少苔乏津或无苔，脉弦细数。

（2）治法：滋阴补肾，平肝潜阳。

（3）推荐方剂：天麻钩藤饮加减。

（4）基本处方：天麻 15g，钩藤 20g（后下），杜仲 20g，牛膝 15g，白芍 15g，茯苓 15g，桑寄生 15g，栀子 10g，石决明 30g（先煎），夜交藤 15g，女贞子 15g，决明子 15g，甘草 5g。每日 1 剂，水煎服。

（5）加减：若烦躁失眠者，去桑寄生、牛膝，加酸枣仁 15g、合欢皮 15g 安神除烦；五心烦热者，去桑寄生、茯苓、牛膝，加牡丹皮 15g、知母 10g、黄柏 10g 滋阴清热；多汗者，加煅龙骨 20g 固涩敛汗；肢体麻木者，去石决明、栀子，加毛冬青 15g、丹参 15g 活血通络；头项强痛者，加葛根 15g 解肌止痛。

（二）其他治疗

1. 中成药

（1）脂必妥片：功能健脾消食，除湿祛痰，活血化瘀。主治血脂异常及动脉粥样硬化证属脾虚湿滞、痰阻血瘀者，每片 0.35g，每次 3 片，每日 2 次。4 周为 1 疗程。

（2）血脂康胶囊：功能除湿祛痰，活血化瘀，健脾消食。主治脾虚痰瘀阻滞症。每粒装 0.3g，每次 2 粒，每日 2 次，4 周为 1 疗程。

（3）绞股蓝总苷片：功能养心健脾、益气和血、除痰化瘀。主治血脂异常属心脾气虚、痰阻血瘀者，每次 3 片，每天 3 次。4 周为 1 疗程。

（4）丹田降脂丸：功能活血化瘀、健脾补肾。主治血脂异常属脾肾气虚、瘀血内阻者。每次 1 ~ 2g，每天 2 次。4 周为 1 疗程。

（5）降脂灵片：功能补益肝肾、养血明目。主治血脂异常属肾精亏虚者。每次 5 片，一日 3 次。4 周为 1 疗程。

（6）松龄血脉康胶囊：功能平肝潜阳、镇心安神。主治血脂异常属阴虚阳亢者。每次 3 粒，每日 3 次。4 周为 1 疗程。

（7）天保宁片：功能活血化瘀通络。主治血脂异常、动脉粥样硬化属瘀血阻滞者。每次 3 片，每日 3 次。4 周为 1 疗程。

（8）复方丹参滴丸：功能活血化瘀、理气止痛。主治动脉粥样硬化属气滞血瘀者。每次 10 粒，每日 3 次。4 周为 1 疗程。

2. 针灸

（1）体针。

1）血脂异常。

取穴：内关、郄门、间使、神门、通里、合谷、曲池、乳根、足三里、丰隆、阳陵泉、肺俞、厥阴俞、心俞、督俞、三阴交、太白、公孙、太冲、曲泉、中脘、鸠尾、膻中。

操作：每次辨证选取 3 ~ 5 穴，每日针 1 次，留针 20 ~ 30 分钟，10 次为 1 疗程，休息 2 ~ 5 天后可行第 2 疗程，共 1 ~ 4 个疗程。

2）动脉粥样硬化属心血瘀阻者。

取穴：心俞、巨阙、膻中、血海、膈俞。

操作：针刺用泻法，得气后留针 20 分钟，每日针 1 次，10 次为 1 疗程，休息 2 ~ 5 天后可行第 2 疗程，共 1 ~ 4 个疗程。

3）动脉粥样硬化属痰浊阻滞者。

取穴：足三里、丰隆、脾俞、肺俞。

操作：针刺用泻法或平补平泻法，留针 10 分钟。每日针 1 次，10 次为 1 疗程，休息 2 ~ 5 天后可行第 2 疗程，共 1 ~ 4 个疗程。

4）动脉粥样硬化属阴虚阳亢者。

取穴：风池、肝俞、曲池、太冲、太溪。

操作：针刺用泻法或平补平泻法，留针 20 分钟。每日针 1 次，10 次为 1 疗程，休息 2 ~ 5 天后可行第 2 疗程，共 1 ~ 4 个疗程。

（2）耳针。

1）适应证：血脂异常。

2）取穴：饥点、口、肺、脾、内分泌、肾、直肠下段等穴，或取敏感点。

3）操作：用短毫针刺或用王不留行籽或白芥子压穴。2 天换药 1 次，休息 2 天为 1 周期，7 个周期为 1 疗程。

3. 穴位注射

（1）适应证：血脂异常。

（2）方法：采用丹参注射液穴位注射内关、足三里、三阴交、丰隆、太冲穴等，每次选两个穴位，每穴注射丹参注射液 1ml，每日一次，交替选用其他穴位，30 天为 1 疗程。

4. 推拿

（1）血脂异常：可用自我推拿法：揉内关，先左后右；揉屋翳、渊腋、辄筋各穴，重点揉左侧，每穴揉 30 次；摩肾堂，运膏肓各 50 次；肾虚者加揉三阴交、涌泉穴；失眠便秘者仰卧做顺时针方向摩腹；气血两虚者摩中脘、天枢、气海穴，按脾俞、胃俞、足三里；痰浊甚者揉天突、膻中穴。每日 2 ~ 3 次。

（2）动脉粥样硬化。

1）心阳虚：取左灵墟、天池、心俞、屋翳等穴，采用掌擦法，复合震颤法，每分钟 200 圈左右。

2）心气虚：推拿心前区及内关、膻中、三阴交、足三里等穴，每穴 3 ~ 4 分钟，早晚各 1 次。

3）心血瘀阻：揉擦涌泉，按摩内关、合谷、膻中、足三里等，每日早晚各 1 次；再按心前区、天池、灵墟等 12 分钟，再按背部心俞 4 分钟，每日 2 次。

4）痰浊内阻：取腹部中脘、天枢穴，用一指禅推法及摩法治疗 6 ~ 8 分钟，再按揉脾俞、胃俞、足三里、内关、丰隆；然后在左侧背部横擦，以透热为度。

5）肝阳上亢：先推桥弓，自上而下，每侧各20余次，交替进行，再用扫散法在头侧胆经循行部自前向上方后下方操作，两侧交替进行各数十次，配合按角孙穴，然后按揉太冲、行间穴，以酸胀为度，最后擦两足涌泉，以透热为度。

三、预防与调护

（一）预防

预防措施以饮食控制为主，也包括其他非药物性生活方式调节措施。方法主要依靠通过多种途径进行广泛和反复的健康教育，并与整个心血管病和其他慢性病防治的卫生宣教相结合。目的是使人群中血脂保持在基本正常水平，以普遍提高健康水平。

（二）调护

1. 生活调护

（1）居处环境应安静、空气新鲜，避免喧哗吵闹。

（2）积极参加力所能及的各种体育活动、体力劳动或文娱活动，注意劳逸结合，合理安排工作。

（3）预防血脂异常应从幼年开始。对血脂异常和血脂异常引起的动脉粥样硬化的预防应在儿童时期即注意膳食平衡。婴儿期应尽量采用母乳喂养。发现儿童时期有异常表现或有遗传倾向者，应及早调整控制膳食，控制血脂升高，防止动脉粥样硬化形成。

2. 饮食调养

（1）山楂粥：山楂30～45g（或鲜山楂60g），粳米100g，砂糖适量。将山楂煎取浓汁，去渣，与洗净的粳米同煮，粥将熟时放入砂糖，稍煮一二沸即可。可做点心热服，每天1次，10天为1疗程。此粥可降压通便，降血脂，清肝明目。适用于血脂异常，或伴大便不通者。

（2）菊花决明子粥：菊花10g，决明子10～15g，粳米50g，冰糖适量。先将决明子放入砂锅内炒至微有香气，取出，待冷后与菊花煎汁，去渣取汁，放入粳米煮粥。粥将熟时，加入冰糖再煮一二沸后，即可食用。此粥可健脾胃，助消化，降血脂。适用于高脂血症、高血压、冠心病，以及食积停滞、肉积不消。

（3）冬瓜海带汤：冬瓜200g，海带50g。将冬瓜洗净去瓤籽，连皮切成块；将海带先蒸半小时，用苏打粉少许搓后放入清水中泡2小时，捞起切成丝；将冬瓜块和海带煮成汤，起锅后加米醋少许。吃冬瓜、海带，喝汤。本方有降血脂和减肥的功效，尤其有降甘油三酯的作用。主治高甘油三酯血症或合并肥胖者。

（4）黑豆粥：黑豆30g，粳米50g。将淘洗后的黑豆与粳米一齐下锅，加水500ml，先大火煮沸，再改小火煮至烂熟即成。最好不放油、盐等调料。可早、晚做主食食用。主治高脂血症、高脂血症合并动脉粥样硬化。腹胀者每天只服一次。

（5）木耳豆腐：黑木耳6g，豆腐200g，生姜粒5g，葱花5g，精盐1.5g。将黑木耳泡发去杂质；锅中放花生油15g，烧热后下姜、葱花炒香，再下黑木耳炒匀，放豆腐块，加盐，大火煮5分钟即成。佐餐食用。本方降甘油三酯效果明显，与葱、姜相配，还有活血化瘀功效，可防治血栓形成。主治高甘油三酯血症。

3. 精神调理　保持精神愉快，克服急躁、惊恐、焦虑等不良情绪，避免精神高度紧张或各种因素的刺激。

第三节 高血压

高血压是指以动脉收缩压和（或）舒张压增高，常伴有心、脑、肾和视网膜等器官功能性或器质性改变为特征的全身性疾病。

高血压不仅使冠心病的发病率成倍增加，而且是造成脑血管意外及心、肾功能损害的重要原因。高血压是我国人群脑卒中及冠心病发病及死亡的主要危险因素。

高血压病属于中医学的“眩晕”、“头痛”等范畴。

一、病因病机

根据高血压的临床表现，中医学主要是通过眩晕、头痛来认识其病因病机的。

1. 病因

（1）情志失调：高血压病中的情志失调常见过度恼怒、长期忧思及恐惧紧张和情绪波动等，这些因素一旦破坏人体的阴阳平衡，使脏腑气血功能失调，就会导致本病的发生。

（2）饮食不节：饥饱失常，损伤脾胃，脾虚失运，酿生痰浊，上蒙清窍，及过食温热肥腻之品，体内痰热内盛，上冲清窍，导致本病发生。

（3）久病过劳：久病和过劳可伤及人体正气，阴阳平衡失调，脏腑功能紊乱，发生本病。

（4）先天禀赋异常：人体先天禀赋主要取决于父母之素质，即父母素质之偏盛偏衰可影响后代。父母因阴阳平衡失调而患高血压病，使其子女易患高血压病。

2. 病机 在上述病因的作用下，机体的阴阳平衡失调，脏腑、经络、气血功能紊乱，就形成了以头晕、头痛为主要表现的高血压病。其主要病机如下。

（1）肝阳上亢：素体阳盛阴衰之人，阴阳平衡失其常度，阴亏于下，阳亢于上；长期精神紧张或忧思郁怒，使肝失调达，肝气郁结，气郁化火伤阴，肝阴耗伤，风阳易动，上扰头目而出现眩晕、头痛。

（2）肝肾阴虚：肝藏血，肾藏精，肾阴不足常可导致肝阴不足，肝阴不足亦可致肾阴不足。肝肾阴虚，不能涵敛阳气，阳气亢逆上冲，而出现眩晕、头痛。

（3）痰湿中阻：饮食不节，肥甘厚味太过，损伤脾胃，或忧思劳倦伤脾，以致脾虚健运失职，聚湿生痰；或肝气郁结，气郁湿滞生痰。痰湿中阻，或兼内生之风火作祟，则表现为头痛、脘闷、眩晕欲仆等。

（4）瘀血阻络：中医学认为 “初病在经，久病入络”、“初病在气，久病入血”、“气病累血，血病则累气”。高血压病随病程的延续，病情进一步发展，殃及血分，使血行不畅，终至瘀血阻络。

（5）阴阳两虚：多因病久不愈，阴阳俱损而致。在高血压病患者中多见阴损及阳，最终阴阳两虚。

二、治疗

高血压病的诊断一经确立，即应考虑治疗。原发性高血压大多数患者需长期，甚至终身坚持治疗，继发性高血压多数可通过药物治疗或手术治疗治愈。目前高血压治疗按照个体化的原则，结合病人的具体情况将高血压分为不同的类型，例如顽固性高血压、老年收缩期高血压、白大衣高血压、盐敏感高血压、妊娠期高血压、儿童高血压。

高血压治疗的主要目的是降低动脉血压至正常或尽可能接近正常，以控制并减少与高血压有关的心、脑、肾和周围血管等靶器官损害，最大限度地降低心血管病的总死亡率和病残率。高血压治疗包括中医治疗和西医治疗，非药物治疗和药物治疗。

（一）辨证治疗

中医根据不同的病人、不同的病情，依据高血压病的证候特点，分成下列六种基本证型进行治疗。

1. 肝阳上亢

（1）证候特点：头晕头痛，面红目赤，烦躁易怒，口干口苦，溲黄便秘，舌红苔黄，脉弦。

（2）治法：平肝潜阳，清热息风。

（3）推荐方剂：羚羊角汤加减。

（4）基本处方：羚羊角骨（先煎）15g，钩藤 18g，石决明（先煎）30g，龟甲（先煎）20g，夏枯草 12g，生地黄 18g，牛膝 12g，白芍 15g，菊花 12g，牡丹皮 15g，酸枣仁 18g，甘草 6g。如无羚羊角骨则用水牛角或山羊角 25g 代替。每日 1 剂，水煎服。

（5）加减：若肝火偏盛，可加龙胆草 15g 以增强清肝泄热之力；如大便秘结者，可加大黄 10g 以通腑泄热；若阳盛生风眩晕，加天麻 12g 息风。

2. 阴虚阳亢

（1）证候特点：头晕头痛，耳鸣眼花，失眠多梦，腰膝酸软，五心烦热，舌红苔少，脉弦细数。

（2）治法：滋阴潜阳，平肝息风。

（3）推荐方剂：天麻钩藤饮加减。

（4）基本处方：天麻 12g，钩藤 18g，石决明（先煎）30g，杜仲 20g，牛膝 12g，白芍 15g，茯苓 15g，生地黄 15g，黄芩 12g，夜交藤 25g，栀子 12g，甘草 6g。每日 1 剂，水煎服。

（5）加减：眩晕，肢麻甚者，加白僵蚕 15g、胆南星 10g 以息风通络；肥胖多痰者，加法半夏 15g、全瓜蒌 15g 以化痰；兼血瘀头痛者，加延胡索 12g、丹参 15g 以活血化瘀；兼失眠者加酸枣仁 18g 安神。

3. 肝肾阴虚

（1）证候特点：头晕耳鸣，目涩视朦，腰膝酸软，五心烦热，小便黄短，大便干结，舌红少苔或无苔，脉弦细或细数。

（2）治法：滋补肝肾。

（3）推荐方剂：杞菊地黄汤加减。

（4）基本处方：枸杞子 15g，菊花 12g，生地黄 15g，山茱萸 12g，泽泻 12g，牡丹皮 15g，茯苓 15g，山药 15g，杜仲 20g，酸枣仁 18g，甘草 6g。每日 1 剂，水煎服。

（5）加减：若症见手足心热、盗汗、咽干、舌红少苔等虚火上炎征象者，加知母 10g、黄柏 10g、龟甲（先煎）15g 以滋阴泻火；若畏寒肢冷甚，小便清长，夜尿频数者，加鹿角胶（烊化）15g、淫羊藿 12g 以温阳补肾。

4. 痰浊中阻

（1）证候特点：头晕头重，困倦乏力，心胸烦闷，腹胀痞满，呕吐痰涎，少食多寐，手足麻木，舌淡苔腻，脉象弦滑。

（2）治法：健脾化湿，除痰息风。

（3）推荐方剂：半夏白术天麻汤或温胆汤加减。

（4）基本处方：天麻 12g，白术 15g，法半夏 15g，姜竹茹 12g，枳实 12g，茯苓 15g，马兜铃 10g，石菖蒲 12g，远志 9g，罗汉果 6g。每日 1 剂，水煎服。

（5）加减：若痰阻血瘀心胸翳痛者加丹参 18g、延胡索 12g 以活血止痛；若脘闷腹胀，纳呆便溏者，加砂仁（后下）10g、藿香 12g 以行气化浊止泻；若痰浊化热，舌苔黄腻者，加黄连 10g 以清热。

5. 血脉瘀阻

（1）证候特点：头痛经久不愈，固定不移，偏身麻木，心痛胸痹，面唇发绀，舌质紫黯，脉象弦涩。

（2）治法：活血祛瘀，疏通血脉。

（3）推荐方剂：血府逐瘀汤加减。

（4）基本处方：赤芍 15g，桃仁 10g，生地黄 15g，川红花 10g，柴胡 12g，郁金 12g，牛膝 12g，益母草 18g，合欢皮 20g，甘草 6g。每日 1 剂，水煎服。

（5）加减：兼气虚者，自汗，加黄芪 30g 以补气固表止汗；若兼血瘀化热者，加牡丹皮 12g、地骨皮 12g 以清瘀热。

6. 阴阳两虚

（1）证候特点：头晕眼花，头痛耳鸣，心悸气短，腰酸腿软，失眠多梦，遗精阳痿，肢冷麻木，夜尿频数或少尿水肿，舌淡苔白，脉象弦细，尺弱。

（2）治法：补肾养肝，益阴助阳。

（3）推荐方剂：金匮肾气丸合二仙汤加减。

（4）基本处方：熟地黄 15g，山茱萸 12g，山药 15g，茯苓 15g，牡丹皮 12g，泽泻 12g，熟附子（先煎）10g，肉桂（焗服）1.5g，淫羊藿 15g，金樱子 30g，炙甘草 6g。每日 1 剂，水煎服。

（5）加减：若兼见手足心热、盗汗、咽干、舌红少苔等虚火上炎征象者，加知母 10g、黄柏 10g、龟甲（先煎）15g 以滋阴泻火。若畏寒肢冷甚，小便清长，面色白者，加鹿角胶（烊化）15g、杜仲 18g，以温阳补肾。

上述各种证型可以单独出现，但更多的是混合出现。本病早期大多属于肝阳上亢证；久而久之肝肾受损，多见阴虚阳亢，后期则阳气受损，所谓阴损及阳，阴阳两虚；另一方面，久病多瘀，除了有肝肾阴虚、肾阴阳两虚证外，尚兼有血瘀。临床应用时须根据实际情况灵活加减。

（二）其他治疗

1. 中成药

（1）全天麻胶囊：每次 3 粒，每日 3 次。适用于肝肾阴虚、肝阳上亢型。

（2）夏桑菊：每次 1 小包，每日 3 次。适用于肝阳上亢型。

（3）杞菊地黄丸：每次 6g，每日 3 次。适用于阴虚阳亢型。

（4）附桂八味丸：每次 6g，每日 3 次。适用于阴阳两虚型。

（5）复方罗布麻片：每次 2 粒，每日 3 次。适用于肝阳上亢、痰浊中阻、血脉瘀阻型。

（6）松龄血脉康：每次 4 粒，每日 3 次。适用于血脉瘀阻型。

（7）六味地黄丸（浓缩丸）：每次 8 丸，每日 3 次，口服。适用于轻度高血压以及高血压所致肾脏损害。

（8）水蛭土元粉（中国人民解放军第 264 医院药方）：水蛭、土元按 1 ∶ 1 比例混合粉碎后装入胶囊，每粒含生药 0.25g。每次 1.0g，每日 3 次，口服。适用于轻中型高血压病。

（9）高血压速降丸：一次 1 袋（20 粒），一日 2 次，口服。适用于各型高血压及高血压引起的头晕、头痛、失眠、易怒等。体虚胃弱者酌减。

（10）粉防己碱：每次 20 ～ 40mg，每日 3 次，口服；每次 120 ～ 180mg，每日 2 次，静注。

2. 针灸

（1）主穴：风池、曲池、足三里、太冲。

（2）手法：每次选主穴 2 个和配穴 1 ～ 2 个，行稍强针法，留针 20 分钟。

（3）加减：肝火炽盛加行间、太阳。阴虚阳亢加太溪、三阴交、神门。痰湿内盛加丰隆、内关。阴阳两虚加气海、关元（灸）。

3. 沐足疗法　茺蔚子、钩藤、桑树皮各 50g，共煎水浸泡双足 30 分钟。或邓铁涛浴足方（药物组成：怀牛膝 30g，川芎 30g，天麻 10g，钩藤 10g，夏枯草 10g，吴茱萸 10g，肉桂 10g。），共煎水浸泡双足 30 分钟。

4. 穴位注射

（1）取穴：①足三里、内关；②合谷、三阴交；③太冲、曲池。

（2）方法：三组穴可交替使用，每穴注射 0.25% 盐酸普鲁卡因 1ml，每日 1 次。

5. 耳针疗法

（1）取穴：皮质下、神门、心、交感、降压沟。

（2）方法：每穴捻针半分钟，留针 30 分钟，每日 1 次。揿针埋藏，或王不留行籽按压，每次选 2 ～ 3 穴，可埋针 1 ～ 2 天，10 天为 1 疗程。

6. 皮肤针疗法

（1）选部：脊柱两侧，以腰骶椎为重点叩刺部位，并兼叩颈椎、前额、后脑及眼区、四肢末端。

（2）方法：采用轻刺激。先自脊椎部叩起，自上而下，先内侧，后外侧，然后再叩击颈项、头额等部。亦可用中号或大号火罐在除头部以外的上述部位拔罐 10 个左右，时间约 15 分钟。

7. 穴位埋线疗法

（1）取穴：①曲池、足三里；②心俞、太冲。

（2）方法：每次埋 1 组，埋 15 ~ 20 天，2 组交替使用。

以上针灸方法，适用于本病阴阳失调者。

8. 贴敷疗法 吴茱萸适量研粉，醋调，贴于两足心。

三、预防与调护

（一）预防

高血压病的预防分为三级：一级预防针对高危人群和整个人群。措施有：减轻体重，改进膳食结构，限制饮酒，增加体育活动。值得提出的是，我国传统养生、体育保健的内容不同于欧美，高脂、精细的饮食结构都是一级预防的重要内容，高钠的饮食习惯应纠正。二级预防是针对已发生高血压病的患者。措施为：包括一级预防的内容，并强调控制饮食和戒烟，同时加入采用简便、有效、安全、价廉的药物治疗。本级预防即是脑卒中、冠心病的一级预防。三级预防是高血压病的抢救，预防其引起的并发症和死亡。

开展群众性的防病治病工作，进行集体的定期健康检查，对有高血压病家族史而本人血压曾有过增高记录者，定期随访观察，则有利于对本病的早期发现和及早治疗。提倡每个医师在诊病时都将测量血压列为一项常规检查，这将有助于发现无症状的早期高血压病人，为他们提供早期治疗的机会。

（二）调护

1. 生活调护

（1）居处环境应安静、空气新鲜，避免喧哗吵闹。

（2）积极参加力所能及的各种体育活动、体力劳动或文娱活动，注意劳逸结合，合理安排工作。

（3）调整控制膳食，防止动脉粥样硬化；不吸烟；少吃盐；避免发胖。

（4）注意劳逸结合，合理安排作息，中青年人保证每天 6 ~ 8 小时的睡眠。

2. 饮食调养 中医的食疗具有简、便、廉的特点，其方法是把一些食用方便、价格低廉但又确有降压作用的食物，根据自己的嗜好，有意选择一些种类多食，以达到防治高血压病的目的。

具有降压作用而又可作为饮食辅助治疗的食物及中药有：芹菜、油菜、生菜、菠菜、紫菜、黄花菜、香菇、木耳、茭笋、茶叶、海带、海蜇、夏枯草、菊花、乌梅、山楂、玉竹、葛根、胖大海、川杜仲、桑寄生、桑椹子、枸杞子、冬虫夏草、当归、川芎、大枣、三七、车前草等。可将这些中药与食物做成可口的食品或饮料，以配合药物治疗。应用举例如下：

（1）桑寄生红枣茶：桑寄生 30g，红枣 5 枚，滚开水泡袋茶。适用于一般高血压病血虚者。

（2）夏桑菊冲剂（中成药）：每日 3 次，每次 1 包，冲开水服。适用于高血压病肝阳偏亢者。

（3）沙葛或芹菜炒肉片：沙葛 120g 或芹菜 100g，瘦猪肉或兔肉或鱼肉 50 ~ 75g，加适量油盐共炒至熟。

（4）老葛或西洋菜 250g，瘦猪肉 100g，罗汉果 1/3 只，共煲汤。油盐调味。

（5）绿豆莲子粥：绿豆 25 克，莲子 25 克，大米 50 克，加水适量煮成粥，加油盐或糖少许调味。适用于高血压肝阳偏亢者。

（6）天麻炖鱼头：天麻 10g，鳙鱼头 1/2 只，生姜 2 片，大枣 2 枚，水 1 碗，炖熟，油盐调味。适用于高血压眩晕头痛者。

3. 精神调理 胸怀开阔，精神乐观，克服急躁、惊恐、焦虑的不良情绪，避免精神高度紧张或各种因素的刺激。注意劳逸结合，积极参加文体活动，脑力劳动者坚持作一定的体力劳动或体育活动等，有利于维持高级神经中枢的正常功能。

第三章　老年疾病中医诊疗

第一节　类风湿关节炎

类风湿关节炎（RA）是一种以对称性、慢性、进行性多关节炎为主要表现的自身免疫性疾病。其侵犯的靶器官主要是关节滑膜，滑膜炎可反复发作，而致关节软骨及骨质破坏，最终导致关节畸形及功能障碍。本病可累及多器官、多系统，引起系统性病变，常见有心包炎、心肌炎、胸膜炎、间质性肺炎、肾淀粉样变以及眼部疾患等。RA 多发于 40 ~ 50 岁的中年女性，男女发病率之比为 1:3 左右。

根据类风湿关节炎的临床表现当属于中医学痹病的范畴，与“历节”“顽痹”“尪痹”等相似。对于本病，后世医家逐渐完善其理法方药，如宋代《太平圣惠方》《圣济总录》记载大量治疗本病的方药。明·李梴《医学入门》说：“顽痹，风寒湿三邪交侵……初入皮肤血脉，邪轻易治；留连筋骨，久而不痛不仁者难治，久久不愈。”强调本病的顽固性。万全《保命歌括》言：“须制对症药，日夜饮之，虽留连不愈，能守病禁”，是说本病只要坚持对症用药，即使不能治愈，也能控制病情进展，强调本病治疗的长期性。

近年来，随着中医、中西医结合研究的不断深入，本病无论在基础理论研究，还是临床经验的积累方面，均取得了可喜的成果。中医药治疗本病具有自身优势和特点。

一、病因病机

（一）中医

一般将类风湿关节炎的病因病机概括归纳为正气亏虚、邪气侵袭、痰浊瘀血三个方面，简称为“虚、邪、瘀”。

1. 正气虚弱　即人体精气血津液等物质不足及脏腑经络组织功能失调。正气亏虚，外邪易侵。《内经》特意强调了“邪之所凑，其气必虚”，在《素问·评热病论》中曰：“风雨寒热，不得虚，邪不能独伤人。”故正气不足，诸虚内存，是本病发生的重要内部原因。正虚主要与以下因素有关：①禀赋不足，《灵枢·五变》曰：“粗理而肉不坚者，善病痹”，即是说先天腠理不密，肌肉疏松者，邪气易侵，而易致痹病；②劳逸失度，《素问·宣明五气》曰：“久立伤骨，久行伤筋”，指出了劳累过度，耗伤正气，气血不足，而伤筋骨致痹；③病后产后，气血大亏，内失荣养，外邪易侵，而致本病。唐·昝殷《经效产宝》曰：“产后伤虚，腰间疼痛，四肢少力，不思饮食。”

2. 邪气侵袭　指六淫之邪侵袭人体。《内经》中多次强调了外邪的致病作用，《素问·痹论》曰“所谓痹者，各以其时重感于风寒湿之气”。《素问·评热病论》则有“不与风寒湿气合，故不为痹”。《灵枢·刺节真邪》也有“邪气者……其中人也深，不能自去”。汉·华佗《中藏经》继承并发展了这一观点，增加了“暑邪”致痹，并首次明确了风寒暑湿为痹病的病因，提出“痹者，风寒暑湿之气中于人，则使之然也”，“痹者闭也，五脏六腑感于邪气……故曰痹”。概括的说明风、寒、湿、热邪是痹病发生发展的外部条件。邪气侵袭主要与以下因素有关：①季节气候异常；②居处环境欠佳；③起居调摄不慎。

3. 痰瘀气滞 瘀血痰浊气滞是痹病的一个重要病理变化，故《素问·痹论》说“痹在于脉则血凝而不流”，《素问·调经论》则说“血气不和，百病乃变化而生”。《素问·调经论》中曰：“血气与邪并客于分腠之间，其脉坚大。”《素问·五藏生成》说：“卧出而风吹之，血凝于肤者为痹。”《灵枢·阴阳二十五人》曰：“切循其经络之凝涩，结而不通者，此于身皆为痛痹，甚则不行，故凝涩。”《素问·平人气象论》说：“脉涩曰痹。”以上这些是说患痹之人必有“瘀血”存在，而导致气血壅滞，痹阻经脉。《中藏经》曰：“气痹者，愁忧喜怒过多……”，强调情志郁滞而致痹。宋·陈言《三因极一病证方论》谓：“支饮作痹。”明·方贤《奇效良方》则进一步说：“支饮为病，饮之为痰故也。”清·董西园提出的“痹非三气，患在痰瘀”是对此病因的最佳概括。痰瘀气滞主要与以下因素有关：①七情郁滞；②跌仆外伤；③饮食所伤。

正气亏虚、邪气侵袭、痰瘀气滞三者关系密切。正虚是RA发病的内在因素，起决定性作用；邪侵是发病的重要条件，在强调正虚的同时，也不能否认在一定条件下，邪气致病的重要性，有时甚至起主导作用；不通（痰瘀）是发病的病理关键。在本病发展变化过程中，病理机制甚为复杂。一般可以出现以下四种情况：①邪随虚转，证分寒热；②邪瘀搏击，相互为患，“不通”尤甚；③邪正交争，虚因邪生，“不通”“不荣”并见；④正虚痰瘀，相互为患，交结难解。痹必有虚、痹必有邪、痹必有瘀，凡RA患者体内虚邪瘀三者共存，缺一不可。但不同的患者，虚、邪、瘀三者的具体内容不同、程度不同。虚邪瘀三者紧密联系，相互影响，相互为患，互为因果，形成双向恶性循环，即正虚易感邪，邪不祛则正不安；正虚则鼓动气血无力易致瘀，瘀血不祛新血不生则虚更甚；瘀血阻滞则易留邪，邪滞经脉则瘀血难祛。使RA的临床表现错综复杂，变证丛生。

本病的病性是本虚标实，正虚（肝肾脾虚）为本，邪实、痰瘀为标。基本病机是素体本虚，气血不足，肝肾亏损，风寒湿邪痹阻脉络，流注关节，痰瘀痹阻。本病初起，外邪侵袭，多以邪实为主。病久邪留伤正，可出现气血不足、肝肾亏虚之候，并可因之造成气血津液运行无力，而风寒湿等邪气侵袭，又可直接影响气血津液运行，如此恶性循环，导致痰瘀形成。痰瘀互结终使关节肿大、强直、畸形而致残，不通不荣并现。病位在肢体、关节、筋骨、脉、肌肉，与肝、脾（胃）、肾等脏腑关系密切。病变后期多累及脏腑，可发展成脏腑痹。

（二）西医

1. 病因 RA的病因至今尚未完全明确，多数观点认为本病是遗传易感因素、环境因素和自身免疫等各种因素综合作用的结果。研究显示，近亲发病率较高，提示RA与遗传相关，HLA-DR4抗原和本病相关。

2. 病理 RA的关节基本病理改变是滑膜炎。早期滑膜充血水肿，有中性粒细胞浸润，稍后则淋巴细胞、巨噬细胞、单核细胞、浆细胞及树枝样细胞浸润，关节腔大量渗液，使关节明显肿大。以后滑膜增生，肉芽组织形成，其中除纤维母细胞和毛细血管增生外、滑膜绒毛变得粗大。由于伴有不同程度的血管炎，滑膜高度增生变厚形成肉芽血管翳。血管翳形成是RA的另一重要病理改变。血管翳向关节腔内的软骨面生长，发生粘连。

血管翳释放许多炎性介质、多种酶及细胞因子，刺激破坏软骨，对关节软骨、骨、韧带、关节囊和基质的胶原基质产生侵蚀作用。另外，由于软骨受血管翳包裹不能正常与滑液接触，影响其营养代谢，最终使软骨、骨遭到破坏，最终导致关节面融合，发生纤维化，关节错位、畸形、强直。关节附近的肌肉和皮肤逐渐萎缩，骨骼有脱钙和骨质疏松表现。RA 的关节外病理改变主要为血管炎和血管周围炎的结果。由于损伤处有免疫反应物质存在，因而认为血管炎是属于免疫反应性的。在受压或易摩擦部位的皮下或骨膜上，形成所谓类风湿结节。

二、临床表现

（一）关节表现

RA 常表现为对称性多关节炎、持续性梭形肿胀和压痛，常伴有晨僵。受累关节以近端指间关节、掌指关节、腕、肘、肩、膝和足趾关节最为多见，伴活动受限。最为常见的关节畸形是腕和肘关节强直、掌指关节的半脱位、手指向尺侧偏斜和呈“天鹅颈”样及“纽扣花”样等表现。需细致检查的具体关节包括双手近端指间、掌指关节，双侧腕关节、肘关节、肩关节及膝关节等 28 个关节，检查内容应包括关节肿胀、触痛、压痛、积液和破坏 5 个方面。

（二）关节外表现

大约有 40% 的 RA 患者有关节外表现。关节外表现的出现，常提示患者预后不佳，其致死率较无关节外表现者高，尤其合并有血管炎、胸膜炎、淀粉样变性和费尔蒂（Felty）综合征患者。RA 的关节外表现男女发病相当，可见于各年龄段。

1. 类风湿结节　多见于类风湿因子（RF）阳性的患者，其发生率为 20% ~ 25%，类风湿结节的出现多反映病情活动及关节炎较重。其表现为位于皮下的软性无定形可活动或固定于骨膜的橡皮样小块物，大小不等，直径数毫米至数厘米，一般数个，无自觉症状，多见于关节隆突部及关节伸面经常受压部位，如肘关节的鹰嘴突、坐骨和骶骨的突出部位、头枕部及手足伸肌腱、屈肌腱及跟腱上。经过积极治疗可短期内消失。

2. 血液系统异常　RA 患者可出现正细胞正色素性贫血，在患者的炎症控制后，贫血也可以改善。在病情活动的 RA 患者常可见血小板增多。当 RA 患者合并脾肿大以及白细胞减少时需考虑 Felty 综合征，Felty 患者也可出现血小板减少。

3. 肺部病变　RA 患者肺部受累很常见，其中男性多于女性。可出现弥漫性肺间质纤维化、肺实质疾病及胸膜炎。肺间质病变是影响患者预后的重要因素，弥漫性肺间质纤维化多发生在晚期病人，出现咳嗽，呼吸困难、气促及右心衰竭表现；X 线片可见肺部弥漫性蜂窝状阴影，预后不良。肺实质结节通常无临床症状，多见于 RF 阳性、滑膜炎较为广泛的 RA 患者；X 线片上可见肺部小结节，可单发或多发。胸膜炎大多临床上没有症状；有症状者可出现胸痛、胸膜摩擦音，可以发生中至大量胸腔积液，胸膜活检可见类风湿结节。

4. 心脏病变　可表现为心包炎、心肌炎、心瓣膜病变等。其中心包炎最常见，常随原发病的缓解而好转。同时 RA 本身也是发生心血管病变的独立危险因素。

5. 眼部病变　常见巩膜或角膜的周围深层血管充血，视物模糊，如干燥性角结膜炎和表层巩膜炎、慢性结膜炎；其他少见的有葡萄膜炎、表层巩膜结节病变和角膜溃疡。

6. 神经系统病变　神经受压是本病患者出现神经系统病变的常见原因。最常见的受累神经有正中神经、尺神经和桡神经。末梢神经损害，指、趾的远端较重，常呈手套、袜套样分布，麻木感，感觉减退，振动感丧失。

7. 其他　部分患者常伴有乏力、低热、食欲减退等症状。RA 可引起肾脏损害，为并发淀粉样病变。但近来认为，既然 RA 是结缔组织病，其本身引起肾小球肾炎也是可能的。

三、辅助检查

（一）实验室检查

1. 血常规检查　RA 患者的贫血一般是正细胞正色素性贫血，其程度和 RA 的病情活动度相关；血小板增多；白细胞大多正常，或部分升高。

2. 炎性标志物　RA 患者的红细胞沉降率（ESR）和 C- 反应蛋白（CRP）常升高，并且和疾病的活动度相关，其中 CRP 的升高和骨破坏有一定的相关性。

3. 滑囊液检查　滑液中白细胞 5000 ~ 50 000/mm3，以中性粒细胞为主，占 60% ~ 80%。葡萄糖浓度较血清减低；黏蛋白凝固试验差，补体水平多降低，类风湿因子多阳性。

4. 自身抗体　目前国内检测的类风湿因子（RF）主要为 IgM 型。RF 阳性占 70% ~ 80%。RF 并非 RA 的特异抗体，可见于多种疾病中。有些抗体诊断的特异性较 RF 明显提高，并可在疾病早期出现，如抗核周因子抗体（APF）、抗角蛋白抗体（AKA）、抗 RA33 抗体、抗聚角蛋白微丝抗体（AFA）、抗环瓜氨酸多肽抗体（CCP）、抗 Sa 抗体以及抗突变型瓜氨酸波形蛋白抗体（MCV）等。近来发现抗类风湿关节炎协同核抗原抗体（RANA）阳性，是诊断 RA 的一项有力证据，阳性率 15% 左右。

5. 其他免疫学检查　在急性活动期，常可见体液免疫亢进，血清免疫球蛋白 IgG、IgM 及 IgA 大多增高，尤其以 IgG 增高为最明显，IgM、IgA 变化较轻微，补体水平多正常或轻度升高。

（二）影像学检查

1.X 线　早期关节周围软组织肿胀，骨质疏松，继之出现关节间隙狭窄，关节边缘骨质破坏囊状透亮区；后期关节软骨破坏、侵蚀、关节间隙狭窄、强直和畸形。一般多查手足关节。美国风湿病学会的 X 线分期标准如下。Ⅰ期：关节或关节面骨质疏松；Ⅱ期：关节面下骨质疏松，偶见关节面囊性破坏或骨质侵蚀破坏；Ⅲ期：明显关节面破坏或骨侵蚀破坏，关节间隙狭窄，关节半脱位等改变；Ⅳ期：除Ⅱ、Ⅲ期病变外，并有纤维性或骨性强直。

2.CT、磁共振成像（MRI）　可发现早期 RA 滑膜炎及骨质破坏，对本病的早期诊断有重要价值。

四、治疗

RA 目前尚无特效疗法，治疗的目的是保持关节活动和协调功能，在不同的病期采用不同的疗法，并充分个体化。治疗原则是：①抗炎止痛，减轻症状；②控制和减轻病情活动，防止或减少骨关节破坏；③最大限度保持关节功能；④尽量维持病人正常生活和劳动能力。

（一）一般措施

（1）RA急性期由于关节明显肿痛，必须卧床休息，症状基本控制后才能逐渐适度活动。

（2）由于本病病程长，容易反复发作，故在调养中要十分注意生活起居。

（3）急性期过后，应逐渐增加活动锻炼，包括主动和被动活动，并与理疗相结合。

（4）在整个病程中，应避免或去除诱因，如寒冷、潮湿、疲劳、精神刺激、外伤及感染等。

（5）饮食应含丰富的蛋白质及维生素，增加营养。适宜的膳食调补，对本病的治疗有益。

（二）活动期治疗

活动期多出现在RA早中期，以邪实痹为主，治疗以“祛邪通络”为原则，常运用疏风散寒，清热利湿，行气活血等法。

1. 辨证论治

（1）风寒湿痹。

主症：肢体关节疼痛，重着、肿胀、屈伸不利。冬春、阴雨天易作，局部皮色不红，触之不热，遇寒冷疼痛增加，得热痛减，舌质淡，苔白，脉弦。风偏胜者：疼痛游走不定，或呈放射性、闪电样，涉及多个关节，以上肢多见，或有表证；舌苔薄白，脉浮缓。寒偏胜者：痛有定处，疼痛剧烈，局部欠温，得热则缓；舌苔薄白，脉弦紧。湿偏胜者：疼痛如坠如裹，重着不移，肿胀不适，或麻木不仁，以腰及下肢为多见；舌苔白腻，脉濡。

治法：祛风通络，散寒除湿，活血养血。

方药：通痹汤（《娄多峰论治风湿病》）。当归、丹参、海风藤、独活、钻地风各18g，鸡血藤、透骨草、香附各21g。若风偏胜者，加防风9g，羌活12g，威灵仙15g；寒偏胜者，加制川乌、制草乌、桂枝各9g；湿偏胜者，加薏苡仁、萆薢各30g；风湿痹阻者，以羌活胜湿汤加减；兼气虚者，加黄芪、白术各30g；兼阳虚者，加淫羊藿、仙茅各15g；疼痛部位不同，可加引经药。

本证为邪实痹寒证，多见于RA病程的早期，好发于春秋或冬春季节更替之时，多由外感风寒湿之邪，痹阻关节经络所致，病位较浅，多在肌表经络之间，经治后易趋康复。但若体弱，或失治误治易兼见气虚、阳虚之象。患者往往对气候变化敏感，甚则局部肌肉萎缩、关节僵硬等。

（2）风湿热痹。

主症：肢体关节游走性疼痛、重着，局部灼热红肿，或有热感，痛不可触，遇热则痛重，得冷稍舒，口渴不欲饮，烦闷不安，溲黄，或有恶风发热，舌红，苔黄腻，脉濡数或浮数。

治法：疏风除湿，清热通络。

方药：清痹汤（《娄多峰论治风湿病》）。忍冬藤60g，败酱草青风藤、老鹳草各30g，土茯苓21g，丹参20g，络石藤18g，香附15g。诸药相合，共达疏风除湿、清热通络之目的。若风邪胜者，加防风 9g，羌活 18g，灵仙、海桐皮各 15g；热邪胜者，加生石膏 30g，知母 20g；湿邪胜者，加薏苡仁 30g，萆薢 15g；风热表证者，加金银花 15g，连翘 9g。

本证为邪实痹热证，多见于 RA 病程的早期，多由外感风湿热之邪，或感风寒湿邪郁久化热，痹阻关节经络所致，病位不深，应积极治疗。若治疗不当，热毒炽盛，病邪深入，治疗困难，故掌握病机，及时施治极为重要。

（3）湿热痹阻。

主症：肢体关节肿胀、疼痛、重着，触之灼热或有热感，口渴不欲饮，身热，舌质红，苔黄腻，脉濡数或滑数。

治法：清热利湿，活血通络。

方药：当归拈痛汤（《医学启源》）。知母、泽泻、猪苓、白术各 20g，当归、人参、葛根、苍术各 15g，茵陈、羌活各 12g，升麻、防风、黄芩各 9g，炙甘草 6g。若发热明显者，加生石膏、忍冬藤各 30；关节红肿热痛、斑疹隐隐者，加生地、丹皮、元参各 20g；关节肿胀明显者，加白花蛇舌草、菝葜各 30g，萆薢 20g；下肢肿痛明显者，可加川牛膝、木瓜、薏苡仁各 30g。

本证是 RA 临床常见证型之一，多见于 RA 的活动期，治疗时尤应注重清热除湿，热邪虽可速清，而湿邪难以快除，湿与热相搏，如油入面，胶着难愈，故本证可持续时间较长。若失治误治，病延日久，病邪深入，必然殃及筋骨，而致骨质破坏。本方的特点是祛邪为主，且祛邪不伤正，兼扶正通络。临证根据情况适当加减变化，效果突出。

（4）热毒痹阻。

主症：关节红肿热痛，不可触摸，动则疼甚，屈伸不利，肌肤出现皮疹或红斑，高热或有寒战，面赤咽痛，口渴心烦，甚则神昏谵语，溲黄，大便干，舌红或绛，苔黄，脉滑数或弦数。

治法：清热解毒，凉血通络。

方药：清瘟败毒饮（《疫毒一得》）加减。生石膏、生地、犀角（水牛角代替）各 30g，桔梗、黄芩、甘草各 9g，丹皮、生栀子、知母、玄参各 20g，连翘、赤芍各 15g，竹叶、黄连各 12g。诸药合用，共奏清热解毒，凉血通络之功。若肿痛者，加防己 20g，忍冬藤 30g，桑枝、苍术各 15g；高热神昏谵语者，加安宫牛黄丸；衄血、尿血者，加藕节炭 20g，白茅根 15g，茜草 12g；有痰瘀化热者，加黄柏 9g。

本证是 RA 的急性活动期，此时可配合成药针剂如清开灵注射液、双黄连注射液等清热解毒凉血通络，必要时配合西药如非甾体类抗炎药、糖皮质激素等以“急则治其标”。病情稳定后逐步撤减西药，以中药巩固治疗。

（5）寒湿痹阻。

主症：肢体关节冷痛、重着、顽麻，痛有定处，屈伸不利，昼轻夜重，畏冷肢凉，遇寒痛剧，得热痛减，或痛处肿胀，舌质胖淡，舌苔白滑，脉弦紧，弦缓或沉紧。

治法：祛湿散寒，通络止痛。

方药：顽痹寒痛饮（《娄多峰论治风湿病》）。独活、老鹳草、络石藤、黄芪、丹参、鸡血藤各 30g，当归、醋元胡各 20g，桂枝 15g，制川乌、制草乌各 9g，甘草 10g。

全方共奏温经散寒，通络止痛之效。若偏湿者，加薏苡仁 30g，防已 15g；关节畸形者，加炒山甲 9g，乌梢蛇 15g，全蝎 12g 等。

本证为邪实痹寒证，多见于 RA 病程的早期，好发于春秋或冬春季节更替之时，多由外感风寒湿之邪痹阻关节经络所致，以邪实为主，应积极正确治疗，以免病久体虚，病邪深入。

（6）寒热错杂。

主症：肢体关节疼痛、肿胀，自觉局部灼热，关节活动不利，全身畏风恶寒，舌苔黄白相兼，脉象紧数；或关节红肿热痛，伴见结节红斑，但局部畏寒喜热，遇寒痛增，苔黄或白，脉弦或紧或数；或关节冷痛，沉重，局部喜暖，但伴有身热不扬，口渴喜饮；或肢体关节疼痛较剧，逢寒更甚，局部畏寒喜暖、变形，伸屈不利，伴午后潮热，夜卧盗汗，舌质红，苔薄白；或寒痹症状，但舌苔色黄；或热痹表现，但舌苔色白而厚。

治法：益气养血，通经活络。

方药：顽痹尪羸饮（《娄多峰论治风湿病》）。黄芪、桑寄生、制首乌、透骨草各 30g，当归、丹参各 20g，白术、五加皮各 15g，淫羊藿、炒山甲各 10g，乌梢蛇 12g，甘草 9g。全方共奏益气养血，通经活络之效。若偏寒者，加桂枝 12g，制川乌、制草乌各 9g；偏热者，加败酱草 20g，丹皮 15g；气虚重者，用黄芪 30g；血虚者，加熟地 20g；关节畸形者，加全蝎 15g；肌肤麻木者，加丝瓜络 20g；肌肉瘦削者，加山药 30g；纳呆者，加炒山楂、炒麦芽各 15g；不寐者，加炒枣仁 15g，夜交藤 20g；痰瘀互结、留恋病所者，可加破血散瘀搜风之土鳖虫、蜈蚣等虫类药。

本证可见寒热并存，其病机复杂，但非寒热之邪并侵，而多由气血不通，壅滞经脉，形成虚实寒热夹杂、错综复杂的状态，为邪实之痹。治疗扶正祛邪、清热散寒兼顾，但以益气养血，活血通络为主。以上方药，水煎服，每日 1 剂；病情严重者，每日 2 剂。

2. 中药成药

（1）雷公藤多苷片：每次 10 ~ 20mg，每日 3 次，饭后服。3 个月为 1 个疗程。祛风解毒、除湿消肿、舒筋通络。用于 RA 活动期，风湿热瘀，毒邪阻滞者。有抗炎及抑制细胞免疫和体液免疫等作用。本药有一定毒性，服药期间需定期复查血常规、肝肾功能，有生育要求的患者慎用。

（2）正清风痛宁：有效成分为青藤碱。片剂 20mg，饭前口服，每次 1 ~ 4 片，每日 3 次。2 个月为 1 个疗程。针剂每支 2ml，含盐酸青藤碱 50mg，开始每次 25mg，每日 2 ~ 3 次，若无不良反应，改为 50mg，可用肌注、局部压痛点、关节穴位、离子导入等方法给药。如出现皮疹，或少数患者发生白细胞减少等副作用时，停药后即可消失。祛风除湿，活血通络，利水消肿。适用于 RA 风寒湿痹证，症见肌肉酸痛，关节肿胀，疼痛，屈伸不利，麻木僵硬等。具有较强的抗炎、消肿、止痛、免疫抑制与调节作用。

（3）寒痹停片：由马钱子（制）、乳香（制）、没药（制）、生地黄、青风藤、川乌（制）、淫羊藿、草乌（制）、薏苡仁、乌梢蛇等组成。片剂 0.3g，成人每次 3 ~ 4 片，每日 3 次口服，或遵医嘱。温经通络，搜风除湿，补肾壮阳，消肿定痛。用于本病风寒湿痹，腰膝冷痛，屈伸不利者。

（4）湿热痹片：由苍术、川牛膝、地龙、防风、防已、粉萆薢、黄柏、连翘、忍冬藤、桑枝、威灵仙、薏苡仁等组成。每次6片，每日3次。祛风除湿，清热消肿，通络定痛。用于RA湿热痹阻证，症见肌肉或关节红肿热痛，有沉重感，步履艰难，发热，口渴不欲饮，小便黄等。

（5）香丹注射液：主要成分降香、丹参。20 ~ 30ml加入5%葡萄糖注射液250ml稀释后，静脉滴注，每日1次，1个疗程10 ~ 15天。扩张血管，增进冠状动脉血流量。用于RA血瘀血热者。本药治疗RA具有调节免疫、激活SOD活性、降低血黏度的作用。

（6）双黄连注射液：主要成分金银花、黄芩、连翘等。静脉滴注，20 ~ 30ml加入5%葡萄糖注射液或0.9%氯化钠注射液250ml稀释后，静脉滴注，每日1次，1个疗程10 ~ 15天。清热解毒，适用于本病风湿热痹，发热为主者，可起到加强抗炎和抗病毒作用。

（7）清开灵注射液：主要成分胆酸、珍珠母（粉）、猪去氧胆酸、栀子、水牛角（粉）、板蓝根、黄芩苷、金银花。20 ~ 30ml加入5%葡萄糖注射液或0.9%氯化钠注射液250ml稀释后，静脉滴注，每日1次，1个疗程10 ~ 15天。清热解毒，化痰通络，醒神开窍。用于RA热毒痹阻者。在退热，止痛，降低红细胞沉降率方面疗效明显。

（8）灯盏花素注射液：主要成分灯盏花素，20 ~ 30ml加入5%葡萄糖注射液或0.9%氯化钠注射液250ml稀释后，静脉滴注，每日1次，1个疗程10 ~ 15天。用于本病见有瘀象者。灯盏花素具有抗炎止痛，修复微血管病变，提高某些酶活性，改善微血管通透性，改善微循环和组织代谢等功效。

3. 单验方

（1）鲜生地90g。水煎服，服3日停3日。治关节红肿热痛，降红细胞沉降率。除大便稀外，别无副作用。

（2）虎杖根250g，洗净切碎，浸白酒750g。泡15天后，每次15ml，每日2次，口服。清热解毒，活血通经。治关节炎红肿热痛。

4. 针灸疗法

（1）毫针。

1）辨证取穴。

①寒湿痹阻：肾俞、三焦、关元、命门、气海、阴陵泉、三阴交；

②风湿热痹：风池、肺俞、脾俞、阴陵泉、三阴交、大椎、曲池、合谷、足三里；

③湿热痹阻：肺俞、脾俞、合谷、足三里、阴陵泉、丰隆、三阴交；

④热毒痹阻：大椎、曲池、肺俞、合谷、太冲、三阴交、局部点刺放血；

⑤寒湿痹阻：肾俞、三焦、关元、命门、气海、阴陵泉、三阴交；

⑥寒热错杂：肝俞、肾俞、太溪、风池、合谷、足三里、太冲；

⑦气滞血瘀：膻中、太冲、内关、肝俞、肺俞、膈俞、合谷、足三里、血海。

2）按部位取穴。

①颈肩部，风池、颈夹脊、大椎、肩井、肩三针、外关等；

②髀部疼痛：环跳、环跳上、居髎、悬钟；

③股部疼痛：秩边、承扶、阴陵泉；

④膝部，血海、梁丘、内膝眼、外膝眼、阴陵泉、阳陵泉、膝阳关、三阴交、犊鼻、足三里等；

⑤双手，合谷、阳溪、神门、阳池、阿是穴等；

⑥双足，解溪、昆仑、太溪、三阴交、阿是穴等。

3）按症状取穴。

①疼痛，风胜者游走疼痛：加风池、风门、膈俞、肝俞；寒重者加命门、关元；湿重者加阴陵泉、足三里、丰隆；热重者加曲池、合谷。

②肿胀：加脾俞、阴陵泉、丰隆。

③发热：加大椎、陶道、曲池。

方法：平补平泻法，针刺得气后留针30分钟，1～2日1次。或适当加用低频脉冲电流10分钟。

（2）耳针：相应区压痛点、交感、神门；方法：强刺激，留针10～20分钟，1～2日1次。

（3）皮肤针：阿是穴（压痛点）及受累关节周围和有关穴位。治法：采用重刺法。按病变部位取穴施治，如膝关节疼痛，可选取足阳明胃经和足太阴脾经叩打，以后再重点叩打梁丘、犊鼻、阳陵泉、膝阳关和阿是穴。方法：一是循经叩打，沿经络循行，由肢体远端向近端，或由近端向远端叩打后，在皮肤上可出现与经络走行一致的红线（皮肤小出血点）；二是重点穴位叩打，即重点叩打受累关节周围的穴位。每日叩打1次。病程较久者加大疗程。适用于RA风邪、热邪较盛或瘀血明显者。

（4）刺血疗法：根据疼痛部位，按经络循行，在局部上取1～2个阿是穴和病灶局部周围处。方法：阿是穴用散刺放血法，病灶局部周围处用围刺放血。均用梅花针重叩刺（叩刺范围略大于火罐口）至皮肤出血后，或用三棱针点刺放血。针后拔罐。关节炎用闪罐法，脊背痛用走罐法。隔日1次，5次为1疗程。适用于RA热盛或瘀血者。研究表明，本法具有改善局部血液循环，促进代谢产物排出，促进炎症、水肿的吸收和消散，调节机体免疫功能等作用。

5. 拔罐与刮痧疗法

（1）拔罐疗法：用镊子夹住乙醇棉球，点燃后在火罐内壁中段绕1～2圈，或稍作短暂停留后，迅速退出并及时将罐扣在病变部位上，须注意操作时不要烧到罐口，以免灼伤皮肤。火罐一般留置5～15分钟，夏季及肌肤薄处时间宜短，以免起泡。病变范围小的部位或压痛点可用单罐法；范围较广泛的可用多罐法；肌肉比较松弛或僵硬以及局部皮肤麻木或功能减退可采用闪罐法。起罐时用一手拿住火罐，另一手将火罐口边缘的皮肤轻轻按下，待空气缓缓进入罐内后，罐即落下，切不可硬拔，以免损伤皮肤。本法适应于RA之颈腰部僵硬疼痛、功能受限，肩、膝关节冷痛、沉重，屈伸不利者。与火针相配合可治疗近端指间关节肿胀疼痛；结合临床，配合其他疗法进行综合治疗，可以提高临床疗效，1～3次即可显效。

（2）刮痧疗法：治疗时，病人取俯卧位，选取边缘光滑圆润的瓷勺或水牛角板，以食油或水为介质，刮取脊背夹脊穴、腘窝处，至出现痧痕为止；然后再令患者取仰卧位，刮取肘关节周围、指关节周围及膝关节前侧，到出现痧痕为止。每日1次。活血通络。适用于感受外邪所致RA。若风寒湿痹则加刮八髎穴，若痰湿痹阻则加刮背部督脉诸穴，手法力度中等，操作范围较广泛。

6. 外治法

（1）中药外洗。二草二皮汤：伸筋草、透骨草、海桐皮、五加皮各60g。若局部冷痛欠温，皮色淡暗者，加细辛、生川乌、生草乌、桂枝各30～60g；红肿热痛者，加大黄、芒硝、栀子各30～60g；刺痛明显者，加苏木、丹参、生乳香、生没药各30～60g；肿胀明显，按之濡，肢困者，加萆薢、防己各30～60g；关节坚肿、僵直、顽痰凝结者，加白芥子、半夏各30～90g。水煎外洗，3日1剂。适用于RA的四肢关节病变者。

（2）热熨疗法：是用中药或其他传热的物体，加热后用布包好，放在病变部位上，做来回往返或旋转移动而进行治疗的一种方法。熨法通过皮肤受热使热气进入体内，起到舒筋活络、行血消瘀、散寒祛邪、缓解疼痛等作用。适用于RA属于寒痹者，症见关节冷痛，得热则舒怕风怕冷等。本法又可分为砖熨、盐熨、药熨等多种。

1）砖熨：将砖块放在炉上烧至烫手，用厚布包好，置于患部熨之，治疗部位垫3～5层布，以防烫伤。热度降低后可再换1块热砖，反复多次。

2）盐熨：用食盐放于锅内文火炒至热烫，倒一半入布袋内，扎紧袋口，放在疼痛部位来回热熨，待冷后换另一半热盐装入袋中交替使用。每天1～3次，每次约40分钟。

3）药熨：大葱白250g，青盐250g。将葱白打碎放入炒烫的青盐中，再同炒1～2分钟，装入布袋，热熨痛处，药袋冷即更换。每日2次，每次30分钟。也可根据病情采用其他温经通络、调和气血等具有芳香性味的药物粉末，用热酒、醋等炒热后，以布包或装袋，置患部熨敷，或在患部往返移动，使皮肤受热均匀。温度过低则更换，反复多次。

（3）石蜡疗法：本法适用于由RA引起的关节发凉、肿胀、疼痛，颈、肩、腰背部疼痛（肌肉）僵硬、功能受限。治疗前，病变局部要清洗擦净，毛发处涂以凡士林，然后按照规定的方法进行治疗。治疗结束后，除去石蜡。拭去汗液，穿好衣服休息15～30分钟，出汗过多的病人应补充盐水饮料或热茶。常用方法有以下几种。

1）蜡饼敷贴法：取一瓷盘，大小依病变部位的面积而定。盘内铺一层胶布。将石蜡加热熔化，倒入盘内，厚2～3cm。待表层石蜡冷却凝固后（表层温度为50～53℃，内层温度为54～58℃），连同胶布一起取出，敷在患处。也可将熔化的石蜡液倒入无胶布的盘中，待冷却成饼之后，用刀子将石蜡与盘边分开，取出放在患处。然后，盖上油布，再用布单、棉被包裹保温。每次治疗30～60分钟，每日或隔日1次，20次为1个疗程。本法适用于RA病变部位较大者。

2）浸蜡法：当熔化的石蜡冷却至55℃时，先在患部涂一层薄蜡，然后让患者的手或足迅速伸入蜡液内，再立刻提起，经反复多次，使病人的手或足部形成0.5～1.0cm厚的蜡套，此时，再让病人将手或足放入蜡液内不再提起，进行治疗。每日1次，每次30～60分钟，20次为1个疗程。本法适用于RA四肢关节病变者。

7. 其他特色疗法

（1）臭氧疗法：生物氧化疗法是一种新型的物理介入治疗，是一种非药物治疗，但疗效远超药物，具有安全、高效、可靠、无毒、无副作用的特点，是首个可以代替药物及手术治疗的最新治疗方法。本法适用于RA的关节滑膜肿胀治疗。先将病变关节局部消毒，用注射器将臭氧注入病变的关节腔，拔针后针眼用医用输液贴贴敷。1周1次。

（2）物理疗法：RA早期急性炎症期，临床表现为疼痛及功能受限，可选用：①超短波治疗：每日或隔日1次，3～5次，多个关节可交替进行；②离子导入疗法：每日1次，每次15～30分钟，20次为1个疗程，可消除炎症，改善症状。

（3）麻醉疗法：可减轻RA病变局部疼痛。根据病情可选用星状神经节阻滞、滑膜关节注药疗法、腕管注射疗法、肩锁关节浸润疗法、肩肱关节浸润疗法、腕背侧注射疗法、尺管周围注射疗法、跟腱止点前注射疗法。

（三）缓解期治疗

缓解期多出现于RA的中晚期，以正虚痹、痰瘀痹为主，多表现为本虚为主或虚实并见。病机特点多为本虚标实、虚实夹杂。故治疗以“扶正为主兼祛邪通络”为原则，标本兼顾，可选用滋补肝肾，益气养血，养阴温阳，健脾益胃等法。

1.辨证论治

（1）虚热证。

主症：四肢关节肿胀、僵硬、疼痛，局部热感，活动不利，发热（自觉发热、五心烦热、头面烘热、骨蒸潮热）或低热不退，颧红，乏力，盗汗，口鼻干燥，咽干咽痛，口干苦欲饮，小便短黄，大便干结，舌质红少津，无苔或薄黄苔，脉细数。

治法：滋阴清热，通经活络。

方药：历节清饮（《娄多峰论治风湿病》）。忍冬藤60g，嫩桑枝、晚蚕沙、土茯苓、萆薢、青风藤、丹参、生黄芪各30g，香附、怀生地、石斛、知母各20g，山栀子12g，防己15g。全方共奏滋阴清热，通经活络之功。若兼风热表证加连翘9g，葛根20g；气分热盛者，加生石膏15g；湿热盛者，加防己12g，白花蛇舌草、薏苡仁、菝葜各30g；伤阴者，加麦冬20g，玉竹15g；若痛不可触近者，加片姜黄9g，海桐皮15g。

（2）虚寒证。

主症：肢体关节筋骨冷痛，肿胀，抬举无力，屈伸不利，形寒肢冷，四肢欠温，腰膝冷痛喜温，神疲乏力，男子阳痿，女子宫寒，月经后期、痛经，小便频数色白，舌淡胖，苔白滑，脉沉迟无力。

治法：温阳散寒，通络止痛。

方药：阳和汤（《外科证治全生集》）加味。熟地、黄芪、淫羊藿、丹参各30g，当归、杜仲各20g，鹿角胶15g，肉桂、白芥子、姜炭、制川乌、制草乌各9g，制附片3～9g，麻黄、生甘草各6g。全方共奏温阳散寒，通络止痛之效。若风胜者，加防风9g，羌活、灵仙各20g；寒胜者，加细辛3～5g；湿胜者，加炒薏苡仁30g，萆薢20g，苍术15g；阳虚便溏明显者，加巴戟天、补骨脂各30g。本证临床以妇女产后感邪所致的RA多见，临床上除温阳散寒外，还应益气养血。

（3）肝肾亏虚。

主症：四肢关节肿胀、僵硬、疼痛，甚则变形，功能受限，伴头晕眼花、耳鸣，形体消瘦，腰膝酸困不适，失眠多梦，男子遗精，女子月经量少等，舌质红或淡红，无苔、少苔或薄黄苔，脉细数。

治法：滋补肝肾，通经活络。

方药：独活寄生汤（《备急千金要方》）。独活25g，桑寄生、当归、芍药、熟地各20g，茯苓、人参各18g，杜仲15g，牛膝、川芎、秦艽各12g，防风9g，肉桂、甘草各6g，细辛3g。诸药相伍，共奏滋补肝肾，通经活络之功。若寒偏盛者，加细辛3g，麻黄9g，或加制川乌、制草乌各9g；热偏重者，加生石膏20g，土茯苓、败酱草各30g，丹皮15g；风偏胜者，加威灵仙15g，重用防风12g；湿邪偏盛者，加防己15g，蚕沙12g，五加皮10g；气虚者加黄芪30g；关节畸形者，加炒山甲6g，乌蛇15g，全蝎12g；脾虚腹满，食少便溏者，加白术30 ~ 60g，薏苡仁30g，焦三仙各9 ~ 12g；上肢疼痛明显者，加姜黄、羌活各15g；阳虚明显者，加附子9g，淫羊藿10g，或配服鹿茸。本证多见于RA中晚期，骨质破坏者，遵循“缓则治其本”的原则，滋补肝肾，强筋壮骨，抑制骨质破坏。

（4）气血两虚。

主症：四肢骨节烦疼，僵硬，变形，肌肉萎缩，筋脉拘急，怕风怕冷，手足发麻，神疲乏力，气短懒言，面色淡白或萎黄，头晕目眩，唇甲色淡，心悸，纳呆，多梦或失眠，常伴见腰膝酸软无力、气短，女子月经量少色淡，延期甚或经闭，舌淡无华或舌淡红，苔少或无苔，脉沉细或细弱无力。

治法：益气养血，通阳蠲痹。

方药：黄芪桂枝青藤汤（《娄多峰论治风湿病》）。黄芪90g，桂枝15g，白芍、青风藤、鸡血藤各30g，炙甘草6g，生姜5片，大枣5枚。上药相伍，共奏益气养血，通阳蠲痹之功。若风邪偏盛者，加海风藤30g；湿邪偏盛下肢为甚者，白芍用量不宜超过30g，去甘草，加萆薢、茯苓各30g；寒邪偏盛，冷痛局部欠温，遇寒加重，得温舒者，重用桂枝，加川乌、草乌各9g，或加细辛3g；痹久兼痰浊内阻，关节肿大，局部有结节或畸形，色淡暗者，加胆南星、僵蚕各9g；兼瘀血肢体刺痛，舌质紫暗或有瘀斑者，重用鸡血藤，加山甲珠9g，赤芍12g，丹参30g；气虚甚而乏力少气，倦怠者，可重用黄芪120g，加党参15g；伴畏风自汗者，去生姜，减青风藤、桂枝，加防风9g，白术15g，或加五味子10g，牡蛎20g；血虚心悸，肢体麻木者，重用白芍，加首乌、枸杞各15g；偏阴血虚者，咽干耳鸣，失眠梦扰，盗汗，烦热，颧红，加左归丸治之；肿胀甚者加白芥子、皂角各6g。

本证为正虚痹，多见于RA晚期，病久耗气伤血者。本方以扶正治本为主，是娄多峰教授在黄芪桂枝五物汤基础上加味而成。临床可根据病情将药物用量加减：如黄芪90 ~ 120g，桂枝15 ~ 30g，白芍30 ~ 60g，青风藤30 ~ 45g，鸡血藤15 ~ 30g，炙甘草6 ~ 9g，大枣5 ~ 10枚。临床观察，黄芪用30g左右，疗效多不明显，用至90 ~ 120g效果显著，曾在辨证无误的情况下，发现个别病人按方中剂量服2 ~ 3剂后，出现头胀痛、目赤、或身痛加重，或腹泻等现象，一般6剂药后，或配佐药或减量续服，上述反应可逐渐消失，故本方黄芪用量宜从30g开始，逐步加大剂量，疗效显著。

（5）气虚血瘀。

主症：肢体关节肌肉刺痛，痛处固定不移，拒按，往往持久不愈，或局部有硬结、瘀斑，或关节变形，肌肤麻木，甚或肌萎着骨，肌肤无泽，面淡而晦暗，身倦乏力，少气懒言，口干不欲饮，妇女可见闭经、痛经，舌质淡紫有瘀斑或瘀点，脉沉涩或沉细无力。

治法：益气养血，活血化瘀。

方药：补阳还五汤（《医林改错》）加减。生黄芪30 ~ 60g，当归尾、白术各

15g，赤芍、川芎、茯苓、丹参各12g，红花、桃仁各9g，地龙、党参各10g，升麻、桂枝、甘草各6g。诸药合用，共奏益气养血，活血化瘀之功效。若偏寒者，加制附子6g；上肢重者，加桑枝15g，威灵仙12g；下肢大关节肿痛者，加川牛膝15g，川续断、独活各20g，生薏苡仁30g；气虚多汗、心悸者，可合生脉散加减。

（6）痰瘀互结。

主症：关节肿痛变形，痛处不移，多为刺痛，屈伸不利，或僵硬，局部色暗，肢体麻木，皮下结节，面色黧黑，肌肤失去弹性按之稍硬，或有痰核瘀斑，或胸闷痰多，眼睑浮肿，口唇紫暗；舌质紫暗或有斑点，苔白腻或薄白，脉弦涩。

治法：活血祛痰，行气通络。

方药：化瘀通痹汤（《娄多峰论治风湿病》）加减。当归18g，丹参、透骨草各30g，鸡血藤21g，制乳香、制没药各9g，香附、延胡索、陈皮各12g，白芥子9g，云茯苓20g。诸药相合，共达活血化瘀，行气通络之目的。若偏寒者，加桂枝12g，制川乌9g；偏热者，加败酱草30g，丹皮15g；气虚者，加黄芪30g；血虚者，加首乌、生地各20g；关节畸形者，加炒山甲9g，乌蛇18g，全蝎15g；伴见血管炎、脉管炎患者，合四妙勇安汤以清热解毒，活血养阴，量大力专；臂肘肿胀者，多为淋巴回流阻塞，加莪术，或指迷茯苓丸配以水蛭、泽兰、蜈蚣。本证为痰瘀痹，多见于RA中晚期，病程漫长，久病不愈，正气亏虚，多痰多瘀，痰瘀胶结，难以祛除，又加重病情，形成恶性循环。因此化瘀祛痰应与扶正结合起来，痰瘀才能祛除。

2. 中药成药

（1）白芍总苷胶囊：白芍干燥根中的芍药苷、羟基芍药苷、芍药花苷、芍药内酯苷、苯甲酰芍药苷等具有生理功效成分的混合物，总称白芍总苷。其中，芍药苷的含量占总苷的90%以上。口服，每次0.6g（2粒），每日3次，3个月为1个疗程。本品能改善RA患者的病情，减轻患者的症状和体征，并能调节患者的免疫功能。不良反应为大便次数增多。

（2）尪痹片：由生地黄、熟地黄、续断、附子（制）、独活、骨碎补、桂枝、淫羊藿、防风、威灵仙、皂刺、羊骨、白芍、狗脊（制）、知母、伸筋草、红花等组成。功用补肝肾，强筋骨，祛风湿，通经络。用于RA晚期，症见久痹体虚，关节疼痛，局部肿大、僵硬畸形，屈伸不利者。口服，薄膜衣片一次4片，一日3次。

（3）益肾蠲痹丸：由骨碎补、熟地黄、当归、徐长卿、土鳖虫、僵蚕（麸炒）、蜈蚣、全蝎、蜂房（清炒）、广地龙（酒制）、乌梢蛇（酒制）、延胡索、鹿衔草、淫羊藿、寻骨风、老鹳草、鸡血藤、葎草、生地黄、虎杖等组成。功用温补肾阳，益肾壮督，搜风剔邪，蠲痹通络。用于RA症见发热，关节红肿热痛、屈伸不利，肌肉疼痛、瘦削，或关节僵硬、畸形者。研究表明，本药具有抗炎、消肿、镇痛，调节机体细胞免疫和体液免疫作用；能降低滑膜组织炎症、减少胶原纤维沉着、修复关节软骨细胞缺损部位等。饭后口服，每次8g，疼痛剧烈可加至12g，每日3次。

（4）黄芪注射液：主要成分黄芪。20～30ml加入5%葡萄糖注射液250ml稀释后，静脉滴注，每日1次，1个疗程10～15天。功用益气养元，扶正祛邪，养心通脉，健脾利湿。用于RA气虚、阳虚者。本药治疗RA有提高机体免疫力的作用。

（5）生脉注射液：主要成分红参、麦冬、五味子。20 ~ 30ml 加入 5% 葡萄糖注射液 250ml 稀释后，静脉滴注，每日 1 次，1 个疗程 10 ~ 15 天。功用益气养阴，复脉固脱。用于 RA 气阴两虚者。

（6）红花注射液：主要成分为红花黄色素、红花苷和红花红色素。20ml 加入 5% 葡萄糖注射液或 0.9% 生理盐水注射液 250ml 稀释后，静脉滴注，每日 1 次，1 个疗程 10 ~ 15 天。功用活血化瘀、消炎止痛。用于 RA 有瘀寒征象者。

3. 单验方

（1）蚂蚁制剂：大黑蚂蚁，烘干研为细末。每次半匙，每日 3 次，开水冲服；或将蚂蚁粉装入普通的空心胶囊内，每日 2 ~ 3 次，每次服 4 粒。另外，蚁王粉和蚁王精也是蚂蚁制剂的方便用品。蚂蚁是一种强壮药，含有蛋白质、氨基酸、多种维生素、微量元素等，是一种广谱的免疫增效剂。能改善 RA 关节疼痛、晨僵，并能消肿，临床上可取得一定疗效。

（2）闹羊花侧根药：蛋鲜闹羊花侧根 500 ~ 600g，牛膝、甘草各 60 ~ 90g，或加竹鞭笋 60g，鸡蛋 10 个。先将蛋煮熟去壳，把一半药铺在锅底，将蛋放在中层，另一半药盖在蛋上，水加至与药相平，每 1 ~ 2 小时加开水一次，熬到第 7 天下午不再加水，把药汁熬干，达到蛋黄微黑即可。每日早饭后蒸服 1 只蛋，10 日为 1 个疗程。疗程间隔 7 天，轻者服 3 ~ 4 个疗程，重者服至 9 个疗程。用于 RA 中晚期骨质破坏者。

4. 针灸疗法

（1）毫针。

1）辨证取穴。

①虚热证：肺俞、肝俞、肾俞、太溪、照海、阴陵泉、三阴交、曲池、大椎。

②虚寒证：肝俞、肾俞、太溪、关元、大椎、命门。

③肝肾亏虚：肝俞、脾俞、肾俞、太溪、关元、命门、足三里、照海。

④气血两虚：太溪、膈俞、气海、膻中、血海、脾俞、胃俞、足三里、合谷。

⑤气虚血瘀：肺俞、脾俞、膻中、血海、合谷、足三里、关元。

⑥痰瘀互结：肝俞、脾俞、肾俞、丰隆、阴陵泉、三阴交、合谷、足三里。

2）方法：平补平泻法，针刺得气后留针 30 分钟，1 ~ 2 日 1 次。

（2）水针刀：先配制抗风湿合剂（利多卡因针 4ml，正清风痛宁针 50mg，曲安奈德针 50mg，雪莲针 4ml，维丁胶钙针 10ml，维生素 B12 针 1mg，混合后备用）。在患者四肢各关节周围找准肿痛之点，一般为肌腱、关节囊、滑囊、腱鞘等软组织受损处。皮肤常规消毒后，根据四肢关节大小、肌肉厚薄不同，选择大中小型号鹰嘴水针刀，按水针刀垂直进针刀法，水针刀沿肌腱神经血管平行进针，避开神经血管，待患者有酸、胀、沉感时，抽无回血，注入抗风湿合剂 1 ~ 4ml，然后行割拉摇摆松解 3 ~ 5 下，出针刀，术毕，贴创可贴。针刀隔 3 日 1 次，5 次为 1 个疗程。适用于 RA 关节纤维强直，功能受限者。可配合手法治疗，活动关节，使其恢复屈伸功能。对于病程长、反复发作者，可注射蛇毒注射液 1 ~ 2ml，寻骨风注射液 2 ~ 4ml，每日 1 ~ 2 次，20 次为 1 个疗程。

（3）穴位埋线：由于 RA 病变部位较多，针刺治疗有时标本不能兼顾，此时可以埋线代替针刺，如治本背俞穴以埋线，关节局部治疗配合针刺，以达标本兼治之目的。

本法适应证同针刺，但其作用时间比针刺更持久，可达1周。埋线有以下2种方法。

1)穿刺针埋线法(注线法)：常规消毒局部皮肤,镊取一段长1～2cm已消毒的羊肠线，放置在腰椎穿刺针针管的前端，后接针芯，左手拇食指绷紧或捏起进针部位皮肤，右手持针，刺入到所需深度；当出现针感后，边推针芯，边退针管，将羊肠线埋植在穴位的皮下组织或肌层内，针孔处敷盖消毒纱布。

2）三角针埋线法（穿线法）：在距离穴位1～2cm处的两侧，用龙胆紫作进出针点的标记。皮肤消毒后，在标记处用2%的利多卡因作皮内麻醉，用持针器夹住带羊肠线的皮肤缝合针，从一侧局麻点刺入，穿过穴位下方的皮下组织或肌层，从对侧局麻点穿出，捏起两针孔之间的皮紧贴皮肤剪断两端线头，放松皮肤，轻轻揉按局部，使肠线完全埋入皮下组织内。敷盖纱布3～5天。

埋线多选肌肉比较丰满部位的穴位，以背腰部和腹部穴最常用。选穴原则与针刺疗法相同。但取穴要精简，每次埋线1～3穴，可间隔2周治疗1次。

（4）灸法：艾灸通过其温热刺激和艾叶的散寒功效，可达到温经通络、散寒除湿、舒筋活络的作用。适用于RA虚证和寒证等，以怕风怕冷为主要表现者。

1）一般灸法：取阿是穴、大椎、肩髃、曲池、合谷、风市、足三里、三阴交、绝骨、身柱、腰阳关、肾俞、气海。方法：每次选4～6穴，施艾卷温和灸，每穴施灸10～20分钟，每日1～2次。

2）箱灸：将整支艾条平均分为7～8份（每份3cm左右），点燃后均匀地放在特制的灸箱内（注意勿与箱边接触，以防点燃灸箱），之后盖好，放置于治疗部位，等艾条燃完后把箱子取下即可。本法多与针刺配合，亦可单独使用，治疗过程中医务人员要多询问病人，防止烫伤。

3）发泡药膏天灸法：按患病部位选穴。肩关节痛取肩髃、肩髎、肩贞；上肢关节痛取曲池、肩髃、外关、合谷、后溪；肘关节痛取曲池、少海、手三里；下肢关节痛取环跳、阳陵泉、绝骨、足三里；髋关节痛取秩边、环跳；踝关节痛取丘墟、昆仑、太溪；膝关节痛取膝眼、阳陵泉、梁丘、曲泉；全身关节痛取曲池、足三里、外关、阳陵泉、绝骨。任取一种发泡药物研为细末，用开水调和成膏，取制备的药膏如黑豆或绿豆大1粒或若干粒，分别敷于选好的穴位上，外加大小适中的橡皮盖或小纸圆圈(以防发泡大)，再用胶布固定，经8～24小时后取下。局部有绿豆大的水泡，过5～7日后水泡自然吸收，无瘢痕，有暂时性色素沉着。每次取1～3个穴位，诸穴交替使用。每隔5～6天在不同穴位上，轮流灸治。一般敷贴3～5次，疼痛消失。除药后局部起泡过大者，可用消毒针挑破，流尽黄水，涂以甲紫溶液。本灸法所治的RA，包括四肢多关节疼痛、肩部风湿痹痛，腰背部风湿痛等多部位，怕风怕冷，遇寒加重者。本法诸发泡药物为干品研末使用；也可用鲜药，将鲜药捣烂如泥膏状，用量、用法均同，其疗效亦相同。

5. 推拿疗法　应用本法治疗RA，病情早期以和营通络，滑利关节为原则；后期骨性强直者以舒筋通络，活血止痛为原则。

（1）上肢部。

1）患者坐势。医者站于一侧，一脚踩凳上，将患肢放在大腿上，用 法在手臂内、外侧施治，从腕部到肩部，上下往返。同时适当配合各关节的被动活动。

2）接上势。从肩部到腕部，上下往返用拿法，重点在肩、肘、腕部配合按揉肩髃、肩贞、肩髎、曲池、尺泽、手三里、合谷、阳池、大陵。

3）患者坐势，医者坐于前侧。捻、揉腕部及各掌指和指间关节，同时配合适度的摇法。然后再摇肩、肘关节，搓上肢 4 ～ 5 次。

（2）下肢部。

1）患者俯卧位，医者站于旁。用 法施于臀部，向下至小腿后侧。髋、膝、踝关节后面做重点治疗，同时配合髋后伸、外展及膝关节的伸屈被动活动。然后按环跳、居髎、委中、承山。

2）患者仰卧位。医者站于旁，用 法施于大腿前部及内外侧，向下至小腿外侧，沿阳陵泉、足三里穴向下到踝部，同时配合髋关节的外展、外旋被动活动。

3）接上势。在膝关节周围用 法治疗，同时配合按揉膝眼。

4）接上势。在踝关节周围及足背用 法治疗，同时配合踝关节屈伸及内、外翻活动。再捻摇足趾和摇踝关节。然后拿委中，沿小腿后侧向下到跟腱 4 ～ 5 次。最后搓下肢，从大腿到小腿。不论上肢或下肢，病变较重的关节，均可加用擦法和热敷，对提高疗效有一定帮助。

6. 其他特色疗法

（1）物理疗法：本法对 RA 患者的康复具有重要的意义。发病后进行物理治疗，有利于保持或恢复肢体功能。常用的物理疗法有：全身热水浸浴法、超短波电疗法、红外线疗法、激光疗法、超声疗法、磁疗法、远红外旋磁仪、综合电磁热治疗仪、穴位磁场贴敷疗法等。

1）有骨质改变者，理疗的目的是要改善骨、软骨的营养，预防关节强直。可选用：

①短波、微波疗法：属高频电疗法，能深部透热，改善血液循环，增强新陈代谢，促进关节病理代谢产物消散，有利于骨与软骨营养；

②电疗：具有消炎、镇痛、松解组织的作用，并能促进局部血液循环，改善骨及软骨的营养，每日 1 次，每次 20 分钟，20 次为 1 个疗程；

③矿泉水浴疗法：可促进改善关节功能，预防关节强直。

2）关节强直期：关节功能障碍，严重影响工作及日常生活，可选用热水浴或温泉浴，水温在 40℃左右，时间为 20 ～ 30 分钟；药浴法，可加活血通络之中药；对全身关节可用药浴疗法，如能在水中练体操则效果更为理想。值得注意的是，所有物理因子既可治病也可致病，因此应用理疗时应视病情、机体功能状况掌握剂量和方法。

（2）运动疗法：RA 急性期关节炎剧烈疼痛者，或伴有全身症状者应卧床休息；并在休息时注意体位，尽量避免关节受压，以保持关节功能位，防止畸形。在病情允许的情况下，进行被动和主动的关节活动训练，防止肌肉萎缩。对缓解期患者，在不使患者感到疲劳的前提下，多进行运动锻炼，恢复体力，并在康复医师指导下进行治疗。

1）保持关节功能：对于关节肿痛明显者，在全身休息的基础上，每天也要活动几下关节，可被动或主动运动，以保持现有的关节功能。

2）改善关节功能：对于肌肉萎缩或关节挛缩（非骨性强直）、病情稳定的患者，要尽可能的改善其功能。

①肌肉萎缩：可采取肌力练习，包括等张练习、等长练习、短暂最大收缩练习；

②关节挛缩：可采用运动锻炼，包括主动运动、被动运动、助力运动。

（3）手术治疗：RA 患者经长期药物治疗，疗效不满意，可以采用滑膜切除术，以截断关节病变的恶性循环。对于晚期关节畸形患者，功能受到障碍，可手术矫正畸形，或置换人工关节等，使患者工作和自理生活的能力有所提高。

（四）西药常规治疗

1. 非甾体类抗炎药（NSAIDs） 为治疗 RA 首选药物。常用的有布洛芬、萘普生、洛索洛芬、双氯芬酸、吲哚美辛、美洛昔康、尼美舒利、塞来昔布等。本类药物可出现不良反应，如消化道溃疡、出血、穿孔，外周血细胞减少，凝血障碍，肝、肾功能损害等。用药需符合以下原则：品种个体化；剂量个体化；只有在一种抗风湿药（NSAIDs）足量使用 1 ~ 2 周无效后才能更改为另一种；应避免 2 种或 2 种以上 NSAIDs 同时服用，因其疗效不叠加，而不良反应增多。

2. 改善病情的抗风湿药（DMARDs） 该类药物发挥作用较慢，临床症状的明显改善需要 1 ~ 6 个月，故又称慢作用药，有改善和延缓病情进展的作用。一般首选甲氨蝶呤（MTX），视病情可用多种 DMARDs 联合治疗。本类药物不良反应较多，因此用药期间应定期检查血、尿常规及肝、肾功能等。

（1）甲氨蝶呤（methotrexate，MTX）：口服、肌内注射或静脉注射均有效。常用剂量为每周 7.5 ~ 25mg。不良反应有胃肠道症状、口腔炎、皮疹、脱发、骨髓抑制、肝脏毒性、肺间质变等。

（2）柳氮磺吡啶（sulfasalazine，SSZ）：从小剂量逐渐加量有助于减少不良反应，每日 250 ~ 500mg 开始，之后每周增加 500mg，直至每日 2.0g，如疗效不明显可增加至每日 3.0g。不良反应有皮疹、骨髓抑制、胃肠道不耐受等，对磺胺过敏者不宜服用。

（3）来氟米特（leflunomide，LEF）：剂量为 10 ~ 20mg/d，来氟米特和 MTX 有协同作用。不良反应有腹泻，瘙痒，可逆性转氨酶升高，脱发，皮疹等。

（4）抗疟药（antimalarials）：羟氯喹 200 ~ 400mg/d，起效较慢，3 ~ 4 个月达高峰，至少服 6 个月后才能宣布有效或无效，有效后可减量维持。服药半年左右应查眼底。不良反应有皮疹，腹泻，视网膜毒性等，禁用于窦房结功能不全、传导阻滞者。

（5）艾拉莫德（iguratimod）：是近年新型慢作用抗风湿病药。片剂，1 次 25mg（1 片），1 日 2 次，早、晚饭后各 1 次。不良反应有白细胞减少，胃部不适，皮疹，恶心，瘙痒，脱发，失眠，血红蛋白下降等。

（6）其他。

①硫唑嘌呤（azathioprine，AZA）：50 ~ 150mg/d，症状好转后，渐减量，维持量为 50mg/d。不良反应有恶心呕吐，皮疹，药物热，肝损害，黄疸，白细胞减少等。

②环孢素（cyclosporin，CsA）：用于重症类风湿关节炎。剂量 3 ~ 5mg/（kg · d），维持剂量 2 ~ 3mg/（kg · d）。主要不良反应有高血压，肝肾毒性，神经系统损害，继发感染，肿瘤以及胃肠道反应、毛多等。

3. 糖皮质激素治疗 RA 能迅速减轻关节疼痛、肿胀，在关节炎急性发作或伴有重要脏器受累者，可予激素治疗。小剂量糖皮质激素（每日泼尼松 10mg 或等效其他激素）

可缓解多数患者的症状，并在 DMARDs 起效前发挥桥梁作用。在治疗时补充钙剂和维生素 D 以防止骨质疏松。关节腔注射激素可减轻关节炎症，但不宜超过 3 次 / 年。激素不能阻止病情进展，因此不是首选药，且长期使用副作用多，故应严格控制适应证。

4. 生物制剂 抗肿瘤坏死因子 – α 拮抗剂治疗 RA 是近年来风湿病领域的重要进展之一。若病情活动期，传统 DMARDs 治疗无效，可考虑使用。现已应用临床的有依那西普（etanercept）、英夫利昔单抗（infliximab）和阿达木单抗（adalimumab），均是通过抑制肿瘤坏死因子 – α 来达到控制炎症和病情的目的。若联合 DMARDs 应用效果更好。但价格昂贵，且增加一定感染风险，对于活动性结核患者禁用，病毒性肝炎慎用。

第二节 干燥综合征

干燥综合征（sjogren syndrome，SS）是一个主要累及外分泌腺体的慢性炎症性自身免疫性疾病。临床除有唾液腺和泪腺受损功能下降而出现口干、眼干外，尚有其他外分泌腺及腺体外其他器官受累而出现多系统损害的症状。本病分为原发性和继发性两类。原发性干燥综合征在我国人群的患病率为 0.3% ~ 0.7%，在老年人群中患病率为 3% ~ 4%。发病年龄多在 40 ~ 50 岁。也可见于儿童。多见于女性，男女比为 1:9 ~ 20。

根据 SS 的临床特征，可将之归属于中医学痹病范畴，与痹病中的“燥痹”相似，属于疑难风湿病之一。历代医家对其治疗也颇有探究。清·喻昌在《医门法律》中指出：“有干于外而皮肤皱揭者，有干于内而精血枯涸者，有干于津液而荣卫气衰”，并提出了辛凉甘润之法。石芾南在《医原》中立“燥气论”专篇，首次为内燥立论。燥痹为当代医家路志正于 20 世纪 80 年代末提出并命名，首见于其《路志正医林集腋》，对本病的病因病机及治疗进行详尽的论述，并提出外燥多兼风热之邪，治当滋阴润燥，养血祛风。

近年来，随着中医、中西医结合研究的不断深入，中医辨证和西医辨病相结合，本病在基础理论研究及临床治疗尤其是中医治疗等经验的积累方面，取得了可喜的成果。

一、病因病机

（一）中医

本病起因多端，机制复杂，病因言燥，非单指六淫之燥，既有外部原因，也有内部因素，涉及多脏器、多系统的病理变化。发病多与先天不足、后天失调、外邪侵袭以及饮食、情志等有关。

1. 先天不足 先天禀赋不足，肝肾亏虚，精血不足，阴津亏耗；或素体为木形之人或火形之人，阴虚体质，内有郁热，血中伏火，多从热化、燥化使阴津亏虚；或先天不足，卫外不固，感受燥邪或风热邪气，使清窍失养，不能濡润筋脉关节、四肢百骸、脏腑而发本病。

2. 后天失调 劳倦过度；或房劳过度，烦劳伤阴；或失治误治，内热津伤；或久病失养，精血内亏；或失血过多；或汗、吐、下后，均可致使津液耗伤，阴血不足而周身筋骨、关节、脏腑等组织失运、失荣，而致本病。

3. 外邪致燥 外邪致燥，并非专指燥邪，与“春初温升”“夏热炎炎”及“秋深初凉，西风肃杀”，或“久晴无雨，秋阳以暴”有关，五气均可致燥，风暑燥火四邪为阳邪，阳热亢盛伤津耗液；风寒伤人能化热，风热伤人能化燥，热则耗液，燥则伤津；另外，外感温热毒邪，热毒炽盛，燔灼气血，伤津耗液，血脉瘀阻，也发本病。

4. 情志因素 情志失调，如肝郁化火，或五志过极化火，火热伤津成燥；或情志不遂，气滞血瘀，津液失布而成燥；或思虑劳倦伤及脾脏，营阴受损，机体正常之津液不足，难以为继，也易发为本病。

5. 饮食失调 饮食不节，过食或嗜食辛辣香燥火炙之品，以及膏粱厚味等，湿热内生，损伤脾胃。脾胃虚弱，湿热内蕴，津液不布；或脾胃阴亏，津液乏源；或过用刚烈燥热药物，或服金石药毒，积热酿毒，耗伤阴津，灼津炼液化燥而发本病。

（二）西医

SS 的病因目前还不明确，可能与遗传、感染和性激素水平有关。SS 的发病机制是在遗传、感染和性激素等多种因素综合作用下，机体细胞及体液免疫功能异常，B 淋巴细胞高度反应性增生产生大量细胞因子、免疫球蛋白及多种自身抗体（如 ANA、RF 等），导致局部组织炎症损伤。各器官的共同病理为周围淋巴细胞与浆细胞为主的慢性炎性细胞浸润，除泪腺及唾液腺受损外，其他外分泌腺均可受累。

二、治疗

（一）一般措施

（1）室内保持一定的湿度，防止六淫外邪的侵害，预防感冒。

（2）睡眠充足，避免劳欲过度；注意休息。

（3）精神舒畅，树立信心，忌急躁大怒，避免长期的恶性情绪刺激。

（4）保持口腔卫生，饭后应漱口或刷牙；注意眼睛卫生，减少摩擦。若口干明显，除经常饮水，保持口腔湿润之外，还可咀嚼口香糖，以刺激唾液分泌。

（5）日常多饮水，少量频服，饮食宜清淡，稀稠结合食用，多喝汤类，多吃新鲜蔬菜与水果；不宜食冷饮；忌食肥甘厚味和辛辣、香燥、烧烤、炙炸之品及烟酒。

（二）活动期治疗

SS 活动期多以实证或本虚标实为主，多为燥邪侵袭，或热毒、血瘀伤津所致。治疗以祛邪为主兼养阴。

1. 辨证论治

（1）燥邪犯肺。

主症：口鼻干燥，干咳无痰或痰少黏稠，难以咳出，肢体关节疼痛，常伴发热、大便干结，舌质红，苔薄黄而干，脉细数。治法：清热润燥，宣肺布津。

方药：清澡救肺汤（《医门法律》）加减。生石膏 30g，茯苓、麦冬各 20g，黑芝麻 15g，南沙参、北沙参、人参须、阿胶（烊化）、杏仁、枇杷叶各 10g，甘草 6g。若口干多饮者，加知母 10g，天花粉 20g；咽喉肿痛者，加金银花 20g，连翘 15g；发热头痛者，加柴胡、葛根各 10g；痰黏不爽者，加川贝母 10g；大便干结者，加瓜蒌仁、火麻仁各 10g。

（2）阴虚热毒。

主症：口干，双目赤涩热灼，咽干咽痛，肢体关节热痛，肌肤红斑，发颐或瘰疬，口苦，口臭，齿龈肿痛，鼻干鼻衄，大便干结，小便黄赤，舌质干红，苔少或黄燥，脉弦细数。

治法：清热解毒，滋阴润燥。

方药：化斑汤（《温病条辨》）加减。石膏、白花蛇舌草、金银花各30g，知母、栀子、生地、赤芍各15g，麦冬20g，生甘草、黄芩、玄参各10g，犀角（水牛角代）45g，白粳米9g。若发热甚者，加鲜芦根30g；低热缠绵者，加地骨皮、白薇、银柴胡各12g；咽部溢脓者，加蒲公英、紫花地丁各30g，桔梗12g；发颐者，加皂刺10g，蚤休30g；瘰疬者，加浙贝母、夏枯草、连翘各10g；大便干结者，加大黄6g；牙龈肿痛者，加黄连10g。

（3）阴虚血瘀。

主症：口干目涩，孔窍干燥，肢体关节枯削刺痛，五心烦热，肌肤甲错、瘀斑瘀点，口干但欲漱水不欲咽，两目红赤或有异物感，面色晦暗，痛有定处，腰膝酸软，颧红盗汗，失眠多梦，发干齿枯脱块，大便干结，尿少黄，舌质暗红或有瘀斑点，苔光或薄黄燥，脉虚而涩，或沉、细涩。治法：养阴润燥，活血化瘀。

方药：桃红四物汤（《医宗金鉴》）合增液汤（《温病条辨》）加减。熟地、石斛、当归、龟甲各15g，赤芍、白芍、川牛膝各10g，桃仁、红花各9g，玄参、鸡血藤各20g，麦冬、细生地各24g，天花粉、女贞子、穿山甲各12g。若气虚乏力者，加黄芪12g；血虚明显者，加阿胶10g，丹参12g；目涩而痛者，加枸杞子、菊花各12g；腮部肿胀疼痛者，加蒲公英30g，僵蚕10g；关节疼痛者，加秦艽10g，桑枝、络石藤各20g。

（4）痰浊内结。

主症：口眼微干不适，肢体关节疼痛、漫肿、顽麻，颈部自觉胀满，颈或颌下可见串珠状瘰疬，推之难移，常伴咳嗽，胸闷，痰多，舌淡苔白腻，脉弦滑。治法：化痰软坚，养阴润燥。

方药：海藻玉壶汤（《外科正宗》）加减。海藻、青皮、浙贝母、川芎各10g，昆布、陈皮、半夏、当归、连翘、独活、沙参、麦冬各12g，甘草6g。若胸闷不舒者，加郁金、瓜蒌15g；结块坚硬者，加三棱、莪术各9g，丹参30g，山慈菇10g。

（5）气滞血瘀。

主症：口干舌燥，双目异物感，胁肋胀满，刺痛阵发，面色晦暗，皮肤可见紫色斑丘疹，按之不退色，关节疼痛麻木，腹部不适或可触及癥积包块，腹满而胀，时而作痛，痛有定处，舌淡红有瘀点、瘀斑，脉细涩。治法：行气活血，润燥通络。

方药：生血润肤饮（《医学正传》）加减。当归、生地黄、熟地黄、天冬、麦冬、五味子、瓜蒌仁、元胡、香附各12g，黄芩、番红花、桃仁、升麻各10g。若肝脾肿大者，加丹参、茜草各15g；腮腺硬肿者，加夏枯草、山慈菇各12g；关节疼痛明显者，加威灵仙20g；肢体刺痛明显者，加苏木、刘寄奴各10g；关节痛甚，肌肤甲错粗糙、瘀斑者，加紫草12g，水蛭6g。

2. 中药成药

（1）雷公藤多苷片：具有免疫抑制、抗炎等作用，可使唾液、泪液分泌增加，关节症状减轻，恢复免疫功能异常。每次 10 ~ 20mg，每日 3 次，口服，3 个月为 1 个疗程。本药有一定毒性，服药期间需定期复查血常规和肝功能。

（2）白芍总苷胶囊：具有抗炎、止痛、抗应激和免疫调节等作用，能明显改善患者临床症状、体征及免疫指标。每次 0.3 ~ 0.6g，每日 3 次，口服，3 个月为 1 个疗程。主要不良反应为大便性状改变。

（3）血府逐瘀丸：由柴胡、当归、地黄、赤芍、红花、桃仁、枳壳（麸炒）、甘草、川芎、牛膝、桔梗等组成。活血逐瘀，行气止痛。用于本病瘀血明显者。研究表明，本方具有改善微循环，增强红细胞变形能力，降低血黏度，增强非特异性和特异性免疫功能等作用。口服，蜜丸 1 次 1 ~ 2 丸，胶囊 1 次 6 粒，1 日 2 次，空腹用红糖水送服；口服液每次 20ml，1 日 3 次。忌食辛冷，孕妇忌服。

（4）香丹注射液：主要成分丹参、降香。20 ~ 30ml 加入 5% 葡萄糖注射液 250ml 稀释后，静脉滴注，每日 1 次，1 个疗程 10 ~ 15 天。扩张血管，增进冠状动脉血流量。用于 SS 阴虚血瘀者。本药具有调节免疫、激活 SOD 活性、降低血黏度的作用。

（5）清开灵注射液：主要成分为牛黄、郁金、黄连、黄芩、山栀、朱砂等。30ml 加入 5% 葡萄糖注射液 500ml 中静滴，每日 1 次，连用 14 天为 1 个疗程。可增加唾液、泪液分泌，改善红细胞沉降率，对肝细胞的恢复和再生有积极作用，对 SS 的高球蛋白血症也有一定的治疗作用。

3. 针灸疗法

（1）毫针。

主穴：太溪、三阴交、关元；配穴：肾俞、命门。

加减：眼目干涩者，加睛明、攒竹、丝竹空、太冲；目干涩伴视力下降者，加四白、鱼腰、合谷；口干津少者，加地仓、足三里；口干唇燥者，加血海、阴陵泉；口眼干燥属阴虚热毒者，加曲泽、太冲、血海；腮腺肿大者，加太冲、阳陵泉；阴道干涩者，加气海，曲骨；发热者，加肺俞、大椎、合谷等；发热较甚者，加曲池、行间；纳差者，加中脘、脾俞、胃俞等穴。每次选穴 8 ~ 10 个，每日 1 次，10 天为 1 个疗程。

（2）耳针。

主穴：肾、皮质下、内分泌、神门。

加减：口干者，加口；眼干涩者，加眼；腮肿者，加腮、脾；关节痛者，加肝及相应部位；外阴干涩者，加卵巢。针刺留针 30 分钟，其间行针。

4. 外治法　药浴疗法：羌活、独活、两面针、桑寄生各 15g，生川乌、草乌各 12g，白茄根、榕树须各 20g，络石藤、铁树根各 10g，松节 30g，归尾 20g。上药煎汤后浓缩成 250 ~ 300ml 药水，另加米黄酒 500g，倒入木桶（盛水约 25 000ml），浸泡 20 ~ 30 分钟（水温夏天在 35℃左右，冬天 40 ~ 45℃），每周 3 次。熏洗后即用干软毛巾擦干身体，避风寒湿。活血通络，对全身关节起到疏通经络的作用，适用于本病关节疼痛较明显者。

（三）缓解期治疗

SS 缓解期多以虚证为主，多为阴虚而致津液亏少所致。治疗应遵循“燥者濡之”“燥者润之”的原则，扶正养阴，调理脏腑气血阴阳，通达气机。法当滋阴润燥，益气养血、补气生津、益气养血等；同为阴虚津亏，因燥邪所伤脏腑不同，治疗也不同。滋阴润燥应以甘寒凉润为主，慎用苦寒，也不宜过用滋腻之品。

1. 辨证论治

（1）肺阴亏虚。

主症：口干鼻燥，肢体关节枯削疼痛，咳嗽少痰，盗汗，咽喉燥痛，声音嘶哑失声，双目干涩，皮肤干燥，心烦、午后低热或手足心热，失眠多梦，大便秘结，舌质红，少苔，脉沉细数，或细数。治法：滋阴润肺，清热生津。

方药：百合固金汤（《慎斋遗书》）合贝母瓜蒌散（《医学心悟》）加减。百合、沙参各18g，麦冬、熟地、生地、阿胶、当归身、茯苓各12g，天花粉、白芍、桔梗、青果、贝母各9g，瓜蒌、橘红各6g。若咽干咽痛者，加玄参12g，木蝴蝶9g；干咳无痰者，加炙杷叶、百部各12g。

（2）心阴亏虚。

主症：口眼干燥，唇舌燥裂，心悸、怔忡，肢体关节枯削疼痛，胸闷胸痛，心烦躁扰不宁，惊惕多梦，或忐忑不安，低热，小便短少，唇色发绀，舌红少津，或无苔，或舌光剥，脉细涩，或结代。治法：滋阴润燥，补心安神。

方药：天王补心丹（《校注妇人良方》）加减。人参、茯苓、玄参、丹参、远志各15g，当归、麦门冬各20g，天门冬、柏子仁、炒酸枣仁各25g，生地黄30g，桔梗9g，五味子5g，朱砂0.3g。若心烦失眠者，加夜交藤30g；烦躁不安甚者，加生龙骨、生牡蛎各15g；小便涩痛不利者，加竹叶、莲子心、车前子各10g；胸闷胸痛者，加瓜蒌、枳壳各12g；夜寐汗出者，加浮小麦30g；舌红燥裂者，加生地、玉竹各20g。

（3）胃阴亏虚。

主症：眼干口燥，肢体关节枯削疼痛，时时饮水，胃脘隐痛，少泪少唾，进干食需水送服，齿浮齿衄，纳呆食少，干呕呃逆，大便干结，舌红少津，或有裂纹，苔薄净，或花剥苔，或镜面舌，脉细，或细数。治法：益胃生津，养阴润燥。

方药：益胃汤（《温病条辨》）合玉女煎（《景岳全书》）加减。沙参、麦冬、玉竹、天花粉各15g，石斛20g，生地30g，白芍12g，知母、甘草、玄参各10g。若纳呆食少者，加焦三仙各12g，砂仁9g；舌暗者，加丹参20g；大便干结者，加火麻仁、郁李仁各12g。

（4）肝肾阴虚。

主症：口眼干燥，龋齿肿痛，心烦，夜寐欠安，午后潮热，腰膝酸软，纳可，大便偏干，舌红，少苔，脉细数。治法：滋养肝肾，养阴生津。

方药：增液汤（《温病条辨》）合玉女煎（《景岳全书》）加减。生地黄、玄参、生首乌、鸡血藤、芦根、地骨皮各30g，生石膏、知母、青蒿、百合各15g，麦冬、川牛膝各12g，陈皮、佛手、生甘草各6g。若阴虚火旺者，加牡丹皮20g，白薇15g；大便干结者，加桃仁9g，玉竹15g，火麻仁20g。

（5）气虚津亏。

主症：孔窍干燥，神疲乏力，肢体关节酸痛，七窍干涩，倦怠嗜卧，腹胀，食少纳呆，心悸气短，汗出，大便不畅或无力；舌质淡红或淡白，边有齿痕，苔少或无苔，脉沉细无力。治法：补气生津，增液润燥。

方药：补中益气汤（《内外伤辨惑论》）合增液汤（《温病条辨》）加减。玄参30g，麦冬、细生地各24g，黄芪、人参（或党参）、炙甘草各15g，柴胡12g，白术、当归各10g，陈皮、升麻各6g。若心中惊悸不安者，加生龙齿15g，琥珀粉6g；气短汗出者，加五味子5g，浮小麦30g；腰膝酸软者，加炒杜仲、川牛膝各12g。

（6）血虚生燥。

主症：口眼干燥，头晕目涩，肢体关节酸痛，面色无华，唇淡舌干，皮肤干燥，经血稀少，心烦不寐，舌淡苔薄，脉细数。治法：养血润燥，增液通络。

方药：四物汤（《仙授理伤续断秘方》）加味。熟地黄、枸杞子、阿胶、莲子各15g，白芍、百合、黄芪各20g，当归、川芎、炒枣仁各10g，甘草5g。若眼干涩，视物模糊者，加石斛15g，口燥咽干甚者，加芦根、乌梅各9g；兼有气虚者，加西洋参10g。本证见于SS晚期，阴血耗伤，不能濡养筋脉诸窍，故见孔窍干燥，肢体酸痛，此时补血不忘补气，气血双补，才能生气补血、源源不断。以上方药，水煎服，每日1剂；重症每日可连服2剂。

2. 中药成药

（1）杞菊地黄丸：由枸杞子、菊花、熟地黄、山茱萸（制）、牡丹皮、山药、茯苓、泽泻等组成。适用于本病肝肾阴虚者。口服，大蜜丸每丸重9g，每次1丸，每日2次；浓缩丸每8丸相当于原生药3g，每次8丸，每日3次。

（2）琼玉膏（《洪氏集验方》）：人参750g，生地黄8000g，茯苓1500g，白蜜5000g。先以生地捣汁，同蜜熬沸，入人参、茯苓末和匀成膏。每日2～3次，每次10～15ml，开水溶后送下。用于口燥眼干，皮肤干燥者。

（3）桑麻丸（《医级》）：桑叶、黑芝麻（炒）。水丸、小蜜丸，每250粒重30g。滋养肝肾，祛风明目。用于本病肝肾不足，头晕眼花，视物不清，迎风流泪；或肝经虚热，精伤血燥，久咳，便秘，皮肤粗糙。口服，每次6～9g，每日2～3次，淡盐汤或温开水送下。临床应用桑麻丸加减治疗眼干燥症，疗效较好。脾虚湿盛，大便溏稀者不宜用。

（4）参苓白术散（《太平惠民和剂局方》）：由人参、茯苓、白术（炒）、山药、白扁豆（炒）、莲子、薏苡仁（炒）、砂仁、桔梗、甘草等组成。补脾胃，益肺气，利湿止泻。用于本病气虚津亏者。散剂，每袋重10g。口服，每次3～9g，每日2～3次。

（5）生脉注射液：主要成分红参、麦冬、五味子。20～30ml加入5%葡萄糖注射液250ml稀释后，静脉滴注，每日1次，10～15天为1个疗程。益气养阴，复脉固脱。用于SS气阴两虚者。

3. 其他特色疗法

（1）毫针。主穴：太溪、三阴交、关元；配穴：肾俞、命门。加减：口眼干燥属肝肾阴虚加肝俞、百会、内关、阴陵泉；属燥伤心脉证加通里、阴郄、神门、后溪、内关、心俞；属燥伤脾（胃）阴证加中脘、足三里、阴陵泉、血海、内关；属燥伤肺气证加尺泽、孔最、内关、肺俞。每次选穴8～10个，每日1次，10天为1个疗程。

（2）外治法：眼干较著，用人工泪液滴眼；对眼干无泪的患者，行泪点封闭术，对眼部症状有一定改善；眼炎可用复方黄芩眼药水点眼。皮肤干燥者外用润肤药水。

（四）西药常规治疗

西医目前对SS的治疗目的主要是缓解症状，阻止疾病的发展和延长患者的生存期。本病治疗包括3个层次：①涎液和泪液的替代治疗以改善症状；②增强SS外分泌腺的残余功能，刺激涎液和泪液分泌；③系统用药改变SS的免疫病理过程，最终保护患者的外分泌腺体和脏器功能。

1. 对症治疗

（1）口干燥症：减轻口干较为困难，人工涎液的效果很不理想，实用的措施是保持口腔清洁，勤漱口，减少龋齿和口腔继发感染的可能，并且停止吸烟、饮酒及避免服用引起口干的药物如阿托品等。另外患者还可以使用含氟的漱口液漱口，以减少龋齿的发生。

（2）干燥性角结膜炎：根据患者的情况选择使用人工泪液滴眼可以减轻眼干症状，预防角膜损伤，减少眼部并发症。在夜间可以使用含甲基纤维素的润滑眼膏，以保护角膜、结膜，如1%的甲基纤维素滴眼，每2～3小时1次。

（3）肾小管酸中毒合并低钾血症：钾盐的替代疗法用于肾小管酸中毒合并有低钾血症者，有低血钾性瘫痪者宜静脉补钾，缓解期可口服枸橼酸钾或缓释钾片，大部分患者需终身服用。多数患者低血钾纠正后尚可正常生活和工作。

（4）肌肉、关节痛：可用非甾体抗炎药，没必要常规使用改善疾病的抗风湿药物（侵蚀性关节病变罕见），但羟氯喹6～7mg/（kg·d），每天最大剂量400mg，可用于缓解疲劳、关节痛和肌痛等症状，在少见的情况下，可能需要短程使用小剂量糖皮质激素以缓解关节剧痛等症状。

2. 改善外分泌腺体功能的治疗　当使用涎液或泪液替代治疗效果不满意时，可使用毒蕈碱胆碱能受体激动剂刺激外分泌腺分泌。目前常用的药物有毛果芸香碱等，毛果芸香碱是乙酰胆碱类似物，可刺激胆碱能受体，对M3受体作用较强，每次5mg，每日3次（每日剂量10～20mg）可以增加涎液流率。

3. 系统性损害的治疗　系统损害者应根据受损器官及严重程度进行相应治疗。对于有重要脏器受累的患者，应使用糖皮质激素治疗，对于病情进展迅速者可合用免疫抑制剂。出现恶性淋巴瘤者宜积极、及时地进行联合化疗。

（1）糖皮质激素：对合并有神经系统、肾小球肾炎、肺间质性病变、肝脏损害、血细胞减少尤其是血小板减低、肌炎等要给予糖皮质激素治疗，激素剂量应根据病情轻重决定。剂量与其他结缔组织病治疗用法相同。肾小管酸中毒的患者主要是替代疗法，但如果是新发病例，或者是肾脏病理显示为肾小管及其周围以炎性病变为主的，也可以考虑激素或加免疫抑制剂的治疗，泼尼松剂量为0.5～1mg/（kg·d）。

（2）羟氯喹：200～400mg/d，可以降低SS患者免疫球蛋白水平，也可能会改善涎腺功能。出现关节肌肉疼痛、乏力以及低热等全身症状时，羟氯喹是一个合理的治疗选择。

（3）其他免疫抑制剂和免疫调节剂：对于合并有重要脏器损害者，宜在应用糖皮质激素的同时加用免疫抑制剂，常用的免疫抑制剂包括甲氨蝶呤每周 0.2 ~ 0.3mg/kg，硫唑嘌呤 1 ~ 2mg/（kg·d），环孢素 2.5 ~ 5mg/（kg·d），环磷酰胺 1 ~ 2mg/（kg·d）或 4 周 0.5 ~ 1g/m2，其中环磷酰胺最常用。对于出现神经系统受累或血小板减少的患者可静脉用大剂量免疫球蛋白，必要时可以重复使用。如果出现由 SS 导致的中枢神经系统病变，应该采用大剂量糖皮质激素静脉冲击治疗，同时应用环磷酰胺。对于合并原发性胆汁性肝硬化的患者应使用熊去氧胆酸治疗。

4. 生物制剂　自身反应性 B 细胞的异常激活是 SS 发病的重要因素之一。试验表明，使用抗 CD20 和抗 CD22 抗体进行 B 细胞清除治疗可以改善 SS 病情。

第三节　系统性红斑狼疮

系统性红斑狼疮（SLE）是自身免疫介导的以免疫性炎症为突出表现的弥漫性结缔组织病，血清中出现以抗核抗体为代表的多种自身抗体和多系统累及是系统性红斑狼疮的两个主要临床特征。本病好发于生育年龄女性，多见于 15 ~ 45 岁年龄段，女 : 男为 7 ~ 9:1。

本病因其临床表现多样化，在中医学文献中并无相似的病名，但对其临床表现有类似描述。如对面部红斑及全身皮疹称之为阴阳毒、阳毒发斑、蝴蝶斑、日晒疮、鬼脸斑、面游风、血风疮等。若累及周身，称为“周痹”，而多关节疼痛属于“痹证”，有肾炎、肾功能损害属“水肿”，有肝脏损害属“黄疸”“胁痛”，有心脏损害属“心悸”，有胸水者属“悬饮”。红斑狼疮是一个全身性多脏器受损的疾病，很难归于中医学某一独立病证之中，临床时必须根据其主要表现，进行辨证施治。

随着各领域对系统性红斑狼疮基础理论和临床诊断治疗研究的不断深入，其治疗渐达成共识，从疾病的复杂性到治疗过程中许多免疫抑制药不良反应的发生，更领悟到对该病要重视整体治疗。中医学核心是整体观念与辨证论治，对该病的切入点关键是中、西医优势互补。危急重症系统性红斑狼疮治疗需依赖西医西药以挽救患者生命，主要用非甾体类抗炎药、糖皮质激素和免疫抑制剂等药物治疗本病，而轻中度系统性红斑狼疮或稳定期患者可充分发挥中医中药特色，提高患者生存质量和寿命。

一、病因病机

系统性红斑狼疮发病的内因为先天禀赋不足，体质虚弱，加之七情内伤，劳累过度或久病失养，以致阴阳气血失去平衡，气滞血瘀，经络阻隔，毒邪犯脏而致。这是本病的内在基础。外因为感受外邪，饮食失调，药物诱发，外受热毒之邪侵袭，是导致本病发作的外部条件。

1. 先天不足　本病多有先天禀赋不足，阴阳失调，肾阴亏损。女子体阴而用阳，阴常不足，少女、少妇正值气火旺盛之时，多有阴虚内热，外邪乘虚而入，“邪入于阴则痹”，痹阻先在阴分，阴虚为本，如若房事不节，命相火动，水亏于下，火炎于上，阴火消烁，真阴愈亏，病久阴血暗耗，阴损及阳，气阴两虚，时有外感引发，病深则阴阳两虚。

2. 肝肾阴虚 先天肝肾阴虚，阴虚不能制火，以致邪火内生，邪毒又与肝肾不足互为因果，先天阴亏导致后天阳亢，阳亢又进一步灼伤阴津，热毒日盛，阴液益虚，由气入血，致使气血逆乱，阴阳失调。

3. 六淫外伤 风、暑、火、燥等阳邪，阳热亢盛，消灼阴液，是其主要外因，冬春有风寒外袭，由腠理而入，与气血阻滞脉络，化热则伤阴；夏有湿热交阻，盛暑则阳光灼热，暑热由皮肤而入，酿成热毒；秋有燥热伤津，津亏血燥而口眼干燥，瘀滞痹阻则关节酸痛。风寒暑湿燥火，外能伤肤损络痹阻经脉，内能损及气血津液、五脏六腑，无处不至。

本病基本病机是素体虚弱，真阴不足，热毒内盛，痹阻脉络，内侵脏腑。病位在经络血脉，以三焦为主，与心、肝、脾、肾密切相关，可及肺、脑、皮肤、肌肉、关节，遍及全身多个部位脏腑。本病的性质是本虚标实，肝肾阴虚血虚为本，郁热、火旺、瘀滞、积饮为标。本病初病在表，四肢脉络痹阻，先表后里，由表入里，由四肢脉络入内而损及脏腑气血津液。入内由上焦而下，渐至中焦，而后入下焦，由轻渐重，由浅渐深。在表在上焦较为轻浅，入里入下焦病为深重，若表里上下多脏同病，当为重症，如再由下而上，弥漫三焦，五脏六腑俱损，上入巅脑是为危急重症。

二、临床表现

（一）全身表现

系统性红斑狼疮的全身表现缺乏特异性，包括发热、乏力、体重减轻等。在病程中约有 80% 的患者出现发热，其中多数为高热，体温可持续在 39℃，也可为间歇性发热，少数患者出现低热。有 80% ~ 100% 的患者病程早期出现乏力症状，可早于皮疹、关节肿痛等症状。有 60% ~ 70% 的患者出现体重下降，病情恶化前体重可迅速下降。

（二）皮肤黏膜表现

皮肤表现是系统性红斑狼疮常见的症状。有 55% ~ 85% 的患者出现皮肤损害，28% 的患者皮损早于其他系统损害，常见的皮肤损害有：红斑、光过敏、脱发、雷诺现象、口腔溃疡、荨麻疹、皮肤血管炎等。

（三）骨骼肌肉系统表现

1. 关节病变 系统性红斑狼疮的关节病变是疾病活动的表现之一，也是最常见的一种首发症状。研究证实 88% ~ 100% 的患者可有关节痛或关节炎。关节炎表现为关节肿胀、压痛及活动受限，有时有关节积液。

2. 肌腱、肌肉等软组织病变 10% 的系统性红斑狼疮患者出现肌腱端病。表现为附着于骨部位的韧带、肌腱或关节囊的炎症，如跟腱炎、跖筋膜炎及上髁炎等。还有少数患者发生自发性肌腱断裂，如髌下韧带、跟腱等。皮下结节在本病的发病率为 5% ~ 7%，多见于关节旁，如鹰嘴及掌指关节伸侧。本病约半数患者出现肌肉症状，可分为炎症性肌病及药物相关性肌炎两种情况。系统性红斑狼疮的炎症性肌病常是轻度至中度，表现为四肢近端肌群肌痛、肌压痛和肌无力。血清肌酸磷酸激酶及乳酸脱氢酶等肌酶升高。肌电图为肌源性损害或无明显异常。

（四）肾脏表现

肾脏表现是SLE最重要的临床表现之一，几乎所有的SLE患者在病程中均可出现肾脏受累，尿毒症是SLE患者严重的并发症，也是造成SLE患者死亡的重要原因。

（五）呼吸系统表现

在SLE中，呼吸系统受累相当多见，病变侵及胸膜、肺实质、气道、肺血管和呼吸肌等处，其临床表现可有胸痛、咳嗽、呼吸困难等。约半数系统性红斑狼疮患者出现肺及胸膜病变，主要包括胸膜炎、肺间质纤维化、狼疮肺炎和肺血管病变，出现肺部病变的SLE患者往往预后不佳。

（六）心血管系统表现

心脏病变是SLE最重要的临床表现之一，具有较高的发病率和病死率。心脏受累的发病率为52% ~ 89%。SLE可累及心脏各个部分，包括心包、心肌、心内膜及冠状动脉，可有心包炎、心肌炎、心内膜炎及瓣膜损害等病变。心包炎是SLE最常见的心脏表现，它可以无症状或有短暂的心包摩擦音，也可以有大量的心包积液，一般是渗出液，很少发展为心脏压塞或缩窄性心包炎，常伴有胸腔积液。

（七）神经和精神表现

系统性红斑狼疮有各种各样的神经精神病变。神经系统的各个部分均可受累，临床表现多种多样，癫痫是中枢神经系统受累最常见的一种表现，甚至是许多患者的首发症状。SLE患者的精神表现包括精神病、情感障碍、器质性脑病综合征、认知损害、药物反应（特别是糖皮质激素）、生物节律紊乱及自主神经系统紊乱等。SLE患者的精神表现变化迅速，临床上大约有40%的患者以抑郁症状为主，25%表现为躁狂症，5%为双相性情感障碍，15%呈精神分裂症或偏执型精神病，还有10%的患者出现急进性谵妄。

（八）血液系统表现

超过半数系统性红斑狼疮患者在病程中出现血液系统异常，以贫血最多见。几乎所有SLE患者在病程的某一时期均可能出现贫血，贫血的轻重与病程和病情的严重程度有关，多数患者为轻度至中度贫血。白细胞减少发生率仅次于贫血。白细胞减少与疾病活动、药物治疗、自身抗体及骨髓功能降低有关。血小板减少可以是SLE病情活动的一种临床表现。

（九）消化系统表现

消化系统各个部位均可受累，缺乏特征性，可出现食欲缺乏、恶心、呕吐、腹痛或腹泻、急性腹膜炎、胰腺炎、胃肠道出血、肠坏死、穿孔或肠梗阻等。常有轻度至中度肝大或脾大，肝酶升高及黄疸等。

三、治疗

（一）一般治疗

倡导追求健康生活方式，养成良好的起居饮食习惯，改善居住环境，保持室内空气清新。特别强调在饮食和服用药物上注意忌口。

1. 药物忌口

（1）提高人体免疫功能的药物：如人参、西洋参、绞股蓝含有人参皂苷，能提高人体免疫功能，但它既能提高人体的细胞免疫，同时又能提高人体的体液免疫，提高免疫球蛋白，使免疫复合物增多，激活抗核抗体，从而加重和诱发 SLE。因此，人参、西洋参、绞股蓝及其复方制剂、药品保健品等均应慎用，一般不宜使用。

（2）能引起光敏感的药物：补骨脂、独活、紫草、紫浮萍、白蒺藜、白芷，这些药物除非对症治疗需要，可以短期使用，但不可常用。

（3）使雌激素增高的药物：紫河车（胎盘）、脐带、哈蟆油、蜂王浆及含雌激素的避孕药等，因为人体内雌激素增高是 SLE 发病的一个不可忽视的重要因素，故应避免使用。

（4）加重肝肾损害的药物：有些药物对正常的肝肾功能并无影响，但是一旦出现肝肾功能损害的情况，则会因服用而加重病情，如生甘遂、杜仲、佩兰、木通、铁树叶、望江南子、萱草根、苍耳子、川楝子、苦楝根皮、黄药子等，临床应避免使用。

（5）一些西药常引发或加重本病：如肼屈嗪、普萘洛尔、氯丙嗪、甲硫氧嘧啶、金制剂、D- 青霉胺、苯妥英钠、异烟肼、链霉素、青霉素、磺胺类等，应避免使用。

2. 食物忌口

（1）温热之品：羊肉、狗肉、马肉、驴肉、鹿肉等，由于性温热，食用后不仅会加重 SLE 患者的内热症状，而且在临床上发现个别患者因此加重和诱发了狼疮的病情，造成不良后果，故不宜食用。辣椒、青椒、大蒜、大葱、韭菜、桂圆等过于热性的食物并不绝对忌口、但不宜多食、常食。

（2）菠菜：传统认为能发疮，现知菠菜能增加狼疮肾炎的蛋白尿和管型，并能引起尿浑浊和尿路结石（草酸盐结晶），故不宜食用。

（3）增加光敏感：香菇、芹菜、草头（南苜宿、紫云英），能引起光敏感、面部红斑、皮疹，故 SLE 患者不宜食用。

（4）对于长期服用激素而引起高脂血症的患者，应注意少吃脂肪和胆固醇含量较高的食物，如肥猪肉、猪油、猪内脏、鸡油、肥鸭、肥鹅、肥牛肉、羊肉、带鱼、鳗鱼等，含糖的甜食在体内能转化脂肪，也应少食。

（5）烟酒：不宜饮酒，也不能随便用药酒或补酒进行治疗，以免加重病情。香烟中烟碱等有害成分能刺激血管壁而加重血管炎，应戒掉。

（6）豆类：狼疮肾炎后期肌酐、尿素氮增高的氮质血症，以及尿毒症的患者，应少食或不食豆类制品，以免加重肾脏负担。

3. 生活调理　急性活动期患者应卧床休息，慢性期或病情稳定的患者可适当参加社会活动和工作。注意劳逸结合、适当锻炼，性生活应节制，不能过度疲劳，防止感冒，感冒是诱发和加重 SLE 病情的主要因素之一。有光敏感者，应避免皮肤直接暴露于阳光下。

（二）急性活动期治疗

系统性红斑狼疮活动期应遵循规范化的治疗方案，急性发作者，一般表现为热毒炽盛、邪毒攻心、热邪犯脑等，此期中医辨证以邪实为主，不主张单用中药，尤其是伴有系统损害者，但在应用激素及免疫抑制剂治疗的同时，加用中药治疗可起到强化疗效，减轻毒副作用的双重作用。值得注意的是，对重型狼疮患者，主张用方精简，针对患者最主要的问题，各个击破，切不可囫囵吞枣式的顾及多个症状，这样药效不够，不能使药达病处。

1. 辨证论治

（1）气营热盛。

主症：高热不恶寒或稍恶寒，满面红赤，红斑红疹，咽干目赤，口渴喜冷饮，尿赤而少，大便干结，气急喘息，关节疼痛。舌红苔黄，脉滑数或洪数。

治法：清热泻火，凉血祛斑。

方药：三石汤合清瘟败毒饮加减。水牛角、生石膏、滑石、生地黄、鲜芦根各30g，玄参、金银花、知母、黄芩、鲜菖蒲、牡丹皮各15g，紫草20g，赤芍10g。高热不退加牛黄粉、羚羊角粉或紫雪散，以加强清热除火之力；关节痛加忍冬藤、桑枝各15g治痹通络，又有清热之力；衄血，尿血加藕节炭、白茅根各10g清热凉血；如有头痛呕吐寒战、舌苔转黄厚，有热毒之象者，加黄连、黄柏、大黄、贯众各10g，板蓝根20g等清热解毒。相当于SLE急性发作期，加用中药治疗可增强疗效。

（2）热毒炽盛。

主症：发病急骤，高热持续不退或弛张热，烦躁，口渴，面赤，面部或手指新发红斑，关节肌肉疼痛。甚者皮肤紫癜，便血，尿血等，或狂躁谵语、神昏惊厥，小便黄赤，大便秘结。舌质红绛，苔黄，脉弦细数或滑数。

治法：清热解毒，凉血消斑。

方药：十八子克斑汤（《李志铭经验妙方》）。羚羊角粉3g（冲服，或羚羊角丝10g，先煎半小时），白花蛇舌草、生石膏各30g，救必应、野菊花、金银花、生地黄、丹皮、地丁各20g，连翘、赤芍、地龙各15g，桔梗10g。神昏谵语者，可加安宫牛黄丸或紫雪丹1丸，研末冲服；惊厥狂乱者，可加钩藤、僵蚕各15g，或珍珠母30g；面部红斑明显者，可加茜草、红花各15g；鼻衄者，可加白茅根、侧柏炭适量；关节肿痛者，可加海风藤、乌梢蛇、路路通各15g；大便干结者，可加火麻仁30g，或生大黄5～10g（后下）；小便短赤者，可加车前草、泽泻各15g。相当于SLE急性发作期，加用中药治疗可尽快缓解症状，减少西药治疗的副作用。

（3）热郁积饮。

主症：胸闷胸痛，心悸怔忡，时有微热，咽干口渴，烦热不安，红斑丘疹。舌红苔厚腻，脉滑数、濡数，偶有结代。

治法：清热蠲饮，利水渗湿。

方药：葶苈大枣泻肺汤合泻白散加减。葶苈子、桑白皮、生石膏、生地黄、生薏苡仁各30g，白芥子、知母、沙参、黄芩、猪苓、茯苓、郁金、枳壳各15g，五加皮20g，杏仁、甘草各10g，大枣10枚。体壮实者可用制甘遂末吞服，以攻逐水饮，得泻即可，不宜多用；发热加板蓝根、大青叶10g加强清热之力；畏冷或白痰多者加桂枝10g以通调水道，反佐化饮；心悸、脉结代加玉竹、五味子、丹参各10g，龙齿20g养心宁神；咳痰加浙贝母、炙百部10g清肺止咳；气急胸闷加炙苏子、瓜蒌皮、川厚朴各10g宽胸顺气。此证型相当于SLE引起心脏损害，表现为心包炎、心肌炎、心瓣膜炎及胸膜炎等，在治疗中可加用中药调节改善患者症状。

（4）脑虚瘀热。

主症：头昏头痛，低热不退，口干口渴，甚至神昏谵妄，胡言乱语，躁狂不已，或四肢抽搐，口吐痰涎，皮肤瘀斑。舌质紫暗或有瘀斑，苔黄、脉数而滑。

治法：健脑化瘀，安神定志。

方药：补脑祛瘀方加减。生地黄、何首乌、白蒺藜各30g，枸杞子、麦冬、天麻、蔓荆子、赤芍、泽兰、茯苓、半夏各15g，知母20g，川芎、陈皮、制穿山甲、僵蚕各10g，甘草5g。头痛严重加全蝎、蜈蚣，白蒺藜加至60g；神志不清加安宫牛黄丸；癫痫样抽搐加钩藤、制南星、石菖蒲各10g。此证型相当于SLE引起轻度脑损害，脑电图可以轻度异常改变。

在临床论治中，在疾病的治疗过程中要寻找中医治疗的切入点，在急性期使用大量糖皮质激素、免疫抑制剂的过程中，出现各种副反应的时候，加用中医药治疗，改善患者症状，使患者平稳过渡。具体治疗则需要结合患者年龄、体质、病情及出现的兼夹证等各种状况分别论治。如重型狼疮患者，临床激素治疗量大、疗程长，若出现消化道反应，恶心呕吐、胃痛、腹泻、纳差等，可加用小半夏加茯苓汤调理脾胃，用药如下：茯苓、法半夏、白术、陈皮各10g，酒黄精、党参各15g，临床应用效果颇佳，一般2～3剂即可改善患者纳差等症状情况。又如在应用免疫抑制剂的过程中，患者常出现月经不调、不孕等，辨证应用中药四物汤及失笑散，用药如下：熟地15g，桃仁、五灵脂、蒲黄、当归、白芍、川芎各10g，柴胡3g，可改善患者月经情况。如出现肝功能有异常，中医辨证可见患者口苦纳呆，两胁胀痛，月经提前，经血暗紫带块，烦躁易怒；或肝脾大，皮肤红斑、瘀斑等，治法可加用大柴胡汤以加强活血养肝，清热退黄，方药如下：柴胡、郁金、知母、猪苓、枳壳、川楝子、泽兰各15g，生地黄、女贞子、黄芩、败酱草、蒲公英、茵陈各30g，大黄10g，甘草5g，大枣5枚。如针对合并胸闷气短、失眠多梦的患者，治以益气养阴，安神宁志，用药如下：天冬、人参、茯神各15g，黄芪、当归、白芍、丹参、莲子心各10g，柏子仁、远志各20g等。如出现股骨头坏死等，则要提倡活血养血，行瘀通络的治法。总之，在临床辨证中，可见多种情况交织在一起，即使在辨证方面也要掌握主要矛盾，从主要矛盾着手，意虽繁而方药从简。

2. 特色专方

（1）犀角地黄汤（《备急千金方》）：由犀角（现以水牛角代替）、生地黄、赤芍、牡丹皮等组成。清热解毒、凉血散瘀。用于热毒炽盛证，症见：高热，神志时清时昧，面部红斑加深，皮肤青紫瘀点，鼻衄、出血、舌红，苔黄，脉弦数。

（2）紫雪丹（《太平惠民和剂局方》）：由人工麝香、羚羊角、犀角（水牛角代替）、朱砂、滑石，寒水石、磁石、生石膏、玄参、升麻、甘草、青木香、沉香、玄明粉、火硝、黄金、丁香等组成。清热镇痉、开窍。用于狼疮高热或各种感染高热、烦躁，神志不请，语言错乱，舌质红绛，苔黄厚且干。本品为散剂，每次1.5～3g，吞服。现中成药中去黄金粉。

（3）清营汤（《温病条辨》）：由犀角（现用水牛角代替）、生地黄、玄参、竹叶、金银花、连翘、黄连、丹参、麦冬等组成。清营解毒。用于狼疮或感染引起的高热、神志不清，舌红绛而干。

（4）羚角钩藤汤（《通俗伤寒论》）：由羚羊角、桑叶、川贝母、钩藤、菊花、白芍、竹茹、茯神、鲜生地黄等组成。清肝息风。用于SLE脑损害，出现神昏，手足抽搐，头痛且晕，高热不退。

（5）清瘟败毒饮（《疫疹一得》）：由生石膏、生地黄、犀角（以水牛角代替）、黄连、栀子、玄参、黄芩、知母、赤芍、牡丹皮、竹叶、连翘、桔梗、甘草等组成。清热解毒。用于SLE血管炎合并溃疡感染。

3. 中药成药

（1）狼疮丸：由金银花、连翘、丹参、赤芍、蒲公英、白鲜皮、桃仁、红花、蜈蚣等17味中药组成。每丸9g，日服2次，持续3～5年。单用狼疮丸者96例，有效率85%，激素加中药者230例，有效率92%，对活动期患者，用狼疮丸和激素治疗3～11个月之后停用激素或减量者，有效率72.6%，比单用激素症状控制快，体力恢复较好，很少出现激素不良反应。

（2）青蒿制剂：对盘状红斑狼疮有一定效果。青蒿蜜丸，每丸10g，每日3次，每次1～2丸。浸膏片，每片0.3g，约含青蒿生药1g，每次3～5片，每日2～3次。

（3）复方金荞片：有清热解毒功效，用治系统性红斑狼疮和盘状红斑狼疮。每片0.6g，每日16～24片，分3次服，4周为1个疗程。

（4）昆仙胶囊：由昆明山海棠、淫羊藿、枸杞子、菟丝子组成，功效补肾通络，祛风除湿。主治系统性红斑狼疮关节肿胀疼痛，屈伸不利，蛋白尿，肢体浮肿，结节红斑，皮肤血管炎等，每粒0.3g，每次2粒，每日3次，口服。

4. 针灸疗法

（1）毫针：SLE急性期一般以药物治疗为主，但针对热毒炽盛，红斑鲜红者，可配合针刺治疗。

1）常用穴位：大椎、曲池、合谷、委中、十宣、十二井穴。

2）方法：用泻法，针刺得气后留针30分钟，1～2日1次。也可用三棱针点刺出血，皮损局部阿是穴用三棱针散刺出血。

（2）刺络拔罐法：选取皮损局部阿是穴，用三棱针散刺或用皮肤针叩刺出血，刺后拔罐。

5. 外治法

（1）中药外敷：用五倍子粉和密陀僧粉用盐水调敷，直接涂撒在红斑狼疮患者皮肤黏膜有溃疡靡烂处。

（2）中药外洗：用中药熏洗泡足，由侧柏叶10g、黄柏5g、薄荷5g、泽兰5g、大黄10g等组成，具有清热解毒祛湿之功。

操作方法：取塑料盆或桶，将双柏散散开放入其中，以开水3000～5000ml泡制，待中药溶解。患者可坐于床边，挽起裤腿，两足放于桶边让蒸汽熏足及小腿，待水温40～50℃时，根据患者耐受程度调节，进行浴足，双足相对搓动，一般20～30分钟，待微微汗出为止。

（三）慢性缓解期治疗

SLE缓解期由于机体自身免疫炎症得到控制，组织、器官损伤处于修复或慢性损伤阶段，此期为患者免疫功能低下，中医辨证以正虚为主，应采用以中药为主，西药为辅的中西医结合治疗方案：中药配合小剂量糖皮质激素或免疫抑制药物，以求组织、器官损伤的修复作用。此阶段患者以阴虚内热为最常见，但阴虚内热常与血热、瘀热相互交结。通过中药内服配合外治法等综合治疗，起到巩固疗效、增强机体抵抗力、延缓病情的进一步发展和防止疾病复发的作用。

1. 辨证论治

（1）阴虚内热。

主症：长期低热，手足心热，面色潮红而有暗紫斑片，口干咽痛，渴喜冷饮，目赤齿衄，关节肿痛，烦躁不寐。舌质红少苔或苔薄黄，脉细数。

治法：养阴清热，祛湿除痹。

方药：玉女煎合增液汤加减。生地黄、生石膏、生薏苡仁、忍冬藤、虎杖各30g，麦冬、玄参、黄芩、知母各15g，川牛膝、白薇、凌霄花各10g，生甘草5g。关节痛者加海风藤、秦艽各15g，乌梢蛇10g；低热加青蒿、地骨皮各10g；口干加石斛、鲜芦根各10g；脱发加何首乌、熟地黄各10g，制黄精20g等。阴虚内热为本病常见证，临证用药不可过用温燥之药以耗津伤液，选药当以护阴为主。二方分别出自《景岳全书》和《温病条辨》，二者合用而辨证加减，功可养阴清热，补泻并投，标本兼顾，使诸症可愈。

（2）瘀热痹阻。

主症：手足瘀点累累，斑疹斑块暗红，两手白紫相继，两腿青斑如网，脱发，口糜，口疮，鼻衄、肌衄，关节肿胀疼痛，月经衍期，小便短赤，有蛋白血尿，却无水肿，低热或自觉烘热，烦躁多怒。苔薄舌红，舌光红刺或边有瘀斑，脉细弦、涩数。

治法：清热凉血，活血散瘀。

方药：生地黄散加减。生地黄、红藤、丹参、积雪草、六月雪、接骨木各30g，玄参、黄芩、川牛膝、鬼箭羽各15g，知母20g，川芎10g。若肌衄鼻衄，血小板减少，加制首乌、茜草、生藕节、生地榆、水牛角各10g；雷诺现象严重，寒热错杂者，加麻黄6g，桂枝、红花各10g活血通络，温凉并用；闭经加当归、益母草15g活血通络；关节肿痛，加忍冬藤、岗稔根各10g清热祛风、活血通络；蛋白尿加杜仲、赤小豆各15g补肾利水。

（3）气血两亏。

主症：面色无华，甲床苍白，气短无力，头昏目眩，皮肤红斑、瘀斑，甚至鼻衄、月经量多色淡。舌质淡苔薄白，脉细弱或沉细无力。红细胞减少为临床突出表现。

治法：益气补血，凉血祛斑。

方药：八珍汤加减。生地黄、熟地黄、何首乌、女贞子、藕节、黄芪各30g，枸杞子20g，山茱萸肉、茜草、白术、知母、白芍各15g，陈皮10g，生甘草5g。鼻衄加阿胶、枳壳各10g，墨旱莲15g；红细胞减少加当归、鹿角片、阿胶各10g；血小板减少，加羊蹄根、花生衣各10g，加重何首乌用量；白细胞减少，加生黄芪、白术、女贞子各20g。

（4）脾肾两虚。

主症：面色不华，但时有潮红，两手指甲亦无华色，神疲乏力，畏寒肢冷时而午后烘热，口干，小便短少，两腿水肿如泥，进而腰股俱肿，腹大如鼓。舌胖、舌偏红或偏淡均有齿痕，苔薄白腻，脉弦细、细数或细弱。

治法：滋肾填精，健脾利水。

方药：济生肾气丸加减。生地黄、熟地黄、生黄芪、黑大豆、石龙芮、脱水草各30g，麦冬12g，龟甲、猪苓各20g，白术、泽泻、赤小豆、大腹皮、枳壳、川牛膝各15g。面色不华，血红蛋白、白细胞下降加黄芪、女贞子、制何首乌各20～30g；腰膝酸痛加杜仲、川续断、桑寄生15g；面部潮红加知母、黄芩各10g；畏冷舌淡，脉细弱，加桂枝、附子各6～10g；蛋白尿加猫爪草、金樱子、仙灵脾各10g；胃纳不振，大便溏薄，加山药、芡实、鸡内金、山楂各10g；头晕头痛，血压升高者，加菊花、钩藤、白蒺藜、天麻各15g；恶心呕吐，二便俱少者，加大黄、延胡粉、木香、川朴各10g；已出现慢性肾衰竭、氮质血症或尿毒症，必须及时利尿通便也可用桃仁承气汤灌肠。此型脾肾虚衰为发病根本，损及全身脏腑经络，病程缠绵渐进，日久难复，一般见于狼疮肾炎、慢性肾功能不全。

也可用十八子救斑汤（《李志铭经验妙方》）。由熟附子（黑顺片）10～30g（需先煎2小时），穿山龙、黄芪各30g，牛大力、白术各20g，防风、防己、白豆蔻、山萸肉、丹皮、泽泻各15g，土鳖虫、怀牛膝各10g等组成。有温肾壮阳，健脾利水，化瘀散结之功。全身浮肿明显者，可加猪苓、茯苓各30g，肉桂10g；腹水明显者，可加大腹皮、益母草、车前草各20g，或茯苓皮、黑白丑各20g；胸腹胀满者，可加葶苈子、白芥子各15g，陈皮10g；肝郁胁痛者，可加柴胡10g，白芍、郁金各15g；纳呆食少者，可加藿香、广木香各10g，鸡内金15g；小便不利者，可加益母草、车前草各20g；月经不调者，可加益母草30g，当归、王不留行各15g或当归、川芎、桃仁、红花各10g。

缓解期的治疗中要注意扶正，中药治疗的结果就是要达到调整脏腑的阴阳平衡来恢复人体免疫功能的稳定状态，最大限度的消除抗体，调节免疫功能。尤其在病情控制后，逐渐撤减激素时，一般在泼尼松口服量为10～15mg时，病情常有复发，以中药为主辨证治疗则上升为主导地位，能调节整体脏腑功能，提高机体免疫力，增强防病能力，可使激素顺利撤减至维持量或停服，继续巩固疗效。同时为达到一个稳定状态，就要从解决患者最基本的兼证开始，不能只顾本病而不顾其他兼证，在这一阶段的治疗中，重在一个“顺”字，把所有病症中出现的症状都一一解决，让所有可以诱发疾病发病的“逆”因素消除，即达到一个阴阳平和的状态。如SLE患者需长期甚至终身服药，易伤脾胃，且饮食不节、不洁也可造成本病的发作。因此，在治疗中始终要不忘固护脾胃，不但要告诫SLE患者忌食易使本病发作的辛辣刺激等食物，在治疗上也要注意对脾胃的保护。在治疗时用药尽量精简，勿加重脾胃负担；同时应健脾养胃，遣方时可适当加入神曲、麦芽、陈皮、山楂、鸡内金等；或在患者出现相关胃肠道症状时，及时中药调理，使患者平稳过渡。

2. 特色专方

（1）六味地黄丸（《小儿药证直诀》）：由熟地黄、山茱萸、山药、泽泻、牡丹皮、茯苓等组成。滋阴补肾。用于SLE肾阴不足，虚火上炎。症见面部红斑，口腔溃疡，口眼干燥，耳鸣，腰膝酸软，蛋白尿，舌质偏红，苔薄白，脉细弱。

（2）青蒿鳖甲汤（《温病条辨》）：由青蒿、炙鳖甲、生地黄、知母、牡丹皮等组成。养阴清热。用于狼疮低热不退，盗汗，口干，心烦，颧红，苔薄，质红，脉细数。

（3）龟鹿二仙胶（《医方考》）：由鹿角、龟甲、人参、枸杞子等组成。填补精血，益气壮阳。用于SLE红、白细胞减少，蛋白尿，腰酸膝软，乏力少气，月经不调，遗精，苔薄白，舌质淡红或偏红，脉细弱。

（4）十八子平斑汤（《李志铭经验妙方》）：由青蒿30g，鳖甲、玄参、生地黄、山药各20g，麦冬、重楼、知母、黄柏、山萸肉、土牛膝、僵蚕各15g，柴胡10g等组成。滋阴潜阳，滋养肝肾，清热除邪，健脾疏肝。用于阴虚内热型SLE。

3. 中药成药

（1）正清风痛宁缓释片：主要成分为盐酸青藤碱，功效祛风除湿、活血通络、利水消肿，有抗炎及免疫抑制作用，治疗系统性红斑狼疮关节肿痛、蛋白尿、肢体浮肿，每片60mg，每次120mg，每天2次。

（2）雷公藤多苷片：功效祛风解毒、除湿消肿、舒筋通络，有抗炎及抑制细胞免疫和体液免疫等作用，对SLE及盘状红斑狼疮皮肤病变、关节肿痛、蛋白尿、自身免疫性肝炎有一定疗效。每片10mg，每次20mg，每日3次。

（3）白芍总苷胶囊：是中药白芍的一种提取物，其主要包括芍药苷、羟基芍药苷、芍药花苷、芍药内酯苷及苯甲酰芍药苷等几种成分。用法：每次2粒，每日2 ~ 3次。临床中发现其优势在于可起到稳定病情及护肝降酶的作用，而且副作用较少，偶有软便，减量或停药即可。

4. 针灸治疗

（1）针刺疗法：取穴分为两组。

1）甲组：风池、间使穴，华佗夹脊之胸3、胸7、胸11，足三里穴。

2）乙组：大椎，合谷穴，华佗夹脊之胸5、胸9、腰1，复溜穴。上述两组穴位交替使用，10次为1个疗程，一般连续3个疗程。

（2）耳针疗法：针刺心、肺、神门、肾上腺、脑等耳穴。留针1 ~ 3小时。每隔3天1次、10 ~ 15次为1个疗程。

（五）其他特色疗法

（1）穴位注射：在三叉神经分布部位取穴，每支取1个穴位。第1支取阳白穴；第2支取四白、巨髎、下关穴之一；第3支取颊车、大迎、承浆穴之一，每次取上述3个穴位加合谷穴，交替使用。均为双侧，隔日1次，用0.25%普鲁卡因溶液做皮丘注射，然后垂直注入，边推边注射，直至患者觉注射部位麻胀感，每穴位注射普鲁卡因溶液1 ~ 3ml，然后局部按摩。

（2）自血穴位注射：每次取5ml一次性注射器，常规消毒后，在肘正中静脉抽取静脉血3 ~ 5ml，随即注入足三里穴，第1 ~ 3针为每日1次，第4 ~ 6针为隔日1次，第7 ~ 10针为隔2日1次，足三里交替注射，4周为1个疗程，连续治疗2个疗程。

（3）挑治疗法：取大杼（双），风门（双）、肺俞（双）穴，用2%普鲁卡因皮丘局麻，用三棱针刺破皮肤约0.2cm，继用直圆针挑起肌筋膜，左右摆动以加强刺激，每次挑1对穴位，间隔30 ~ 40天再挑，1 ~ 4次为1个疗程。

（4）叩刺：碘伏常规消毒局部皮肤，以皮肤针叩刺华佗夹脊穴，先自上而下再自下而上，反复叩刺，共叩刺9次，重手法刺激，出血为度。每周治疗1次，疗程为1年。

（5）埋线：选肝俞、脾俞、肾俞、胃俞、膈俞、气海俞、三焦俞、关元俞，按以上顺序选穴，每次选两组（4个），常规消毒局部皮肤，取一段约1.0cm长已消毒的00号羊肠线，放置在9号注射器针头内，用0.35mm×50mm的针灸针剪去针尖作针芯，将羊肠线放入针头内，后接针芯，左手拇、食指绷紧或提起进针部位皮肤，右手持针，刺入约1.5cm的深度，左右捻转针体，当出现针感后，边推针芯，边退针管，羊肠线埋填在穴位的皮下组织内，用棉球或纱布压迫针孔片刻，再用纱布敷盖保护创口。每周治疗1次，疗程为1年。

（6）皮内针疗法：皮肤常规消毒后，用26号针顺边缘向中央点刺至微出血，用棉球擦去，再在中央进针使酸感向四周扩散，隔日1次。

（7）中药熏洗：选用半枝莲、半边莲、赤芍、青蒿、黄芩、白花蛇舌草、重楼、黄芪、益母草、半夏、白术、红花、杜仲、陈皮等，水煎，熏洗皮肤红斑处。1日1次，7天为1个疗程。

第四章 重症疾病中医诊疗

第一节 急性心肌梗死

急性心肌梗死（AMI）是在冠状动脉病变的基础上，发生冠状动脉供血急剧减少或中断，使相应的心肌因严重而持久的急性缺血而发生的心肌急性坏死。临床主要表现为持久而剧烈的胸骨后疼痛，血清心肌标志物增高，以及心电图进行性改变，常发生心律失常、心力衰竭或休克。根据心电图 ST 是否抬高，AMI 可分为 ST 段抬高的心肌梗死（STEMI）和非 ST 段抬高的心肌梗死（NSTEMI）。

本病属中医学 “真心痛”的范畴，其临床表现最早见于《内经》，特点为剧烈而持久的胸前疼痛，常伴心悸、肢冷、喘促、汗出、面色苍白等症状，甚至危及生命。《灵枢·五邪》篇指出：“邪在心，则病心痛。”其并发症属 “心悸”、“喘证”、“厥脱”等范畴，病情凶险，病死率较高，如《灵枢·厥病》言：“真心痛，手足青至节，心痛甚，旦发夕死，夕发旦死。”

一、病因病机

1. 病因 中医学认为真心痛的发生与年老体衰、七情内伤、过食肥甘或劳倦伤脾、痰浊化生、寒邪侵袭、血脉凝滞、阳气不足等原因有关。

2. 病机 其基本病机为心脉闭阻，心失所养，不通则痛，发为胸痹心痛，严重者部分心脉突然闭塞，气血运行中断而发为真心痛。

真心痛的发病基础是本虚，标实是发病条件，在本病发生过程中，可先实后虚，亦有先虚后实者，若病情进一步发展，可心胸猝然大痛，发作为真心痛（急性心肌梗死）；如心气不足，帅血无力，心脉瘀阻，心血亏虚，气血运行不利，可见心动悸、脉结代（心律失常）；若心肾阳虚，水邪泛滥，水饮凌心射肺，可出现心悸、水肿、喘促（心力衰竭），或亡阳厥脱、亡阴厥脱（心源性休克），或阴阳俱脱，最后导致阴阳离决。总之，本病其位在心，其本在肾，总的病机为本虚标实，而在急性期则尤以标实为主。

（1）心血瘀阻：外邪入侵，犯于心胸，心主血脉，心病不能推动血脉，则血行瘀滞，不通则痛。

（2）痰浊痹阻：饮食不节，过食肥甘厚味，或嗜烟酒成癖，以致脾胃损伤，运化失健，聚湿成痰，痰浊之邪上犯心胸，阻遏心阳，胸阳失展，气机不畅，心脉闭阻。

（3）寒凝心脉：寒邪入侵，寒主收引，抑遏阳气，而致心气不足，气为血帅，血脉失于温运，痹阻不畅，使血行瘀滞。

（4）痰瘀互结：年老体虚或久病，脾气失健，津液不布，聚而为痰，痰阻血脉，则使血行失畅，脉络不利，痰瘀互结，而致心脉痹阻，不通则痛。

（5）气虚血瘀：年老体虚，肾阳虚衰，则不能鼓舞五脏之阳，可致心气不足，气为血帅，血脉失于温运，痹阻不畅，心失所养。

（6）气阴两虚：久病致虚，心气不足，鼓动不力，易致气滞血瘀，肾阴亏生化乏源，心血失荣，均可引致心脉不通，拘急而痛。

（7）阳脱阴竭：年老体衰，肾阴阳俱虚，阳虚则不鼓舞五脏之阳，可致心气不足或心阳不振，肾阴亏虚，则不能濡养五脏之阴，水不涵木，又不能上济于心，心阴耗伤，心脉失于濡养。

二、治疗

本病是临床急危重症，治疗上争分夺秒，对于ST段抬高型心肌梗死，尽早实施再灌注治疗，开通梗死相关血管，挽救濒死的心肌，防止梗死扩大或缩小心肌缺血范围，保护和维持心脏功能，及时处理严重心律失常、泵衰竭和各种并发症，防止猝死，使患者不但能度过急性期，且康复后还能保持尽可能多的有功能的心肌，以降低病死率，改善预后。

对病情轻、无并发症的病例可以在严密监护下按中医辨证进行治疗。如病情危重，并有严重的心律失常、泵功能衰竭或心源性休克等并发症的病例，应采取中西医结合措施进行抢救治疗。

（一）辨证治疗

疼痛是急性心肌梗死中最早出现、最为突出的症状，其性质和发作部位与心绞痛很相似，但疼痛更为剧烈，难以忍受，且疼痛的范围较心绞痛更广，疼痛持续时间亦更长。病人常有恐惧、濒死感。因此，在发作期必须选用有速效止痛作用之药剂（气雾剂、针剂）以迅速缓解心绞痛等症状。疼痛缓解后予以辨证施治，常以补气活血、温阳通脉为法，以减少心肌坏死范围，防治各种并发症发生。

1. 急性心痛的治疗 适用于急性心肌梗死疼痛发作期的中医处理。

（1）速效救心丸：由川芎、冰片等组成，10 ~ 15粒/次，舌下含服，适用于本病心痛有瘀者。

（2）复方丹参滴丸：由丹参、冰片等组成，5 ~ 10粒/次，舌下含服，适用于本病心痛有瘀者。

（3）麝香保心丸：由麝香、苏合香脂、蟾酥、牛黄、肉桂、冰片、人参提取物组成，2 ~ 4粒/次，舌下含服，适用于寒凝血瘀心痛者。

（4）冠心苏合香丸：由苏合香、冰片、朱砂、木香、檀香等组成，2 ~ 4粒/次，舌下含服，适用于本病心痛有寒者。

（5）苏冰滴丸：由苏合香、冰片等组成，2 ~ 4粒/次，舌下含服，适用于本病寒凝气滞者。

2. 缓解期的治疗 急性心肌梗死的证型与梗死的部位、面积、合并症的情况以及发病的时间有密切关系。不同阶段其证候表现也不同，应根据不同的证候给予相应的治疗。下面仅就其中六个基本证型予以论述。

（1）心血瘀阻。

1）证候特点：心胸剧痛，如刺如绞，痛处固定，入夜尤甚，心悸不宁，舌质紫黯，有瘀点或瘀斑，脉沉涩或结代。

2）治法：活血化瘀，通络止痛。

3）推荐方剂：血府逐瘀汤加减。

4）基本处方：当归 10g，生地黄 15g，桃仁 12g，红花 8g，枳壳 12g，桔梗 10g，白芍 15g，柴胡 12g，川芎 10g，牛膝 12g，甘草 6g。

5）加减：若胸痛甚者可加降香、元胡、郁金增强活血理气止痛之功效，也可用丹参饮合桃红四物汤加减；若兼心气阴不足者加吉林参 10g（另炖）、麦冬 15g 益气养心；若兼心烦失眠者加酸枣仁 18g、夜交藤 20g 安神助眠。

（2）痰浊痹阻。

1）证候特点：心胸翳痛，胸中憋闷或有窒息感，或有头昏重，或有咳嗽咯痰，腹胀纳呆，舌质黯淡，舌体胖嫩有齿痕，舌苔白腻，脉象弦滑。

2）治法：化痰泄浊，宣痹通阳。

3）推荐方剂：瓜蒌薤白半夏汤加减。

4）基本处方：瓜蒌 15g，薤白 15g，法半夏 15g，陈皮 9g，胆南星 12g，枳壳 12g，生姜 3 片，茯苓 15g，甘草 6g。每日 1 剂，水煎服。

5）加减：痰浊中阻，心下痞满，恶心呕吐者，选加藿香 12g、丁香 3g 和胃化浊止呕；痰浊郁久化热，心胸灼痛，痰稠色黄，心烦发热者，去胆南星，加天竺黄 15g、黄芩 15g、鱼腥草 25g 清热除痰；兼心脉瘀阻者，加丹参 20g、三七末（冲服）3g 以通心脉。

（3）寒凝心脉。

1）证候特点：胸痛彻背，胸闷气短，心悸不宁，神疲乏力，形寒肢冷，舌质淡黯，舌苔白腻，脉沉无力、迟缓或结代。

2）治法：温补心阳，散寒通脉。

3）推荐方剂：当归四逆汤加味。

4）基本处方：当归 10g，白芍 15g，桂枝 10g，细辛 5g，甘草 3g，大枣 15g，通草 10g，熟附子（先煎）15g，人参（另炖）10g。方中人参的选择参照气虚血瘀证。每日 1 剂，水煎服。

5）加减：兼胃寒、恶心呕吐者，加丁香 3g、法半夏 15g 温中降逆止呕；兼血瘀心脉，加丹参 20g、三七末（冲服）3g 以通血脉。

（4）痰瘀互结。

1）证候特点：神疲倦怠，胸闷如窒，腹胀纳差，咳嗽咯痰，口淡无味，舌淡胖或瘀斑，舌底脉络曲张，苔白浊腻，脉滑或涩，甚或结代。

2）治法：健脾化痰，活血祛瘀。

3）推荐方剂：冠心方加减。

4）基本处方：橘红 6g，枳壳 6g，半夏、竹茹 10g，豨莶草 10g，茯苓 12g，丹参 12g，甘草 5g，党参 15g。每日 1 剂，水煎服。

5）加减：脾气虚弱可合四君子汤，气虚明显加黄芪、五爪龙各 30g；兼阴虚不足可去法半夏加天花粉、瓜蒌，可合生脉散；痰证为主时，以温胆汤分量加倍。

（5）气虚血瘀。

1）证候特点：胸痛胸闷，动则加重，休息减轻，伴短气乏力，汗出心悸，舌体胖大，边有齿痕，舌质黯淡或有瘀点瘀斑，舌苔薄白，脉弦细无力。

2）治法：益气活血，化瘀通络。

3）推荐方剂：生脉散合丹参饮加减。

4）基本处方：太子参20g，麦冬10g，五味子5g，丹参20g，檀香4.5g（后下），砂仁4.5g（后下）。每日1剂，水煎服。

5）加减：兼脾气虚，腹胀便溏者，上方去枳壳，加砂仁（后下）10g健脾行气；兼肾气不足，腰酸腿软，夜尿频数，则可加用金樱子30g、益智仁12g补肾固尿；兼虚烦不眠者，去当归、黄芪，加酸枣仁18g、远志10g益心安神。

（6）气阴两虚。

1）证候特点：胸闷气短，倦怠乏力，自汗、盗汗，咽干口燥，舌红少苔，脉细数无力。

2）治法：益气养阴。

3）推荐方剂：生脉散加味。

4）基本处方：人参（另炖）10g，麦门冬15g，五味子6g，黄芪18g，沙参15g，浮小麦25g，丹参20g，三七末（冲服）3g。方中人参的选择参照气虚血瘀证。每日1剂，水煎服。

5）加减：心烦少寐明显者，宜加炒枣仁18g、莲子心3g清心安神；心悸、脉结代者，加炙甘草12g、甘松12g、苦参12g以助止悸复脉之力；阴虚阳亢，症见眩晕、耳鸣者，方中去黄芪、浮小麦，加天麻12g、白芍15g、石决明30g以养肝息风潜阳；肾虚腰痛者加仙灵脾15g、续断15g补肾止痛。

（7）阳脱阴竭。

1）证候特点：心胸剧痛，四肢厥逆，大汗淋漓，或汗出如油，虚烦不安，皮肤青灰，手足青至节，甚至神志淡漠或不清，口舌青紫，脉微欲绝。

2）治法：回阳救逆。

3）推荐方剂：四逆汤合人参汤加味。

4）基本处方：熟附子（先煎）15g，干姜10g，炙甘草10g，人参（另炖）15g，白术15g，黄芪25g，煅龙骨（先煎）30g，煅牡蛎（先煎）30g。方中人参的选择参照气虚血瘀证。每日1剂，水煎服。

5）加减：肢冷汗出，面色苍白者，加用参麦注射液或参附芪注射液20ml加5%葡萄糖生理盐水20ml静脉推注，继用该注射液40ml加5%葡萄糖生理盐水250ml静脉滴注；兼心脉瘀阻，胸痛甚，唇色紫黯，脉细涩者，以三七末6g冲服活血通络。

（二）其他治疗

1. 中成药

（1）口服药。

1）通心络胶囊：由人参、水蛭、全蝎、土鳖虫、蜈蚣、蝉蜕、赤芍、冰片等组成，每次2～4粒，每日3次。适用于本病心气不足、血瘀络阻者。

2）芪参益气滴丸：由黄芪、丹参、三七、降香组成，每次1袋，每日3次。适用于本病气虚血瘀者。

3）复方丹参滴丸：每次10粒，每日3次。适用于本病心痛有瘀者。

4）麝香保心丸：每次2粒，每日3次。适用于本病寒凝血脉瘀阻者。

5）速效救心丸：每次4～6粒，每日3次。适用于本病心痛有瘀者。

6）丹蒌片：由瓜蒌皮、薤白、葛根、川芎、丹参、赤芍、泽泻、黄芪等组成，每次5片，每日3次，适用于本病痰瘀互结型者。

7）地奥心血康：由黄山药、穿龙薯蓣根茎的提取物组成，每次1～2片，每日3次。适用于本病瘀血内阻型者。

8）复方川芎胶囊：由当归、川芎等组成，每次4粒，每日3次。适用于心血瘀阻者。

（2）注射剂。

1）川芎嗪注射液：为川芎提取物，化学结构是川芎嗪，具有抗血小板凝聚，扩张小动脉，改善微循环作用，每次40～120mg加入5%葡萄糖注射液250ml静脉滴注。适用于本病心痛有瘀者。

2）丹参酮ⅡA磺酸钠注射液：由丹参脂溶性提取物，能增加冠脉血流量，改善缺血区心肌的侧支循环及局部供血，改善缺氧心肌的代谢紊乱，抑制血小板聚集及抗血栓形成。用法：一次40～80mg，加入5%葡萄糖注射液250稀释后缓慢滴注，一日1次，适用于本病血瘀内阻者。

3）丹参川芎嗪注射液：主要成分为丹参素和川芎嗪，每次5～10ml，每日1～2次，加入5%～10%葡萄糖注射液或生理盐水250ml静滴，适用于本病血瘀内阻者。

4）黄芪注射液：由黄芪提取，具有益气养元，养心通脉功效，一次20～30ml，加入5%葡萄糖注射液250ml缓慢滴注，适用于用于心气虚损、血脉瘀阻之患者。

5）参麦注射液：由红参、麦冬组成，具有益气固脱，养阴生津功效，适用于本病气阴两虚者，一次20～40ml，加入5%葡萄糖注射液250～500ml缓慢滴注。

6）参附注射液：由红参、附片组成，具有回阳救逆，益气固脱功效，适用于本病阳气亏虚，伴有心力衰竭或心源性休克者，一次20～40ml，加入5%葡萄糖注射液250～500ml缓慢滴注。

2. 体针疗法

（1）寒凝心脉。

1）处方：取手厥阴、手少阴、任脉及足太阳经，加取督脉穴。

2）主穴：厥阴俞、膻中、郄门、心俞、巨阙、阴郄、至阳、大椎。

3）方法：大椎、至阳直刺1～1.2寸，捻针1分钟，施提插捻转配合呼吸补泻的泻法，令针感向胸前及背下放散。亦可采用温针灸法。郄门、阴郄，捻针2分钟以上。厥阴俞、心俞以1.5～2寸，毫针向脊柱方向斜刺，运针1～2分钟。膻中、巨阙施呼吸泻法，运针1～2分钟，以上诸穴均留针。恶寒可加灸肺俞、风门；肢冷加灸气海或关元。

（2）气滞心胸。

1）处方：取手厥阴、手少阴经的俞募和郄穴，加取足厥阴经穴。

2）主穴：厥阴俞、膻中、郄门、心俞、巨阙、阴郄、太冲、期门。

3）操作方法：以1～1.5寸毫针刺太冲、期门，施捻转提插泻法，捻针1分钟，不留针。

（3）痰浊闭阻。

1）处方：在手厥阴、手少阴经的俞募和郄穴基础上，加足阳明经及足太阴经穴。

2）主穴：厥阴俞、膻中、郄门、心俞、巨阙、阴郄、丰隆、足三里、脾俞、三阴交、公孙、太白。

3）操作方法：以2寸毫针刺丰隆穴，施提插捻转泻法1分钟，脾俞穴可以1.5寸毫针，向脊柱中心方向斜刺，施提插捻转平泻手法1分钟，或用温针灸法亦可。

（4）血瘀痹阻。

1）处方：取手厥阴、手少阴，任脉及足太阳经穴，加足太阴经穴。

2）主穴：心俞、巨阙、膈俞、阴郄、膻中、厥阴俞、血海、内关。

3）操作方法：内关直刺0.5～1寸，施提插捻转泻法，令针感向臂腋放射，运针1～1.5分钟，血海可刺入1寸左右，施行捻转泻法，膈俞穴先以三棱针点刺出血加扣闪火罐，令出血3～5ml，唇舌紫绀可取少商、少冲、中冲点刺出血。

（5）心肾阴虚。

1）处方：手厥阴、手少阴、足太阴经和足太阴经穴。

2）主穴：厥阴俞、心俞、膻中、巨阙、神门、太溪。

3）操作方法：神门、太溪刺入0.5～0.8寸，施提插捻转补法，运针1～2分钟，令针感顺其经气循行方向传导。

（6）心阳不振。

1）处方：取手少阴、手厥阴、足太阳、督脉、任脉经穴。

2）主穴：厥阴俞、心俞、巨阙、膻中、关元、命门。

3）操作方法：关元、命门采用呼吸补法加温针，或用艾条温和灸，每穴灸15分钟。

3. 耳针疗法

（1）取穴：主要有以下三种方案。

1）主穴：心、神门、皮质下，配穴：交感、内分泌、肾、胃。

2）主穴：心、交感、内分泌、肾上腺，配穴：小肠、胃、皮质下。

3）主穴：心、皮质下、神门、肾，配穴：枕、额、肾上腺。

（2）操作：主要包括毫针法、电针法、埋针法、压穴法、穴位注射法，临床中以上方法可交叉结合应用。

1）毫针法：每次取两个主穴，一个配穴，左右耳轮换，在双侧耳郭区常规消毒后，运用0.5～1寸毫针刺入0.1～0.3寸，留针30分钟，留针期间行针1～3次，每次运用常规中等强度，捻转手法行针10秒钟。

2）电针法：采用0.5寸长毫针，用捻转手法有针感后接上电针治疗仪，连续波，频率5Hz，刺激强度以耐受为限，留针30分钟后取针。

3）压穴法：可用王不留行籽以小块胶布固定在穴位上，每日按压5～10次，以麻痛为度，每周贴压2次，两耳交替取穴。

4. 穴位注射

（1）选穴。

1）心俞、厥阴俞、郄门、内关。

2）内关、间使。

3）心俞、膻中、内关。

（2）操作：可选用丹参注射液、毛冬青注射液、当归注射液等，选第一组1～2穴，每穴注射药物1.5～2ml，上述药物交替使用，每日或隔日1次，10次为1疗程。在急性心肌梗死时，可用第二组穴，用哌替啶10mg、注射用水稀释至5ml，内关穴直刺得气后，每穴注射药液2.5ml，若疼痛不缓解，30分钟后可在间使穴重复注射。心绞痛发作严重时，可用0.5%普鲁卡因10ml分别注入第三组穴位。

5. 穴位敷贴

（1）选穴：内关、膻中、心俞、厥阴俞、阿是穴。

（2）操作：可用大黄、独活、丹皮、苍术、白芷、荆芥、川芎、当归、乳香、没药、干姜、南星、桂枝、冰片、细辛、陈皮、半夏、胡椒、辣椒等，将诸药提取混入基质，搅匀后涂布上，制成4cm×4cm橡皮膏，双侧内关纵贴各一张，膻中、心俞、厥阴俞、阿是穴各横贴一张，24小时后去掉，隔日1次，15次为一疗程。

6. 推拿按摩 按压至阳穴可以缓解心痛。患者取坐位或侧卧位，由肩胛骨下角下缘划一垂直于脊柱的直线，直线交于脊背正中线处即为至阳穴，将五分硬币边缘横放于穴位上，适当用力按压3～5分钟。亦可按摩上脘、中脘、下脘、神阙、关元、心俞、厥阴俞或华佗夹脊压痛点等。适用于本病各种类型心痛。

三、预防与调护

（一）预防

急性心肌梗死的一、二级预防措施，包括降血脂、控制高血压、稳定以及治疗心绞痛、长期口服抗血小板药物（阿司匹林）等。

（二）调护

1. 生活调护 起病后应注意调摄精神，保持精神愉快、舒畅，监护期间应避免过多探视，以免情绪激动和影响休息。要注意生活起居，寒温适宜，避免寒冷刺激，禁烟戒酒。

发病第1周应在监护病房严格卧床休息，即使进食、大小便亦要躺在床上，由护理人员协助完成，但要注意经常翻身，变换体位以防褥疮；如无并发症则第2周起可以起坐，在病床上做轻微活动；第3周起可以在平地上慢步行走；第4周后可以出院回家调养；半年后可以恢复较轻工作或轻体力活动；如有严重并发症则要延长监护期，延长休息时间。

2. 饮食调养 急性心肌梗死患者除精神调节等措施外，饮食治疗亦必不可少。

（1）饮食宜清淡、稀薄、易于消化、富于营养，如稀粥、麦片粥、汤羹、果汁、牛奶等。

（2）进食不宜过饱，以少食多餐为宜。

（3）主张低盐，避免辛辣、燥热、刺激食品，如浓茶、咖啡、烟酒、酸辣汤、辣椒以及煎炸、烧烤食品。

（4）适当进食果、菜，多饮水，保持大便通畅。便秘者如果无糖尿病推荐食用香蕉、柑橙、芝麻糊、蜜糖、番薯、嫩玉米、荞麦片等食物，必要时给予通便剂。

（5）适合心肌梗死患者食疗使用的中药有人参、西洋参、党参、黄芪、茯苓、麦冬、冬虫夏草、何首乌、肉苁蓉、三七、银耳、天麻、山楂、玉竹等，可将中药与食物调配，制成可口食品，以作食用。如：①人参或西洋参含片或冲剂，每次1～2粒（包），每日 3 次。②首乌汁、山楂饼（保健食品），按相关说明服食。③人参 5 ~ 10g，三七粉 3g 或三七粒 2 粒（打烂），大枣 3 枚，鸡肉 75g，加水 200ml，用瓦盅隔水炖熟，油盐调味，适用于本病心气虚、心脉瘀阻者。④冬虫夏草 5 ~ 10 条，莲子（不去心）30g，猪心 75g，大枣 3 枚，水 200ml，用瓦盅隔水炖熟，油盐调味。适用于本病心动悸、脉结代者。

3. 精神调理　消除患者紧张心理及急躁情绪。可适当给予安定等镇静剂；或针灸、按摩、气功，使之气血平和，心绪平静，保证有充足的睡眠。对 A 型行为患者，要加强心理护理。医护人员应指导病人做好作息时间安排，鼓励病人树立战胜疾病的信心。

4. 八段锦　八段锦是中国传统三大保健术之一，为我国流传年代最远、发展地域最广、在人民群众中影响最大的古代运动，是中医养生与治疗学的重要部分，也是邓铁涛中医养生学术思想的核心部分。邓老指出八段锦不仅能够调心、调息、调形，改善气血运行，调节脏腑功能，疏导患者的不良情绪，而且符合现代研究低强度、长时间有氧运动的特点，非常适合心肌梗死后的运动康复训练。建议心肌梗死康复期患者每日练习 30 分钟，可以显著提高运动耐量。

第二节　心力衰竭

心力衰竭是指在静脉回流正常的情况下，由于心肌收缩或（和）舒张功能障碍，使心排血量绝对或相对低于全身组织代谢需要的综合征。由于心室收缩功能下降射血功能受损，心排血量不能满足机体代谢的需要，器官、组织血液灌注不足，同时出现肺循环和（或）体循环淤血，临床表现主要是呼吸困难和无力而致体力活动受限和水肿。某些情况下心肌收缩力尚可使射血功能维持正常，但由于心肌舒张功能障碍左心室充盈压异常增高，使肺静脉回流受阻，而导致肺循环淤血。后者常见于冠心病和高血压心脏病心功能不全的早期或原发性肥厚型心肌病等，称之为舒张期心力衰竭或射血分数保存的心衰。

本病属于中医学“心衰”、“心悸”、“怔忡”、“水肿”、“喘咳”、“痰饮”、“心痹”等病证的范畴，其病名统一为“心衰病”。

一、病因病机

1. 病因　中医认为本病病因有先天不足、外邪入侵、情志内伤及年老体衰等。

（1）先天禀赋不足：精气亏虚，心失濡养，发育不全，心气虚损，动则益甚，久则发为本病。

（2）外邪入侵：外邪侵袭，内舍于心，使心之气血阴阳功能失调而发本病。

（3）久痹入心：风寒湿邪反复侵袭肌肤、关节、脉络发而为痹，久痹入心，心阳受累，可影响心脏功能而发本病。

（4）情志失调：肝失疏泄，肝气郁结，横逆乘脾，或思虑过度，损伤脾气，脾虚失运，痰浊内生，蕴久化热，或肝郁化火，致痰火内盛，灼铄心阴，心阴亏损，心火亢盛，亦可损及心之阴阳气血而发为本病。

（5）久咳伤肺损心：肺主气，心主血；肺朝百脉，心主血脉。久咳损伤肺气，因气为血帅，气虚无力行血，则肺之血脉瘀阻，影响及心，发为本病。

（6）老年体衰，心脾肾亏虚：心气虚则血行无力，瘀血阻滞；脾气虚则运化失健，痰湿内生；肾阴虚不能上交于心则心火亢盛，肾阳虚无以温助脾阳则痰湿内生，痰停于肺，肺失宣肃，咳气上逆，久则伤肺损心而发本病。

2. 病机　以上各种病因可致心之气血阴阳受损，脏腑功能失调，血脉通行受阻，水湿瘀血内停而发为本病。主要机制如下。

（1）气虚血瘀：气虚血瘀是心衰的基本证候，可见于心衰各阶段，心主血脉，气为血之帅，气行则血行。气血之间相辅相成，互相影响。心气不足，鼓动无力，必致血行不畅而成瘀，出现神疲乏力、口唇青紫甚至胁痛积块。

（2）气阴两虚：气虚日久，阴津生成减少；或长期治疗过程中过用温燥、渗利之品损及阴津，形成气阴两虚或阴阳并损的证候，可见心悸、气短乏力、倦怠懒言、口干舌燥、五心烦热。

（3）心阳不足，阳虚水泛：心气虚日久及肾，后天脾胃受损无力充养先天，均可使肾阳不足；久病肾虚，肾阳虚难以资助心阳、脾阳，终可致心脾肾阳虚弱，阴寒内生之证。临床上见到气短乏力、畏寒肢冷、心悸怔忡。肾不纳气，则呼多吸少，气短难续；肾虚不约则小便频数，夜尿增多；肾虚不化则尿少、水肿，甚者水气上逆，凌心射肺而见心悸、怔忡、咳喘倚息不能卧，咯吐泡沫样痰。

（4）血瘀水停：心主血脉，心气虚，血行不畅则瘀血内生；疾病后期，肺脾肾均伤，肺为水之上源，脾主运化水谷，肾主水液司二便，三脏功能失常，则水液代谢紊乱，停积于内，泛溢于外而成水肿。另外，血瘀则水停，水停则血阻，二者可并存而为病。本病的中医病机特点为心气、心阳、心阴亏虚，血脉瘀滞，水饮内停，病位在心，涉及肺、脾、肾。

二、治疗

（一）辨证治疗

本病以正虚为本，有气虚、阳虚、阴虚之别；以邪实为标，有血瘀、水饮、痰湿之异，大多为虚实夹杂证。初起病在心肺，症见心悸、咳嗽，久病累及脾肾，可有水肿、动则喘促等，后期可见喘逆不得卧、四肢厥冷等，为心阳虚脱，是心衰的危重症。根据临床表现，分为急性加重期和慢性稳定期。

1. 急性加重期　喘促气急，动则加重，甚则不能平卧，肢肿加重，咳嗽咳痰。

（1）气虚痰瘀。

1）证候特点：神疲乏力，气短，动则加剧，心悸怔忡，咯白泡痰，尿少，唇黯，颈部及舌下青筋显露，舌质淡黯或有瘀斑瘀点，苔白或腻，脉沉无力。

2）治法：益气养心，涤痰活血。

3）推荐方剂：生脉饮、丹参饮合葶苈大枣泻肺汤加减。

4）基本处方：太子参 25g，麦冬 15g，五味子 10g，丹参 20g，檀香 10g，砂仁 6g，茯苓皮 30g，肉桂 5g（焗），白术 20g，炙甘草 10g，葶苈子 10g，大枣 4 枚。每日 1 剂，水煎服。

5）加减：若痰多稀白者，加苏子 12g、法夏 12g、北杏 10g、白前 10g；痰稠难咯者，加黄芩 12g、鱼腥草 30g；气虚较重者，加黄芪 30g，人参 10g；兼呕吐者，加用竹茹 10g、生姜 3 片、法夏 10g；小便不利，水肿者加猪苓 20g，泽泻 20g，炒薏仁 30g。

（2）阳虚水泛。

1）证候特点：心悸气喘，畏寒肢冷，腰酸膝冷，肢体浮肿，水肿以下肢为甚，尿少，面色苍白或青紫。唇黯，颈部及舌下青筋显露，腹胀便溏。舌淡黯、紫黯，舌胖大，齿痕，苔白滑，脉弦细数无力或促、涩、结代、散。

2）治法：温阳利水，活血化瘀。

3）推荐方剂：真武汤合五苓散加减。

4）基本处方：熟附子 15g（先煎），干姜 15g，白芍 15g，茯苓 30g，白术 20g，猪苓 20g，桂枝 12g，泽泻 20g，丹参 20g。每日 1 剂，水煎服。

5）加减：若气虚较甚者，加人参 10g，黄芪 30g；若寒痰喘咳者，加苏子 12g、法夏 10g、北杏 10g、鹿衔草 15g；痰热难咯者加浙贝 12g，瓜蒌 15g，葶苈子 15g、黄芩 12g、鱼腥草 30g 等；若大汗淋漓，四肢厥冷，加煅龙骨 30g、煅牡蛎 30g、山茱萸 20g。

2. 慢性稳定期　心衰急性加重诱因祛除，静息时无明显气促，水肿基本消退或轻度水肿，咳嗽咳痰好转。

（1）心肺气虚。

1）证候特点：心悸咳喘，气短乏力，动则尤甚，胸闷，痰液清稀，面色发白，头晕神疲，自汗声怯，舌淡苔白，脉沉弱或结代。

2）治法：补益心肺。

3）推荐方剂：生脉固金汤加减。

4）基本处方：党参 20g，麦冬 15g，五味子 5g，百合 15g，熟地 10g，生地 10g，当归 10g，白芍 12g，甘草 5g。每日 1 剂，水煎服。

5）加减：气虚加人参 10g、黄芪 30g；咳嗽咯黄痰者加瓜蒌 15g、贝母 10g、黄芩 12g、鱼腥草 30g；咳嗽咯白泡者，加陈皮 12g，法夏 15g；纳食不进者加木香 10g、砂仁 10g、麦芽 30g、鸡内金 30g；水肿者加茯苓皮 15g、猪苓 20g；失眠者加酸枣仁 20g、合欢花 15g；血瘀者加丹参 12g、田七 10g 等。

（2）心脾两虚。

1）证候特点：心悸怔忡，气短，疲乏，失眠多梦、健忘、食少、大便稀溏、倦怠乏力、舌淡、脉细弱。

2）治法：补益心脾。

3）推荐方剂：归脾汤加减。

4）基本处方：黄芪 15g，党参 15g，白术 15g，茯神 15g，远志 10g，木香 10g，酸枣仁 15g，龙眼肉 10g，当归 10g。每日 1 剂，水煎服。

5）加减：咳嗽咯黄痰者加瓜蒌、贝母、黄芩、鱼腥草；咳嗽咯白泡者，加陈皮

12g，法夏 15g；纳食不进者加砂仁 10g、麦芽 30g、鸡内金 10g；水肿者加茯苓皮 15g、猪苓 20g；失眠者加酸枣仁 20g、合欢花 15g；；血瘀者加丹参 12g、田七 10g 等。

（3）心肾两虚。

1）证候特点：气短自汗，倦怠无力，面色 白或黧黑，尿少，唇紫，爪甲紫黯，舌苔淡白、脉细弱。

2）治法：补益心肾。

3）推荐方剂：麦味地黄丸加减。

4）基本处方：麦冬 15g，五味子 5g，茯苓 15g，熟地 15g，山茱萸 12g，牡丹皮 10g，泽泻 12g，山药 15g，党参 20g，砂仁 6g，炙甘草 5g。每日 1 剂，水煎服。

5）加减：气虚加人参 10g、黄芪 30g；咳嗽咯黄痰者加瓜蒌 15g、贝母 10g、黄芩 12g、鱼腥草 30g；咳嗽咯白泡者，加陈皮 12g，法夏 15g；纳食不进者加木香 10g、砂仁 10g、麦芽 30g、鸡内金 10g；水肿者加茯苓皮 15g、猪苓 20g；失眠者加酸枣仁 20g、合欢花 15g；血瘀者加丹参 12g、田七 10g 等。

（二）其他治疗

1. 中成药

（1）口服药。

1）芪苈强心胶囊：益气温阳，活血通络，利水消肿。适用于阳气虚衰、血瘀水停，口服每次 4 粒，每日 3 次。

2）心宝丸：温补心肾，益气助阳，活血通脉。用于治疗心肾阳虚，心脉瘀阻引起的慢性心衰，每次 2 ~ 3g，每日 3 次。

3）生脉胶囊：益气养阴，适用于本病气阴两虚者。每次 3 粒，每日 3 次，或生脉饮，每次服 2 支，每日 3 次。

4）滋心阴口服液：滋养心阴，活血化瘀，适用于本病气阴两虚血瘀者。每次 10ml，每日 3 次。

5）补心气口服液：补益心气，理气止痛。适用于本病心衰气虚明显者。每次 10ml，每日 3 次。

（2）注射剂。

1）参麦注射液：20 ~ 40ml 加入 5% 葡萄糖盐水 250ml 补液中静滴，每日 1 次。适用于心衰气阴两虚者。

2）生脉注射液：20 ~ 40ml 加入 5% 葡萄糖盐水 250ml 补液中静滴，每日 1 次。适用于心衰气阴两虚者。

3）参附注射液：20 ~ 40ml 加入 5% 葡萄糖盐水 250ml 补液中静滴，每日 1 次。适用于心衰属阳气虚者。

4）黄芪注射液：20 ~ 40ml 加入 5% 葡萄糖盐水 250ml 补液中静滴，每日 1 次。适用于心衰属气虚明显者。

5）复方丹参注射液：10 ~ 20ml 加入 5% 葡萄糖注射液 250ml 静脉滴注。适用于本病血瘀内阻者。

6）丹红注射液：20 ~ 40ml 加入 5% 葡萄糖注射液 100 ~ 500ml 稀释后缓慢滴注，

一日 1 ~ 2 次，适用于本病血瘀内阻者。

2. 针灸

（1）体针：主穴选内关、间使、通里、少府、心俞、神门、足三里。辨证取穴：若水肿者，取水分、水道、阳陵泉、中枢透曲骨，或三阴交、水泉、飞扬、复溜、肾俞，2 组穴位可交替使用。咳嗽痰多，加取尺泽、丰隆；嗳气腹胀者，加取中脘；心悸不眠者，加曲池；喘不能平卧者，加取肺俞、合谷、膻中、天突。每次取穴 4 ~ 5 个，1 日 1 次，7 ~ 10 天为 1 疗程，休息 2 ~ 7 天再行下一疗程。

（2）灸法：灸神阙、气海、关元，以回阳固脱。

（3）耳针：取穴肾上腺、皮质下、心、肺、内分泌，两耳交叉取穴，适当刺激后间歇留针，留针 2 ~ 4 小时。

3. 穴位注射 以当归注射液，取穴内关、间使、定喘、肺俞、心俞，每穴注入 0.5ml，每日 1 次，10 天为 1 疗程。

4. 穴位贴敷 复方丁香开胃贴外敷神阙穴。每次贴 12h，每日 1 贴，7 天为一个疗程。对于改善慢性心衰患者消化道症状方面具有良好效果，在减缓和消除腹胀、纳差、恶心、呕吐、嗳气等方面疗效显著。

5. 砭石疗法 以砭石热熨心俞、脾俞，每次 30 分钟，每日 1 次，7 天为一个疗程。

三、预防与调护

（一）预防

1. 去除或缓解基本病因 心衰是各种心脏疾病发展至严重阶段的一种综合表现，其原发病因大多可以查找，原发病因未能消除，是心衰难以解除的根本原因。先天性心脏病、风湿性心瓣膜病、老年性瓣膜病、室壁瘤等，内科治疗难以生效，须借助手术方能根治。缺血性心肌病心力衰竭患者伴心绞痛，左室功能低下但证实有存活心肌的患者，冠状动脉血管重建术可望改善心功能。但高血压性心脏病、甲亢性心脏病、贫血性心脏病、病毒性心肌炎、风湿性心肌炎等既可以是心衰的原发病因，亦可成为心衰的诱因，若能及时有效地治疗，其效果大多良好。因此，降压、抗甲状腺药物的应用、输血、肾上腺皮质激素的使用等是非常必要的。

2. 去除诱发因素 病者精神情绪紧张、作息安排不当、过度的体力劳动、未能充分有效地休息、过咸饮食致水钠潴留加重心脏负担，使心衰难以缓解。教育病人正确认识疾病，使精神情绪松弛下来，让脑神经得到充分休息。轻度心衰者仍可做轻度活动，但以不引起心悸气短为原则；重度心衰者虽然强调卧床休息，但亦要注意肢体活动，以防肌肉萎缩、盆腔及下肢静脉血栓形成，否则一旦发生栓塞，将会加重心脏负担，使心衰变得顽固难治。适当限制食盐，适当控制入水量。感染是各种诱因中最为常见的一种，任何部位的感染都可以诱发和加重心衰。因此，防治感染对心衰治疗有其重要意义。另外，治疗心律失常特别是心房颤动并快速心室率，纠正贫血、电解质紊乱，防治并发肺梗死等亦具有重要意义。

（二）调理

1. 生活调护 心衰 Ⅰ 度者不宜参加较重的体力劳动和体育活动，心衰 Ⅱ 度者应该限制其体力活动，心衰Ⅲ度者，则应卧床休息，但要鼓励病人做肢体运动以防血栓形成。

2. 饮食调养

（1）饮食宜易于消化富于营养，例如鳙鱼、花斑鱼、甲鱼、兔肉、猪瘦肉、母鸡肉等。

（2）忌食肥腻、难消化的食物，如动物内脏、蛋黄、墨鱼、章鱼等高脂食品，忌食辛辣刺激物品，以及浓茶、咖啡等，戒烟戒酒。少食多餐，多食水果蔬菜。

（3）适当限制食盐，对于心衰水肿者，食盐可限制在2 ~ 5g之间，对含盐高的食品，例如咸菜、咸蛋、咸肉、酱油等亦应限制。

（4）可作饮食治疗的中药材有人参、西洋参、党参、黄芪、灵芝、茯苓、莲子、山药、冬虫夏草、地黄、黄精、麦门冬、沙参、玉竹、百合、陈皮、当归、川芎、三七、天麻、杜仲、薏苡仁、车前草、荠菜、茅根、葫芦、山楂等。可将这些中药材与食物配合，以作食疗。

3. 精神调理 保持室内环境清静，避免精神刺激，解除病人思想顾虑，增强战胜疾病的信心，保持良好的精神状态，以利疾病康复。

第五章 中医肛肠病

第一节 肛肠疾病的中医辨证和治疗

一、肛肠疾病的中医学辨证方法

中医治疗讲究辨证论治，肛肠疾病虽然只是局部病症，但是总体与局部是密不可分的，结合中医总体观，对肛肠疾病进行辨证论治，才能更好地服务临床，更好地治疗疾病。临床中应用于肛肠科最多的辨证方法为阴阳辨证及气血津液辨证两种，现分述如下：

（一）辨阴证阳证

阴阳是八纲辨证中的纲领，欲使外科疾病的辨证正确，首先必须辨清其阴阳属性，是阳证，还是阴证。兹将辨别阴证、阳证的要点分述于下。

1. 发病缓急 急性发作的病属阳；慢性发作的病属阴。

2. 病情深浅 病发于皮肉的属阳；发于筋骨的属阴。

3. 皮肤颜色 红活嫩赤的属阳；紫暗或皮色不变的属阴。

4. 皮肤温度 灼热的属阳；不热或微热的属阴。

5. 肿形高度 肿胀形式高起的属阳；平坦下陷的属阴。

6. 肿胀范围 肿胀局限，根脚收束的属阳；肿胀范围不局限，根脚散漫的属阴。

7. 肿块硬度 肿块软硬适度，溃后渐消的属阳；坚硬如石，或柔软如棉的属阴。

8. 疼痛感觉 疼痛比较剧烈的属阳；不痛、隐痛、酸痛或抽痛的属阴。

9. 脓液稀稠 溃后脓液稠厚的属阳；稀薄或纯血水的属阴。

10. 病程长短 阳证的病程比较短；阴证的病程比较长。

11. 全身症状 阳证初起常伴有形寒发热，口渴，纳呆，大便秘结，小便短赤，溃后症状逐渐消失；阴证初起一般无明显症状，酿脓期常有骨蒸潮热，颧红，神疲，自汗，盗汗等症状，溃脓后更甚。

（二）辨气血津液

气血津液是人体生命活动的物质基础，宜充足协调，运行畅通。若气血津液的质与量或运动状态出现异常，则可导致人体相关脏腑发生病变。正如《素问·调经论》说："气血不和，百病乃变化而生。"气血津液异常是肛肠疾病的常见病理变化，因此，对气血津液的辨证在肛肠病诊断中具有重要意义。

1. 辨肛肠病的气血异常 肛肠病临床常见的气血异常有气虚、气陷、气滞、血虚、血瘀、血热等。

（1）气虚：肛肠疾患属气虚证者，常以少气懒言、神倦乏力或头晕目眩、自汗、动则尤甚，排便乏力，舌淡脉弱为特征。气虚证常见于久病、重病之人，或先天不足，后天失养，或老年体弱，元气自衰者。若以脾胃气虚为主，可见腹胀纳少，食后胀甚，大便溏薄，面色萎黄，四肢乏力；若脾虚摄血无权则可见便血量多色淡；若肾气虚下元不固，则可见肛门失禁，滑泄不止，伴有神疲、耳鸣、腰酸膝软。

（2）气陷：肛肠疾患属气陷证者，以大便溏泄、腹部及肛门坠胀，甚或脱肛，肛内肿物易脱出肛外而难收为特点。伴头晕眼花、少气倦怠等症。本证是气虚无力升举，应升不升反而下陷所致，为中气虚损的进一步发展。常见于先天不足，后天饮食失调，或久病失养、年老体衰之人。

（3）气滞：由于情志不调或术后排气不畅，导致气机阻滞，升降失司，表现为腹胀肠鸣，大便秘结，或腹痛即泻，泻后痛减，肛门胀痛，或有内痔嵌顿。

（4）血虚：肛肠疾患出现血虚证者。表现为面色淡白或萎黄无华，唇、甲色淡，头晕眼花，心悸多梦，手足发麻，大便干燥难解，舌质淡，脉细无力。此证多见于长期便血或手术失血较多者。

（5）血瘀：肛肠疾患有血瘀证者，常表现为疼痛和局部肿块。其疼痛的特征为：痛如针刺、刀割，痛处固定不移而拒按，其肿块的特征为范围局限，质地较硬，瘀结于肛周皮下者，肿块呈青紫色，或表面有青紫斑点，按之内有硬结；瘀结腹内肠腔者，触之坚硬，推之不移，病位固定。

（6）血热：肛肠疾患属血热证者，常表现为便血和肿痛。其便血由热邪内炽，迫血妄行所致，具有下血暴急、量多、色深红的特点。其局部具有红、肿、热、痛俱重的特点。常伴有心烦、口渴、身热、舌红绛、脉滑数等。

2. 辨肛肠病的津液异常 大肠在人体津液代谢中具有一定的作用。因此，肛肠功能异常可导致津液异常，而津液异常也可引起肛肠病变。肛肠病常见的津液异常有：大肠津亏、津液耗伤等。

（1）大肠津亏：大便干结，甚者结块如羊粪，数日一行，解时困难，伴有口干咽燥、口臭、头晕、肛痛、便血、舌红少津、苔黄躁，脉细涩。常见于素体阴亏或素食辛辣醇酒之人。

（2）津液耗伤：津液耗伤又称脱液、液耗，属津液损伤较重者。主要表现为咽干，唇舌焦裂，眼眶凹陷，皮肤干燥甚或枯瘪，渴欲饮水，小便短少，大便干结，气短困倦，表情淡漠，头晕目眩，下肢痿软，或痉挛抽痛，形容憔悴，性情狂躁，甚者昏迷，舌红而干，脉细数无力。此证多由壮热、大汗、大泻、大吐以及燥热耗津过度所致。

二、肛肠疾病的中医治法

（一）内治法

临床大多应用于初期的肛门疾患。如内痔、外痔发炎及年老体弱兼有其他严重疾病的患者（如肝病、肾病、心脏病、肿瘤等），或者是肛裂、肛门周围脓肿、瘘管发炎期，包括所有的肛门急性感染的初期。其治疗法则归纳为消、托、补三大法则，临床上根据病势的不同情况而灵活掌握。如治疗肛门直肠脓肿时，可以根据病程的初起、成脓、溃后三个阶段，分别施以消、托、补三法治疗。

1. 治疗法则

（1）消法：消法就是用消散的药物，使初期肛门直肠部位的炎性疾患得以消散，避免溃脓和手术切开之痛苦。此法仅适用于没有成脓的肛周痈疽、炎性外痔、血栓外痔和肛裂等病。在治疗方法上必须是因病而异，有表邪者宜解表，里实者宜通里，热毒蕴结者应清热解毒，寒邪凝结者宜温通，兼气滞者应行气，血瘀者宜活血化瘀等。同时，还要视患者体质的强弱、痈疽发生部位所循行的经络路线，综合分析归纳出治疗法则。凡是未成脓之患，首先采用内消，如果不能内消，也要移深出浅，化大为小，转重为轻。如脓汁已成，则内消之法不可应用，以免养脓为患，毒散不收，甚则血气受损，脓毒内蕴，由轻转重为难治之症。

（2）托法：托法是以补养气血的药物，扶助正气，托毒外泄，以免毒邪内陷。此法应用于肛门周围化脓性疾患破溃后，正气虚弱，毒邪偏盛，以及脓汁不净，痈疽外形平塌，根脚散漫，疮色晦暗，难溃难腐，腐肉不脱，新肉不生的虚症。如毒气盛而正气未衰者，可用透脓的药物，促其脓汁排泄，消肿减痛，免留后患。

（3）补法：补法就是用补益的药物，使正气得复，患处新生，使疮口、瘘口早日愈合。此法适用于老年体弱者，气血虚弱，疮疡后期。如肛肠疾病手术后热毒已去，病灶已除，而且精神衰瘦、面色苍白、语气低微兼有脓水清稀、疮口难敛者，以及长期便血和直肠脱垂等患者。凡属气血虚弱者，宜补养气血；脾胃虚弱者，宜理脾和胃；肝肾不足者，宜补养肝肾。但在毒邪未尽时，切勿早用补法，以免助邪为患，使病邪内蕴，久而不愈。

2. 内治法的具体应用　上述消、托、补三种方法，是治疗大肠肛门外科疾病总的治疗原则。由于致病因素、发病原因不同、病势轻重不一，所以在具体运用上述三个总的治疗原则时，治法又多种多样。大致归纳有：清热凉血、清热解毒、补益气血、泻热通腑、养阴润燥、活血祛瘀、温阳健脾、滋阴清热、补中益气等方法。下面分述主要证候及治疗药物。

（1）清热凉血法：适用于燥热之邪引起的肛门实热症。主证为：口渴喜饮，唇燥咽干，大便秘结，小便短赤，便时疼痛出血，肛门灼热，痔核红肿，疼痛剧烈，坐卧不宁，脉洪大或弦数，舌质红、苔黄燥。血热肠燥的内痔出血和血栓外痔初起、肛裂、肛乳头炎属于此证。常用药物为生地、玄参、麦冬、赤芍、知母、生地榆、槐角等。常用方剂：凉血地黄汤，槐角丸化裁治疗。

（2）清热利湿法：适应于大肠湿热证及肛门湿热证。大肠湿热表现为腹泻、下痢脓血黏液或黄绿粪水、里急后重、腹痛纳呆，伴有发热、口渴、呕恶、身重肢倦、小便短赤、舌苔黄腻、脉滑数。肛门湿热证表现为纳少腹胀，肛门坠胀，便秘，小便短赤，肛门红肿，疼痛不安，或肛旁生疖，或溃破流水，苔黄腻，脉弦滑。常用药物为黄连、黄芩、黄柏、苦参、秦皮、红藤、败酱草、穿心莲、土茯苓、薏苡仁、猪苓、泽泻等药物。热重于湿常用白头翁汤、黄连解毒汤等；湿重于热可用三仁汤、甘露消毒丹、连朴饮、中满分消丸等；湿热并重可用黄连除湿汤。大肠湿热病常见于痢疾、伤寒、阑尾炎、溃疡性结肠炎、阿米巴肠病等。肛门湿热证多见于炎性外痔、肛周脓肿、肛窦炎等症。常用方剂：萆泻渗湿汤、龙胆泻肝汤化裁治疗。

（3）清热解毒法：适用于肛门直肠周围痈疖肿毒的实症及内外痔感染，红肿热痛伴有高热、大汗、气粗、烦躁、口苦、舌苔黄厚、脉象洪大。常用方剂：黄连解毒汤、仙方活命饮化裁治疗。

（4）泻热通腑法：适用于因热结肠燥而引起便秘者。表现为便结便闭、腹痛拒按、痞满不通、身热、肛门灼热、小便短赤、热结旁流、烦躁、谵语，甚则神志不清、循衣摸床、舌苔厚燥或苔焦黄起芒刺、脉沉实有力。即《伤寒论》中的阳明腑实证。常用中药为大黄、芒硝、厚朴、枳实、番泻叶、莱菔子等。常用方剂：大承气汤。近年来用于急性阑尾炎、肠梗阻、暴发性菌痢等危重疾病，收到良好效果。

（5）养阴润燥：适用于血虚津乏，老人或妇女产后便秘者。表现为大便干结、数日一行、形如羊粪、难于解出、口臭咽干、头昏腹胀、食少乏味、舌红少津、舌苔黄燥、脉细等症。常用药有生地、当归、肉苁蓉、怀牛膝、麦冬、玄参、柏子仁、郁李仁、火麻仁、酸枣仁、杏仁、何首乌等。常用方剂：滋阴增液可用增液汤、六味地黄汤、济川煎等；润肠通便可用五仁汤，或润肠丸化裁；肺燥以致大肠津液不足便秘者，用养阴清肺汤治疗；血虚以致津液匮乏者，四物汤加肉苁蓉、何首乌。

（6）补益气血：适用于气血不足或久病虚弱，大手术失血过多的恢复期患者。表现为面色萎黄甚或苍白、乏力气短、动则汗出、心悸多梦、睡而不实、舌淡苔白、脉细无力。常用中药为党参、黄芪、茯苓、陈皮、何首乌、酸枣仁、鸡血藤、山药、黄精等。常用方剂：十全大补汤、八珍汤化裁治疗。

（7）补中益气：适用于因气虚下陷所致直肠脱垂或年老体衰经产妇、内痔反复脱出的患者。表现为身体虚弱、气短乏力、动则汗出、少言懒语、肛门下坠、便后肿物脱出甚则行走即脱出不能自行还纳，舌淡苔白，脉细无力。常用中药有黄芪、党参、升麻、柴胡、当归、陈皮等。常用方剂：补中益气汤化裁治疗。

（8）滋阴清热：适用于肛瘘（如结核性肛瘘）、痔疮等阴虚有热之症，表现为盗汗、心烦、失眠、乏力、口渴少饮、舌红瘦少苔或无苔。常用中药为生地黄、地骨皮、青蒿、鳖甲、丹皮、赤芍、玄参、麦冬等。常用方剂：青蒿鳖甲汤化裁治疗。

（9）活血祛瘀：适用于气滞血瘀、经络受阻以及外伤所致血肿之症。如肛门血肿、血栓外痔、术后水肿、术后瘢痕吸收不良等可用本方法。气滞血瘀表现为局部肿痛甚或刺痛，有明显的局部体征，舌质淡暗、脉涩。常用药有三七、红花、三棱、莪术、穿山甲、桃仁、丹参、鸡血藤、赤芍、元胡、川芎、皂角刺等。常用方剂：桃红四物汤化裁治疗。

（10）温阳健脾：适用于阳虚脾弱或肾阳虚引起的便血或久泻不止。脾阳虚表现为溏泻或久泻不止、便下清冷、腹满时痛、喜温喜按、口不渴、肛门坠胀、直肠脱出、气短声低、舌淡苔薄白、脉沉细；肾阳虚表现为鸡鸣腹泻、形寒肢冷、腰酸腿软、小便清长。常用药有附子、干姜、肉桂、鹿茸、鹿角、紫河车、巴戟天、肉豆蔻、五味子、补骨脂、灶心土、罂粟壳、五倍子等。常用方剂：中气下陷、久痢脱肛者可用补中益气汤、真人养脏汤；便下脓血、迁延日久者用桃花汤；大便下血、日久不愈者可用黄土汤、脏连丸加减；五更泻可用四神汤加减。

（11）行气法：用理气的药物使气机畅达，气血调和，从而达到消肿散坚止痛的目的。

1）舒肝解郁：用于大便滞涩，欲便不解，嗳气频作，胸胁痞满，甚则腹胀痛。纳食减少，舌苔薄腻，脉弦。方选六磨汤、逍遥散等，常用药如柴胡、木香、白芍、乌药、枳壳、玄胡、郁金等。

2）理气宽肠：适用于消化不良引起的肠胀气，气机不畅之肠鸣腹痛、痛无定处，手术后腹胀、肠粘连、肠麻痹等。泻热宽肠用木香槟榔丸，散寒理气选厚朴温中汤，挟积滞用枳实导滞丸，痛甚者用行气止痛汤。彭显光以通气汤用于直肠癌、结肠癌术后，有促进肠蠕动，使肠中积气下行，恢复正常排气之功能，认为是防止肠麻痹的有效方剂。常用药物有厚朴、木香、枳实、香附、川楝、乌药等。

（二）外治法

大肠肛门疾患的外治法，是运用手术和一定的器械配合使用药物等，直接作用于体表的病变部位，以达到治疗疾病的目的。祖国医学的外治法有详细的图文记载，《医学源流》中说："外科之外，最重外治。"所以，与内治法相比，外治法在大肠肛门疾病中是主要的治疗手段。此法不但可以配合内治法以提高治疗效果，缩短疗程，而且许多大肠肛门疾患专用外治法方能收效。如严重的肛周痈疽及复杂性肛瘘等。

外治法的运用，必须同内治法一样，进行辨证施治，以疾病的不同发展过程和性质，使用不同的治疗方法。大致归纳为：药物疗法、手术方法、其他疗法等。

1. 药物疗法 就是用药物制成一种剂型，或经过合理配伍，直接或间接地施用于患者患处，通过药物的作用，使药达病所，从而达到治疗目的。祖国医学应用中药外治肛肠病，历史悠久，效果可靠。

（1）油膏：是将一定比例的药物同油类煎熬为膏，或将药物研为细末，与油类搅匀成膏的制剂，统称为软膏。常用麻油、黄蜡、白蜡和凡士林等调剂。优点是：柔软、滑润、简便易行。此类药物在肛门疾患中普遍应用。适用于内痔、外痔、肛裂、肛门周围痈疽等，对肛门皮肤病和大的疮口腐烂面更为适宜。

在使用时，鉴于肛门各种疾病的病势和性质的区别，膏剂的药物组成也不相同。因此，在具体使用时，也要采用中医辨证施治的方法。如对炎性外痔、肛门周围脓肿初起者，常用四黄膏、金黄膏、黄连膏、玉露膏、九华膏等。这些药物适应于阳证，即红肿热痛反应较重者。又如创面溃疡久不愈合，常用生肌玉红膏、珍珠散等。功能是活血祛腐、解毒止痛、润肤生肌收口，适用于一切溃疡或肛肠病术后腐肉未脱、新肉未生之时或久不能收口者。肛门皮肤病如湿疹多见，可用祛湿散。功能：祛湿、消炎、止痒。也可用风油膏：润燥、杀虫、止痒。对急性肛门湿疹和肛门周围皮肤红肿痒痛出水者，可用青黛散以祛湿止痒，清热解毒。对于痈疽已溃或未溃者，可用化腐生肌丹散瘀、止痛、生肌。

（2）箍围药：它是借助药粉具有箍拢围聚，以缩疮毒之作用，从而使肿疡消散或邪毒局限。箍围药必须根据病情的需要，同相应的液体调成糊状，方可应用。阳证多用菊花汁、冷茶汁调制；阴证多用酒、醋调制，取其温通散瘀之功。

（3）洗涤法：是用中药煎汤乘热熏洗和浸泡患部。古称溻渍法和熏洗法。在古代文献中，又分为浸渍、坐浴、淋浴和湿罨等法。在大肠肛门疾病的治疗中应用极为广泛。内外痔、脓肿、肛瘘、皮肤病患者，采用药物坐浴可以减轻症状。对一些初期病患，坚持使用中药坐浴可以治愈病患。脓肿溃后，内外痔发炎水肿、肛周软组织蜂窝织炎以及肛门湿疹，均可用洗涤法清洁创口，使以去除毒邪、利于肉芽生长，根据病情不同选用不同方剂。如祛毒汤有消肿止痛、收敛止血作用，适用于痔疮发炎、脱肛嵌顿水肿以及肛门癌。苦参汤有祛风除湿、杀虫止痒的功能，用于肛门湿疹、肛门瘙痒症。食盐、朴硝、花椒煎水熏洗坐浴，可以达到消肿、止痛、止痒、收敛的目的。将药物煎汤后盛入坐浴盆内先熏后洗，每次 15 分钟左右，每日便后坐浴或酌情浴洗 2 ~ 3 次。

（4）灌肠法：将药物煎水后装入灌肠器或注射器内，接上肛管或导尿管，涂上液体石蜡或甘油滑润剂后，再纳入肛门内，缓慢将药液注入直肠内。常用药液如三黄汤、承气汤、甘油、肥皂水和生理盐水等。此法大多数用于治疗非特异性溃疡性结肠炎、放射性直肠炎、慢性直肠炎以及术前肠道准备和术后便秘等。灌注药物的种类很多，数量和次数也视病情而定。对痔疮、肛瘘、肠息肉，术后换药每日 1 ~ 2 次，常用九华膏、京万红和三黄液。对便秘患者，常用甘油、承气汤煎剂 200ml，注入直肠 10 ~ 15 分钟后，即可排便。对于直肠炎可根据病情，选用药物煎水灌肠 50 ~ 200ml，每日 1 ~ 2 次，保留灌肠。用于术前肠道准备，大多在手术当天早晨，用肥皂水或生理盐水灌肠，每次 600 ~ 1000ml。一般清洁灌肠多用生理盐水，2 ~ 3 次，直至排出清水为止，以达到手术要求。

（5）栓塞法：是将药物制成栓剂，放入患者肛内，然后自行溶化、吸收，直接作用于肠壁创面。一般用于内痔、肛肠疾病术后、肛裂、肛瘘、脓肿等病。现常用栓剂有：洗必泰痔疮栓、九华栓、化痔栓、消炎痛栓、红霉素栓等。患者大便后，洁净肛门，坐浴后将药物栓圆头向着肛门轻轻塞入肛内，勿使滑出。每次 1 粒，每日 1 ~ 2 次。术后疼痛并有低烧者，可放消炎痛栓帮助止痛。内痔术后可放九华栓。红霉素栓用于内痔发炎充血、便血者，如术后放入肛内，对创面刺激大，疼痛加剧。要视情况而定，不可千篇一律。使用栓剂目的是为进一步消炎生肌，加速创面愈合。

（6）枯痔法：为传统治痔的主要疗法，因剂型和用药方式不同，又分为枯痔散疗法、枯痔钉疗法、枯痔液疗法。但这些药物中多含汞和砷，因汞和砷腐蚀力强，痛苦巨大，毒副作用明显因而已经被淘汰。如枯痔散，一般用于痔疮，将此药涂敷痔核表面，使之焦枯脱落。由于古方枯痔散中含有砒霜，容易引起砒霜中毒而死亡，后世虽有无砒枯痔钉、枯痔散，但刺激性强、副作用大、治疗痛苦大，目前已逐渐被新型制剂所代替。

2. 手术疗法　对于痈肿疮疖，虽然均欲内消，但在内服中药、外敷药物治疗效果不明显或病情继续发展，如脓肿已形成时，则宜采用手术疗法，以排出脓毒、除去病灶，促使疮疡早日愈合。特别是肛周瘘性疾患、脓肿，应在脓肿形成时施行手术，再配合内、外治法治疗。

由于证候各异，病情轻重不同，手术方法多种多样。大致归纳有：刀法、烙法、注射法、挂线法、结扎法等。分别应用于痔、肛门直肠周围脓肿、肛瘘、息肉、肛裂、乳头瘤等疾病。各种方法互相配合使用，严格消毒，防止事故发生。

（1）刀法：它适用肛门直肠周围的大多数疾患。例如脓肿的切开引流，根据病灶使毒随脓泄，肿消痛止，逐渐愈合。《证治准绳》中说：“若当用针烙而不用，则毒无从而泄，脓瘀蚀其膏膜，烂筋坏骨，难乎免矣。”不难看出古人指出了开刀法是外科疾病中的主要措施。所以对于脓肿和引起功能障碍的疾患，如不及时手术，脓毒内蕴，侵蚀正常肌肉，腐烂筋骨，循隙外窜，病灶扩散，延长病程，危及生命。

临床上根据病种和病情的不同，在使用开刀法之前，应正确掌握切开排脓的时机，如脓未成，可以先用内消法，免受开刀之苦。如脓已成，则需尽快开刀。至于开刀的方法，《千金方》中说：“破痈口，当令上留三分，近下一分。”说明了刀法必须低位引流的原则。为后世提示了切口位置，应选择在脓肿稍低的位置，可使脓液畅流。

脓肿切开方向，在肛门直肠部宜行放射状切开。离肛门较远宜弧形切开。瘘管则应根据管道方向切开，切忌盲目动刀。总之开刀法应以不损伤肛门括约肌收缩功能和不造成肛门畸形为原则。切口的大小与脓腔深度成正比。不然如脓深而切开浅，则内脓不得外出，反伤气血。如脓浅而切开深，则脓毒虽除却损伤了正常肌肉，均为不当。

切口的大小，取决于其脓肿范围的大小和病变部位所涉及的肛门括约肌和直肠环。凡是脓腔大而深，涉及肌肉丰厚的，切口宜大，反之切口宜小。一般手术切口不宜过大和过深，以防损伤肛管直肠环。也不宜过宽地切除皮肤和损伤过多的肛管皮肤，以免愈合后瘢痕过大影响肛门收缩功能。然而也不能过小，以免引流不畅，拖延治愈时间。

切开法在操作时，宜在良好的局部麻醉或骶管麻醉下进行。常规消毒，充分麻醉后，用指诊来确定脓肿的大小和部位。考虑引流通畅的部位，确定切口方向、深浅和大小，采用不同形状的切口，切开皮肤和皮下组织，钝性分离脓腔，排尽脓液。并在左手示指的引导下，右手持探针轻柔地从切口外探查，看有无内口。如有内口，在不损伤肛管直肠环和肛门收缩功能的前提下，沿探针作放射状切口。切开脓腔与内口之间的表面组织。如遇搏动性出血，可用丝线结扎或缝扎止血。最后用凡士林油条填充引流。

（2）烙法：祖国医学中的烙法是应用针和烙器在火上烧灼后进行手术的一种方法。与现代医学的电灼法相同，烙法适用于高位带蒂息肉和无恶性病变的广基息肉，也可用于止血。受检者在被查前宜清洁灌肠，医者使用乙状结肠镜伸入直肠肿瘤或出血处，使瘤体和出血灶在直视内，再取下目镜，在直视下将电灼器尖端接触病灶烧灼。电灼时必须用吸引器随时吸出血液黏液或烟雾。大的有蒂息肉，可用胶圈套扎器扎于蒂上，切除之后，再用电灼。注意不要烧灼过深，以免组织坏死，引起出血或穿孔。

（3）挂线法：有以线带刀的说法，为我国传统中医的特有疗法。是采用药线、丝线或橡皮筋等来挂断瘘管或窦道。利用药线或橡皮筋的紧力，促使气血阻绝，肌肉坏死，达到切开目的。这种方法操作简便，使组织呈渐进坏死，容易修复，但必须注意引流通畅。

此法适用于高位复杂性肛瘘、肛管直肠狭窄、肛裂、高位脓肿等。操作时在局麻或骶麻下进行。取截石位或侧卧位，常规消毒，先在探针尾端缚扎一橡皮筋，再将探针另一端从瘘管外口徐徐向内口探入（切忌暴力造成假道），再将探针从瘘管内口完全拉出，使橡皮筋经过瘘管外口，紧贴皮下切口用止血钳夹住，在止血钳下方，用粗丝线双重结扎橡皮筋。然后在结扎线以外 2cm 处，剪去多余的橡皮筋，松开取掉止血钳。用凡士林油条压入伤口，压迫止血，外敷纱布包扎，胶布固定，整个操作过程完毕。

（4）结扎法：结扎法又称缠扎法。很早就被外科领域广泛应用。如《外科正宗》中就有用头发结扎脱疽的记载；《景岳全书》中有用蜘蛛丝缠扎赘瘤的记载。现代医学一般多采用丝线结扎。经过结扎，促使患处经络阻塞，使病变组织逐渐坏死脱落，从而达到治愈之目的。一般多用于内痔、息肉、肛门皮肤疣等。

凡顶大基小的直肠息肉、肛门皮肤赘疣、内外痔等，以双套结扣住扎紧。对大的内痔核和直肠息肉，可用缝线贯穿其根部，行 8 字贯穿结扎，两线交叉扎紧。如混合痔外痔剥离、内痔结扎法。环状混合痔可采用分段结扎法，先将环状内痔分为几个痔块，然后用止血钳夹住痔核的基底部，贯穿 8 字形结扎。也可采用胶圈套扎法，使小乳胶圈套入痔核根部。利用胶圈较强的弹力，阻断内痔的血液供应，使痔核缺血、坏死脱落而达到治愈目的。

3. 其他疗法

（1）针灸法：利用针刺或艾灸以疏通经络，调理气血，平衡阴阳。适用于脱肛、肛裂疼痛、术后尿潴留和术后疼痛等症。脱肛，可针刺足三里、长强穴；肛周炎、肛裂，可针刺长强、白环俞穴；对于肛门疾病术后疼痛，可根据情况，选用长强和白环俞等穴；术后尿潴留，小便困难者可针刺关元、气海、三阴交。此外，耳针对肛门肿痛、便血、便秘等亦有很好疗效，常用穴位如大肠、直肠、肛门、皮质下、神门等。同时也可在耳轮找出反应点，用毫针刺激后再埋皮内针固定，可随时按压埋针处，以加强治疗作用。

（2）挑治法：主要适于肛门肿痛、便血等。如上唇系带处有痔征即白色滤泡时，消毒后可用三棱针将其挑破或令适当放血，后按压止血即可。亦可在背部找出痔点，局部消毒后，以三棱针挑破痔点皮肤，再向深层挑刺，挑断部分白色纤维，局部粘贴敷料。

第二节 痔

一、概述

“痔”这个字，早已见诸我国古文献中，据说殷墟出土的距今3000年的甲骨文中就有“痔”字原型。在我国古代，痔有三种含义，一是指于人体九窍中“有小肉突出者”；二是所有肛肠疾病的总称，如《说文解字》云：“痔，后病也”，后病即肛门病，又如宋代王伯学的《痔瘘论》、滑寿的《痔瘘篇》，并非专门论述痔病和肛瘘，而是肛肠疾病专著；三是指痔病，与现代医学所讲的痔概念相同，如《诸病源候论·诸痔证候》中的“血痔”，《外科启玄》所述翻花痔及《外科大成》中对痔的症状详细的描述，基本等同于现代医学意义上的痔病。

祖国医学对于痔的病因病机的认识，最早见于《黄帝内经》，曰：“因而饱食，筋脉横解，肠澼为痔”。在此基础上，以后历代医家又不断深入的探索，使其得以逐渐发展和完善。如隋代巢元方著《诸病源候论》认为：“诸痔皆由伤风，房室不慎，醉饱合阴阳，致劳扰血气，而经脉流溢，渗漏肠间，冲发下部”而成；又如朱震亨《丹溪心法》云：“痔者皆因脏腑本虚，外伤风湿，内蕴热毒，醉饱交接……，以故气血下坠，结聚肛门，宿滞不散，而冲突为痔也”；再如清代《医宗金鉴》概括地指出：“痔疮形名亦多般，不外风湿燥热源”。另外痔在治疗上的发展，也是一个漫长的过程，除针对病因病机的治法外，还出现了其他的方法。如早期的《五十二病方》和《针灸甲乙经》，分别提出了痔的结扎切除法和针灸疗法；在宋代则开始出现了枯痔散和枯痔钉疗法及蜘蛛丝结扎疗法；明代《外科正宗》又提出分阶段内外痔不同的治疗方法；至明清时期，枯痔法已成为治疗痔的主要方法。

在西方，人们对痔的认识也经历了一个漫长的过程。18世纪以前，痔病一直被看做是正常的生理现象，即“痔非病论”。近两百年，随着研究的深入，出现了关于痔的各种学说，人们才得以从本质上认识痔，并随之出现了结扎法、套扎法、切除法、冷冻法等各种痔的治疗方法。

痔是临床常见病、多发病，我国民间有“十人九痔”之说，20世纪70年代的一项全国性普查显示，肛门直肠疾病的发病率为59.1%，其中痔的发病率最高，占肛肠疾病总人数的87.25%。患病者中又以内痔者居多，占59.86%，外痔占16.01%，混合痔占24.13%。以上情况足以说明痔是常见病及多发病。另外在性别和年龄上，男女发病比例约为4∶5，女性发病率稍高，发病年龄多在20～50岁，并可随着年龄的增加而逐渐加重。

传统上，痔被定义为是直肠末端黏膜下和肛管、肛缘皮肤下静脉丛血流淤滞、扩张屈曲所形成的静脉团。痔分为内痔、外痔和混合痔。

（1）内痔：关于内痔的形成机制，目前存在多种学说，其中传统的静脉曲张学说和Thomson在1975年提出的肛垫下移学说得到了多数学者的认可。根据以上两种学说，内痔可被重新定义为齿线以上直肠末端的肛垫，由于支持组织老化、松弛而下移，且因内部静脉扩张屈曲而充血肥大所形成的病理性团块。

（2）外痔：指齿线以下，肛管皮肤和皮下因炎症、静脉扩张淤血、血栓形成或结缔组织增生而引起的肿块或赘生物。

（3）混合痔：内痔和相应部位外痔相互融合、累及齿线上下者，为混合痔。

二、病因病机

（1）饮食不节，过食辛辣肥甘、过饮醇酒，致湿热内生，澼积于大肠。如《疮疡经验全书》云：“凡痔……多由饮食不节，醉饱无时，恣食肥腻、胡椒辛辣、炙煿醉酒……”。

（2）妇女生产用力或多次生产以及久泻、久痢、久咳等耗伤气血等使中气亏虚、肺气不足。如《疮疡经验全书·痔漏症篇》云：“肺与大肠相表里，故肺蕴热则肛门闭结，肺脏虚则肛脱出，此至当之论。又有妇人产育过多，力尽血枯，气虚下陷，及小儿久痢，皆能使肛门突出”。

（3）房室不节，精气脱泄，热毒乘虚下注。如《医宗金鉴》云：“总不外乎醉饱入房，筋脉横解，精气脱泄，热毒乘虚下注”，又如《医方类聚》云：“或醉饱入房，精气脱泄，热毒乘虚下注”。

（4）久坐久站、负重远行，或便秘久蹲、肛门努挣，使肛周气血运行不畅，结聚肛门。如《外科正宗》云：“气血纵横，经脉交错，……浊气淤血，流注肛门，俱能发痔”。

三、临床表现

1. 内痔的临床表现

（1）便血：多见于Ⅰ期、Ⅱ期的血管肿型内痔，是内痔早期的最主要的症状，晚期痔体较大者，由于长期反复脱出使表面纤维化，出血反而减少。内痔的出血可表现为便后擦血、便时便后滴血或喷射状出血，特点是不与粪便相混，呈鲜红色，便后即自行停止。内痔出血一般为间歇性，粪便干燥、疲劳、饮酒、过食辛辣刺激性食物常为诱因。如持续出血数天不止，常可引起不同程度贫血。女性在月经期前内痔出血容易发作，可能与月经前期盆腔充血有关。

（2）脱出：见于Ⅱ期或Ⅱ期以上的内痔，由于痔核较大，腹腔压力增高和括约肌松弛时可脱出肛外。其中Ⅱ期内痔仅在排便时脱出，便后可自行复位；Ⅲ期内痔排便下蹲或久行久站、咳嗽、劳累、负重时脱出肛外，需手托或长时间卧床休息方能复位；Ⅳ期内痔持续脱出肛外，手托亦不能复位或复位后很快又脱出，甚至可出现嵌顿水肿。

检查时，可见Ⅱ期内痔多属血管肿型，表面粗糙色鲜红，常有靡烂，质地柔软；Ⅲ、Ⅳ期多属静脉瘤或纤维化型，前者呈丛状隆起，表面光泽，色紫红，后者表面部分因纤维化而呈苍白或灰白色，质地较硬而富有弹性。Ⅳ期内痔嵌顿者，因循环障碍，痔体水肿并可形成黏膜下血栓，表面光泽，外形饱满，呈暗红色或粉红色，出现坏死后颜色加深变暗。

（3）疼痛：单纯内痔不产生疼痛，但当发生嵌顿，并引起水肿、血栓形成、靡烂坏死时则疼痛剧烈，还可伴有大便排出困难，重者甚至小便亦难以排出。

（4）黏液外溢：进食辛辣、饮酒等可刺激痔核产生慢性炎症，进而出现分泌物，在肛门括约肌松弛时分泌物可溢出肛门。经常性的黏液外溢可刺激肛门皮肤发生湿疹和瘙痒，检查时可见肛门潮湿和肛周皮肤增厚、皲裂、色素脱失等损害。

（5）便秘：出现便血时，患者常因惧怕而控制排便，造成大便干燥、排出困难。但通常干燥的大便更易损伤痔黏膜而加重出血，最终易形成恶性循环。

2. 外痔的临床表现

（1）静脉曲张性外痔：沿肛缘形成的环状或其他形状的隆起，质地柔软。下蹲或作其他引起腹压增加的动作后可加重，多无明显症状。

（2）结缔组织外痔：表面褶皱，颜色多与肛周皮肤类似或稍暗，大小不等，形状不规则，质地柔软。较大时可引起肛门异物感。

（3）炎性外痔：局部灼热、疼痛，走路摩擦后加重，检查时可见肛缘痔体红肿饱满、表面光泽，偶可见分泌物，触压痛明显。常伴有血栓形成。

（4）血栓性外痔：表现为肛周皮下圆形或近圆形的暗色隆起，局部胀痛和异物感明显，重者影响行走，如因行走摩擦而破溃，可有血栓溢出。发病突然，多位于截石位3、9点肛缘。

3. 混合痔 兼有内痔和外痔的临床表现。

四、治疗

1. 痔的治疗原则 消除痔的症状，是治疗痔的根本原则。无症状的痔一般不需要治疗，即使体积较大也不应作为治疗指征；反之，体积小但症状明显的痔，应积极治疗。在治疗有症状的痔时，只有在保守治疗和非手术治疗无效或有严重脱出的情况下，才应考虑手术治疗。手术的目的是去除病灶，消除症状，而非根治性切除，因此手术时需保护可保留的正常组织。

2. 内痔的治疗

（1）中药内服治疗：根据内痔证型的不同，分别立法和选方。

1）风伤肠络证：证见大便时出血，可为擦血、滴血或喷血，颜色鲜红，或有肛门瘙痒。舌红，苔薄白或薄黄，脉浮数。治宜清热凉血祛风，方用凉血地黄汤加减。

2）湿热下注证：证见便鲜红色血，量较多，肛内肿物外脱，可自行还纳，痔体可有红肿或靡烂，肛门潮湿灼热。舌红，苔黄腻，脉滑数。治宜清热利湿、化瘀消肿，方用五神汤加减。

3）气滞血瘀证：证见肛内肿物脱出，甚或嵌顿水肿，可隐见紫瘀，触压痛痛，肛管紧缩，坠胀不适。舌质暗红，苔白或黄，脉弦细涩。治宜活血化瘀、行气止痛，方用桃红四物汤或活血散瘀汤加减。

4）脾虚气陷证：证见肛门坠胀，肛内肿物外脱，需手法复位。便血色鲜或淡，可出现贫血，面色少华，头昏神疲，少气懒言，纳少便溏。舌淡胖，边有齿痕，舌苔薄白，脉弱。治宜益气健脾、升阳举陷，方用补中益气汤加减。

（2）其他药物治疗。

1）微循环调节剂：这类药物治疗痔的理论基础是痔的微循环障碍学说，即认为痔的水肿、出血、靡烂等症状是由局部微循环失调引起。有实验证明，微循环调节剂可纠正和改善这种微循环失调，因此用药后可缓解症状以达到治疗的目的。临床常用药物包括马栗树种提取物、地奥司明、草木犀流浸液片等。

2）止痛药物：主要用以缓解内痔炎性水肿或血栓形成后所引起的疼痛，常用如洛芬待因片、盐酸曲马多缓释片、布洛芬缓释胶囊等。必要时还可予肌内注射或静脉给药。

3）止血药物：适用于内痔出血者，常用如维生素 K、肾上腺色腙等，也可辨证使用云南白药、地榆槐角丸等中成药。必要时也可肌注或静脉予酚磺乙胺、氨甲苯酸等。

4）通便药物：肛门局部肿痛明显时，患者多因惧怕疼痛而延时排便，使便中水分被过度吸收，干燥不易排出，此时可适量使用通便药物。常用如乳果糖口服液、聚乙二醇电解质散、麻仁润肠丸等。

5）抗菌药物：主要用于内痔嵌顿伴坏死感染者。

（3）局部治疗：包括坐浴法、敷药法、塞药法和枯痔法。

1）坐浴法：该法自古至今一直广泛应用于肛肠疾病的治疗。其中用于治疗内痔者，根据作用可分为清热利湿类、疏风胜湿、活血止血类、消肿止痛类、收敛固涩类等，常用方剂如活血散瘀汤、洗痔枳壳汤、五倍子汤、苦参汤、安氏熏洗剂。

2）敷药法：本法是直接将药物敷于患处，多用在坐浴后。主要作用是缓解肿痛和出血。常用如麝香痔疮膏、九华膏、如意金黄膏、生肌玉红膏、角菜酸酯乳膏等。另外也可将具有相同功效的散剂经蜂蜜或麻油调成膏状后外敷。

3）塞药法：将药物制成栓剂，纳入肛门而达到治疗目的的用药方法。栓剂的药物功效和坐浴法、敷药法类似，但更适于未嵌顿内痔的治疗。常用如化痔栓、角菜酸酯栓等。

4）枯痔法：包括枯痔散外敷法、枯痔钉疗法和枯痔注射法，属传统中医学外治法，在《医学纲目》、《外科正宗》等古代文献中均有较详细的记载。

①枯痔散外敷法：该法是以枯痔散用水或油调成糊状后，涂于内痔表面，使痔核逐渐坏死脱落遗留创面，再逐渐愈合。传统枯痔散主要成分是砒和白矾，佐以雄黄、朱砂、硫黄、黄丹、乳香、冰片、乌梅肉等，其中砒具有较强的毒性，为避免砒中毒的危险，近代又出现了无砒枯痔散，主要成分包括花蕊石、明矾、胆矾、雄黄、雌黄、皮硝、冰片等，但缺少砒的成分，其渗透力弱，对痔体较大者疗效较差。

②枯痔钉疗法：又称插钉法、插药法，是一种将药物制成钉剂后插入痔核内而治疗

内痔的方法。我国古代文献所记载的枯痔钉均含有砒霜，并借助其腐蚀性，使痔体脱落，达到治疗目的，如宋代《太平圣惠方》记载的枯痔钉是由砒霜、黄蜡制成，明代《外科正宗》记载的“三品一条枪”成分是明矾、砒石、雄黄和乳香。自新中国成立以来，国内学者又对枯痔钉疗法进行了深入研究，提出了枯痔钉是通过自身的异物刺激作用，使痔核产生无菌炎症，并发生纤维化而萎缩的理论，同时还制出了无砒枯痔钉，如如意金黄枯痔钉、二黄枯痔钉等。这一改进使枯痔钉疗法的安全性大大提高，并在20世纪70、80年代得以广泛推广和应用。

（4）结扎法：结扎疗法是我国治疗内痔的传统方法，如《太平圣惠方》载：“用蜘蛛丝系缠鼠痔乳头，不觉自落”。在西方，1829年Salman首先报道用结扎法治疗内痔。该法目前仍是临床治疗内痔的一种常用方法，其作用机制是通过结扎痔的基底部，机械性阻断痔核的血供，促使其产生缺血坏死，坏死部位脱落后，创面修复愈合，由此而达到治疗目的。

（5）胶圈套扎法：套扎法与结扎法作用机制相同，只是阻断痔核血供的工具由丝线变为胶圈。常用胶圈为特制或由自行车气门芯胶管制成，宽约0.5cm。

1）止血钳套扎法。操作方法：患者侧卧位或截石位，局部消毒，局麻松弛肛门。①将1 ~ 2个胶圈套在一长弯头止血钳的关节部，暴露内痔，用该止血钳钳夹痔体基底部，并在钳夹部位以下剪开一小口。②用另一直止血钳，夹住并拉长胶圈，绕过痔体上端和弯止血钳顶端，套扎在痔体基底部，并使胶圈勒入小切口，随即退出止血钳。③同法处理其他痔核，术毕。

2）套扎器套扎法。操作方法：取侧卧位或截石位，常规消毒，局麻松弛肛门。①肛门镜下査看欲套扎的痔核，助手将肛门镜固定并将其暴露。②术者一手持套有胶圈的套扎器，套扎器官口应与痔核体积大小相适。另一手持组织钳，经过套管口和肛镜伸入肛内，钳夹痔核上部，并拉入套扎器的套管，套管前缘抵痔基底部时，握紧按压手柄，将乳胶圈推出，套住痔核底部。③放开组织钳，与结扎器一同取出。同法处理其他痔核，术毕。

3）负压吸引套扎法。操作方法：取侧卧位或截石位，常规消毒，局麻松弛肛门。在肛门镜下暴露将要套扎的内痔。①将套扎圆筒插入肛门镜内紧贴在内痔上，开动吸引器使套扎圆筒成负压，透过套扎器玻璃圆筒观察并控制所吸引内痔组织的大小。②扣动手柄，推出胶圈，套在内痔基底部。③同法处理其他痔核，术毕。

（6）注射疗法。临床应用的注射药物包括三大类：软化萎缩剂、硬化剂和坏死剂，根据三类药物对痔组织的不同作用机制，注射疗法可分为收敛化瘀法、硬化萎缩法和坏死枯脱法。

1）收敛化瘀法：收敛化瘀法，是使用唯一软化萎缩剂“芍倍注射液”注射治疗痔的方法，该法是肛肠病安氏疗法的重要组成部分，因此又被称为“安氏收敛化瘀法”。其中“收敛化瘀”这一治则，是安阿玥教授依据《素问·生气通天论》中“经脉横解，肠澼为痔”这一论述和中医学传统“收敛固涩”、“化瘀止血”之治法以及痔的隆起、脱垂和出血的基本症状，在国内首次提出的治痔新法则。该法不仅“收敛萎缩”“收敛固脱”，还强调“化瘀”，可避免其他注射法治疗后遗留硬结和肛肠狭窄的弊端。

2）硬化萎缩法：该法是将硬化剂注射到痔体内，使痔组织产生无菌性炎症并逐渐纤维化，以萎缩痔核达到治疗的目的。目前临床常用的包括5%苯酚植物油、5%奎宁尿素、5%～20%苯酚甘油与等量水和消痔灵注射液等。

3）坏死枯脱法：坏死枯脱法是将具有坏死作用的注射剂，注入到痔组织内，使痔核坏死脱落，创面重新愈合的治痔方法。代表性坏死剂是硫化钠薄荷脑溶液（痔全息注射液），以下以该药的注射方法为例，介绍坏死枯脱法。

（7）其他疗法。

1）针灸疗法：主要用于缓解痔的出血和坠胀症状，常用穴位有攒竹、燕口、龈交、白环俞、长强、会阳、飞扬、委中、承山等。

2）痔上黏膜环切钉合术（PPH）：又称肛垫悬吊术。该法是通过特制的吻合器环形切除内痔上方肠壁的黏膜层和黏膜下层，并吻合断端黏膜，使脱垂的内痔被向上悬吊、牵拉而不再脱出。理论上痔的动脉同时被切断，术后供血较少，痔核可逐渐萎缩。

3）痔动脉结扎术：该法是在多普勒专用探头引导下，将探得的痔上方动脉用圆针带线绕过并结扎，阻断痔的血供，以缓解症状。

4）冷冻法：应用－196℃的液氮，通过特制探头与内痔接触，快速冻结内痔组织并随后快速解冻，以达到使痔组织坏死的目的。坏死组织脱落后创面纤维性修复，内痔皱缩，即达治疗目的。

5）激光疗法：激光是20世纪60年代出现的光电子技术，70年代开始用于治疗痔，主要是利用激光束能量集中、聚焦点微小、方向性好的特点。治疗内痔时常用的是激光灼烧法，一般使用高功率二氧化碳激光器或Nd：YAG激光器，激光作用于局部组织后，产生200～1000℃高温，使痔组织凝固、炭化和气化，而达到治疗目的。

6）铜离子电化学疗法：又称铜离子导入法，是将铜针刺入痔核并通电，使局部小血管血液凝固和组织坏死、硬化，以达到萎缩痔核和止血的目的。

3. 外痔的治疗

（1）口服药物治疗：外痔的中医证型包括气滞血瘀型、湿热下注型和脾虚气陷型，与内痔的部分证型相同，可选用相同的治法和方药，不再赘述。其他可使用的药物还包括微循环调节剂、止痛药物、通便药物和抗菌药物，使用适应证亦与内痔相同。

（2）局部治疗：外痔的局部治疗主要包括中药坐浴法和敷药法。

1）中药坐浴法：多用于炎性外痔和血栓外痔的治疗，常用如活血散瘀汤、五倍子汤、苦参汤、安氏熏洗剂等，可缓解坠胀、灼痛等症状。

2）敷药法：适应证与坐浴法相同，多用在坐浴后。常用如活血止痛散、如意金黄膏、九华膏等。

（3）注射治疗：收敛化瘀法不仅对内痔有较好的疗效，还可用于静脉曲张性外痔的治疗。适应于静脉曲张性外痔。

1）使用药物：1∶2浓度芍倍注射液（1单位芍倍注射液加2单位0.5%利多卡因）。

2）操作方法：患者取侧卧位，常规消毒铺巾，行局部麻醉松弛肛门。在肛缘选取静脉曲张隆起的远心端作为注射进针位置，通常为截石位3、7、11点。进针时针尖斜面向下，针头与肛缘皮肤呈15°～30°角刺入，刺入后向肛缘方向进针至静脉曲张团的近心端（齿线以下），注意进针时勿穿出皮肤或深刺入肌层。进针后退针给药，使痔体均匀隆起，当痔体较宽时，可间隔一定距离后再次进针注射。注射后揉压隆起的痔体，使药液分布均匀。同法处理其他外痔，加压包扎，术毕。术后持续加压3小时，不需要换药。

（4）手术治疗：目的是消除因外痔引起的肿胀、疼痛等症状，无症状的外痔，一般不主张手术切除。适应于血栓性、静脉曲张性及结缔组织外痔。

1）结缔组织外痔的手术方法：患者取侧卧位，常规消毒铺巾，行局部麻醉。痔体较小、范围局限在肛缘和肛管下部者，用止血钳将其提起，放射状剪除即可；痔体较大、范围直至齿线者，需作梭形切口并剥离至齿线以上，并结扎根部、切除多余组织。最后止血，包扎固定，术毕。

2）静脉曲张型外痔的手术方法：患者取侧卧位，常规消毒铺巾，行局部麻醉。在肛缘选取静脉曲张明显处作为手术切除的位置，通常为截石位3、7、11点。用止血钳提起痔体后，放射状切口将其剪除，再剥离或结扎未剥净的静脉团即可，对于痔体较大、范围至齿线者，则需将切口延至齿线以上，并结扎根部切除多余组织。同法处理其他位置外痔后，止血、包扎固定，术毕。

3）血栓外痔的手术方法：患者取侧卧位，常规消毒铺巾，行局部麻醉。用止血钳提起血栓远端皮肤，以肛门为中心做一放射状切口，沿切口将血栓和部分覆盖皮肤一并剥离，并使创口呈放射状梭形，修剪皮缘，止血并包扎固定，术毕。

4. 混合痔的治疗 保守治疗可见内、外痔的治疗方法，以下介绍混合痔的手术方法。

（1）外痔剥离内痔结扎术：取侧卧位，常规消毒，局麻。

1）牵拉外痔，并在外痔部分作V形皮肤切口，注意勿破坏痔静脉丛。

2）用组织钳提起V形内的皮肤，止血钳钝性剥离外痔皮下静脉丛至齿线稍上，暴露内括约肌下缘。

3）钳夹内痔基底部，在其正中用圆针粗丝线贯穿8字形结扎，剪去多余组织。

4）同法处理其他痔体，注意两切口之间应保留正常皮肤，包扎固定，术毕。

（2）切除缝合术：取侧卧位，常规消毒，局麻。

1）用止血钳将外痔部分夹住提起，在基底部做放射状梭形切口，切口直至齿线处，并将静脉丛一并剥离。

2）向外牵拉，暴露内痔，用另一止血钳钳夹内痔基底部，切除止血钳以上组织。

3）用针线从止血钳顶端起至齿线处行连续贯穿缝合，撤出止血钳，紧线结扎。

4）同法处理其他痔核，碘伏消毒创面，包扎固定，术毕。

（3）外剥内扎加芍倍注射术：该方法是安氏疗法治疗混合痔的主要手术方法，适用于各类环状、半环状和单发混合痔。患者取侧卧位，常规消毒铺巾，行局部麻醉。

1）查看内痔各痔核和外痔的大小和位置，选择内痔脱出、外痔较大的点位作为主要的外剥内扎部位，多以3、7、11点母痔区为主。

2）用止血钳将外痔提起，作梭形剪切口，并以尖头弯剪将外痔皮瓣分离至齿线以上。

3）以止血钳钳夹对应内痔的中上部分，并在钳下结扎，剪除残端。

4）修剪外痔切口皮下静脉丛，合并有皮下血栓者可一并剥离或切除。

5）同法处理其他主要点位后，切除剩余的外痔，肛门镜下注射内痔。

6）创面止血，包扎固定，术毕。

第三节 肛门直肠周围脓肿

一、概述

肛门直肠周围脓肿简称肛周脓肿，是肛门直肠周围软组织急性化脓性感染的结果。绝大部分肛周脓肿源于肛腺的感染，也有极小部分由其他因素导致。中医学中，本病被称为“肛痈”，既往还曾被称为“锐疽”“脏毒”等，如最早描述该病的《灵枢·痈疽篇》曰：“痈疽发于尻，名曰锐疽，其状赤坚大…”；又如《外科正宗》说：“夫脏毒者…蕴毒流注肛门结成肿块”。

肛周脓肿在任何年龄均可发病，但多见于 20 ~ 50 岁中青年，男性多于女性，婴幼儿也可发病。肛周脓肿发病多较突然、进展快，可引起患者肛周局部剧烈疼痛，重者还可出现发热等全身症状，脓肿破溃脓出后可形成肛瘘。临床多将其作为一种急症处理，因及时积极的治疗不但能减轻患者痛苦，还可避免病情其加重和复杂化。

二、肛痈病因

祖国医学中有关于肛痈病因的论述颇多，但归纳起来不外乎虚、实两端。

1. 虚证致病

（1）久病极虚，三阴亏损，湿热积聚肛周，如《疡科心得集·辨悬痈论》云：“患此者俱是极虚之人，由三阴亏损湿热积聚而发”。

（2）虚劳久嗽，痰火结肿肛门，如《外科正宗·脏毒论》云：“又有虚劳久嗽，痰火结肿肛门如粟者，破必成漏”。

2. 实证致病

（1）外邪入里化热，下注肛门，如《河间医学六书》云：“风热不散，谷气流溢，传于下部，故令肛门肿满，结如梅李核，甚者及变而为瘘也”。

（2）过食膏粱厚味、辛辣醇酒，湿热内生，下注积聚肛门，如《外科正宗》云：“夫脏毒者，醇酒厚味，勤劳辛苦，蕴毒流注肛门结成肿块。”

三、中医学辨证分型

按照证候不同，肛痈分为以下三型。

（1）火毒蕴结型：肛门周围突然肿痛，持续加剧，伴有恶寒、发热、便秘、溲赤。肛周红肿，触痛明显，质硬，表面灼热。舌红，苔薄黄，脉数。

（2）热毒炽盛型：肛门肿痛剧烈，可持续数日，痛如鸡啄，夜寐不安，伴有恶寒发热，口干便秘，小便困难。肛周红肿，按之有波动感或穿刺有脓。舌红，苔黄，脉弦滑。

（3）阴虚毒恋型：肛门肿痛、灼热，表皮色红，溃后难敛，伴有午后潮热，心烦口干，夜间盗汗。舌红，少苔，脉细数。

另外清代吴谦所著《医宗金鉴》，将肛周脓肿按照部位分为“鹳口疽”“坐马痈”等六类，论述也较为全面，介绍如下。

（1）鹳口疽：又名锐疽，生于尻尾骨尖处。初肿形如鱼肫，色赤坚痛，溃破口若鹳嘴。朝寒暮热，夜重日轻，溃出稀脓为不足；或流稠脓鲜血为有余。

（2）坐马痈：此证生于尻尾略上。高肿溃速脓稠者顺；若漫肿溃迟出紫水者险。虚人患此，易于成漏。

（3）臀痈：生于臀肉厚处，肿、溃、敛俱迟慢。

（4）上马痈与下马痈：生于臀肉之下折纹中。初起如粟，黄脓小疱，渐生焮痛，寒热往来，高肿红亮为轻，平陷黑硬为重。

（5）涌泉疽：生于尻骨之前长强穴。初肿坚硬疼痛，状如伏鼠，十日可刺。得白脓者顺，溃迟青脓者险，紫黑水者逆。

（6）脏毒：此证有内外、阴阳之别。发于外者，肛门两旁肿突，形如桃李，大便秘结，小水短赤，甚者肛门重坠紧闭，下气不通，刺痛如锥，脉数有力，多实多热，属阳易治；发于内者，肛门内结壅肿，刺痛如锥，大便虚闭，小水淋漓，寒热往来，遇夜尤甚，脉数微细，为虚为湿，属阴难治。

四、临床表现

不同位置的肛周脓肿，有不同的临床表现。

1. 低位肛周脓肿

（1）坐骨肛门窝脓肿：是最常见的一类肛周脓肿。初期肛周有持续性疼痛感，不甚剧烈，局部红肿不明显，指诊可扪及肿块。随着病情发展，脓肿形成，局部肿胀跳痛、灼热感逐渐加重，可影响排尿和正常行走，并可伴发热、身倦乏力等全身症状，肛周可见明显的红肿，皮温升高，压痛明显，有波动感，病变范围可在一侧或双侧。

（2）肛门前、后间隙脓肿：肛腺感染扩散到肛门前、后深间隙引起，发病时全身症状不显，局部以肿痛、灼热感为主，指诊皮温升高、有波动感和压痛。肛门后深间隙脓肿如未及时治疗，可蔓延到与其相通的一侧或两侧坐骨直肠间隙，形成低位的后半马蹄或全马蹄形肛周脓肿，如同时向上蔓延穿透肛提肌侵及直肠后间隙，则形成高位马蹄形脓肿。虽然肛门前深间隙也与两侧坐骨直肠间隙相通，但感染极少向该处蔓延，而是易向 colles 筋膜（会阴浅筋膜）延伸，形成会阴部脓肿。

（3）低位肌间脓肿：位于齿线以下内、外括约肌之间，单纯的低位肌间脓肿范围局限，有明显疼痛，肛缘红肿不明显，指诊时肛管内有肿块隆起，压痛明显，如不及时治疗，可向坐骨肛门窝、骨盆直肠窝等间隙扩散。

（4）肛门周围皮下脓肿：位于肛周皮下，是较常见的一种脓肿。局部红肿疼痛明显，指诊有波动感，易破溃和治愈。

（5）黏膜下脓肿：位于直肠黏膜下间隙内。主要因肛腺感染引起，小部分由内痔注射不当感染所致。易在肛窦处破溃，部分可扩散至肛周皮下，形成皮下脓肿。发病时肛内有坠胀、疼痛感，肛周局部无明显病理改变，全身症状不显。肛内指诊可触及直肠壁隆起，温度升高，有触痛和波动感，部分可仅表现为直肠壁有压痛的硬结。

2. 高位肛周脓肿

（1）骨盆直肠间隙（窝）脓肿：临床上少见，多因坐骨直肠间隙脓肿向上蔓延穿透肛提肌所致，少部分由肛腺感染直接扩散引起。因病灶位置高，起病初期症状不明显，多有不同程度的肛门周围和骶尾部沉重酸胀和便意感，有时影响排尿。病情进一步发展，会出现高热、寒战，精神萎靡、周身不适等全身症状，严重者出现脓毒血症甚至感染性休克。检查时指诊在肛提肌以上可触到肿块，温度升高，有压痛和波动感，肛门镜下偶可见到直肠黏膜肿胀。

（2）直肠后间隙脓肿：位于直肠后、骶骨前，多因肛门后深间隙脓肿向上扩散穿过肛提肌而形成，也有部分由肛腺感染扩散直接形成。临床症状与骨盆直肠窝脓肿相似，常有肛内重坠感，伴骶尾部钝痛，并向臀部放射，发热、周身不适等全身症状明显。指诊时尾骨与肛门之间有深部的压痛，肛内指诊可触及直肠后壁肿块，有压痛和波动感。

（3）高位肌间脓肿：临床上极少见，位于齿线以上末端直肠的直肠环肌和纵肌之间，常由直肠炎症或直肠损伤并发感染形成。主要临床症状为肛内坠胀疼痛，排便时可加重，肛周肛管一般无明显不适。指诊在齿线以上可触到肿块、有压痛和波动感，肛门镜下见直肠壁圆形隆起，温度升高，表面可有糜烂。

五、治疗

（一）中医治疗

在中医学理论体系中，肛周脓肿的发展过程一般可分为初起、成脓、溃后三个阶段。

1. 初起阶段　指脓肿新发尚未化脓阶段，应以“消法”为治疗原则，“审其症而消之”，使病灶及时消散。此阶段肛痈，多属火毒蕴结者之实证，证见肛周肿痛突发、持续加剧，伴恶寒、发热，便秘、溲赤，局部红肿焮热，质硬压痛，须治以消肿散结、清热解毒、活血止痛，内服方可用仙方活命饮、内疏黄连汤等化裁，外敷药可以活血止痛散、如意金黄膏、玉露散等为主。少数属阳虚寒凝或阴虚内热之虚证者，分别须治以补阳散寒、温经通阳和养阴清热，方用阳和汤或知柏地黄丸加减。

2. 成脓阶段　指脓肿形成期，此期应以“托法”为治疗原则，“因其势而逐之”，使脓肿速溃，透脓外出。临证如见肿疡高起，疼痛剧烈、脓根收束，色晕分明，剧痛难忍，脉证俱实者，属正盛邪实，须治以托毒透脓，方用透脓散化裁；如见疮形平塌、根脚散漫、难溃难腐、疼痛不甚，属正虚毒盛，须治以补托透脓，方用托里透脓汤化裁。成脓后的外用药物可选用白降丹，水调和点放疮顶，代刀破头。

3. 溃后阶段　指脓肿经治疗或自然破溃，脓液流出之后的阶段，治疗应以“补”为原则，“益其所不足而敛之”，促使创口愈合。如溃后脓尽腐除，治法可以补益气血阴阳为主，方用补中益气汤、滋阴除湿汤、四物汤等化裁，同时可外用生肌散、八宝丹等助其生肌收口。但在临证时，常见的情况是脓出不尽、腐肉难除，此时仍须内服透脓散或托里透脓汤透脓外出，亦可外敷升丹等提脓祛腐，待脓尽腐除后，再行“补法”敛疮生肌。除内服外敷外，目前中药熏洗法也常用于脓肿溃后阶段的治疗。通过熏洗，可起到消肿止痛、清热祛湿、去腐生肌等作用。常用如安氏熏洗剂、苦参汤等。

（二）手术治疗

1. 手术治疗原则

（1）脓肿一旦形成，宜早期切开排脓，勿待其自行破溃。因皮肤较坚韧，脓液易向深部或左右扩散，如果切开不及时，脓肿必然增大加深。

（2）排脓要彻底，排脓后引流要通畅，不留盲腔。因盲腔内的脓液作为感染灶可继续向周围或深处扩散。

（3）术中尽量找到内口。找到明确内口后，可行一次性根治手术，以防形成肛瘘后再次手术。

（4）行根治术时，要正确处理肛管直肠环，防止发生肛门失禁的发生。

（5）如未找到可靠的内口，或肛提肌以上高位脓肿伴有全身症状较重者，宜先切开排脓，待形成肛瘘再行二次手术。

（6）若术中未顺利找到明确内口，不必强行探查，防止形成新病灶和假灶。

2. 寻找内口方法 寻找肛周脓肿内口最基本的方法是肛内指诊。绝大多数肛周脓肿起源于肛窦感染，指诊时可在齿线原发感染灶扪及硬结，并有压痛，此处一般即为内口。少数肛周脓肿单纯依靠指诊内口位置尚不能明确，须借助其他方法，但需明确脓肿扩散与括约肌的关系。

（1）在肛门镜下，如见肛窦有充血水肿或脓液流出，常为内口部位。不甚明确时，还可用钩形探针探查，帮助确定具体位置，注意探查时操作要轻柔，因黏膜经炎症刺激，质地变脆，容易造成假内口。

（2）术中排脓后，脓腔完全敞开前，可向脓肿内注入生理盐水，查看有无从肛窦流出，流出部位即为内口。

（3）切开排脓后，可在肛内以手指作引导，用探针经脓腔向可疑内口处探查，如可顺利探出，即可明确为内口。如不能探出，不可强行用力探查。

（4）脓出后，可沿坏死组织，逐步将脓腔敞开分离，直至齿线处内口。

3. 切开术 切开术是临床治疗低位肛周脓肿最常用的手术方法。

（1）适应证：肛周皮下脓肿、直肠前后间隙脓肿、坐骨直肠间隙脓肿和黏膜下脓肿等低位肛周脓肿。

（2）黏膜下脓肿手术方法：取侧卧位或截石位，常规消毒铺巾，局麻。①确定内口位置和脓肿范围。②在脓肿内口对应点位齿线下做放射状梭形切口。③肛门镜下暴露脓肿部位，与肠腔平行纵向切开，排出脓液后，将齿线上下切口贯通以保证引流通畅。④清除内口周围及脓腔内坏死组织。⑤结扎出血点、凡士林纱条或乳胶管引流，包扎固定，术毕。

（3）其他低位肛周脓肿手术方法：取侧卧位或截石位，常规消毒铺巾，局麻松弛肛门。①确定内口位置和脓肿范围。②在脓肿部位皮肤上做一以肛门为中心的放射状梭形切口（内口在截石位6点时，切口位置选取5点或7点位，下同），切口长度宜超过脓肿范围0.5～1cm。切除游离皮肤，切开皮下组织，用止血钳或手术刀敞开部分病灶排出脓液。③将探针探入脓腔，自内口探出后沿探针切开，使脓腔全部敞开。如内口位置和脓腔走行明显，亦可沿坏死组织直接切开。④修剪两侧创缘，清除内口周围及脓腔内坏死组织，以保证引流通畅。⑤止血、凡士林纱条引流、包扎固定，术毕。

（4）低位切开高位挂线术：低位切开高位挂线术是在传统“挂线术”基础上演变而来的治疗高位肛周脓肿的手术方法。该方法较单纯挂线法的优势在于皮筋脱落时间变短、疼痛减轻及复发率下降，但因被勒割的肛管直肠环由于炎症浸润而韧性下降质地较脆，仍有一定几率造成肛门失禁。

（5）低位切开、高位乳胶管引流术：低位切开、高位乳胶管引流术是安氏疗法治疗高位肛周脓肿和高位肛瘘的一种经典方法。该法避免了传统挂线术持续勒割造成的长时间疼痛，不切开或部分切开肛管直肠环，与挂线术相比损伤更小，又没有肛门失禁的风险。并且只要内口和脓腔全部敞开、引流彻底，术后一般恢复较快，且瘢痕轻，不会复发。

（6）主灶切开、对口引流术：该手术方法是安氏疗法创始人安阿玥教授1983年首先创用（《肛肠杂志》1983年第三卷第二期）。主灶切开对口引流术适用于各种范围较大的肛周脓肿，术后创伤小、痛苦少、恢复快。克服了将病灶全部敞开而导致的创面范围大，疼痛明显、恢复慢，瘢痕重，肛门变形等缺点。以引流通畅为原则，本术式化繁为简，在尽量少损伤肛周皮肤及皮下组织的同时，可达到最佳的引流效果，术后疗效肯定。

（7）切开引流术：切开引流术，可一次根治无内口的肛周脓肿；对于不宜行一次根治术者，可达到排出脓液、减轻痛苦、防止疾病蔓延和复杂化的目的。

第四节 肛门直肠瘘

一、概述

肛门直肠瘘是病理性原因导致的肛管或肛门直肠部与肛门周围皮肤相通的异常管道，简称肛瘘，中医学中被称为痔瘘或肛漏。典型的肛瘘包括原发性内口、瘘管和外口，其特征为内口多位于齿线肛窦处；瘘管位于内、外口之间的肛门直肠周围组织；外口位于肛周皮肤，且经常有脓性分泌物流出。如外口闭合分泌物流出不畅，可致局部肿痛，继而外口重新破溃或在附近形成新的外口后脓液流出，如此反复发作，经久不愈。本病属于肛肠科常见疾病，占一般普通外科疾病的3%～5%，可反复发作，经久不愈，其发病年龄多在18～50岁的青壮年期，男性显著多于女性，有报道称男女比例达（4～6）：1。

我国是认识“瘘”病较早的国家，相关记载首见于战国以前成书的《山海经·中山经》，曰“仓文赤尾，食者不痈，可以为瘘”，《内经》则认为，寒邪滞留经脉，致“陷脉为瘘”。但此阶段所说的瘘泛指全身各部位的瘘管，而非专指“肛瘘”。以后历代医家则对其进行了详细的记载和描述，如《神农本草经》将其称为痔瘘，云：“夫大病之主，……痈肿恶疮、痔瘘瘿瘤”，始见痔瘘之名；宋《太平圣惠方》云：“夫痔瘘者，由诸痔毒气，结聚肛边……穿穴之后，疮口不合，时有脓血，肠头肿痛，经久不瘥，故名痔瘘也”，将痔与痔瘘从概念上进行了区分；《疮疡经验全书》又称本病为单漏，曰：“又有肛门左右，别有一窍出脓血，名曰单漏”；至清末，《外证医案汇编》首次本病命名为“肛漏”。

二、病因

祖国医学有关于肛漏病因的论述颇多，具有代表性的包括以下几类。

（1）肛痈溃后，湿热余毒未尽，蕴结不散，如《医门补要·痔瘘》云：“湿热下注大肠，从肛门先发小疙瘩，渐大溃脓，内通大肠，日久难敛，或愈月余又溃……”。

（2）痔久不愈成瘘：如《诸病源候论》：“痔久不瘥，变为瘘也”。《外科启玄》曰：“痔漏，乃痔疮日久不忌房事，破而流脓不收口者是也。”

（3）外感风、湿、热、燥、火邪所致，如《河间六书》记载“盖以风热不散，谷气流溢，传于下部，故令肛门肿满，结如梅李核，甚至乃变而为瘘也”。

（4）气血不足或阴经亏损，如《外证医案汇编》曰：“肛漏者皆属肝脾肾三脏气血不足”，《薛氏医按》则曰：“痔属肝脾肾三经，故阴精亏损难治，多成漏证。”

三、病理

典型的肛瘘在病理结构上可分为内口、瘘管和外口三部分。

1. 内口　肛瘘内口一般只有 1 个，少数可有两个，多个内口者少见。内口可分为原发性和继发性两种。肛瘘的原发性内口一般位于其原发感染灶，由于肛瘘大多由肛腺感染引起，因此内口通常在感染肛腺开口的肛窦处，小部分非肛腺感染引起肛瘘内口则可分布在齿线上下的直肠下段或肛管的任何部位。继发性内口大部分是医源性的，最常见的成因是探针盲目探查和挂线时人为制造，少数是由于感染扩散，脓肿向直肠肛管内破溃所致。

2. 瘘管

（1）瘘管的分类：瘘管是连接内口和外口的炎性管道，可分为主管和支管。主管指连接原发内口和外口的管道，通常走行较直，如为马蹄形肛瘘，瘘管则走行弯曲且一般较长。支管是主管与继发性外口相连的管道，多由主管引流不畅或外口闭合，感染灶向周围扩散蔓延所致。若脓肿形成后炎症得到控制，脓液被吸收或经原发内口流出，未在其他部位穿透皮肤或黏膜，则形成盲管，这种肛瘘则被称为内盲瘘。

（2）瘘管的炎症：瘘管在形成阶段，其内部炎症以肉芽肿性炎为主，肉芽肿性炎是一种特殊的增生性炎，以肉芽肿形成为特点。瘘管形成后，炎症则主要是慢性渗出性炎，以嗜中性粒细胞渗出为主，并有不同程度的组织坏死和脓液形成。

（3）瘘管的形成：瘘管的形成过程实际上是一纤维性修复过程。首先是以上皮样细胞和多核巨细胞为主要成分的肉芽组织增生，增生的同时肉芽组织可溶解和吸收损伤局部的坏死组织及其他异物，并填补组织缺损；然后是肉芽组织逐渐转化成以胶原纤维为主的瘢痕组织。经纤维性修复后的瘘管，外壁主要由瘢痕化的纤维结缔组织构成，内壁则由于反复的急慢性感染和炎症刺激，主要成分仍为不断坏死和增生的肉芽组织。

3. 外口　是瘘管通向肛周皮肤的开口，包括原发性和继发性两种。原发性外口是肛周脓肿首次破溃的溃脓口，继发性外口是肛瘘炎症蔓延扩散后所形成的新溃口。

四、中医学辨证分型

按照证候不同，肛瘘分为以下三型。

（1）湿热下注：肛周经常流脓液，脓质稠厚，肛门胀痛，局部灼热。肛周有溃口，按之有索条状物通向肛内。舌红，苔黄，脉弦或滑。

（2）正虚邪恋：肛周流脓液，质地稀薄，肛门隐隐作痛，外口皮色暗淡，漏口时溃时愈，肛周有溃口，按之较硬，或有脓液从溃口流出，且多有索条状物通向肛内，可伴有神疲乏力。舌淡，苔薄，脉濡。

（3）阴液亏虚：肛周有溃口，颜色淡红，按之有索条状物通向肛内，可伴有潮热盗汗，心烦口干。舌红，少苔，脉细数。另外，我国历代文献所记载的肛瘘分类方法多较复杂繁琐，主要是根据瘘管的部位、形态、特征、病因、症状进行分类和命名。如《外科大成》说："肾俞漏，生肾俞穴；瓜瓤漏，形如出水西瓜瓤之类；肾囊漏，瘘管通入阴囊也；缠肠瘘，为其管盘绕于肛门也；屈曲漏，为其管屈曲不直，难以下药至底也；患臀漏、蜂窝漏，二证若皮硬色黑，必内有重管……通肠漏，惟以此漏用挂线易于除根。"又如《洞天奥旨》中说："大约瘘病有八，一曰气瘘；二曰风瘘；三曰阴瘘；四曰冷瘘；五曰色瘘，俗名痔瘘；六曰血瘘；七曰偏瘘；八曰瘘瘘，俗名瘘腮瘘。气瘘者，时肿时消，痛胀难忍也；风瘘者，孔窍作痒也，阴瘘者，男女阴内疼痛出水也……"。

五、临床表现

1. 症状

（1）脓液流出：脓液的多少与瘘管大小、长短及数目有关。新形成或炎症急性发作期的瘘管脓液多、味腥臭、色黄绿而浓厚；形成时间较长且处于慢性炎症期的瘘管脓液少或时有时无。结核性肛瘘脓液多而清稀，呈米泔水样，可有干酪样坏死物。

（2）肿块：可表现为局限性硬结和索条状硬结，前者多见于黏膜下肛瘘和低位内盲瘘，后者则见于一般皮下肛瘘和低位肛瘘。高位肛瘘的索条状硬结一般不明显，但肛内指诊时常可扪及肛管直肠环质地变硬，这主要是由瘘管处炎症浸润使其纤维化引起。另外在炎症急性发作期，若瘘管封闭、外口闭合或无外口，可致脓液引流不畅而使肿块增大。

（3）疼痛：在慢性炎症期，疼痛一般不明显，可有肛门坠胀不适。急性期，脓液积存于管腔内引流不畅时，局部胀痛和压痛明显，脓液流出后疼痛减轻。如脓液引流不及时，出现继发性脓肿或支瘘管时，疼痛剧烈。

（4）瘙痒：主要是由脓性分泌物刺激肛周皮肤引起，长期的刺激还可导致湿疹。

（5）排便不畅：一般的肛瘘不影响排便。高位肛瘘通过慢性炎症刺激肛管直肠并使其纤维化时，可影响肛门的舒缩，出现排便不畅。

（6）全身症状：一般的肛瘘不会引起全身症状，高位、复杂且经久不愈的肛瘘，常可引起精神萎靡、烦躁易怒、失眠等神经衰弱症状。另外在急性炎症期，若脓液引流不畅，可出现不同程度的发热，如为结核性肛瘘，则可有低热、盗汗等症状。

2. 局部检查

（1）内口：内口多位于齿线处，表现为有压痛的小结节或凹陷。

（2）外口：未闭合的外口常表现为皮肤上的小凹陷，并可见脓性分泌物；闭合的外口可仅表现为局部皮肤颜色异常，也可表现为瘢痕或增生并隆起的结节，其中结节是增生的肉芽组织纤维化后形成。

（3）瘘管：位置较低的肛瘘，可在肛周皮下触及索条通向肛内。位置较高的肛瘘索条位置亦较深，多触及困难，但与瘘管相同点位的肛管直肠环常因炎症刺激而质地变硬。

六、诊断和鉴别诊断

1. 诊断 根据以上典型的症状和体征并结合病史，肛瘘一般不难诊断。但为指导治疗，还应进一步明确肛瘘的性质、内口位置、瘘管走行及其与肛管直肠环的关系，临床常用的方法包括视诊、肛外触诊、肛内指诊、探针探查、过氧化氢溶液灌注探查及影像学检查等。

（1）视诊：视诊时患者应取侧卧位或膝胸位，以充分暴露肛门和肛周。视诊的内容主要是观察肛周皮肤、肛瘘外口及流出脓液的情况。

1）皮肤：外口皮肤红肿者，肛瘘常为新发或处于急性炎症期；外口周围皮肤颜色加深或变浅，主要因分泌物长期刺激引起，提示病程较长；肛周皮肤瘢痕较多而凹凸不平，肛瘘多为复杂性且病变广泛。另外如皮肤颜色灰暗且外口凹陷、脓液清稀，提示结核性肛瘘可能；皮肤颜色发黑且范围较广，伴有较多的外口和脓性分泌物，可能为化脓性汗腺炎性肛瘘。

2）外口：结核性肛瘘的外口多呈现为不规则的凹陷；一般的非特异性肛瘘，如为新发，外口亦常为一小凹陷而无肉芽组织增生，但病程较长时，该部位可因反复炎性刺激出现增生并纤维化的结节或直接形成瘢痕。外口的数量可为一个或多个，在距肛缘较近的情况下，若仅有一个外口，则多为低位单纯性肛瘘；若有多个外口，可为低位复杂肛瘘，亦可为多发性低位单纯肛瘘。外口在肛门左后或右后，其内口多在肛管后正中齿线上；如外口在左前或右前，距肛缘较近，其内口多在相对的齿线附近，距肛缘较远，超过 5cm 以上的，其内口可能在后正中齿线处，为马蹄形肛瘘；外口位于前方阴囊根部，内口亦多在相应的齿线部位。

3）脓液：脓液厚稠而多，表明有急性炎症；脓液呈血性，表示脓肿破溃不久。脓水清稀或呈米泔水样，伴有瘘口凹陷，可能有结核菌感染；脓液色黄而臭，多属大肠埃希菌感染；混有绿色脓汁，表示有铜绿假单胞菌混合感染；分泌物黏白如胶冻样，或呈咖啡样血性分泌物，可能出现癌变。

（2）肛外触诊：可帮助了解肛瘘的深浅、走行和性质。检查时从外口开始，向肛缘方向触摸，轻触可及明显索条状瘘管，说明瘘管较浅；重按才能感到索条状物或仍不甚明显，说明瘘管较深。索条状组织走行较直且通向外口相同点位肛缘，肛瘘多属单纯性；索条状组织弯曲向肛缘 6 点位或通向其他外口，为马蹄形或一般复杂性肛瘘。触压后疼痛明显且有脓液自外口流出，表明病灶处于急性炎症期；触压后疼痛不显且无脓液或脓液量少，病灶多处于慢性炎症期。

（3）肛内指诊：肛内指诊多以示指为主，检查前指套上涂抹润滑剂，并嘱患者放松，循瘘管缓慢进入肛内。如在齿线触到有压痛的硬结或凹陷，应疑为肛瘘内口。继续向上探查直肠黏膜和肛管直肠环，有黏膜下硬结者应怀疑黏膜下瘘；肛直环质地变硬则提示有高位病灶存在。感知肛管和肠壁温度，温度升高有灼热感，局部炎症处于急性期，温度正常则提示炎症缓解。另外肛门括约肌收缩力也应在肛内指诊时一并检查，收缩力明显减弱且有肛瘘手术史，可能为术中括约肌损伤所致。

（4）探针探查：目的是明确瘘管走行方向及内口位置，一般在术中麻醉后进行。探查时首先将示指伸入肛内，感知肛管直肠环和齿线的位置并寻找可疑内口，然后将探针从外口探入瘘管，并向可疑内口方向深入，如可自该处顺利探出，即可明确为内口，如不能探出则需重新寻找，切忌暴力操作造成新的内口或假道。对于复杂肛瘘，还可从外口同时放入几根探针，探查各管道是否相通并借以探出主灶的位置。

瘘管及内口探针是检查治疗肛瘘的重要工具之一。术前应该备有粗细不同、长短不一、软硬不等的探针，以适合不同类型瘘管的检查。探针检查时必须轻柔，力度不宜过大，探查前应通过视诊和触诊初步了解病情，避免盲目。

（5）过氧化氢溶液灌注：该法主要用于定位内口和探查瘘管走行，适用于高位肛瘘和复杂肛瘘。定位内口时，首先在齿线上方肠腔内放入干棉球，堵塞肠腔，防止过氧化氢溶液流入损伤肠黏膜，然后从肛瘘外口加压注入过氧化氢溶液，肛门镜下观察肛管及肠腔，过氧化氢溶液气泡冒出位置即可确定为肛瘘内口。探查复杂肛瘘瘘管走行时，亦先以棉球堵塞肠腔，然后自其中一外口注入过氧化氢溶液，同时观察其他外口，如有气泡冒出，则与该外口相通。

（6）影像学检查：主要包括B超、X线碘油造影和MRI。肛周B超和肛管直肠腔内B超可清晰显示肛管直肠周围组织层次，能明确瘘管走行、支管数目、内口位置及瘘管与括约肌的关系，诊断准确率较高，结合临床，可较好的指导手术治疗。MRI检查亦可达到相同的效果，还可进行三维重建，并与其他疾病相鉴别。

（7）其他检查：脓液细菌培养和药敏试验，可确定细菌感染种类并指导治疗。对肛瘘病史5年以上者和临床表现异常者行病理检查，可确定肛瘘有无恶变、是否为特异性。

2. 鉴别诊断 肛瘘应与下列疾病相鉴别。

（1）化脓性汗腺炎：化脓性汗腺炎是顶泌汗腺感染后，炎症广泛蔓延并反复发作形成的范围较广的炎性病变。常在肛周皮下形成多个相互连通的窦道，不与肛管、直肠相通，排出的脓性分泌物黏稠糊状并有臭味，并且由于慢性炎症反复刺激，病变部位皮下发生广泛坏死，皮肤呈紫黑色，或溃烂或变硬变厚，并可扩散到阴囊、阴唇、骶尾部和股部。

（2）骶尾部藏毛窦：骶尾部藏毛窦是在臀间沟皮下软组织内的肿物或窦道，由异物刺激和感染引起。肿物多在急性发作期形成，局部红肿、疼痛明显，破溃后形成窦道；窦道多伴随慢性炎症，常有分泌物自皮肤开口处流出，一般无明显症状，检查时可有局部压痛。用探针探查或通过影像学检查可发现其不与肛管、直肠相通。

（3）骶骨前窦道：直肠与骶骨间隙感染化脓后，脓液绕过肛尾韧带由尾骨附近穿破，形成窦道，有时有对称的两个外口，瘘管呈倒Y形。无内口与直肠相通。多见于骶尾骨髓炎。

（4）肛门周围窦道：肛门周围组织因外伤形成的窦道，如未穿透肛管或直肠，换药后可痊愈。可根据病史与肛瘘鉴别。

（5）骶尾部囊肿：骶尾部囊肿位于骶骨前直肠后，无感染时常无症状，继发感染则出现发热、局部红肿、疼痛等症状，溃破或切开引流后，形成瘘道，但无内口。探针检查时可向骶前肛门后深入，有时达10cm以上。病理检查可确诊。

（6）尿道会阴瘘：瘘管位于男性尿道球部与会阴部之间，外口多在会阴部生殖三角区域。排尿时有尿液从外口流出，如瘘管或外口暂时闭合而无尿液流出，或合并感染有脓液流出，则难以与肛瘘鉴别，手术时方可确诊。

（7）骶尾部骨结核：可首先形成局部脓肿，然后脓液自臀部穿破流出，形成瘘管。具有发病缓慢，无急性炎症，脓液清稀，久不收口，外口凹陷等特征，可伴有食欲缺乏、低热、盗汗、咳嗽等结核病特有症状。X线摄片检查，可见骶尾部骨质损害和结核病灶。

七、治疗

1. 保守治疗　肛瘘的保守治疗多用于暂时不宜接受手术者减轻炎症、缓解症状，一般无法达到根治的目的。

（1）中医药辨证论治：须依据证型的不同而选择不同的立法和方药。

1）湿热下注型：证见脓液量多，质稠厚，肛门灼热胀痛。舌红，苔黄腻，脉弦或滑。治宜清热利湿解毒，内服方用萆薢渗湿汤或化毒除湿汤加减，热重加栀子、黄柏、石膏；流脓多加滑石、车前子、泽泻；疼痛加延胡索、乌药、川芎、米壳；便秘加大黄、槐角、元明粉。外用药可选安氏熏洗剂坐浴。

2）正虚邪恋：证见脓液质地稀薄，肛门隐隐作痛，局部皮色暗淡，漏口时溃时愈，肛周有溃口，按之较硬，或有脓液从溃口流出。舌淡，苔薄，脉濡弱。治宜扶正祛邪，方用托里消毒散加减，待病情好转时，再以八珍汤或十全大补汤，补益气血。

3）阴液亏虚：证见肛周溃口色淡红，按之有索条状物通向肛内，可伴有潮热盗汗，心烦口干。舌红，少苔，脉细数。治宜养阴清热，方用青蒿鳖甲汤或知柏地黄丸加减。以上方药和治法不仅可应用于术前，如证型类似或相同，亦可应用于肛瘘术后。

（2）抗感染治疗：肛瘘未引起明显坠胀疼痛、局部无红肿流脓时，提示感染和炎症局限，不需治疗；如出现上述症状，或伴有发热，则感染加重，需使用抗菌药物。一般首选的是广谱类，大多对致病菌有较好的敏感性，但临床仍需做细菌培养和药敏试验，以提高用药针对性。需注意的是重度深部感染者需联合用药，伴有糖尿病等内科疾病患者需同时使用相应药物配合治疗。另外还可局部使用1∶5000高锰酸钾溶液坐浴。

（3）对症治疗：包括对症止痛、降温、补液等。

2. 手术治疗

（1）切开术：肛瘘切开术是将瘘管全部切开，并引流通畅，使创口依靠肉芽组织填充而逐渐愈合手术方法。这是一种传统的经典手术方法，目前临床使用广泛。适应于黏膜下瘘、皮下肛瘘和低位肛瘘。

（2）切除术：肛瘘切除术是在切开术的基础上，将瘘管壁全部切除至健康组织的手术方法。适应于管道已纤维化的低位肛瘘。

（3）挂线术：挂线法是中医学传统疗法，我国早在明代就有使用该法治疗肛瘘的记载，如《古今医统》曰“药线日下，肠肌随长，僻处既补，水逐线流，鹅管内消”。挂线法的原理包括三点：①慢性勒割作用：通过紧线或皮筋弹力收缩，可压迫被勒割部位，使其发生缺血性坏死而缓慢断离；②异物刺激作用：线或皮筋作为一种异物，在勒割而使组织逐渐断离过程中，可刺激勒割部位产生炎症，并通过炎症引起纤维性修复，使断端可及时粘连固定；③引流作用：线或皮筋固定在病灶深部，具有引流作用。挂线方法治疗肛瘘的最大优点是随着线圈内组织缓慢的被切割，创面有机会逐渐生长愈合，不会因括约肌突然被切断而造成肛门失禁；缺点是在线或皮筋脱落之前，常可引起持续而剧烈的疼痛，并且因长期的炎症刺激，创口愈合后常形成较重的瘢痕，严重者甚至出现肛管锁孔畸形，因此目前临床较少使用。

（4）低位切开高位挂线术：低位切开高位挂线术由传统“挂线术”演变而来，主要用于治疗高位肛瘘。适应于高位肛瘘。

（5）低位切开、高位乳胶管引流术：低位切开、高位乳胶管引流术是安氏疗法治疗高位肛周脓肿和高位肛瘘的一种经典方法，该法可避免挂线持续勒割造成的持续性疼痛，并且具有损伤小、恢复快，术后肛门功能和外观不受影响等特点。适应于高位肛瘘。

（6）复杂肛瘘主灶切开、对口引流术：该法是由肛周脓肿的主灶切开、对口引流法演变而来，是将主管和内口一次切开、支管外口扩大搔扒，形成对口引流而治疗肛瘘的方法。该法避免了将病灶全部敞开而导致的肛周大范围损伤，不会引起瘢痕性的肛门变形。

第六章 中医骨伤

第一节 上肢骨折

一、锁骨骨折

锁骨是有两个弯曲的长骨，位置表浅，桥架于胸骨与肩峰之间，是肩胛带同上肢与躯干间的骨性联系。锁骨呈"∽"形，内侧段前凸，且有胸锁乳突肌和胸大肌附着，外侧段后突，有三角肌和斜方肌附着，外侧肩锁关节面接近水平，内侧的胸锁关节面接近额状面。锁骨骨折较常见，尤以幼儿多见，中1/3为内外两端移行处，直径最小，是锁骨的薄弱点，因此骨折多发生在中1/3处。

（一）病因病机

多因肩部外侧或手掌先着地跌倒，外力经肩锁关节传至锁骨而发生，以短斜形骨折为多。临床可分为内1/3、中1/3和外1/3骨折。中1/3骨折患者，内侧段因胸锁乳突肌的牵拉向后上方移位，外侧段因上肢的重力和三角肌牵拉则向前下方移位。

直接暴力多引起横断或粉碎骨折，临床较少见。骨折严重移位时，锁骨后方的臂丛神经和锁骨下动、静脉可能合并损伤。幼儿锁骨骨折多为青枝骨折，骨折往往向上成角。

（二）诊查要点

因锁骨位于皮下，骨折后局部肌肉痉挛、肿胀、畸形、疼痛、压痛、活动受限均较明显，可摸到移位的骨折端，故不难诊断。患肩向内、下、前倾斜，常以健手托着患侧肘部，以减轻上肢重量牵拉，头向患侧倾斜，下颌偏向健侧，使胸锁乳突肌松弛而减少疼痛。幼年患者缺乏自诉能力，且锁骨部皮下脂肪丰厚，不易触摸，尤其是青枝骨折，临床表现不明显，易贻误诊断，但在穿衣、上提其手或从腋下托起时，会因疼痛加重而啼哭，常可提示诊断。X线正位片可显示骨折类型和移位方向。根据受伤史、临床表现和X线检查即可作出诊断。

锁骨外侧1/3骨折时，需要判断喙锁韧带是否已损伤，因为该韧带损伤与否直接关系到治疗方法的选择和预后。不能肯定诊断时，可摄双侧应力X线片。即让患者坐位或站立位，给双侧腕部各悬挂一2.25～6.75kg重物（不是提在手中），放松上肢肌肉，然后摄双肩正位X线片。如患肩喙锁韧带断裂，则X线片显示为骨折移位加大，并且喙突与锁骨之间距离增宽。锁骨的胸骨端或肩峰端关节面的骨折，常规X线片有时较难确定诊断，必要时需行CT检查。

诊断骨折的同时，应详细检查患侧血液循环、肌肉活动及皮肤感觉，以排除锁骨下神经、血管的损伤。

（三）治疗

婴幼儿由于骨塑形能力强，较小的畸形在发育过程中可自行矫正。幼儿无移位骨折或青枝骨折可用三角巾悬吊患侧上肢，限制患肢活动2～3周。较大儿童或成人有移位骨折需要复位，常用“∞”字绷带或双圈固定4～6周。

1. 整复方法　患者坐位，挺胸抬头，双手叉腰，术者将膝部顶住患者背部正中，双手握其两肩外侧，向背侧徐徐牵引，使之挺胸伸肩，此时骨折移位即可复位或改善，如仍有侧方移位，可用提按手法矫正。

2. 固定方法　在两腋下各置棉垫，用绷带从患侧背部经肩上、前方绕过腋下至肩后，横过背部，经对侧肩上、前方绕过腋下，横回背部至患侧肩上、前方，包绕8～12层。包扎后，用三角巾悬吊患肢于胸前，即为“∞”字绷带固定法；亦可用双圈固定法。

3. 练功活动　初期可做腕、肘关节屈伸活动，中后期逐渐做肩部练功活动，重点是肩外展和旋转运动，防止肩关节因固定时间太长而致功能受限制。

4. 药物治疗　初期宜活血祛瘀、消肿止痛，可内服活血止痛汤或肢伤一方加减，外敷接骨止痛膏或双柏散；中期宜接骨续筋，内服可选用新伤续断汤、续骨活血汤、肢伤二方，外敷接骨续筋药膏；中年以上患者，易因气血虚弱，血不荣筋，并发肩关节周围炎，故后期宜着重养气血、补肝肾、壮筋骨，可内服六味地黄丸或肢伤三方，外敷坚骨壮筋膏。儿童患者骨折愈合迅速，如无兼症，后期不必用药。

5. 手术治疗　锁骨骨折有轻度上下移位或重叠移位，愈合后对患肢功能无明显妨碍，一般不需行切开复位内固定手术。如锁骨骨折严重移位，骨折断端欲刺破皮肤，或开放性骨折，或合并臂丛神经、锁骨下动静脉损伤者，可考虑行切开复位克氏针或钢板螺钉内固定。锁骨外侧端骨折，可行切开复位锁骨钩内固定。骨折不愈合者，可行内固定加植骨术。

二、肱骨外科颈骨折

肱骨外科颈骨折是指肱骨解剖颈下2～3cm处的骨折。肱骨外科颈位于解剖颈下方，相当于大、小结节下缘与肱骨干的交界处，是松质骨和密质骨交界处，是应力上的薄弱点，易发生骨折。而肱骨解剖颈很短，骨折较罕见。紧靠肱骨外科颈内侧有腋神经向后进入三角肌内，臂丛神经、腋动静脉通过腋窝，严重移位骨折时可合并神经血管损伤。肱骨外科颈骨折较常见，多见于老年人，女性发病率高。

（一）病因病机

多因跌倒时手掌或肘部先着地，传达暴力所引起，若上臂在外展位则为外展型骨折，若上臂在内收位则为内收型骨折。直接暴力打击可引起裂缝骨折。临床常有以下五种类型。

1. 裂缝骨折　直接暴力打击肩部外侧，或肩部着地跌倒遭到撞击，造成大结节骨裂与外科颈骨折，骨折多系骨膜下，多无移位。

2. 嵌插骨折　受传达暴力所致。暴力较小或上臂外展内收不明显，断端互相嵌插。

3. 外展型骨折　受外展传达暴力所致。断端外侧嵌插而内侧分离，多向前、内侧突起成角。有时远端向内侧移位，常伴有肱骨大结节撕脱骨折。

4. 内收型骨折　受内收传达暴力所致。断端外侧分离而内侧嵌插，向外侧突起成角。

5. 肱骨外科颈骨折合并肩关节脱位　受外展外旋传达暴力所致。若暴力继续作用于肱骨头，可引起前下方脱位，有时肱骨头受喙突、肩盂或关节囊的阻滞得不到整复，关节面向内下，骨折面向外上，位于远端的内侧。临床较少见，若处理不当，常容易造成患肢严重的功能障碍。

肱骨外科颈骨折是接近关节的骨折，周围肌肉比较发达，肩关节的关节囊和韧带比较松弛，骨折后容易发生软组织粘连，或结节间沟不平滑。中年以上患者，易并发肱二头肌长头肌腱炎、冈上肌腱炎或肩关节周围炎。

（二）诊查要点

伤后局部疼痛、肿胀、功能障碍，有压痛和纵轴叩击痛，上臂内侧可见瘀斑。非嵌插骨折可出现畸形、骨擦音和异常活动。肩关节正位、穿胸侧位（或外展侧位）X 线片可确定骨折类型及移位情况。根据受伤史、临床表现和 X 线检查可作出诊断。必要时进一步作 CT 检查加三维重建以明确诊断。

（三）治疗

无移位的裂缝骨折或嵌插骨折，可用三角巾悬吊患肢，3 周后开始肩部活动。有移位骨折需进行手法复位。若合并血管神经损伤者则选用手术治疗。

1. 整复方法　患者坐位或卧位，一助手用布带绕过腋窝向上提拉，屈肘 90°，前臂中立位，另一助手握其肘部，沿肱骨纵轴方向牵引，纠正缩短移位，然后根据不同类型再采用不同的复位方法。

(1) 外展型骨折：术者双手握骨折部，两拇指按于骨折近端的外侧，其他各指抱骨折远端的内侧向外端提，助手同时在牵引下内收其上臂即可复位。

(2) 内收型骨折：术者两拇指压住骨折部向内推，其他四指使远端外展，助手在牵引下将上臂外展即可复位。如成角畸形过大，还可继续将上臂上举过头顶；此时术者立于患者前外侧，用两拇指推挤远端，其他四指挤按成角突出处，如有骨擦感，断端相互抵触，则表示成角畸形矫正。

对合并肩关节脱位者，有些可先整复骨折，然后用手法推送肱骨头；亦可先持续牵引，使肩盂间隙加大，纳入肱骨头，然后整复骨折。

2. 固定方法

(1) 夹板规格：长夹板三块，下达肘部，上端超过肩部，夹板上端有固定环，防止夹板向下滑脱，以便做超关节固定。短夹板一块，由腋窝下达肱骨内上髁以上，夹板的一端用棉花包裹，即成蘑菇头样大头垫夹板。

(2) 固定方法：在助手维持牵引下，将棉垫 3 ~ 4 个放于骨折部的周围，短夹板放在内侧，若内收型骨折，大头垫应放在肱骨内上髁的上部；若外展型骨折，大头垫应顶住腋窝部，并在成角突起处放一平垫，三块长夹板分别放在上臂前、后、外侧，用三条扎带将夹板捆紧，然后用长布带绕过对侧腋下用棉花垫好打结。内收型骨折固定患肩外展位，外展型骨折固定患肩内收位。固定时间为 4 ~ 6 周。

对移位明显的内收型骨折，除夹板固定外，尚可配合皮肤牵引 3 周，肩关节置于外展前屈位，其角度视移位程度而定。

3. 练功活动　初期先让患者握拳，屈伸肘、腕关节，舒缩上肢肌肉等活动，3 周后练习肩关节各方向活动，活动范围应循序渐进，每日练习十多次。一般在 4 周左右即可解除外固定。后期应配合中药熏洗，以促进肩关节功能恢复。练功活动对老年患者尤为重要。

4. 药物治疗　初期宜活血祛瘀、消肿止痛，内服可选用桃红四物汤、活血止痛汤、肢伤一方加减，外敷消瘀止痛药膏、双柏散；老年患者则因其气血虚弱，血不荣筋，易致肌肉萎缩，关节不利，故在中后期宜养气血、补肝肾、壮筋骨，还应加用舒筋活络、通利关节的药物，内服可选用和营止痛汤、接骨丹、生血补髓汤或肢伤三方加减，外敷接骨续筋膏和接骨膏等。解除固定后可选用海桐皮汤、骨科外洗一方、骨科外洗二方熏洗。

5. 手术治疗　肱骨外科颈骨折一般不需要手术治疗。如骨折严重移位且手法复位失败，或治疗较晚不能手法复位，以及骨折合并血管神经损伤者，应切开复位，可选用钢针或钢板等进行内固定。

（四）预防与调护

外展型骨折应使肩关节保持在内收位，切不可做肩外展抬举动作，尤其在固定早期更应注意这一点，以免骨折再移位。对内收型骨折，在固定早期则应维持在外展位，勿使患肢做内收动作。老年患者外伤后肩周围软组织已有损伤，固定时间过长可引起肩关节周围软组织粘连，并容易导致肩周炎，因此护理时要注意鼓励和协助患者进行肩部功能锻炼。

三、肱骨干骨折

肱骨干骨折是指肱骨外科颈以下至肱骨内外髁上 2 ~ 3cm 处的骨折。肱骨干为长管状密质骨，上部较粗，自中 1/3 以下逐渐变细，至下 1/3 渐成扁平状，并稍向前倾。肱骨干中下 1/3 交界处后外侧有一桡神经沟，有桡神经紧贴骨干通过，故中下 1/3 交界处骨折，易并发桡神经损伤。肱骨干骨折很常见，多见于青壮年，好发于肱骨干中部和中下 1/3 交界处。

（一）病因病机

肱骨干中上部骨折多因直接暴力引起，多为横断或粉碎骨折。肱骨干周围有许多肌肉附着，由于肌肉的牵拉，故在不同平面的骨折就会造成不同方向的移位。上 1/3 骨折（三角肌止点以上）时，近端因胸大肌、背阔肌和大圆肌的牵拉而向前、向内移位；远端因三角肌、喙肱肌、肱二头肌和肱三头肌的牵拉而向上、向外移位。中 1/3 骨折（三角肌止点以下）时，近端因三角肌和喙肱肌牵拉而向外、向前移位；远端因肱二头肌和肱三头肌的牵拉而向上移位。肱骨干下 1/3 骨折多由间接暴力（如投弹、掰手腕）所致，常呈斜形、螺旋形骨折。移位可因暴力方向、前臂和肘关节的位置而异，多为成角、内旋移位。

（二）诊查要点

伤后局部有明显疼痛、压痛、肿胀和功能障碍。绝大多数为有移位骨折，上臂有短缩或成角畸形，并有异常活动和骨擦音。检查时应注意检查腕背伸功能及虎口区是否有感觉异常，以便确定桡神经是否有损伤。上臂正侧位 X 线片可明确骨折的部位、类型和移位情况。根据受伤史、临床表现和 X 线检查可作出诊断。

（三）治疗

无移位的肱骨干骨折仅用夹板固定 3 ~ 4 周，早期进行功能锻炼。有移位的肱骨干骨折需及时行手法整复和夹板固定。治疗肱骨干骨折时，如过度牵引，或体质虚、肌力弱的患者，合并上肢重量悬垂作用，在固定期间可逐渐发生分离移位。如处理不及时或不恰当，则可致骨折迟缓愈合甚至不愈合。因此，在治疗过程中，必须防止骨折断端分离移位。

1. 整复方法　患者坐位或平卧位。一助手用布带通过腋窝向上，另一助手握持前臂在中立位向下，沿上臂纵轴对抗牵引，一般牵引力不宜过大，否则易引起断端分离移位。待重叠移位完全矫正后，根据骨折不同部位的移位情况进行整复。

(1) 上 1/3 骨折：在维持牵引下，术者两拇指抵住骨折远端外侧，其余四指环抱近端内侧，将近端托起向外，使断端微向外成角，继而拇指由外推远端向内，即可复位。

(2) 中 1/3 骨折：在维持牵引下，术者以两拇指抵住骨折近端外侧挤按向内，其余四指环抱远端内侧向外端提，纠正移位后，术者捏住骨折部，助手徐徐放松牵引，使断端互相接触，微微摇摆骨折远端或从前后内外以两手掌相对挤压骨折处，可感到断端摩擦音逐渐减小，直至消失，骨折处平直，表示基本复位。

(3) 下 1/3 骨折：多为螺旋或斜形骨折，仅需轻微力量牵引，矫正成角畸形，将两斜面挤按复正。

2. 固定方法　前后内外四块夹板，其长度视骨折部位而定。上 1/3 骨折要超肩关节，下 1/3 骨折要超肘关节，中 1/3 骨折则不超过上、下关节，并应注意前夹板下端不能压迫肘窝。如果移位已完全纠正，可在骨折部的前后方各放一长方形大固定垫，将上、下骨折端紧密包围。若仍有轻度侧方移位时，利用固定垫两点加压；若仍有轻度成角，利用固定垫三点加压，使其逐渐复位。若碎骨片不能满意复位时，也可用固定垫将其逐渐压回，但应注意固定垫厚度宜适中，防止皮肤压迫性坏死。在桡神经沟部位不要放固定垫，以防桡神经受压而麻痹。固定时间成人约 6 ~ 8 周，儿童约 3 ~ 5 周。中 1/3 处骨折是迟缓愈合和不愈合的好发部位，固定时间应适当延长，经 X 线复查见有足够骨痂生长才能解除固定。固定后肘关节屈曲 90°，以木托板将前臂置于中立位，患肢悬吊在胸前。应定期做 X 线透视或摄片复查，以及时发现在固定期间骨折端是否有分离移位。若发现断端分离，应加用弹性绷带上下缠绕肩、肘部，使断端受到纵向挤压而逐渐接近。

3. 练功活动　固定后即可做伸屈指、掌、腕关节活动，有利于气血畅通。肿胀开始消退后，患肢上臂肌肉应用力做舒缩活动，应逐渐进行肩、肘关节活动。骨折愈合后，应加强肩、肘关节活动，并配合药物熏洗，使肩、肘关节活动功能早日恢复。

4. 药物治疗　按骨折三期辨证用药。骨折迟缓愈合者，应重用接骨续损药，如土鳖虫、自然铜、骨碎补之类。闭合性骨折合并桡神经损伤，可将骨折复位，用夹板固定，内服药还应加入行气活血、通经活络之品，如黄芪、地龙之类，并选用骨科外洗二方、海桐皮汤加强熏洗。

5. 手术治疗　肱骨干骨折应用闭合复位夹板固定治疗一般都能收到良好的治疗效果，骨折愈合率高。若手法复位失败，或骨折合并桡神经、肱动脉损伤，或为开放性骨折，应手术切开复位内固定。可选用钢板螺丝钉固定或髓内钉固定，对血管神经损伤做相应的处理。

四、肱骨髁上骨折

肱骨髁上骨折是指肱骨内外髁上方 2 ~ 3cm 处的骨折。肱骨下端较扁薄，后有鹰嘴窝，前有冠状窝，两窝之间仅为一层极薄的骨片，两髁稍前屈，并与肱骨纵轴形成向前 30° ~ 50° 的前倾角。前臂完全旋后，肘关节伸直时，上臂与前臂纵轴呈 10° ~ 15° 外翻的携带角，骨折移位可使此角改变而呈肘内翻或肘外翻畸形，大于此角称肘外翻，小于此角称肘内翻。肱动脉和正中神经从肱二头肌腱膜下通过，桡神经通过肘窝前外方并分成深浅两支进入前臂。肱骨髁上骨折时，易被刺伤或受挤压而合并血管神经损伤。尺神经紧贴肱骨内上髁后方的尺神经沟进入前臂，骨折断端移位或迟发性肘内、外翻均可损伤或压迫该神经。肘关节有三个显而易见的标志为肘后三角，它们是鹰嘴突、肱骨内上髁和外上髁。伸直时此三点处于同一水平线，屈曲时此三点为一等腰三角形。肱骨髁上骨折多见于儿童，男性多于女性。

（一）病因病机

肱骨髁上骨折常因跌倒所致。根据暴力形式和受伤机理不同，可将肱骨髁上骨折分为伸直型、屈曲型和粉碎型三种。

1. 伸直型　占 90% 以上。跌倒时肘关节在半屈曲或伸直位，手掌触地，暴力经前臂传达至肱骨下端，将肱骨髁推向后方，由于重力将肱骨干推向前方，造成肱骨髁上骨折。骨折线由前下斜向后上方。骨折近端常刺破肱前肌损伤正中神经和肱动脉。骨折时，肱骨下端除接受前后暴力外，还可伴有侧方暴力，按移位情况又分尺偏型和桡偏型。

(1) 尺偏型：骨折暴力来自肱骨髁前外方，骨折时肱骨髁被推向后内方，内侧骨皮质受挤压，产生一定塌陷。前外侧骨膜破裂，内侧骨膜完整，骨折远端向尺侧移位，因此，复位后远端容易向尺侧再移位。即使达到解剖复位，因内侧皮质挤压缺损而会向内偏斜，尺偏型骨折后肘内翻发生率最高。

(2) 桡偏型：与尺偏型相反。骨折断端桡侧骨皮质因挤压而塌陷，外侧骨膜保持连续，尺侧骨膜断裂，骨折远端向桡侧移位。

2. 屈曲型　占 2% ~ 10%。肘关节在屈曲位跌倒，肘部着地，暴力由后下方向前上方撞击尺骨鹰嘴，髁上骨折后远端向前移位，骨折线常为后下斜向前上方，与伸直型相反。很少发生血管、神经损伤。

3. 粉碎型　多见于成年人。该型骨折属肱骨髁间骨折，按骨折线形状可分“T”形和“Y”形骨折。

（二）诊查要点

无移位骨折者，肘部可有疼痛、肿胀、功能障碍，肱骨髁上处有压痛。骨折有移位者，肘部疼痛、肿胀较明显，甚至出现张力性水疱，伸直型骨折肘部呈靴形畸形，但肘后三角关系仍保持正常，这一点可与肘关节后脱位相鉴别。

此外，还应注意桡动脉的搏动，腕和手指的感觉、活动、温度、颜色，以便确定是否合并神经或血管损伤。神经损伤表现为该神经支配范围的运动和感觉障碍，以桡神经、正中神经损伤为多见。若肘部严重肿胀，桡动脉搏动消失，患肢剧痛，手部皮肤苍白、发凉、麻木，被动伸指有剧烈疼痛者为肱动脉损伤或受压，处理不当则前臂屈肌发生肌肉坏死，纤维化后形成缺血性肌挛缩。骨折畸形愈合的后遗症以肘内翻为多见，肘外翻少见。粉碎型骨折多后遗肘关节不同程度的屈伸活动功能障碍。

肘关节正侧位X线片可显示骨折的类型和移位方向。伸直型骨折远端向后上移位，骨折线多从前下方斜向后上方。屈曲型骨折远端向前上方移位，骨折线从后下方斜向前上方。粉碎型骨折两髁分离，骨折线呈“T”形或“Y”形。根据受伤史、临床表现和X线检查可作出诊断。

（三）治疗

无移位骨折可置患肢于屈肘90°位，用颈腕带悬吊2～3周。有移位骨折行手法复位后用夹板固定。手法复位困难者可行尺骨鹰嘴牵引逐步复位。

1. 整复方法　肱骨髁上骨折整复手法较多，现将临床上常用的整复手法介绍如下。

患者仰卧，两助手分别握住其上臂和前臂，做顺势拔伸牵引，术者两手分别握住远近段，相对挤压，先用端挤手法矫正侧方移位，再纠正前后重叠移位。若远段旋前（或旋后），应首先纠正旋转移位，使前臂旋后（或旋前）。纠正上述移位后，若整复伸直型骨折，则以两拇指从肘后推按远端向前，两手其余四指重叠环抱骨折近段向后提拉，并令助手在牵引下徐徐屈曲肘关节，常可感到骨折复位时的骨擦感；整复屈曲型骨折时，手法与上述相反，应在牵引后将远端向背侧压下，并徐徐伸直肘关节。

尺偏型骨折容易后遗肘内翻畸形，是由于整复不良或尺侧骨皮质遭受挤压，而产生塌陷嵌插所致。因此，在整复肱骨髁上骨折时，应特别注意矫正尺偏畸形，以防止发生肘内翻。

开放性骨折则应在清创后进行手法复位，再缝合伤口。若系粉碎型骨折或软组织肿胀严重，水疱较多而不能手法整复或整复后固定不稳定者，可在屈肘45°～90°位行尺骨鹰嘴牵引或皮肤牵引，重量为1～2kg，一般在3～7天后再进行复位。肱骨髁上粉碎骨折并发血循环障碍者，必须紧急处理，首先应在麻醉下整复移位的骨折断端，并行尺骨鹰嘴牵引，以解除骨折端对血管的压迫，如冰冷的手指温度逐渐转暖，手指可主动伸直，则可继续观察。如经上述处理无效，就必须及时探查肱动脉情况。肱骨髁上骨折所造成的神经损伤一般多为挫伤，在3个月左右多能自行恢复，除确诊为神经断裂者外，不须过早地进行手术探查。

2. 固定方法　复位后固定肘关节于屈曲90°～110°位置3周。夹板长度应上达三角肌中部水平，内外侧夹板下达（或超过）肘关节，前侧板下至肘横纹，后侧板远端呈向前弧形弯曲，并嵌有铝钉，使最下一条布带斜跨肘关节缚扎而不致滑脱；采用杉树皮夹板固定时，最下一条布带不能斜跨肘关节，而在肘下仅扎内、外侧夹板。为防止骨折远端后移，可在鹰嘴后方加一梯形垫；为防止内翻，可在骨折近端外侧及远端内侧分别加塔形垫。夹缚后用颈腕带悬吊。屈曲型骨折应固定肘关节于屈曲40°～60°位置3周，以后逐渐屈曲至90°位置1～2周。如外固定后患肢出现血循环障碍，应立即松解全部外固定，置肘关节于屈曲45°位置进行观察。

3. 练功活动　固定期间多做握拳、腕关节屈伸等活动，粉碎骨折应于伤后1周在牵引固定下开始练习肘关节屈伸活动，其他类型骨折应在解除固定后，积极主动锻炼肘关节屈伸活动，严禁暴力被动活动。

4. 药物治疗　肱骨髁上骨折的患者以儿童占大多数，且骨折局部血液供应良好，愈合迅速。内服药治疗原则，早期重在活血祛瘀、消肿止痛。肿胀严重、血运障碍者加用三七、丹参，并重用祛瘀、利水、消肿药物，如白茅根、木通之类；中、后期内服药可免。成人骨折仍按三期辨证用药。合并神经损伤者，应加用行气活血、通经活络之品。早期局部水疱较大者可用针头刺破，或将疱内液体抽吸，并用酒精棉球挤压干净，外涂紫药水。解除夹板固定以后，可用中药熏洗，有舒筋活络、通利关节的作用，是预防关节强直的重要措施。

5. 手术治疗　肱骨髁上骨折一般无需手术治疗。若手法复位后，外固定不能维持复位，可采用经皮穿针固定。若手法复位失败或伴有血管神经损伤，可考虑切开复位，采用克氏针或钢板螺丝钉固定，并对血管神经损伤做相应的处理。

五、肱骨外髁骨折

儿童肘关节有 6 个骨骺，即肱骨下端 4 个骨骺、桡骨头骨骺和鹰嘴骨骺。肘部各骨骺的出现和闭合都有一定年龄。肱骨外髁包含非关节面（包括外上髁）和关节面两部分。前臂伸肌群附着于肱骨外髁。肱骨外髁骨折是常见肘关节损伤之一，多发生于 5 ~ 10 岁的儿童，成年人少见，故又名肱骨外髁骨骺骨折。

（一）病因病机

多由间接暴力所致，跌倒时手部先着地，肘关节处于外展位或内收位均可引起肱骨外髁骨折。一般多由外力从手部传达至桡骨头撞及肱骨外髁而引起，或因附着肱骨外髁的前臂伸肌群强烈收缩而将肱骨外髁拉脱。分离的骨折块包括整个肱骨外髁、肱骨小头骨骺、邻近的肱骨滑车一部分和属于肱骨小头之上的一部分干骺端。外髁骨折后，由于前臂伸肌群的牵拉，骨折块可发生翻转移位，有的甚至可达 180°。根据骨折块的移位情况可分为无移位骨折、轻度移位骨折和翻转移位骨折三种，翻转移位骨折又可分为前移翻转型和后移翻转型。若旋转发生于两个轴上，表明骨折块上的筋膜完全被撕裂，由于前臂伸肌群的牵拉，致关节面指向内侧，而骨折面指向外侧。在纵轴上旋转，还可致骨折块的内侧部分转向外侧，而外侧部分转向内侧。

（二）诊查要点

伤后肘关节呈半屈伸位，活动功能严重障碍，以肘外侧为中心明显肿胀、疼痛，相当于肱骨外髁部压痛明显，分离移位时，在肘外侧可摸到活动的骨折块或骨擦感，但早期可因明显肿胀而掩盖畸形，及至消肿以后，在肘外侧才发现骨突隆起，肘关节活动障碍。晚期可出现骨不连接、进行性肘外翻和牵拉性尺神经麻痹。

肘关节正侧位 X 线片可明确骨折的类型和移位方向。在年幼患者，大部分骨折块是属于软骨性的，仅骨化中心才在 X 线片上显影，以致常被误认为仅是一块小骨片的轻微骨折，甚至被漏诊。事实上，骨折块是相当大的一块，几乎等于肱骨下端的一半，属关节内骨折，若处理不恰当，往往会引起肢体严重的畸形和功能障碍。故在处理时，应当充分估计这一点，不能完全以 X 线显示的形态来衡量骨折的严重程度。根据受伤史、临床表现和 X 线检查可作出诊断。

（三）治疗

无明显移位的肱骨外髁骨折，仅屈肘 90°、前臂悬吊胸前即可。有移位的骨折，要求解剖复位，最好争取在软组织肿胀之前，在适当的麻醉下，予以手法整复。若伤后时间超过 1 周或闭合复位不满意，应切开复位。

1. 整复方法　如单纯向外移位者，屈肘、前臂旋后，将骨折块向内推挤，使骨折块进入关节腔而复位。有翻转移位者，凡属前移翻转型者，先将骨折块向后推按，使之变为后移翻转型，然后用以下方法整复。

复位时（以右肱骨外髁翻转骨折为例，阐述其整复步骤），可先用拇指指腹轻柔按摩骨折部，仔细摸认骨折块的滑车端和骨折面，辨清移位的方向及翻转、旋转程度。然后术者左手握患者腕部，置肘关节于屈曲 45° 前臂旋后位，加大肘内翻，使关节腔外侧间隙增宽，腕背伸以使伸肌群松弛。并以右食指或中指扣住骨折块的滑车端，拇指扣住肱骨外上髁端，先将骨折块稍平行向后方推移，再将滑车端推向后内下方，把肱骨外上髁端推向外上方以矫正旋转移位，然后用右拇指将骨折块向内挤压，并将肘关节伸屈、内收、外展以矫正残余移位。若复位确已成功，则可触及肱骨外髁骨嵴平整，压住骨折块进行肘关节伸屈活动良好，且无响声。另一方法是用钢针插入顶拨翻转移位的外髁骨折块的上缘，使之复位。

2. 固定方法　有移位骨折闭合整复后，肘伸直，前臂旋后位，外髁处放固定垫，尺侧肘关节上、下各放一固定垫，四块夹板从上臂中上段到前臂中下段，四条布带缚扎，使肘关节伸直而稍外翻位固定 2 周，以后改屈肘 90° 位固定 1 周。亦可用四块夹板固定肘关节屈曲 60° 位 3 周，骨折临床愈合后解除固定。

3. 练功活动　有移位骨折在复位 1 周内，可做手指轻微活动，不宜做强力前臂旋转、握拳、腕关节屈伸活动。1 周后，逐渐加大指、掌、腕关节的活动范围。解除固定之后，开始进行肘关节屈伸、前臂旋转和腕、手的功能活动。

4. 药物治疗　与肱骨髁上骨折相同。

5. 手术治疗　肱骨外髁翻转移位骨折复位不成功及陈旧骨折，应切开复位，幼儿新鲜骨折可用粗丝线缝合固定，儿童或陈旧骨折可用两枚钢针平行或交叉固定，亦可用螺丝钉固定。晚期肘外翻畸形如引起牵拉性尺神经麻痹，可行尺神经前置术。

第二节　下肢脱位

一、髋关节脱位

髋关节由髂骨的髋臼与股骨头构成，是全身最典型的“杵臼关节”。髋臼位于骨盆的两侧，开口斜向外、下、后方。其下方有缺口，由髋臼横韧带弥补，使之成为完整的球窝。髋臼缘及横韧带上镶以一圈关节盂唇软骨，以增加髋臼的深度。股骨头朝内、上、前方，其 2/3 纳入髋臼中。关节囊起于髋臼边缘，在关节前面止于转子间线，后面止于股骨颈的中外 1/3 交界处。关节囊坚韧，由浅层的纵行纤维和深层的横行纤维构成。关节囊前后均有韧带加强，其中以髂股韧带最为坚强。髂股韧带位于髋关节囊的前、上方，起于髂前下棘，向外下分为两束，分别止于转子间线的上部及下部，两束韧带之间，为髋关节前侧的薄弱区。关节囊的下方有耻股韧带，关节囊的后方有坐股韧带，此二韧带与髂股韧带相比，相对薄弱。髋关节是结构相对稳定的关节，非强大暴力不能造成髋关节脱位，所以髋关节脱位多见于活动能力强的青壮年人。

（一）病因病机

髋关节脱位多因车祸、塌方、堕坠等强大暴力造成。直接暴力和间接暴力均可引起脱位，以间接暴力多见，软组织损伤亦较严重，且往往合并其他部位多发损伤。根据脱位后股骨头所处在髂前上棘与坐骨结节连线的前、后位置，可分为前脱位、后脱位及中心性脱位。临床上以后脱位多见。

1. 后脱位　多因间接暴力所致。当屈髋 90° 时，过度内旋内收股骨干，使股骨颈前缘紧抵髋臼前缘支点。此时，股骨头位于较薄弱的关节囊后下方，当受到前方来自腿部、膝前向后及后方作用于腰背部向前的暴力作用时，可使股骨头冲破关节囊而脱出髋臼，发生后脱位。或屈髋 90° ，来自膝前方的暴力由前向后冲击，暴力可通过股骨干传递到股骨头，在造成髋臼或股骨头骨折后发生脱位。向后上方脱位的股骨头可压迫坐骨神经，而出现患肢相应的运动、感觉障碍。

2. 前脱位　当髋关节因外力极度外展、外旋时，大转子顶部与髋臼上缘接触，股骨头因受杠杆作用而被顶出髋臼，突破关节囊的前下方，形成前脱位。脱位后，若股骨头停留在耻骨支水平，则为耻骨部脱位，可引起股动、静脉受压，而出现下肢血循环障碍；若股骨头停留在闭孔，则成为闭孔脱位，可压迫闭孔神经，而出现大腿内收侧群瘫痪和大腿内侧面皮肤感觉障碍。

3. 中心性脱位　暴力从外侧作用于大转子时，可传达到股骨头而冲击髋臼底部，引起臼底骨折。当暴力继续作用，股骨头可连同髋臼的骨折块一同向盆腔内移位，成为中心性脱位；或当髋关节在轻度外展位，顺股骨纵轴加以冲击外力，也可引起中心性脱位。中心性脱位必然引起髋臼骨折，骨折可成块状或粉碎。中心性脱位时，关节软骨损伤一般较严重，而关节囊及韧带损伤则相对较轻。严重的脱位，股骨头整个从髋臼骨折的底部穿入骨盆，股骨头、颈部被髋臼骨折片夹住，造成复位困难。

脱位超过 3 周，则为陈旧性脱位。周围肌腱、肌肉挛缩，髋臼内有纤维瘢痕组织充填，撕破的关节囊裂口已愈合，血肿机化或纤维化后包绕股骨头，影响复位。

（二）诊查要点

1. 后脱位　患髋疼痛，髋关节主动活动丧失，被动活动时，出现疼痛加重及保护性痉挛。患肢呈屈曲、内收、内旋及缩短的典型畸形。患侧的膝部紧贴在健侧的大腿上，并呈弹性固定状态，称为“粘膝征”阳性。大转子向后上移位，常于臀部触及隆起的股骨头。若髂股韧带同时断裂（少见），则患肢短缩、外旋。

2. 前脱位　患髋疼痛，功能障碍。患肢呈外展、外旋和轻度屈曲的典型畸形，并较健肢长。患侧的膝部不能靠近健侧的大腿，并呈弹性固定状态，称为“粘膝征”阴性。在闭孔前或腹股沟韧带附近可扪及股骨头。

3. 中心性脱位　患髋疼痛剧烈，下肢功能障碍。脱位严重时，患肢可有短缩，大转子不易扪及，阔筋膜张肌及髂胫束松弛。若骨盆骨折血肿形成，患侧下腹部有压痛，肛门指检常在伤侧有触痛。

髋关节正位或正侧位X线片可明确脱位的类型、移位的程度，以及是否合并骨折等。

（三）治疗

新鲜脱位，一般以手法复位为主；陈旧性脱位，力争手法复位，若有困难，可考虑切开复位；脱位合并臼缘骨折，一般随脱位的整复，骨折亦随之复位；合并股骨干骨折，先整复脱位，再整复骨折。

1. 整复方法

(1) 后脱位复位方法。

1）屈髋拔伸法：患者仰卧于木板床或铺于地面的木板上。助手以两手按压髂前上棘以固定骨盆。术者面向病人，弯腰站立，骑跨于患肢上，用双前臂、肘窝扣在患肢腘窝部，使其屈髋、屈膝各90° 。先在内旋、内收位顺势拔伸，然后垂直向上拔伸牵引，使股骨头接近关节囊裂口，略将患肢旋转，促使股骨头滑入髋臼，当听到入臼声后，再将患肢伸直，即可复位。

2）回旋法：患者仰卧，助手以双手按压双侧髂前上棘固定骨盆，术者立于患侧，一手握住患肢踝部，另一手以肘窝提托腘窝部，在向上提拉的基础上，将大腿内收、内旋，髋关节极度屈曲，使膝部贴近腹壁，然后将患肢外展、外旋、伸直。在此过程中听到入臼声，复位即告成功。因为此法的屈曲、外展、外旋、伸直是一连续动作，形状恰似一个问号“？”（左侧）或反问号“”（右侧），故亦称为画问号复位法。

3）俯卧下垂法：患者俯卧于床缘，双下肢完全置于床外，健肢由助手扶持，保持在伸直水平位，患肢下垂，助手用双手固定骨盆，术者一手握其踝关节上方，使屈膝90° ，利用患肢的重量向下牵引，用另一手加压于腘窝增加牵引力，术者在牵引过程中，可轻旋患侧大腿，使其复位。

(2) 前脱位复位方法。

1）屈髋拔伸法：患者仰卧于床上，一助手将骨盆固定，另一助手将患肢微屈膝，并在髋外展、外旋位渐渐向上拔伸至屈髋90° ；术者双手环抱大腿根部，将大腿根部向后外方按压，可使股骨头回纳髋臼内。

2）反回旋法：其操作步骤与后脱位相反，先将髋关节外展、外旋，然后屈髋、屈膝，再内收、内旋，最后伸直下肢。

(3) 中心性脱位复位方法。

1）拔伸扳拉法：患者仰卧，一助手握患肢踝部，使足中立，髋外展约30° ，在此位置下拔伸旋转，另一助手把患者腋窝行反向牵引。术者立于患侧，先用宽布带绕过患侧大腿根部，一手推骨盆向健侧，另一手抓住绕大腿根部之布带向外拔拉，可将内移之股骨头拉出。触摸大转子，与健侧相比，两侧对称即为复位成功。此法仅适用于脱位轻微患者。

2）持续牵引复位法：适用于股骨头突入骨盆腔较严重的患者。患者仰卧位，患侧用股骨髁上牵引，重量为8 ~ 12kg，可逐步复位。若复位不成功，可在大转子部前后位用骨圆针贯穿，或在大转子部钻入一带环螺丝钉，做侧方牵引，侧牵引重量为5 ~ 7kg。

在向下、向外两个分力同时作用下，可将股骨头牵出。经床边 X 线摄片，确实已将股骨头拉出复位后，减轻髁上及侧方牵引重量至维持量，继续牵引 8 ～ 10 周。

2. 固定方法　复位后，可采用皮肤牵引或骨牵引固定，患肢两侧置沙袋，防止内、外旋，牵引重量为 5 ～ 7kg。通常牵引 3 ～ 4 周，中心脱位牵引 6 ～ 8 周，要待髋臼骨折愈合后才可考虑解除牵引。

3. 练功活动　复位后即可在牵引制动下，行股四头肌及踝关节锻炼。解除固定后，可先在床上做屈髋、屈膝及内收、外展及内、外旋锻炼。以后逐步做扶拐不负重锻炼。3 个月后作 X 线摄片检查，见股骨头血供良好，方能下地做下蹲、行走等负重锻炼。中心性脱位，关节面因有破坏，床上练习可适当提早，而负重锻炼则应相对推迟，以减少创伤性关节炎的发生。

4. 药物治疗　按脱位三期辨证论治。初期宜活血祛瘀、行气止痛，内服用活血止痛汤、肢伤一方等，若腹胀、大便秘结、口干舌燥苔黄者，宜加通腑泄热药，如厚朴、枳实、芒硝等。外用药可选用活血散、消肿止痛膏等。中期宜理气活血、调理脾胃，兼补肝肾，以四物汤加川断、五加皮、牛膝、陈皮、茯苓等。后期补气血、养肝肾、壮筋骨、利关节，内服用健步虎潜丸或补肾壮筋汤。外用以海桐皮汤熏洗。

5. 手术治疗　脱位合并大块臼缘骨折，妨碍手法复位者；中心性脱位，骨折块夹住股骨头难以脱出者；有坐骨神经、闭孔神经及股动、静脉受压，手法复位不能解除压迫者，应尽快切开复位。陈旧性脱位超过 2 ～ 3 个月，估计手法复位有困难者，可考虑做切开复位。

（四）预防与调护

股骨头缺血性坏死是髋关节脱位常见的晚期并发症。早期复位可缩短股骨头血液循环受损时间，是预防股骨头坏死的最有效方法。髋关节脱位病人一般 2 ～ 3 个月内患肢不允许完全负重，以免缺血的股骨头受压而塌陷，脱位后每隔 2 个月摄髋部 X 线片 1 次，大约在 1 年左右或以上证明股骨头血运供给良好，无股骨头坏死情况，方可离拐，逐渐恢复正常活动。

二、膝关节脱位

膝关节是人体最大、结构最复杂的关节，由股骨髁、胫骨平台、髌骨构成，属屈戌关节。膝关节的稳定性主要是靠关节囊、内外侧副韧带、十字交叉韧带、半月板等连接、加固和肌肉保护。半月板位于膝关节内，被韧带连接于胫骨平台的两侧，其形状为边缘厚，内侧缘薄，借此加深了胫骨平台两侧的陷窝。交叉韧带呈前后位交叉，连接股骨髁与胫骨平台，前交叉韧带限制胫骨平台向前移动，后交叉韧带限制胫骨平台向后移动。内外侧副韧带位于膝关节囊两侧，限制关节的内外翻及旋转活动。膝关节在伸直位时，内外侧副韧带紧张，故没有侧方及旋转活动。在屈曲位或半屈曲位时，内外侧副韧带松弛，可有一定的侧方及旋转活动。腘动脉的主干位于腘窝深部，紧贴股骨下端、胫骨上端，走行于关节囊与腘肌筋膜之后。腓总神经在腘窝上外侧边界沿股二头肌腱内侧缘下行，然后越过腓肠肌外侧头的后面，紧贴关节囊走行于股二头肌肌腱和腓肠肌肌腱之间，沿腓骨头后面并绕过腓骨颈。膝关节脱位比较少见，好发于青壮年。

（一）病因病机

膝关节脱位由强大的直接暴力或间接暴力引起，以直接暴力居多。根据脱位后胫骨上端所处位置，可分为前脱位、后脱位、内侧脱位、外侧脱位和旋转脱位；根据股骨髁及胫骨髁完全分离或部分分离，可分为完全脱位和部分脱位。其中，前脱位最常见，内、外侧及旋转脱位较少见。

1. 前脱位　暴力从前方向后方直接作用股骨下端或从后方向前方直接作用于胫骨上端，使股骨髁的关节面沿胫骨平台向后移位，突破关节囊后侧，发生膝关节前脱位。脱位过程中前后交叉韧带同时断裂最为常见，也有单独前交叉韧带断裂者，胫腓侧副韧带也多为同时断裂。多合并腘窝血管和腓总神经损伤。

2. 后脱位　暴力从前方向后方作用于胫骨上端，使胫骨平台向后脱出，形成膝关节后脱位。这类脱位较少，但损伤极其严重。脱位后，合并腘窝血管和腓总神经损伤最为多见，同时也可合并严重的前后交叉韧带、胫侧副韧带断裂损伤，并可能发生肌腱断裂或髌骨骨折。

3. 内、外侧脱位　膝关节受到来自侧方的暴力，或间接暴力传达到膝关节，引起膝关节过度内翻或过度外翻，造成关节囊侧方及韧带断裂而形成侧方脱位。外侧脱位较多见，内侧脱位甚少。可合并交叉韧带、侧副韧带断裂，内侧脱位可合并腓总神经损伤。腘窝血管损伤少见。

4. 旋转脱位　多发生在膝关节微屈、小腿固定时，股骨发生旋转，迫使膝关节承受扭转应力而发生膝关节旋转脱位。这种旋转脱位可因位置不同分为前内、前外、后内、后外四种类型。一般移位幅度小，较少合并血管和神经损伤。

膝关节完全脱位时，常造成关节周围软组织的严重撕裂和牵拉伤，并可使肌腱及韧带附着的骨骼如胫骨结节、胫骨棘及胫、股骨髁撕脱或挤压骨折。因膝关节位置表浅，脱位可为开放性。前、后脱位常伴有腘动、静脉损伤，若不及时处理，则可导致肢体坏死而截肢。内侧严重脱位引起的腓总神经损伤，多数是广泛被撕裂而造成永久性病变。

（二）诊查要点

伤后膝关节剧烈疼痛、肿胀、功能丧失。不全脱位者，由于胫骨平台和股骨髁之间不易交锁，脱位后常自行复位而没有畸形。完全脱位者，患膝明显畸形，下肢缩短，筋肉在膝部松软堆积，可出现侧方活动与弹性固定，在患膝的前后或侧方可摸到脱出的胫骨上端与股骨下端。合并十字韧带断裂时，抽屉试验呈阳性。合并内、外侧副韧带断裂时，侧向试验呈阳性。

若出现小腿与足趾苍白、发凉或膝部严重肿胀、发绀，腘窝部有明显出血或血肿，足背动脉和胫后动脉搏动消失，表示有腘动脉损伤的可能。如果受伤后即出现胫前肌麻痹，小腿与足背前外侧皮肤感觉减弱或消失，是腓总神经损伤的表现。

膝关节正侧位 X 线片可明确脱位的类型和脱位的程度，以及是否有合并骨折。

（三）治疗

膝关节脱位属急症，一旦确诊，即应在充分的麻醉下，行手法复位。有血管损伤表现，在复位后未见恢复，应及时进行手术探查，以免贻误时机。神经损伤如为牵拉性，则多可自动恢复，故可不作处理。若韧带、肌腱或关节囊嵌顿而妨碍手法复位，应早期手术复位。神经或韧带断裂，如情况允许，亦应早期修补。

1. 整复方法　复位一般在腰麻或硬膜外麻醉下进行，患者取仰卧位。一助手用双手握住患侧大腿，另一助手握住患侧踝部及小腿作对抗牵引，保持膝关节半屈伸位置，术者用双手按脱位的相反方向推挤或提托股骨下端与胫骨上端，如有入臼声，畸形消失，即表明已复位。复位后，将膝关节轻柔屈伸数次，检查关节是否完全吻合，并可理顺被卷入关节间的关节囊及韧带和移位的半月板。一般不主张直接按压骨端复位，以免加重腘动、静脉损伤。

2. 固定方法　膝关节加压包扎，用长腿夹板或石膏托固定膝关节屈曲 20° ~ 30° 位 6 ~ 8 周。禁止伸直位固定，以免加重血管、神经损伤。

3. 练功活动　整复固定后，即可做股四头肌收缩及踝、足趾关节屈伸活动锻炼。4 ~ 6 周后，可在夹板固定下，扶双拐不负重步行锻炼，8 周后可解除外固定。先在床上练习膝关节屈伸。待股四头肌肌力恢复及膝关节屈伸活动等稳定以后，才可逐步负重行走。

4. 药物治疗　初期以活血化瘀、消肿止痛为主，方用桃红四物汤加牛膝、延胡索、川楝子、泽泻、茯苓或跌打丸等，外敷活血止痛膏。中期宜通经活络舒筋，用丹栀逍遥散加独活、牛膝、川断、木瓜等；如有神经牵拉伤症状，加全蝎、蜈蚣、白芍。后期可补肝肾、壮筋骨，宜选用补肾壮筋汤加川断、五加皮等。神经损伤后期，宜益气通络、祛风壮筋，方选黄芪桂枝五物汤加川断、牛膝、全蝎、僵蚕。解除固定后可用苏木煎水熏洗以利关节。

5. 手术治疗　闭合复位失败者及合并血管损伤时，应手术切开复位，修补血管。脱位后合并广泛的韧带损伤及关节囊损伤应考虑手术进行修补。临床应根据合并损伤的具体情况选择适当的手术修补方法，但均以恢复患肢血运和重建膝关节的稳定性为重点。

三、髌骨脱位

髌骨位于膝关节前侧，上连股四头肌肌腱，下连髌韧带，是伸膝装置的重要组成部分，其后方向两侧倾斜的关节面与股骨两髁间向内侧倾斜的关节面构成髌股关节。由于膝关节存在生理性外翻角，股四头肌中的股直肌、股中间肌及股外侧肌的作用方向是向外上方，与髌韧带不在一条直线上，使髌骨在用力伸膝时，有向外侧移动的倾向。正常发育的股骨外侧髁较内侧髁高起，是阻挡髌骨向外侧移位的屏障。股内侧肌止于髌骨的内侧缘，其下部纤维向内侧斜行，也成为向内侧牵拉髌骨防止其向外侧移动的装置。

（一）病因病机

1. 外伤性脱位　在膝关节外翻角度过大、股骨外髁发育不良、股内侧肌肌力弱等基础上，髌骨内侧受到直接暴力打击或猛力伸膝，髌骨向外侧越过股骨外髁，发生髌骨外侧脱位，脱位时多发生股内侧肌的撕裂。在暴力的作用下，股四头肌腱或髌韧带断裂，髌骨向下或向上移位，发生髌骨上、下脱位。髌骨的内侧脱位极少见。

2. 习惯性脱位　膝外翻畸形、股骨外髁低平、股内侧肌松弛、先天性小髌骨等因素，造成髌骨的外移倾向加大、阻止髌骨外移的装置薄弱，在轻微的外力作用下，甚至屈伸膝关节时，发生髌骨向外侧脱位。外伤性脱位后，股内侧肌撕裂未修补或修补不当，亦是习惯性脱位的发生因素之一。

（二）诊查要点

1. 外伤性脱位　膝部疼痛、肿胀，膝关节呈半屈曲位，不能伸直。膝前平坦，在膝关节的外、上、下方可触及脱出的髌骨。部分患者就诊时，髌骨已复位，仅表现为关节腔内积血或积液，髌骨内上缘明显压痛。

2. 习惯性脱位　女性多发，多为单侧，亦可双侧。脱出时伴响声，膝前平坦，在股骨外髁前外方可触及脱位的髌骨。局部压痛，轻度肿胀，当患者忍痛自动或被动伸膝时，髌骨可自行复位，且伴有响声。

膝关节正位、轴位 X 线片可见髌骨移出于股骨髁间窝之外，部分可见膝外翻畸形、股骨外髁低平及先天性小髌骨等。

（三）治疗

外伤性髌骨脱位，一般以手法整复为主；习惯性脱位，则视其具体情况做矫正伸膝装置力线手术。

1. 整复方法　对于外侧脱位患者多采用手法复位。患者取仰卧位，术者站于患侧，一手握患肢踝部，一手拇指按于髌骨外方，使患膝在微屈状态下逐渐伸直的同时，用拇指将髌骨向内推挤，使其越过股骨外髁而复位。

2. 固定方法　长腿石膏托或夹板屈膝 20° ~ 30° 位固定 2 ~ 3 周；若合并股四头肌扩张部撕裂，则应固定 4 ~ 6 周，固定时应在髌骨外侧加一压力垫。

3. 练功活动　整复固定后，抬高患肢，并积极做股四头肌收缩及踝、足趾关节屈伸活动锻炼。解除外固定后，逐步锻炼膝关节屈伸活动。

4. 药物治疗　按脱位三期辨证论治。

5. 手术治疗　外伤性脱位，有严重的股四头肌扩张部或股内侧肌撕裂及股四头肌腱、髌韧带断裂等，均应做手术修补。习惯性脱位，则以矫正伸膝装置力线为主，如股内侧肌髌前移植术，胫骨结节髌腱附着部内移及内侧关节囊紧缩术，膝畸形者骨骺闭合后行截骨矫正术或股骨外髁垫高术。

四、跗跖关节脱位

跗跖关节是由第 1 ~ 3 跖骨与第 1 ~ 3 楔骨及第 4、5 跖骨与骰骨组成的关节，其位置相当于足内缘中点、外缘中点画一线，亦即足背的中部断面。其中第 1 跖骨与第 1 楔骨所组成的关节，其关节腔独立，活动性较大；其余部分相互连通，仅可做轻微滑动。除第 1、2 跖骨外，各跖骨之间有横韧带相连，如楔骨间韧带、楔跖骨韧带、跖骨间韧带。其中第 1 楔骨与第 2 跖骨之间的楔跖内侧韧带是跗跖关节中最主要的韧带之一。此外，足底部有跖长、短韧带，足底肌肉、肌腱及跖腱膜等。相比之下，足的背侧只有韧带连接，在结构上相对薄弱。跗跖关节脱位好发于成年男性。

（一）病因病机

高处坠下，前足着地，遭受暴力扭转，5 个跖骨可以连同一体向外、上或下方脱位。也可第 1 跖骨向内侧脱位，余 4 个跖骨向外侧脱位。由于足背动脉终支，自第 1、第 2 跖骨间穿至足底，故在跗跖关节脱位时足背动脉易受损伤；因牵拉可引起胫后血管痉挛和主要跖血管的血栓形成，这时前足血运受阻，如不及时复位，将引起前足坏死。开放性脱位多由重物直接砸压于足前部或车轮辗压前足时发生。在造成脱位的同时，可伴有严重的足背软组织损伤及其他跗骨与跖骨骨折，关节多为半脱位。

（二）诊查要点

伤后前足或足背部疼痛、肿胀、功能丧失。足部畸形呈弹性固定。分离性脱位者，足呈外旋、外展畸形，足宽度增大，足弓塌陷。开放性骨折脱位者软组织损伤严重，可有骨端外露或骨擦音。有血管损伤时，前足变冷、苍白或暗紫。

足部正、侧位 X 线片可明确脱位类型、跖骨移位方向及是否伴有骨折。

（三）治疗

跗跖关节脱位后需要及时准确复位，以免肿胀加剧而加大复位难度，并可防止发生血循环障碍。

1. 整复方法　复位应在腰麻或硬膜外麻醉下进行。患者仰卧，膝屈曲 90° 位，一助手握踝部，另一助手握前足作对抗牵引，术者站于患侧，按脱位类型做相反方向，用手直接推压跖骨基底部使之回复。如第 1 跖骨向内，第 2 ～ 5 跖骨向外，则用两手掌对向夹挤，将脱出分离的跖骨推向原位。

2. 固定方法　跗跖关节脱位整复后容易再脱位，因此，必须做有效的外固定。采用一直角足底后腿托板，连脚固定踝关节背伸 90° 中立位。足弓处加厚棉垫托顶，以维持足弓；在足背处或足两侧脱出跖骨头处加压力垫，然后上面加一大小与足背相等的弧形纸板，用绷带加压将纸板连足底托板一齐包扎固定 3 ～ 4 周。如不稳定且有足弓塌陷者，纸壳固定后以绷带包扎数层，再将患足置于带足弓托的木板鞋中，扎缚固定。固定时间 4 ～ 6 周。

3. 练功活动　固定期间，可进行足背伸、跖屈活动，但不宜做旋转及内、外翻活动。解除外固定后，可逐步练习不负重行走。8 周后，可穿有纵弓垫的鞋负重行走锻炼。

4. 药物治疗　按脱位三期辨证论治。开放性脱位者，早期重用清热解毒类药物，如金银花、连翘、蒲公英等。

5. 手术治疗　手法整复多次未成功、复位后不稳定或开放性脱位者，可行手术切开复位，用细钢针经第 1、第 5 跖骨穿入第 1 楔骨及骰骨固定。如合并跖骨骨折，亦可行钢针内固定。

五、跖趾关节及趾间关节脱位

跖趾关节脱位，是指跖骨头与近节趾骨构成的关节发生分离。临床上以第 1 跖趾关节向背侧脱位多见。近节趾骨与远节趾骨间关节发生分离者，称趾间关节脱位。跖趾关节由跖骨头的凸形关节面与近节趾骨的凹形关节面构成，可做屈、伸、收、展各方面活动。跖趾关节囊薄弱，两侧有侧副韧带加强，背侧有伸趾肌腱加强。趾间关节由近侧趾骨的滑车与远侧趾骨的基底构成，关节囊两侧有侧副韧带加强。趾间关节为屈戌关节，仅能做屈、伸活动。跖趾关节及趾间关节脱位好发于成年人。

（一）病因病机

跖趾关节脱位多由足趾踢碰硬物或重物砸压而引起，外力迫使跖趾关节过伸，近节趾骨基底脱向跖骨头的背侧。由于第 1 跖骨较长，前足踢碰时常先着力，外力直接砸压亦易损及，故第 1 跖趾关节脱位较常见。

趾间关节脱位亦多由踢碰趾端或重物砸压造成，远节趾骨移位于近节趾骨的背侧，若侧副韧带撕断，则可向侧方移位。

（二）诊查要点

局部疼痛、肿胀。跖趾关节脱位，患足不敢触地，跖趾关节背伸过度，趾间关节屈曲，第 1 跖趾关节脱位时，第 1 跖骨头在足底突出，近节趾骨基底部向背侧突出，关节呈弹性固定。

趾间关节脱位，脱位之趾缩短、上翘，关节前后径增大，局部肿胀，疼痛，呈弹性固定。

足部正、斜位 X 线片可明确诊断及是否合并骨折。

（三）治疗

复位一般以手法为主。开放性脱位可在复位后对创口清创缝合。

1. 整复方法

(1) 跖趾关节脱位：一助手固定踝部，术者一手持 趾，或用绷带提拉 趾用力牵引，一手握前足，先用力向背牵引，加大畸形，然后握足背的指用力将脱出的趾骨基底部向远端推出，当滑到跖骨头处，在维持牵引下，将 趾迅速跖屈，即可复位。

(2) 趾间关节脱位：术者一手握踝部或前足，一手捏紧足趾远端，水平牵引拔伸即可复位。

2. 固定方法　跖趾关节脱位整复后，用绷带包扎患处数圈，再以夹板或压舌板固定跖趾关节伸直位 2 ～ 3 周。趾间关节复位后可外敷消肿膏，以邻趾固定法固定 2 ～ 3 周。

3. 练功活动　早期即可作踝关节屈伸活动。1 周后肿胀消退，可扶拐以足跟负重行走。3 周后可去除外固定逐步练习负重行走。

4. 药物治疗　按脱位三期辨证论治。

5. 手术治疗　跖趾关节脱位，跖骨头呈“扣眼式”嵌顿，应切开手术复位。开放性脱位，若伤口小，可先整复脱位，再缝合伤口；若伤口较大，或伴有骨折时，可在清创时开放复位，对骨折块整复固定，再缝合伤口。术后用石膏托固定 4 周。

第三节　颈部筋伤

一、颈部扭挫伤

颈部扭挫伤是常见的颈部筋伤，各种暴力引起的颈部扭挫伤，除了筋伤外，还可能兼有骨折、脱位，严重者伤及颈髓，危及生命，临证时须仔细加以区别，以免误诊。

（一）病因病机

颈部可因突然扭转或前屈、后伸而受伤。如在高速车上突然减速或突然停止时，头部猛烈前冲，打篮球投篮时头部突然后仰，嬉闹扭斗时颈部过度扭转或头部受到暴力冲击时，均可引起颈项部扭伤。钝器直接打击颈部引起的挫伤较少见。

（二）诊查要点

有明显的外伤史。扭伤者可呈现颈部一侧疼痛，头多偏向患侧，颈项部活动受限，肌肉痉挛，在痛处可触及肿块或条索状硬结；挫伤者局部有轻度肿胀、压痛明显。检查时要注意有无手臂麻痛等神经根刺激症状，必要时摄 X 线片以排除颈椎骨折、脱位。

（三）治疗

以手法治疗为主，配合练功、药物、理疗等治疗。

1. 理筋手法　有消散瘀血，松解肌肉痉挛，通络止痛的作用。常用的手法有点压、按摩、法、拿捏及提端摇转法等。

患者正坐，术者立于背后，右手扶住患者额部，左手以拇、中指轮换点压痛点及天柱、风池等穴，继而用左手拇、食指在患侧做由上而下的按摩，重复进行数遍。对扭伤者在压痛点周围可加用 法和拿捏法，以小鱼际与掌尺背侧在患处做上下来回滚动，再以拇、食、中指对握痉挛的颈肌，做拿捏手法。最后视其情况，可加用提端摇转法。

筋伤后颈部偏歪者，可做枕颌布带牵引或手法牵引。

2. 药物治疗　内治以祛瘀生新为主，兼有头痛头晕者可酌用疏散风邪药物，内服防风归芎汤加减，症状好转后可服小活络丸。外治以祛瘀止痛为主，局部肿胀者外敷祛瘀止痛类药膏，无肿胀者可外贴伤湿止痛膏。

3. 练功活动　疼痛缓解后练习头颈的前屈后伸和左右旋转动作，以舒筋活络，增强颈部肌肉力量。

4. 物理疗法　可选用电疗、磁疗、超声波等，以局部透热，缓解肌肉痉挛。

（四）预防与调护

激烈运动或乘车时要注意自我保护，以防颈部扭伤。伤后应尽量保持头部于正常位置，以松弛颈部的肌肉，必要时用颈部围领固定。平时经常做颈部功能锻炼，增强颈部肌力，维持颈椎稳定，增强抗损伤的耐受力。

二、落枕

落枕，又称失枕。多因睡眠姿势不良，睡起后颈部疼痛，活动受限，似身虽起而颈尚留落于枕，故名落枕。好发于青壮年，冬春两季多发。

（一）病因病机

睡眠时姿势不良，头颈过度偏转，或睡眠时枕头过高、过低或过硬，使局部肌肉处于长时间紧张状态，持续牵拉而发生静力性损伤。

颈背部遭受风寒侵袭也是常见因素，如严冬受寒，盛夏贪凉，风寒外邪使颈背部某些肌肉气血凝滞，经络痹阻，导致颈部僵凝疼痛、功能障碍。

（二）诊查要点

晨起突感颈部疼痛不适，出现疼痛，头常歪向患侧，活动欠利，不能自由旋转后顾，如向后看时，须整个躯干向后转动。颈项部肌肉痉挛压痛，触及条索状硬结，斜方肌及大小菱形肌部位亦常有压痛。

风寒外束，颈项强痛者，可有淅淅恶风，身有微热，头痛等表证。往往起病较快，病程较短，两三天内即能缓解，1 周内多能痊愈。若恢复不彻底，易于复发。若久延不愈，应注意与其他疾病引起之颈背痛相鉴别。

（三）治疗

以手法治疗为主，配合药物、理疗治疗。

1. 理筋手法　手法治疗落枕有很好的疗效，可很快缓解肌肉痉挛，消除疼痛，往往经治疗 1 次后，症状即减轻大半。同颈部扭挫伤所用点按、拿捏等手法，手法部位可施展至上背部痛点，或可加用端项旋转手法。患者坐在低凳上，嘱其尽量放松颈项部肌肉，术者一手托住患者下颌，一手托住枕部，两手同时用力向上端提，此时患者的躯干部重量起了反牵引的作用，在向上端提的同时，边提边摇晃头部，并将头部缓缓向左右、前后摆动与旋转 2 ~ 3 次后，慢慢放松提拉。此种手法可重复 3 ~ 5 次，以理顺筋络、活动颈椎小关节，常可收到较好效果。

2. 药物治疗　治宜疏风祛寒、宣痹通络，内服葛根汤、桂枝汤，或内服独活寄生丸，每次 5 克，1 日 2 次。有头痛形寒等表证者，可用羌活胜湿汤加减。外治可贴伤湿止痛膏等。

3. 练功活动　可做头颈的前屈后伸、左右旋转动作，以舒筋和络。

4. 物理疗法　可选用电疗、磁疗、超声波等，以局部透热，缓解肌肉痉挛。

（四）预防与调护

避免不良的睡眠姿势，枕头不宜过高、过低或过硬。睡眠时不要贪凉，以免受风寒侵袭。落枕后尽量保持头部于正常位置，以松弛颈部的肌肉。

三、颈椎病

颈椎病是指颈椎骨质增生、颈项韧带钙化、颈椎间盘退行性改变等，刺激或压迫颈部神经、脊髓、血管而产生的一系列症状和体征的综合征。颈椎病是一种常见病，中医学中虽然没有颈椎病的提法，但其相关症状散见于痹证、痿证、项强、眩晕等方面的论述。本病多见于 40 岁以上中老年患者。

（一）病因病机

颈椎病多因慢性劳损或急性外伤引起。由于颈项部日常活动频繁，活动度较大，易受外伤，因而中年以后颈部常易发生劳损。如从事长期低头伏案工作的会计、誊写、缝纫、刺绣等职业者；或长期使用电脑者；或颈部受过外伤者；或由于年高肝肾不足，筋骨懈惰，引起椎间盘萎缩变性，弹力减小，向四周膨出，椎间隙变窄，继而出现椎体前后缘与钩椎关节的增生，小关节关系改变，椎体半脱位，椎间孔变窄，黄韧带肥厚、变性及项韧带钙化等一系列改变。椎体增生的骨赘可引起周围膨出的椎间盘、后纵韧带、关节囊的反应充血、肿胀、纤维化、钙化等，共同形成混合性突出物。当此类劳损性改变影响到颈部神经根、颈部脊髓或颈部主要血管时，即可发生一系列相应的症状和体征。颈椎病常见的基本类型有神经根型、脊髓型、椎动脉型和交感神经型，若同时合并两种或两种以上类型者为混合型。

1. 神经根型颈椎病　亦称痹痛型颈椎病，是各型中发病率最高、临床最为多见的一种，其主要表现为与脊神经根分布区相一致的感觉、运动障碍及反射变化。神经根症状的产生是由于颈部韧带肥厚钙化、颈椎间盘退变、骨质增生等病变，使椎间孔变窄、脊神经根受到压迫或刺激，即逐渐出现各种症状。第 5 ~ 6 颈椎及第 6 ~ 7 颈椎之间关节活动度较大，因而发病率较其余颈椎关节为高。

2. 脊髓型颈椎病　亦称瘫痪型颈椎病，此型比较多见，且症状严重，以慢性进行性四肢瘫痪为其特征。一旦延误诊治，常发展成为不可逆性神经损害。由于主要是损害脊髓，且病程多呈慢性进展，遇诱因后加重，临床上表现为损害平面以下的感觉减退及上运动神经元损害症状。损害平面以下多表现为麻木、肌力下降、肌张力增加等症状。脊髓型颈椎病患者多有根管狭窄，加之前后方的压迫因素而发病。突出的椎间盘、骨赘、后纵韧带钙化及黄韧带肥厚可造成椎管的继发性狭窄，若合并椎节不稳，更增加了对脊髓的刺激或压迫。

3. 椎动脉型颈椎病　亦称眩晕型颈椎病。椎动脉第 2 段通过颈椎横突孔，在椎体旁走行。当钩椎关节增生时，可对椎动脉造成挤压和刺激，引起脑供血不足，产生头晕、头痛等症状。当颈椎退变、椎节不稳时，横突孔之间的相对位移加大，穿行其间的椎动脉受刺激机会较多，椎动脉本身可以发生扭曲，以引起脑部不同程度的供血障碍。

4. 交感神经型颈椎病　颈椎间盘退变本身及其继发性改变，刺激交感神经而引起相关症候群者，被称为交感神经型颈椎病。

（二）诊查要点

1. 神经根型颈椎病

(1) 症状：多数无明显外伤史。大多患者逐渐感到颈部单侧局限性疼痛，颈根部呈电击样向肩、上臂、前臂乃至手指放射疼痛，且有麻木感，或以疼痛为主，或以麻木为主。疼痛呈酸痛、灼痛或电击样痛，颈部后伸、咳嗽，甚至增加腹压时疼痛可加重。上肢沉重，酸软无力，持物易坠落。部分患者可有头晕、耳鸣、耳痛、握力减弱及肌肉萎缩，此类患者的颈部常无疼痛感觉。

(2) 体征：颈部活动受限、僵硬，颈椎横突尖前侧有放射性压痛，患侧肩胛骨内上部也常有压痛点，部分患者可摸到条索状硬结，受压神经根皮肤节段分布区感觉减退，腱反射异常，肌力减弱。颈 5 ~ 6 椎间病变时，刺激颈 6 神经根引起患侧拇指或拇、食指感觉减退；颈 6 ~ 7 椎间病变时，则刺激颈 7 神经根而引起食、中指感觉减退。臂丛神经牵拉试验阳性，颈椎间孔挤压试验阳性。

(3) 影像学检查：颈椎正侧位、双侧斜位或侧位过伸、过屈位 X 线摄片检查，可显示椎体增生，钩椎关节增生，椎间隙变窄，颈椎生理曲度减小、消失或反弓，轻度滑脱，项韧带钙化和椎间孔变小等改变。

(4) 鉴别诊断：神经根型颈椎病应与尺神经炎、胸廓出口综合征、腕管综合征等疾病作鉴别。

2. 脊髓型颈椎病

(1) 症状：缓慢进行性双下肢麻木、发冷、疼痛，走路欠灵、无力，打软腿、易绊倒，不能跨越障碍物。休息时症状缓解，紧张、劳累时加重，时缓时剧，逐步加重。晚期下肢或四肢瘫痪，二便失禁或尿潴留。

(2) 体征：颈部活动受限不明显，上肢活动欠灵活，双侧脊髓传导束的感觉与运动障碍，即受压脊髓节段以下感觉障碍，肌张力增高，腱反射亢进，椎体束征阳性。

(3) 影像学检查：X 线摄片检查，显示颈椎生理曲度改变，病变椎间隙狭窄，椎体后缘唇样骨赘，椎间孔变小。CT 检查，可见颈椎间盘变性，颈椎增生，椎管前后径缩小，脊髓受压等改变。MRI 检查，可显示受压节段脊髓有信号改变，脊髓受压呈波浪样压迹。

(4) 鉴别诊断：脊髓型颈椎病应与脊髓肿瘤、脊髓空洞症等疾病作鉴别。

3. 椎动脉型颈椎病

(1) 症状：主要症见单侧颈枕部或枕顶部发作性头痛，视力减弱，耳鸣、听力下降，眩晕，可见猝倒发作。

(2) 体征：常因头部活动到某一位置时诱发或加重，头颈旋转时引起眩晕发作是本病的最大特点。

(3) 影像学检查：椎动脉血流检测及椎动脉造影检查，可协助诊断，辨别椎动脉是否正常、有无压迫、迂曲、变细或阻滞。X 线摄片检查，可显示椎节不稳及钩椎关节侧方增生。

(4) 鉴别诊断：椎动脉型颈椎病应除外眼源性、耳源性眩晕及脑部肿瘤等疾病。

4. 交感神经型颈椎病

(1) 症状：主要症见头痛或偏头痛，有时伴有恶心、呕吐，颈肩部酸困疼痛，上肢发凉发绀，眼部视物模糊，眼窝胀痛，眼睑无力，瞳孔扩大或缩小，常有耳鸣、听力减退或消失。心前区持续性压迫痛或钻痛，心律不齐，心跳过速。

(2) 体征：头颈部转动时症状可明显加重，压迫不稳定椎体的棘突可诱发或加重交感神经症状。

(3) 鉴别诊断：单纯交感神经型颈椎病诊断较为困难，应注意与冠状动脉供血不全、神经官能症等疾病作鉴别。

（三）治疗

以手法治疗为主，配合药物、牵引、练功等治疗。

1. 理筋手法　理筋手法是治疗颈椎病的主要方法，能使部分患者较快缓解症状。先在颈项部用点压、拿捏、弹拨、 法、按摩等舒筋活血、通络止痛的手法，放松紧张痉挛的肌肉；然后用颈项旋扳法，患者取稍低坐位，术者站于患者的侧后，以同侧肘弯托住患者下颌，另一手托其后枕部，嘱患者颈部放松，术者将患者头部向头顶方向牵引，尔后向本侧旋转，当接近限度时，再以适当的力量使其继续旋转 5° ～ 10° ，可闻及轻微的关节弹响声，之后再行另一侧的旋扳。此手法必须在颈部肌肉充分放松、始终保持头部的上提力量下旋扳，不可用暴力，旋扳手法若使用不当有一定危险，故宜慎用，脊髓型颈椎病禁用，以免发生危险；最后用放松手法，缓解治疗手法引起的疼痛不适感。

2. 药物治疗　治宜补肝肾、祛风寒、活络止痛，可内服补肾壮筋汤、补肾壮筋丸或颈痛灵、颈复康、根痛平冲剂等中成药；麻木明显者，可内服全蝎粉，早晚各 1.5g，开水调服；眩晕明显者，可服愈风宁心片，亦可静滴丹参注射液；急性发作，颈臂痛较重者，治宜活血舒筋，可内服舒筋汤。

3. 牵引治疗　通常用枕颌布带牵引法。患者可取坐位或仰卧位牵引，牵引姿势以头部略向前倾为宜，牵引重量可逐渐增大到 6 ～ 8kg，隔日或每日 1 次，每次 30 分钟。枕颌牵引可以缓解肌肉痉挛，扩大椎间隙，流畅气血，减轻压迫刺激症状。

4. 练功活动　做颈项前屈后伸、左右侧屈、左右旋转及前伸后缩等活动锻炼。此外，还可以做体操、太极拳、健美操等运动锻炼。

（四）预防与调护

合理用枕，选择合适的高度与硬度，保持良好睡眠体位。长期伏案工作者，应注意经常做颈项部的功能活动，以避免颈项部长时间处于某一低头姿势而发生慢性劳损。急性发作期应注意休息，以静为主，以动为辅，也可用颈围或颈托固定 1 ~ 2 周。慢性期以活动锻炼为主。颈椎病病程较长，非手术治疗症状易反复，患者往往有悲观心理和急躁情绪。因此要注意心理调护，以科学的态度向患者做宣传和解释工作，帮助患者树立信心，配合治疗，早日康复。

第七章 中西医结合诊疗

第一节 胃炎

胃炎是指由多种原因引起胃黏膜的炎症，根据发病的缓急可分为急性和慢性两类。胃炎是最常见的消化道疾病之一，临床上大多数患者无明显症状，主要依靠内镜和病理学检查来确诊。

一、急性胃炎

急性胃炎是由不同病因引起的急性广泛性或局限性的胃黏膜炎症。急性发病，可有明显腹胀、腹痛等上腹部症状，多数患者有较明确的发病原因。胃镜检查可见胃黏膜充血、水肿、出血、靡烂等一过性改变，临床上据此可分为急性单纯性胃炎、急性靡烂性胃炎、急性腐蚀性胃炎和急性化脓性胃炎四型。

本病与中医学的“胃瘅”相类似，可归属于“胃痛”“血证”“呕吐”等范畴。

（一）病因病理

1. 西医病因病理　引起急性胃炎的病因有很多，但归纳起来主要有急性应激、化学性损伤和细菌感染几类，临床上以急性应激为最主要原因。

急性应激包括严重创伤、大手术、严重感染、大面积烧伤、脑血管意外、休克和过度紧张等，其所致损害主要是胃黏膜靡烂和出血。一般认为应激引起交感神经和迷走神经兴奋，导致血管痉挛、收缩，造成胃黏膜的缺血缺氧。化学性损伤包括误服强酸强碱、烈酒、过冷或过热辛辣等刺激性食物或药物。其中引起急性胃炎最常见的药物主要是非甾体类抗炎药，如阿司匹林，吲哚美辛、保泰松等药物，药物通过抑制环氧合酶导致前列腺素的产生减少而削弱其对胃黏膜的保护作用。幽门螺旋杆菌是造成急性胃炎的主要细菌，除幽门螺杆菌可引起急性胃炎外，还包括沙门菌、大肠杆菌金黄色葡萄球菌等，通常因进食细菌或毒素污染的食物所致。

急性胃炎的病理学表现为胃黏膜固有层炎症，以中性粒细胞浸润为主。

2. 中医病因病机　饮食不节、七情内伤、外邪直中等多种病因可引起本病，但以饮食伤胃、情志不畅为其主要发病原因。

（1）饮食伤胃：饮食不节，暴饮暴食，宿食停滞；或寒温失宜，寒积胃腑；或偏食辛辣，湿热中阻，损伤脾胃；或饮食不洁之物，病邪从口而入，致使胃失和降。

（2）七情内伤：忧愁思虑太过，伤及脾胃；或恼怒过度，肝气郁而化火，肝火横逆犯胃，胃失和降。

（3）寒邪犯胃：起居不慎，感受寒邪；或恣食生冷，损伤中阳，寒主收引，不通则痛。

总之，本病病位在胃腑，与肝脾有关。总由胃失和降，胃络受损所致。若胃热过盛，热迫血行；或瘀血阻滞，血不循经；或脾胃虚寒，脾虚不能统血，而见呕血、便血之症。

（二）临床表现

多数急性起病，症状轻重不一。主要表现为上腹饱胀、隐痛，食欲减退，恶心，呕吐，嗳气，重者可有呕血和黑便，细菌感染者常伴有腹泻。严重者可有发热、呕血和（或）便血、脱水、休克和酸中毒等症状。体征主要为上腹压痛或脐周压痛，肠鸣音亢进。

（三）实验室检查

感染原因导致的急性胃炎末梢血白细胞计数一般轻度增高，中性粒细胞比例增高；伴肠炎者大便常规检查可见少量黏液及红、白细胞，大便常规可见潜血，大便培养可检出病原菌。

内镜检查可见胃黏膜明显充血、水肿，有时见靡烂及出血点，黏膜表面覆盖黏稠的炎性渗出物和黏液。内镜可明确病变的性质与程度，但内镜不必作为常规检查。

（四）诊断与鉴别诊断

依据病史、临床表现，诊断并不难，确诊有赖于内镜检查。

本病应注意与早期胆囊炎、胰腺炎相鉴别。

1. 急性胆囊炎　本病的特点是右上腹持续性疼痛或绞痛，阵发性加重，可放射到右肩部，墨菲（Murphy）征阳性。血常规、腹部B超、CT或MRI等影像学检查可确立诊断。

2. 急性胰腺炎　该病常有暴饮暴食史或胆道结石病史，突发性上腹部疼痛，伴持续性腹胀和恶心、呕吐；血尿淀粉酶升高。B超、CT等辅助检查可发现胰腺呈弥漫性或局限性肿大。

（五）治疗

本病西医治疗原则是祛除病因，保护胃黏膜和对症处理。对严重疾病有可能引起胃黏膜损伤者，在积极治疗原发病的同时，可预防性使用H2受体拮抗剂或质子泵抑制剂或胃黏膜保护剂；以呕吐、恶心或腹痛为主者，可对症使用胃复安、东莨菪碱；脱水者补充水和纠正电解质紊乱；细菌感染引起者可根据病情选用敏感的抗生素。中医治疗可参照相应章节进行辨证施治。

（六）预后

本病预后一般良好，只要去除致病因素即可痊愈，但少数严重病例可发展为消化道溃疡或出血或进展为慢性胃炎。

（七）预防与调护

注意清淡饮食，避免食用刺激性或污染食物，避免口服非甾体类抗炎药物或损伤胃黏膜药物的摄入；调畅情志，减少不良情绪因素的影响。

二、慢性胃炎

慢性胃炎是指不同病因引起的慢性胃黏膜炎症病变。本病临床十分常见，但由于多数患者无明显症状，故本病的确切患病率尚不清楚，约占胃镜检查患者的80%以上，且随年龄增长患病率逐渐增高。慢性胃炎的分类方法较多，2013年在上海召开的全国慢性胃炎诊治共识会议将慢性胃炎分为非萎缩性（以往称浅表性）、萎缩性和特殊类型三类。慢性非萎缩性胃炎根据炎症分布的部位，可再分为胃窦胃炎、胃体胃炎和全胃炎；慢性萎缩性胃炎可再分为多灶萎缩性胃炎和自身免疫性胃炎两大类。

本病临床表现缺乏特异性，主要有上腹胀满、嘈杂、反酸、纳呆和上腹隐痛等症状。非萎缩性和萎缩性胃炎分别与“胃络痛”和“胃痞”相类似，可归属于中医学“胃痛”、“痞满”“嘈杂”“呕吐”等范畴。

（一）病因病理

1. 西医病因病理

（1）病因与发病机制：慢性胃炎发病原因尚未完全明确，一般认为与H.pylori感染、理化因素和自身免疫有关。

1）幽门螺杆菌感染：H.pylori感染与消化系疾病关系的明确是近年来研究的成果。H.pylori是一种革兰阴性微需氧菌，呈弯曲螺旋状，有鞭毛。业已证实H.pylori感染是慢性胃炎的重要原因：研究表明所有H.pyolri阳性者都存在胃窦炎；H.pylori感染者根除病菌后胃炎可以消除；在一些动物模型中，将从患者胃内分离的H.pylori接种动物体内可以复制出慢性浅表性胃炎；健康志愿者吞食H.pylori可引起胃黏膜的损伤。其致病机理包括以下几方面:H.pylori产生尿素酶,尿毒酶分解尿素产生氨和其他酶(如蛋白酶等),直接损伤黏膜上皮细胞；分泌空泡毒素等导致胃黏膜上皮细胞的变性与坏死；诱导上皮细胞分泌炎症因子，介导炎症反应；抗原抗体反应引起自身免疫损伤。

2）免疫因素：是慢性胃体炎的主要原因。患者血清中含壁细胞抗体和内因子抗体，壁细胞抗体与抗原形成抗原抗体复合物，在补体参与下，使壁细胞数目减少，导致胃酸分泌不足，严重者可出现泌酸腺完全萎缩，使胃酸缺乏。内因子是壁细胞分泌的一种糖蛋白，食物中的维生素B12必须与内因子结合才能被吸收，内因子抗体与内因子结合可导致维生素B12吸收障碍，通常伴有其他自身免疫疾病。

3）理化因素：长期饮用烈酒，进食过冷过热、过于粗糙食物，直接损伤胃黏膜；长期服用非甾体抗炎类药，抑制前列腺素合成，破坏胃黏膜屏障。

4）其他：幽门括约肌功能不全可导致大量十二指肠液反流，胃黏膜受到酶的消化而产生炎症、靡烂、出血；慢性右心衰竭、肝硬化门脉高压引起胃黏膜淤血缺氧导致黏膜损伤。

（2）病理：在慢性胃炎的病理过程中，病变由黏膜表浅部向腺区发展，由灶性病变逐渐联合成片，最终腺体萎缩或破坏。其组织学改变不外乎炎症、萎缩和化生。

1）炎症：是一种慢性非特异性炎症，表现为黏膜固有层淋巴细胞和浆细胞浸润为主，可有少数嗜酸性粒细胞存在。如有较多的中性粒细胞浸润在表层上皮及小凹皮细胞之间，提示活动性炎症存在。

2）萎缩：长期慢性炎症损伤导致胃固有腺体数目减少，黏膜层变薄，胃镜下黏膜血管网显露，常伴有化生和纤维组织、淋巴滤泡等的增生。

3）化生：慢性炎症的长期存在，导致胃黏膜产生不完全性再生，包括肠化生和假幽门腺化生。肠化生是指肠腺样腺体代替胃固有腺体，当胃底腺黏膜内出现幽门腺样结构时则称为假幽门腺化生，是胃底萎缩的标志。此外有异型增生，又称不典型增生，是指细胞在再生过程中过度增生和丧失正常形态的分化，在结构和功能上偏离正常轨道，形态上出现异型性和腺体结构的紊乱，是胃癌前期前病变，目前对轻重分级尚未统一。

2. 中医病因病机　中医认为慢性胃炎多由于脾胃虚弱，加之内外之邪乘袭所致，主要与饮食所伤、七情失和等有关。

（1）饮食所伤：饮食不节，食滞内生；或寒温失宜，损伤脾胃；或进食不洁之物，邪从口入；或偏食辛辣肥甘厚味，湿热内生，均可引起脾胃运化失职，胃失和降。

（2）情志内伤：长期焦虑忧思，肝失疏泄，气机阻滞，脾失健运，胃失和降，导致肝胃不和或肝郁脾虚。肝气郁久化火，可致肝胃郁热。

（3）脾胃虚弱：素体禀赋不足，或久病累及脾胃，或误治滥用药物，损伤脾胃，致脾胃虚弱。脾气不足则运化无力，湿浊内生，阻遏气机；胃阴不足则濡养失职。

本病初起多实，病在气分；久病以虚为主，或虚实相兼，寒热错杂，病可入血分。病位在胃，与肝脾关系密切，其病机总为“不通则痛”或“不荣则痛”。

（二）临床表现

本病临床表现缺乏特异性，且症状轻重与病变程度不一致。多数病人无任何症状，部分病人表现为上腹胀满不适、隐痛、嗳气、反酸、纳呆等症状，一般无明显规律性，进食后加重。胃黏膜靡烂时出现大便潜血阳性，黑便甚至血便，可伴有消瘦、贫血等表现。临床体征多不明显，可有上腹部压痛，腹部叩诊呈鼓音，肠鸣音活跃。

（三）实验室及其他检查

1.H.pylori 检查 见本章“消化性溃疡”一节。

2. 胃液分析 慢性非萎缩性胃炎者胃酸分泌不受影响，基础分泌量与最大分泌量一般正常。B 型萎缩性胃炎者胃酸正常或降低。

3. 血清学检查 胃体胃炎血清胃泌素水平明显升高，壁细胞抗体呈阳性，内因子抗体阳性率低于壁细胞抗体，如胃液中检测到内因子抗体对恶性贫血有很高的诊断价值；胃窦胃炎胃泌素水平常降低。

4. 胃镜及组织学检查 是慢性胃炎诊断的最可靠方法。慢性非萎缩性胃炎胃镜下表现为黏膜充血，色泽较红，边缘模糊，多为局限性，水肿与充血区共存，形成红白相间征象，黏膜粗糙不平，有出血点，可有小的靡烂灶。萎缩性胃炎则见黏膜失去正常颜色，呈淡红、灰色，呈弥散性，黏膜变薄，皱襞变细平坦，黏膜血管暴露，有上皮细胞增生或明显的肠化生。组织学检查慢性非萎缩性胃炎以慢性炎症改变为主，萎缩性胃炎则在此基础上有不同程度的萎缩与化生。

（四）诊断与鉴别诊断

1. 诊断 慢性胃炎的诊断主要依赖于胃镜和病理组织学检查。胃液分析和血清学检查有助于萎缩性胃炎的分型。

2. 鉴别诊断 本病主要与以下几种常见病鉴别。

（1）消化性溃疡：该病一般表现为发作性上腹疼痛，有周期性和节律性，多好发于秋冬和冬春之交。X 线钡剂造影可发现溃疡龛影或其间接征象。胃镜检查可见溃疡表现。

（2）慢性胆囊炎：表现为反复发作右上腹隐痛或胀痛，常伴有口苦及右肩背部胀满不适，进食油腻食物常加重。B 超可见胆囊炎性改变，X 线静脉胆道造影时，胆囊显影淡薄或不显影。多合并胆囊结石，超声、影像学检查往往显示胆囊或胆管内有结石阴影。

（3）功能性消化不良：表现多样，可有上腹胀满、疼痛，食欲不佳等，胃镜检查无明显胃黏膜病变或轻度炎症，吞钡试验可见胃排空减慢。

（4）胃神经官能症：多见于年轻妇女，常伴有神经症的全身症状。上腹胀痛症状使用一般对症药物多不能缓解，予以心理治疗或服用镇静剂有时可获疗效。胃镜检查多无阳性发现。

（五）治疗

1. 治疗思路 本病治疗原则包括两个方面，即减轻或消除损伤因子，增强胃黏膜屏障。中医治疗以理气和胃止痛为原则。慢性胃炎绝大多数存在 H.pylori 感染，在根治 H.pylori 上西药疗效较好。但对慢性胃炎病理改变的影响，如延缓萎缩、阻止化生和改善临床症状上，中医有一定的优势。中西药联合应用能提高疗效。

2. 西医治疗

（1）一般治疗：消除与发病有关的病因和不利因素。戒除烟酒和注意饮食，少吃刺激性食物，如酸辣食物、过多的调料、浓茶以及不易消化的食物等。

（2）减轻和消除损伤因子。

1）根除 H.pylori 治疗：根除 H.pylori 是治疗本病和防止复发的关键。详见本章“消化性溃疡”一节。

2）抑酸护胃：H2 受体拮抗剂或质子泵抑制剂可使胃腔内 H ＋浓度降低，减轻 H ＋反弥散程度，有利于胃黏膜的修复，适用于有黏膜糜烂或以烧心、反酸为主要表现者。可选用西咪替丁、雷尼替丁、奥美拉唑、雷贝拉唑、埃索美拉唑等。

3）其他：存在胆汁反流者，可选用胃动力剂促进蠕动以减少肠液反流，如莫沙必利，或应用氢氧化铝凝胶吸附胆盐。如服用非甾体类消炎药者则应停用，如病情必须使用可联合使用胃黏膜保护剂。

（3）增强胃黏膜屏障：任何一种胃炎都与胃黏膜屏障破坏导致胃黏膜上皮损伤有关，因此增强胃黏膜保护对胃炎治疗相当重要。胶体果胶铋在酸性环境能形成铋盐，能和黏液组成的凝结物覆盖在黏膜上，并能杀灭 H.pylori，是理想的黏膜保护剂。另外常用的药物还有硫糖铝、氢氧化铝凝胶等。

（4）对症处理：有上腹饱胀、食欲差等明显胃动力下降症状者，可服用促胃功能药物；精神症状明显者可使用镇静剂；有痉挛性腹痛者可用解痉剂，如普鲁苯辛、东莨菪碱等；有恶性贫血时可使用维生素 B12、叶酸等。

3. 中医治疗

（1）辨证论治。

1）肝胃不和证：症状：胃脘胀痛或痛窜两胁，每因情志不舒而病情加重，得嗳气或矢气后稍缓，嗳气频频，口苦，口中黏腻不爽，嘈杂泛酸，舌质淡红，苔薄白，脉弦。

治法：疏肝理气，和胃止痛。

方药：柴胡疏肝散加减。气郁痛甚者，可加延胡索、川楝子理气止痛；气郁化热者，加郁金、川楝子、黄连疏泄肝胃郁热。

2）脾胃虚弱证：症状：胃脘隐痛，喜温喜按，食后胀满痞闷，纳呆，便溏，神疲乏力，舌质淡红，苔薄白，脉沉细。

治法：健脾利湿，温中和胃。

方药：四君子汤加减。气虚甚者，加用黄芪；虚寒甚者可合用理中丸，或改用黄芪建中汤。

3）脾胃湿热证：症状：胃脘灼热胀痛，嘈杂，脘腹痞闷，口干口苦，渴不欲饮，身重肢倦，尿黄，舌质红，苔黄腻，脉滑。治法：清利湿热，醒脾化浊。

方药：三仁汤加减。湿重者，加藿香、佩兰芳香化浊；热甚者，加川黄连、山栀子清热；寒热互结，干噫食臭，心下痞硬，改用半夏泻心汤。

4）胃阴不足证：症状：胃脘隐隐作痛，嘈杂，口干咽燥，五心烦热，大便干结，舌红少津，脉细。

治法：养阴益胃，和中止痛。

方药：益胃汤加减。胃热甚者，加生石膏、知母以清胃火；阴亏明显者，加生地黄、白芍、石斛以养胃阴。

5）瘀血阻络证：症状：胃脘疼痛如针刺，痛有定处，拒按，入夜尤甚，或有便血，舌暗红或紫暗，脉弦涩。

治法：化瘀通络，和胃止痛。

方药：失笑散合丹参饮加减。兼气郁痛甚者，加延胡索、郁金、木香；兼有便血者，加用白及、三七活血止血。

（2）常用中药制剂。

1）三九胃泰冲剂：功效：消炎止痛，理气健胃。适用于中焦气滞所致胃脘疼痛不适，纳差，腹胀等。用法：每次1~2袋，每日2~4次。

2）胃苏冲剂：功效：理气消胀，和胃止痛。适用于气滞型胃脘痛。用法：每次1袋，每日3次。

3）温胃舒胶囊：功效：温胃止痛。适用于慢性胃炎，胃脘冷痛，受寒痛甚。用法：口服，每次3粒，每日2次。

第二节 消化性溃疡

消化性溃疡是指胃肠道黏膜被胃酸和胃蛋白酶消化而形成的慢性溃疡，根据发生部位主要分胃溃疡（gastric ulcer，GU）和十二指肠溃疡（duodenal ulcer，DU）两类，还包括胃－空肠吻合口附近和胃黏膜Meckel憩室的溃疡。

消化性溃疡是全球性多发病，世界各国患病率不一，据国外资料估计约10%的人一生中患过此病。自20世纪70年代以来，消化性溃疡发病率呈下降趋势。我国人群中确切发病率尚无明确数据，根据部分医院门诊和住院病人胃镜检查结果，我国消化性溃疡发病率南方高于北方，城市高于农村，男性多于女性，约为3：1。消化性溃疡病可以发生于不同年龄，十二指肠球部溃疡多见于青壮年，胃溃疡以中老年为多，其发病年龄较十二指肠球部溃疡平均推迟10年，但近年来，中老年消化性溃疡发病率呈上升趋势。本病发病有季节性，多见于秋冬和冬春之交。

本病临床表现为节律性上腹痛，周期性发作，伴有吞酸、反酸等症，与“胃痞”相类似，可归属于中医学“胃脘痛”“反酸”等范畴。

一、病因病理

（一）西医病因病理

1. 病因与发病机制　消化性溃疡是多种病因所致疾病，尽管目前尚未完全明确，但总缘于胃、十二指肠黏膜损伤因子与其自身防御因素失去平衡。胃、十二指肠黏膜除经常接触高浓度胃酸、胃蛋白酶外，还常与酒精、药物、食物等接触，它们均有可能损伤黏膜；而正常情况下胃肠黏膜可通过表面的黏液 / 碳酸氢盐屏障、黏膜屏障、生长因子等防止这些因素损伤黏膜或促进黏膜修复。GU 和 DU 在发病机制上有不同之处，GU 以防御 / 修复因素减弱为主，DU 主要是侵袭因素增强。

（1）幽门螺杆菌：幽门螺杆菌（helicobacter pglori，Hp）感染是消化性溃疡的主要原因。据报道，DU 患者 Hp 感染率为 95% ~100%，GU 为 70% ~85%；H.pylori 感染者中发生消化性溃疡的危险性显著增加。H.pylori 能定植在胃黏膜，一方面通过产生的尿素酶水解尿素成为氨和二氧化碳，另一方面能诱发局部炎症和直接损伤黏膜。

（2）药物：长期服用非甾体类抗炎药（NSAIDS），糖皮质激素，化疗药物等药物的患者可以发生溃疡。其中 NSAIDS 是导致消化性溃疡的第二主因，据西方资料表明，5% DU 和 25% GU 与长期服用非甾体类抗炎药有关。我国长期服用非甾体类抗炎药比例较低，其在消化性溃疡致病作用相对较小。非甾体类抗炎药的致病与药物种类、剂量和疗程有关。其作用机制除直接损伤黏膜外，还通过抑制环氧合酶，使胃肠黏膜中具有细胞保护作用的内源性前列腺素合成减少，从而削弱防御因素有关。

（3）胃酸与胃蛋白酶：消化性溃疡是胃酸 / 胃蛋白酶对黏膜消化和损伤的结果，因此胃酸 / 胃蛋白酶是溃疡形成的直接原因。胃蛋白酶是主细胞分泌的胃蛋白酶原经盐酸激活转化而来，能降解蛋白质分子，对黏膜有侵袭作用。其生物活性与 pH 有关，当胃内 pH ＞ 4 时，胃蛋白酶就失去活性。由于胃蛋白酶活性受胃酸制约，因此胃酸的高低是溃疡发生的决定因素。

（4）遗传因素：消化性溃疡存在家族聚集性现象，现已认为部分消化性溃疡患者具有该病的遗传易感性，十二指肠球部溃疡患者的壁细胞总数及盐酸分泌量比正常人高出一倍，但是，个体间壁细胞数量存在很大的差异。

（5）胃、十二指肠运动异常：不少研究表明，DU 患者胃排空加快，液体排空加快可导致十二指肠酸负荷增加，损伤黏膜；而且胃排空加快还可使胃窦张力增高，刺激 G 细胞分泌胃泌素而使胃酸分泌增加。而部分 GU 存在胃排空延缓和胆汁反流，主要由于胃窦 – 十二指肠运动协调和幽门括约肌功能障碍所致，反流液中的蛋白酶、胆汁等可损伤黏膜。

（6）精神因素：急性应激引起应激性溃疡已是不争的事实。慢性应激的致病作用尚存在争议，但临床发现长期精神紧张者易患消化性溃疡，DU 愈合后在精神刺激下，溃疡易复发。

（7）其他因素：吸烟不仅可影响溃疡愈合，促进溃疡复发，还可能促进溃疡的发生，其可能机制与影响幽门括约肌运动、增加胃酸分泌、抑制前列腺素合成有关。此外长期饮用烈酒、浓茶、咖啡也可能促进溃疡发生。

2. 病理 DU 多发生于十二指肠球部，前壁较常见，偶有发于球部以下者，称为球后溃疡；GU 可发生于胃的任何部位，以胃角和胃窦小弯常见。溃疡一般为单发，也可多发，在胃或十二指肠发生 2 个或 2 个以上溃疡称为多发性溃疡。溃疡直径一般小于 10mm，GU 稍大于 DU，偶可见到 > 20mm 的巨大溃疡。溃疡典型形状呈圆形或椭圆形，边缘光整，底部洁净，覆有灰白纤维渗出物。活动性溃疡周围黏膜常有水肿。溃疡损伤深浅不一，但均已累及黏膜肌层，深者甚至穿透浆膜层而引起穿孔，可见疤痕形成和疤痕收缩引起的局部畸形。显微镜下慢性溃疡基底部可分急性炎性渗出物、嗜酸性坏死层、肉芽组织和疤痕组织四层。

（二）中医病因病机

中医学认为本病常与脾胃虚弱、饮食不节、情志所伤等相关。

1. 饮食所致 《素问·痹论》指出："饮食自倍，肠胃乃伤。"饥饱失常，脾胃受损，气机不畅；或恣食辛辣肥甘之品，喜酒嗜烟，湿热内生，中焦气机受阻；或贪食生冷，损伤中阳，气血运行涩滞，不通则痛。

2. 情志内伤 《沈氏尊生书·胃病》说："胃痛，邪干胃脘病也……唯肝气相乘为尤甚，以木性暴，且正克也。"忧思恼怒，肝失疏泄，横逆犯胃，胃失和降，可致胃痛；气郁久而化热，肝胃郁热，热灼而痛；气滞则血行不畅，胃络不通，瘀血内停亦可为痛。

3. 脾胃虚弱 素体脾胃虚弱，先天禀赋不足，或劳倦所伤，或久病累及，或失治误治，皆可损伤脾胃。中阳不足则虚寒内生，温养失职，胃阴不足则濡养不能，皆不荣而痛。

本病多因虚而致病，起病缓慢，反复发作。初起在气，久病入血。病变部位主要在胃，与肝脾关系密切，病性总属本虚标实，脾胃虚弱是其发病基础。郁热内蒸，迫血妄行，或中阳虚弱，气不摄血，血溢脉外，可变生呕血、便血；气滞血瘀，邪毒郁结于胃，可演变为胃癌。

二、临床表现

多数消化性溃疡以上腹疼痛为主要表现，有以下特点：慢性反复发作，发作呈周期性，与缓解期相互交替，发作有季节性，多在冬春和秋冬之交发病；病程长，几年到几十年不等；上腹疼痛有节律性，多与进食有关。

（一）症状

本病临床表现不一，少数患者无任何症状，部分以出血、穿孔等并发症为首发症状。上腹疼痛为主要症状，可表现为钝痛、灼痛、胀痛、饥饿痛，一般能忍受，部位多位于中上腹，也可出现在胸骨剑突后，甚或放射至背部，能被制酸药或进食所缓解。节律性疼痛是消化性溃疡的特征之一，大多数 DU 患者疼痛好发于两餐之间，持续不减，直至下次进食后缓解，有午夜痛；GU 节律性不如 DU 有规律，常在餐后 1 小时内发生疼痛。疼痛常持续数天或数月后缓解，继而又复发。可伴有烧心、反胃、反酸、嗳气、恶心等非特异性症状。

（二）体征

缺乏特异性体征。在溃疡活动期，多数有上腹部局限性压痛。

（三）并发症

1. 上消化道出血 是消化性溃疡最常见的并发症，10%~20%消化性溃疡以出血为首发症状。十二指肠溃疡出血多于胃溃疡，尤以十二指肠球部后壁溃疡更多见。出血量的多少取决于损伤血管的大小，侵蚀稍大动脉时，出血急而量多。临床表现取决于出血量的多少，轻者只表现为黑便，重者出现呕血和循环衰竭表现，甚至休克。出血前常有上腹疼痛加重现象，出血后疼痛反减轻。少数病人，尤其是老年病人，并发出血前可无症状。根据溃疡病史和出血临床诊断上消化道出血并不难，如有疑问，可行急诊胃镜检查（详见本章“上消化道出血”）。

2. 穿孔 溃疡进一步发展穿透浆膜层即为穿孔，临床可分为急性、亚急性和慢性穿孔三类。穿孔方向不同可产生不同后果：急性穿孔的溃疡常位于十二指肠前壁或胃前壁，发生穿孔后由于胃肠内容物漏入腹腔，故主要表现为急性腹膜炎，即：持续性剧烈腹痛，腹肌强直，腹部压痛及反跳痛，肠鸣音减弱，肝浊音界缩小或消失；腹部X线检查可见膈下游离气体。溃疡溃破入腹腔可引起弥漫性腹膜炎，最为多见；穿孔入空腔脏器可形成瘘管，较少见；穿孔并受阻于实质性脏器，临床症状发生改变，表现为顽固而持续的腹痛。

3. 幽门梗阻 主要为十二指肠溃疡引起，其次为球后溃疡，可分为功能性和器质性梗阻两类。前者见于溃疡活动期，由于溃疡周围组织充血、水肿或反射性痉挛所致，内科治疗有效，溃疡控制后可消失。后者由于溃疡反复发作，疤痕形成所致，需外科治疗。幽门梗阻引起胃内容物潴留，临床表现为上腹饱胀不适，餐后明显，呕吐胃内容物，量多，呕吐后反感舒服，可引起失水、低氯低钾性碱中毒、营养不良和体重下降。上腹部空腹振水音和胃蠕动波是幽门梗阻的典型体征。

4. 癌变 少数GU发生癌变，DU一般不发生。对长期慢性GU病史，年龄大于45岁，严格内科治疗效果不理想，大便隐血试验持续阳性者，要引起高度警惕。

三、实验室及其他检查

1. 幽门螺杆菌检查 H.pylori检查已成为消化性溃疡的常规项目，其方法可分为侵入性和非侵入性两类。常用的侵入性检测方法包括快速尿素酶试验、胃黏膜组织学检查等，其中快速尿素酶试验操作简单，费用低，为首选方法。非侵入性检测包括13C或14C尿素呼气试验，其敏感性和特异性高，无需胃镜检查，已普遍应用于临床。

2.X线钡剂检查 气钡双重对比造影能很好显示胃、十二指肠黏膜情况。X线发现龛影是消化性溃疡的直接征象，是诊断的可靠依据。切线位观察时龛影突出于胃或十二指肠轮廓之外，周围有透亮带，黏膜皱襞向溃疡集中。

3. 内镜检查 是消化性溃疡最直接的诊断方法。不仅可观察溃疡部位、大小、数目与形态，还可取材做病理学和Hp检查，同时对良性与恶性溃疡的鉴别诊断有很高价值。溃疡镜下所见通常呈圆形或椭圆形，边缘锐利，基底光滑，覆盖有灰白色膜，周围黏膜充血、水肿。根据镜下所见分为活动期、愈合期和瘢痕期。

4. 胃液分析 诊断价值不大，主要用于胃泌素瘤的辅助诊断。

5. 血清胃泌素测定 有助于胃泌素瘤诊断，本病通常表现为胃泌素和胃酸水平升高。

四、诊断与鉴别诊断

（一）诊断

1. 诊断要点　包括：①长期反复发生的周期性、节律性慢性上腹部疼痛，应用制酸药物可缓解；②上腹部可有局限深压痛；③ X 线钡剂造影见溃疡龛影；④内镜检查可见到活动期溃疡。具备上述条件即可确诊。

2. 特殊类型的消化性溃疡

（1）无症状性溃疡：15% ~30% 消化性溃疡患者无任何症状，一般因其他疾病做胃镜或 X 线钡剂造影或并发穿孔、出血时发现，多见于老年人。

（2）老年性消化溃疡：近年来发病率有上升趋势，多表现为无症状性溃疡，或症状不典型，如食欲不振，贫血、体重减轻较突出。GU 等于或多于 DU，溃疡多发生于胃体上部或小弯，以巨大溃疡多见，易并发大出血。

（3）复合性溃疡：指胃和十二指肠同时发生的溃疡，约占消化性溃疡的 5%，一般是 DU 先于 GU，易发生幽门梗阻。

（4）幽门管溃疡：较少见。常伴胃酸过多，缺乏典型溃疡的周期性和节律性疼痛，餐后即出现剧烈疼痛，制酸剂疗效差，易出现呕吐或幽门梗阻，易穿孔或出血。

（5）球后溃疡：球后溃疡多发于十二指肠乳头的近端。夜间疼痛和背部放射痛更为多见，内科治疗效果差，易并发出血。

（二）鉴别诊断

1. 胃癌　临床表现十分相似。一般而言，胃癌多为持续疼痛，制酸药效果不佳，大便隐血试验持续阳性。X 线、内镜和病理组织学检查对鉴别两者意义大。X 线钡剂检查示胃癌龛影位于胃腔之内，边缘不整，龛影周围胃壁强直、呈结节状。胃镜下胃癌的溃疡通常形态不规则，基底凸凹不平，苔污秽，边缘呈结节状隆起，周围黏膜呈癌性浸润，皱襞中断。组织学检查可提供有力依据。一次活检阴性并不能排除胃癌的可能，应在不同部位、不同时间多次检查。

2. 胃泌素瘤　亦称 Zollinger-Ellison 综合征，是胰岛非 β 细胞瘤大量分泌胃泌素所致。其特点为多发性溃疡，不典型部位溃疡，具有难治性特点，易穿孔、出血，血清胃泌素常 > 500pg/mL，胃液分析、超声、CT 等检查有助于病位诊断。

3. 功能性消化不良　临床表现餐后上腹饱胀、嗳气、反酸和食欲减退等，症状与溃疡有时相似。但本病多发于年轻女性，X 线和胃镜检查正常或只有轻度胃炎，胃排空试验可见胃蠕动下降。

4. 慢性胆囊炎和胆石症　疼痛位于右上腹，多在进食油腻后加重，并放射至背部，可伴发热、黄疸，莫菲征阳性。胆囊 B 超和逆行胆道造影有助于鉴别。

五、治疗

（一）治疗思路

消化性溃疡治疗目的在于消除病因，缓解症状，愈合溃疡，防止复发和防治并发症。西医在清除 Hp、快速缓解症状方面具有明显的优势，因此治疗上首先应明确有无 Hp 感染，有 Hp 感染则首先予根除 Hp 治疗，非 Hp 相关性溃疡则采用传统的抗酸治疗或胃黏膜保护治疗。一般而言，DU 抗酸治疗疗程为 4~6 周，GU 疗程为 6~8 周。中医认为本病活动期多以邪实为主，稳定期本虚兼有邪实，因此，治疗上活动期宜偏于祛邪，稳定期宜扶正兼以祛邪。近年研究表明，溃疡愈合质量的高低直接影响其复发，完全治愈的溃疡复发率很低。中医药除有一定的抗 Hp 作用外，更为重要的是能有效调节消化性溃疡的攻击因子与保护因子之间的失衡，还能对紊乱的消化功能进行调整，在预防溃疡复发、提高溃疡愈合质量等方面有较好的远期疗效，因此中西医结合治疗本病有协同作用。

（二）西医治疗

1. 一般治疗 生活有规律，工作要劳逸结合，避免过度劳累，精神放松，规则进餐，忌辛辣食物，戒烟，避免服用对胃肠黏膜有损害药物。

2. 抑制胃酸分泌

（1）H2 受体拮抗剂：通过竞争性与 H2 受体结合，使壁细胞内 cAMP 产生和胃酸分泌减少。常用有西咪替丁、雷尼替丁、法莫替丁等，其抑酸效能递增而副作用渐减。常用剂量分别为 400mg，每日 2 次；150mg，每日 2 次；20mg，每日 2 次。

（2）质子泵抑制剂：质子泵抑制剂通过作用于壁细胞胃酸分泌终末步骤中的关键酶 H^+-K^+-ATP 酶，使其不可逆地失活而抑制胃酸分泌，故其制酸作用强于 H2 受体拮抗剂，且更持久。目前应用于临床的药物有奥美拉唑、兰索拉唑、泮托拉唑等，常用剂量为分别为 20mg、30mg、40mg，每日 1 次。短期服用无明显副作用。

3. 根除 Hp 单独应用表 3-1 所列药物，均不能有效根除 Hp，目前推荐方案有三联疗法和四联疗法。三联疗法常为一种质子泵抑制剂或铋剂，加上两种抗生素，疗程 7~14 天。四联疗法为一种质子泵抑制剂和一种铋剂，加上两种抗生素。

4. 保护胃黏膜

（1）硫糖铝：在酸性胃液中能凝聚成糊状黏稠物，直接与溃疡面黏附，阻止胃酸、胃蛋白酶继续侵蚀创面，有利于上皮细胞再生，促进溃疡愈合。每日用量 2g。副作用主要为便秘。

（2）枸橼酸铋钾：一方面具有与硫糖铝相似的直接保护作用，尚有较强抗 H.pylori 作用，很少有明显的不良反应。为防止铋在体内蓄积，不宜长期服用，疗程一般不超过 14 天，每日剂量 480mg。

（3）前列腺素类药物：目前主要是米索前列醇，能抑制胃酸分泌，促进胃黏膜细胞修复和再生，增加胃黏膜血液供应，从而对黏膜具有保护作用。每日剂量 800μg。腹泻是其主要副作用，因其能引起子宫收缩，孕妇忌用。

（4）弱碱性抗酸剂：常用有氢氧化铝凝胶，碳酸镁等。这些药物可以中和胃酸短暂缓解疼痛。

5. 非甾体类抗炎药相关溃疡的治疗 首先应暂停或减少非甾体类抗炎药的剂量，然后给予常规量 H2 受体拮抗剂或质子泵抑制剂治疗。若病情需要继续服用非甾体类抗炎药，尽可能选用对胃肠黏膜损害较少的药物，或合用质子泵抑制剂或米索前列醇，有较好防治效果。常规剂量的 H2 受体拮抗剂对其预防效果则不理想。

6. 消化性溃疡的维持治疗 由于消化性溃疡反复发作，病程较长，维持治疗相当重要。

一种是半量维持治疗法，雷尼替丁 150mg，或法莫替丁 20mg，睡前 1 次服，服用 1~2 年或更长时间，适用于反复发作、症状明显或伴有并发症者。研究表明睡前 1 次服用与传统服法疗效相当。一种是间歇治疗法，在病人症状严重或内镜证明溃疡复发时，给予一疗程全剂量治疗。

7. 外科治疗　当出现下列情形之一时应考虑手术治疗：①大出血经内科紧急处理无效；②急性穿孔；③器质性幽门梗阻；④ GU 怀疑有癌变。

（三）中医治疗

1. 辨证论治

（1）寒邪客胃证：症状：胃痛暴作，拘急冷痛，恶寒喜暖，得温痛减，口不渴，喜热饮，舌苔薄白，脉弦紧。

治法：温胃散寒，理气止痛。

方药：良附丸加减。

（2）饮食伤胃证：症状：胃胀痛，嗳腐吞酸，或呕吐不消化食物，其味腐臭，吐后痛减，不思饮食，大便不爽，得矢气及便后稍舒，舌苔厚腻，脉滑。

治法：消食导滞，和胃止痛。

方药：保和丸加减。

（3）肝胃不和证：症状：胃胀痛，或攻撑窜动，牵引背胁，每因情志刺激发作或加重，嗳气、矢气则痛舒，善太息，大便不畅，舌苔薄白，脉弦。

治法：疏肝理气，和胃止痛。

方药：柴胡疏肝散加减。

（4）湿热中阻证：症状：胃脘灼痛，吐酸嘈杂，脘痞腹胀，纳呆恶心，口渴不欲饮水，小便黄，大便不畅，舌红，苔黄腻，脉滑数。

治法：清化湿热，理气和胃。

方药：清中汤加减。

（5）瘀血停胃证：症状：胃脘刺痛，痛有定处，按之痛甚，食后加重，入夜尤甚，甚至出现黑便或呕血，舌质紫暗或有瘀斑，脉涩。

治法：化瘀通络，理气和胃。方药：失笑散合丹参饮加减。

（6）脾胃虚寒证：症状：胃脘隐痛，绵绵不休，空腹痛甚，得食则缓，喜温喜按，劳累后发作或加剧，泛吐清水，食少纳呆，大便溏薄，四肢不温，舌淡苔白，脉虚缓无力。

治法：温中健脾，和胃止痛。

方药：黄芪建中汤加减。

（7）胃阴不足：症状：胃脘隐痛，有时嘈杂似饥，或饥而不欲食，口干咽燥，大便干结，舌红少津，无苔，脉弦细无力。

治法：益阴养胃。

方药：益胃汤加减。

2. 常用中药制剂

（1）胃可宁片：功效：收敛，制酸，止痛。用于消化性溃疡。用法：饭前口服，每次 3~5 片，每日 3~4 次。

（2）健胃愈疡片：功效：疏肝健脾，解痉止痛，止血生肌。用于肝郁脾虚，肝胃不和型消化性溃疡活动期。用法：口服，每次4~6片，每日4次。

（3）阴虚胃痛片：功效：养阴益胃，缓中止痛。用于胃阴不足型消化性溃疡。用法：每次6片，每日3次。

（4）小建中合剂：功效：温中补虚，缓急止痛。用于脾胃虚寒型消化性溃疡。用法：口服，每次20mL，每日3次。

（5）元胡止痛片：功效：理气，活血，止痛。用于气滞血瘀的胃痛。用法：口服，每次1~1.5g，每日3次。

（6）三九胃泰：功效：清热燥湿，行气活血，柔肝止痛。用于湿热内蕴、气滞血瘀证。用法：口服，每次2.5g，每日2次。

（7）保和丸：功效：消食，导滞，和胃。用于食积停滞，脘腹胀满，嗳腐吞酸，不欲饮食等症。用法：口服，每次6~9g，每日2次。

第三节 功能性消化不良

消化不良是指源于胃和十二指肠区域的一种症状或一组症状，其主要临床表现包括餐后饱胀、早饱感、上腹痛或上腹烧灼感。经检查排除了可引起这些症状的器质性、全身性或代谢性疾病时，这一临床症候群便称为功能性消化不良（functional dyspepsia，FD）。FD是临床上最常见的一种功能性胃肠病，欧美国家人群患病率达19% ~ 41%，我国为18% ~ 45%，占消化专科门诊的50%左右。

功能性消化不良是西医学的概念，在中医学古代医籍中没有明确对应的病名，但根据其临床表现，归属于“痞满”“胃脘痛”“积滞”范畴。以餐后饱胀不适、早饱感为主症者，归属于“痞满”“积滞”；以上腹痛、上腹烧灼感为主症者，归属于“胃脘痛”。

一、病因病理

（一）西医病因

病因和发病机制至今尚未清楚，可能与下列多种因素有关。

1. 胃肠动力障碍　包括胃排空延迟、胃十二指肠运动协调失常，常与胃电活动异常并存。

2. 内脏感觉过敏　表现为一个或多个部位对机械或化学刺激的敏感性增高。FD患者胃的感觉容量明显低于正常人，胃底对食物的容受性舒张功能下降，这一改变常见于有早饱症状的患者；还存在十二指肠对酸、脂质等化学物质敏感，出现恶心症状。内脏感觉过敏可能与炎性细胞及其释放的介质的作用及外周感受器、传入神经、中枢整合等水平的异常有关，也可能与食管下括约肌短暂松弛有关。

3.Hp感染　根除Hp后确实有部分FD患者消化不良症状得到改善。症状的产生是Hp、宿主和环境因素共同作用的结果。

4. 胃酸　胃酸在FD病理生理机制中的作用未明，但抑酸治疗对少数患者确实可起到缓解消化不良症状的作用。

5. 精神和社会因素　调查表明，约半数以上 FD 患者存在精神心理障碍，FD 症状的严重程度与抑郁、焦虑和恐惧等有关。

（二）中医病因病机

1. 感受外邪　外感六淫，表邪入里，或误下伤中，邪气乘虚内陷，结于胃脘，阻塞中焦气机，升降失司发为痞满或疼痛。

2. 内伤饮食　暴饮暴食，或恣食生冷，或过食肥甘，或嗜酒无度，损伤脾胃，纳运无力，痰食中阻，气机被阻发为痞满或疼痛。

3. 情志失调　忧思恼怒，情志不遂，肝气郁结，失于疏泄，横逆犯胃，脾胃升降失和，则发痞满或疼痛。

总之，本病多由上述多种因素导致肝、脾、胃功能失调，中焦气机不利，脾胃升降失职而发。病位在胃，多涉及肝、脾二脏。病理属性为本虚标实，虚实夹杂。以脾虚为本，气滞、食积、痰湿、血瘀等邪实为标。脾虚气滞为核心病机，且贯穿于疾病的始终。本病初病多为实证，久病由实转虚或虚实夹杂。

二、临床表现

本病起病多缓慢，呈持续性或反复发作，许多患者有饮食、精神等诱发因素。主要症状包括餐后饱胀、早饱感、上腹胀痛、上腹灼热感、嗳气、食欲不振、恶心等。常以某一个或某一组症状为主，在病程中症状也可发生变化。

（一）症状

1. 餐后饱胀和早饱感　常与进食密切相关。餐后饱胀是指正常餐量即出现饱胀感；早饱感是指有饥饿感但进食不久即有饱感。

2. 上腹痛　为常见症状，常与进食有关，表现为餐后痛，亦可无规律性，部分患者伴上腹灼热感。

3. 精神症状　不少患者同时伴有失眠、焦虑、抑郁、头痛、注意力不集中等精神症状。

（二）体征

一般无明显阳性体征，部分患者可有剑突下轻压痛或按压后不适感。

三、鉴别诊断

1. 慢性胃炎　症状与体征均很难与 FD 鉴别。胃镜检查发现胃黏膜明显充血、糜烂或出血，甚至萎缩性改变，则常提示慢性胃炎。

2. 消化性溃疡　消化性溃疡的周期性和节律性疼痛也可见于 FD 患者，X 线钡餐发现龛影和胃镜检查观察到溃疡病灶，可明确消化性溃疡的诊断。

3. 胆道疾病　慢性胆囊炎多与胆结石并存，也可出现上腹饱胀、恶心、嗳气等消化不良症状，腹部 B 超、口服胆囊造影、CT 等影像学检查多能发现胆囊结石和胆囊炎征象，可与 FD 鉴别。

4. 胃食管反流病　胃食管反流病以上腹痛或胸骨后烧灼痛或不适为主要症状，向上放散至咽喉，可由抗酸剂（至少是暂时性）缓解。

5. 胃癌 胃癌的发病年龄多在40岁以上，同时伴有消瘦、乏力、贫血等，提示恶性肿瘤的所谓“报警”症状，通过胃镜检查及活组织病理学检查不难确诊。

6. 胰腺疾病 慢性胰腺炎和胰腺癌引起的症状，有时亦可误作功能性消化不良。但这些患者常有持续性剧痛，向背部放射，并可有胰腺炎风险因素如大量饮酒等。

7. 药物性消化不良 可能引起上腹部症状的药物如补钾剂、洋地黄、茶碱、口服抗生素（特别是红霉素和氨苄西林）等。减量或停药后一般可以自行缓解。

8. 其他 FD还需与其他一些继发胃运动障碍疾病如糖尿病胃轻瘫、胃肠神经肌肉病变相鉴别，通过这些疾病特征性的临床表现与体征一般可做出鉴别。

四、西医治疗

（一）一般治疗

帮助患者认识、理解病情，建立、改善生活习惯，避免烟、酒及服用非甾体类抗炎药。无特殊食谱，但应避免可诱发症状的食物。注意根据患者不同特点进行心理治疗。失眠、焦虑者可适当予以镇静药或抗焦虑药。

（二）药物治疗

FD症状多样，目前尚无特效药物，主要是经验性治疗。

1. 抗酸药 抗酸剂如氢氧化铝、铝碳酸镁等可减轻症状，但疗效不如抑酸剂。铝碳酸镁除具有抗酸作用外，还具有吸附胆汁的功能，伴有胆汁反流者可选用。

2. 抑酸药 适用于非进餐相关消化不良中以上腹痛、烧灼感为主要症状者。可选择H2受体拮抗剂或质子泵抑制剂。

3. 促胃肠动力药 可改善与进餐相关的上腹部症状，如上腹饱胀、早饱感等。常用多潘立酮、莫沙必利或依托必利。

4. 助消化药 消化酶和微生态制剂可作为治疗消化不良的辅助用药。复方消化酶和益生菌制剂可改善与进餐相关的腹胀、食欲不振等症状。

5. 根除幽门螺旋杆菌治疗 对少部分有幽门螺旋杆菌感染的患者可能有效。

6. 精神心理治疗 上述治疗疗效欠佳而伴有精神症状明显者可试用，常用的有三环类抗抑郁药或5-羟色胺再摄取抑制剂（SSRI）。除药物治疗外，行为治疗、认知治疗和心理干预等可能对这类患者有益。

五、中医治疗

（一）辨证论治

1. 脾虚气滞证

（1）临床表现：胃脘痞闷或胀痛，食少纳呆，恶心，嗳气呃逆，疲乏无力，舌淡，苔薄白，脉细弦。

（2）治法：健脾和胃，理气消胀。

（3）代表方剂：四君子汤合香砂枳术丸加减。

2. 肝胃不和证

（1）临床表现：胃脘胀痛，两胁胀满，痞塞不适，每因情志不畅而发作或加重，心烦易怒，善太息，舌淡红，苔薄白，脉弦。

（2）治法：疏肝解郁，和胃消痞。

（3）代表方剂：柴胡疏肝散加减。

3. 脾胃湿热证

（1）临床表现：脘腹痞满或疼痛，口干口苦，身重困倦，恶心呕吐，食少纳呆，小便短黄，舌质红，苔黄厚腻，脉滑。

（2）治法：清热化湿，理气和中。

（3）代表方剂：连朴饮加减。

4. 脾胃虚寒证

（1）临床表现：胃寒隐痛或痞闷，喜温喜按，泛吐清水，食少纳呆，神疲倦怠，手足不温，大便溏薄，舌淡苔白，脉细弱。

（2）治法：健脾和胃，温中散寒。

（3）代表方剂：理中丸加减。

5. 寒热错杂证

（1）临床表现：胃脘痞满或疼痛，遇冷加重，嘈杂泛酸，嗳气纳呆，肢冷便溏，舌淡苔黄，脉细弦滑。

（2）治法：辛开苦降，和胃开痞。

（3）代表方剂：半夏泻心汤加减。

（二）随症加减

胃胀明显者，可加枳壳、柴胡；纳食减少（早饱感）者，可加鸡内金，神曲加量；伤食积滞者，加炒莱菔子、焦山楂等；胃痛明显者，可加川楝子、延胡索；嘈杂明显者，可加吴茱萸、黄连。

（三）常用中药制剂

1. 保和丸　功效：消食，导滞，和胃。用于食积停滞，脘腹胀满，嗳腐吞酸，不欲饮食者。用法：口服，每次 8 丸，每日 3 次。

2. 三九胃泰颗粒　功效：清热燥湿，行气活血，柔肝止痛。用于湿热内蕴、气滞血瘀者。用法：口服，每次 1 袋，每日 2 次。

六、预后

功能性消化不良无明显器质性病变，虽病程较长，难以治愈，但一般预后较好。本病常常合并心理精神障碍如焦虑、抑郁状态，部分病人可能因为严重抑郁症导致不良结局。

七、预防与调护

保持积极良好的心态，健康的精神心理，培养良好的生活方式和饮食习惯，适当的运动锻炼，有利于预防本病的发生。注意饮食调理，进食营养丰富且易消化的食物，避免进食肥甘厚味或生冷、煎炸食物。减少各种诱发因素，避免忧思郁怒等不良精神刺激。

第四节 肠易激综合征

肠易激综合征（irritable bowel syndrome，IBS）是临床常见的功能性肠病，是一组包括腹痛、腹胀伴排便习惯改变（腹泻、便秘）、粪便性状异常（稀便、黏液便、便秘）等临床表现的症候群，持续存在或间歇发作，但无器质性疾病（形态学、细菌学及生化代谢指标等异常）的证据。西方国家统计，人群患病率为 10% ~ 20%，每年新检出率为 0.2%。我国为 10% 左右，男女比为 1 ∶ 2，多见于 18 ~ 30 岁。临床上，根据排便特点和粪便的性状可分为腹泻型、便秘型和混合型。西方国家便秘型多见，我国则以腹泻型为主。

中医学没有肠易激综合征这一病名，根据临床表现可归属于腹痛、泄泻、便秘、滞下、郁证等病证范畴。临床以腹痛表现为主，可归属于“腹痛”范畴；以腹泻为主，其痛泻相伴，痛即泻，泻后痛减，可归属于“痛泻”或“泄泻”范畴；以便秘为主，则可归属于“便秘”范畴；大便不尽感较明显者，与“滞下”较为相近；腹泻、便秘交替，伴有抑郁、焦虑等较多情志症状者，则可归属于“郁证”范畴。

一、病因病理

（一）西医病因

本病病因及发病机制尚不清楚，目前认为 IBS 是一个多因性、多态性疾病。一般认为与精神心理因素、饮食、遗传、性别、感染、胃肠激素分泌失调、免疫功能紊乱、胃肠动力紊乱、内脏敏感性增高等多种因素有关。

1. 胃肠动力学异常　结肠电生理研究显示，IBS 以便秘、腹痛为主者 3 次 / 分的慢波频率明显增加，腹泻型 IBS 高幅收缩波明显增加。对各种生理性和非生理性刺激（如进食、肠腔扩张、肠内容物以及某些胃肠激素）的动力学反应过强，并呈反复发作过程。

2. 内脏高敏感性　直肠气囊充气试验表明，IBS 患者充气疼痛阈值明显低于对照组。大量研究发现，IBS 患者对胃肠道充盈扩张、肠平滑肌收缩等生理现象敏感性增强，易产生腹胀、腹痛。胃肠动力学异常和内脏高敏感性可能是 IBS 的核心发病机制。

3. 中枢神经系统对肠道刺激的感知异常和脑 – 肠轴调节异常　IBS 患者存在中枢神经系统的感觉异常和调节异常，IBS 可以被认为是对脑 – 肠系统的超敏反应，包括对肠神经系统和对中枢神经系统。其中，5–HT、胆囊收缩素、生长抑素、胃动素等胃肠激素可能在胃肠道动力和感觉调节中发挥作用。

4. 肠道感染　IBS 可能是急慢性感染性胃肠道炎症后的结果之一，其发病与感染的严重性及应用抗生素时间均有一定相关性。

5. 肠道微生态失衡　IBS–D 患者乳酸菌、脱硫弧菌和双歧杆菌数量明显减少，而 IBS–C 患者韦荣球菌数目增加，但是肠道微生态参与 IBS 发病的具体机制仍待进一步研究。

6. 精神心理障碍　IBS 患者焦虑、抑郁积分显著高于正常人，应激事件发生频率亦高于正常人，对应激反应更敏感和强烈。

（二）中医病因病机

本病的主要发病因素有脾胃虚弱、情志失调、饮食不节等几个方面。

1. 脾胃虚弱　是本病的主要发病基础。若禀赋不足，或感受毒邪，或饮食失调，或忧思恼怒，或劳倦久病皆可损伤脾胃。脾虚失运，升降失司，水湿不化，清浊不分，夹杂而下则发为泄泻；脾虚运化失常，糟粕内停，亦可出现腹痛、便秘。

2. 情志失调　焦虑抑郁，精神紧张，以致肝气郁结，横逆乘脾，引起肠道气机不利，肠道传导失司而导致腹痛、腹泻、便秘诸症丛生。

本病其病在肝，其标在肠，其制在肝，肝郁脾虚是其主要的临床证型，病理性质为寒热错杂，正虚邪实。肝郁脾虚为 IBS 的主要病机，且有夹湿热、夹痰、夹瘀之分，以脾虚为主者，又可兼夹肾阳虚。

二、临床表现

IBS 起病通常缓慢、隐匿，间歇性发作，有缓解期，病程可长达数年至数十年，但全身健康状况却不受影响。症状的出现或加重与精神因素或遭遇应激事件有关，部分患者尚有不同程度的心理精神异常表现，如抑郁、焦虑、紧张、多疑或敌意等，精神、饮食等因素常可诱使症状复发或加重。症状虽有个体差异，对于某一具体患者则多为固定不变的发病规律和形式。

（一）症状

1. 腹痛或腹部不适　与排便有关，为一项主要症状，且为 IBS 必备症状，大多伴有排便异常并于排便后缓解或改善，部分患者易在进食后出现；可发生于任何部位，局限性或弥漫性，性质、程度各异，但不会进行性加重，极少有睡眠中痛醒者。不少患者有排便习惯的改变，如腹泻、便秘或两者交替。

2. 腹泻　一般每日 3 ~ 5 次，少数可达十数次。粪量正常，禁食 72 小时后应消失，夜间不出现。通常仅在晨起时发生，约 1/3 患者可因进食诱发。大便多呈稀糊状，也可为成形软便或稀水样。可带有黏液，但无脓血。排便不干扰睡眠。

3. 便秘　为排便困难，粪便干少，呈羊粪状或细杆状，表面可附黏液；亦可间或与短期腹泻交替，排便不尽感明显，粪便可带较多黏液；早期多为间断性，后期可为持续性，甚至长期依赖泻药。

4. 其他　腹胀在白天加重，夜间睡眠后减轻，腹围一般不增加。近半数患者有胃灼热、早饱、恶心、呕吐等上消化道症状。

（二）体征

一般无明显阳性体征，可在相应部位有轻压痛，部分患者可触及腊肠样肠管，直肠指检可见肛门痉挛、张力较高，可有触痛。

三、实验室及其他检查

对初诊的 IBS 患者应在详细采集病史和进行体格检查的基础上有针对性地选择辅助检查。一般情况良好、具有典型 IBS 症状者，粪便常规为必要的检查，可视情况选择相关检查，也可先予以治疗，视治疗反应，有必要时再选择进一步检查。建议将结肠镜检查作为除外器质性疾病的重要手段。其他辅助检查包括全血细胞计数、粪便潜血检查、粪便培养、肝肾功能、红细胞沉降率等检查、腹部超声检查和消化系统肿瘤标志物检测，必要时行腹部 CT 扫描，钡剂灌肠检查酌情使用。对诊断可疑和症状顽固、治疗无效者，应有选择地做进一步检查：血钙，甲状腺功能检查、乳糖氢呼气试验、72h 粪便脂肪定量、胃肠通过时间测定、肛门直肠压力测定等对其动力和感知功能进行评估，指导调整治疗方案。

四、诊断

（一）诊断要点

肠易激综合征是胃肠功能性疾病，诊断本病应首先排除胃肠器质性疾病，并符合下列罗马Ⅰ诊断标准：

1. 病程 6 个月以上且近 3 个月来至少每周 1 次腹部不适或腹痛，并伴有下列特点中至少 2 项：①与排便相关；②症状发生伴随排便次数改变；③症状发生伴随粪便性状改变。

2. 以下症状不是诊断所必备，但属常见症状，这些症状越多越支持 IBS 的诊断：①排便频率异常（每天排便＞ 3 次或每周＜ 3 次）；②粪便性状异常（块状 / 硬便或稀水样便）；③粪便排出过程异常（费力、急迫感、排便不尽感）；④黏液便；⑤胃肠胀气或腹部膨胀感。

3. 缺乏可解释症状的形态学改变和生化异常。

（二）分型

根据粪便的性状可分为腹泻型（IBS–D）、便秘型（IBS–C）、混合型（IBS–M）、不定型（IBS–U）。腹泻型指至少 25% 的排便为糊状粪或水样粪，且硬粪或干球粪＜ 25% 的排便；便秘型指至少 25% 的排便为硬粪或干球粪，且糊状粪或水样粪＜ 25% 的排便；混合型指至少 25% 的排便为硬粪或干球粪，且至少 25% 的排便为糊状粪或水样粪；不定型指粪便性状不符合以上各型标准。

五、西医治疗

（一）一般治疗

详细询问病史以求发现诱发因素，并设法予以去除。告知患者 IBS 的诊断并详细解释疾病的性质，以解除患者的顾虑和提高患者对治疗的信心。指导患者建立良好的生活习惯，饮食上避免诱发症状的食物。高纤维食物有助改善便秘。对伴有失眠、焦虑者可适当给予镇静药。

（二）药物治疗

1. 解痉药　抗胆碱药物可作为缓解腹痛的短期对症治疗。匹维溴铵为选择性作用于胃肠道平滑肌的钙通道阻滞剂，对腹痛亦有一定疗效，且不良反应少，用法为每次 50mg，3 次 / 日。

2. 止泻药　洛哌丁胺或地芬诺酯止泻效果好，用于腹泻症状较重者，但不宜长期使用。轻症患者宜使用吸附止泻药如蒙脱石、药用炭等。

3. 泻药　对便秘型患者酌情使用泻药或促动力药，宜使用作用温和的轻泻剂以减少不良反应和药物依赖性。常用的有渗透性轻泻剂如聚乙二醇、乳果糖或山梨醇，容积性泻药如甲基纤维素等也可以选用。促动力药能够促进小肠和结肠蠕动，如莫沙必利、依托比利等。马来酸曲美布汀是消化道双向调节剂，对各种类型的 IBS 症状都有较好的效果。

4. 抗抑郁药　对腹痛症状重，上述治疗无效且精神症状明显者可试用。

5. 肠道微生态制剂　如双歧杆菌、乳酸杆菌、酪酸菌等制剂，可纠正肠道菌群失调，对腹泻、腹胀有一定疗效。

（三）心理和行为疗法

症状严重且顽固，经一般治疗和药物治疗无效者应予心理行为治疗，包括心理治疗、认知疗法、催眠疗法和生物反馈疗法等。

六、中医治疗

（一）辨证论治

1. 脾虚湿阻证

（1）临床表现：大便时溏时泻，腹痛隐隐，劳累或受凉后发作或加重，神疲纳呆，四肢倦怠，舌淡，边有齿痕，苔白腻，脉虚弱。

（2）治法：健脾益气，化湿消滞。

（3）代表方剂：参苓白术散加减。

2. 肝郁脾虚证

（1）临床表现：腹痛即泻，泻后痛减，发作常和情绪有关，急躁易怒，善叹息，两胁胀满，纳少泛恶，脉弦细，舌淡胖，边有齿痕。

（2）治法：抑肝扶脾。

（3）代表方剂：痛泻要方加味。

3. 脾肾阳虚证

（1）临床表现：晨起腹痛即泻，腹部冷痛，得温痛减，形寒肢冷，腰膝酸软，不思饮食，舌淡胖，苔白滑，脉沉细。

（2）治法：温补脾肾。

（3）代表方剂：附子理中丸合四神丸加减。

4. 脾胃湿热证

（1）临床表现：腹痛泻泄，泄下急迫或不爽，肛门灼热，胸闷不舒，烦渴引饮，口苦，舌红，苔黄腻，脉滑数。

（2）治法：清热利湿。

（3）代表方剂：葛根芩连汤加减。

5. 肝郁气滞证

（1）临床表现：大便干结，腹痛腹胀，每于情志不畅时便秘加重，胸闷不舒，善太息，嗳气频作，心情不畅，舌苔薄腻，脉弦。

（2）治法：疏肝理气，行气导滞。

（3）代表方剂：六磨汤加减。

6. 肠道燥热证

(1)临床表现：大便硬结难下，少腹疼痛，按之胀痛，口干口臭，舌红，苔黄燥少津，脉数。

(2)治法：泄热导滞，润肠通便。

(3)代表方剂：麻子仁丸加减。

(二)常用中药制剂

1. 四磨汤

(1)功效：顺气降逆，消积止痛。用于肝郁气滞之便秘。

(2)用法：口服，每次 10mL，每日 3 次。

2. 木香顺气丸

(1)功效：行气化湿，健脾和胃。用于气郁便秘。

(2)用法：口服，每次 6 ~ 9g，每日 2 ~ 3 次。

3. 参苓白术颗粒

(1)功效：健脾渗湿。用于脾胃虚弱之泄泻。

(2)用法：口服，每次 6 ~ 9g，每日 2 次。

4. 补脾益肠丸

(1)功效：补中益气，健脾和胃，涩肠止泻。用于脾肾两虚所致的慢性泄泻。

(2)用法：口服，每次 6 ~ 9 丸，每日 3 次。

5. 四神丸

(1)功效：温肾健脾，固肠止泻。用于脾肾虚寒之久泻、泄泻。

(2)用法：口服，每次 9g，每日 1 ~ 2 次。

6. 人参健脾丸

(1)功效：健脾益气，消食和胃。用于脾虚湿阻泄泻。

(2)用法：口服，每次 6g，每日 2 次。

7. 乌梅丸

(1)功效：平调寒热。用于寒热夹杂，腹泻便秘交替型。

(2)用法：口服，每次 2 丸，每日 2 ~ 3 次。

七、预后

IBS 呈良性过程，症状可反复或间歇发作，影响生活质量，但一般不会严重影响全身情况。

八、预防与调护

饮食、生活起居要有规律，避免精神刺激，解除紧张情绪，保持乐观态度，是预防本病的关键。培养良好的生活方式和饮食习惯，适当的运动锻炼，增强体质，有利于预防本病的发生。注意饮食调理，进食营养丰富而又易消化的食物，避免进食肥甘厚味或生冷、煎炸食物。本病精神护理很重要，医护人员须与病人及家属相互配合，解除患者的思想顾虑，详细告知其本病的起因、性质及预后，以解除其紧张的情绪，树立其对治疗的信心。

第五节 溃疡性结肠炎

溃疡性结肠炎（ulcerative colitis，UC）是一种病因尚不十分清楚的直肠和结肠慢性非特异性炎症性疾病，病变主要累及大肠黏膜和黏膜下层。临床主要表现为腹泻、腹痛和黏液脓血便。病情轻重不一，多呈反复发作过程。本病可发生于任何年龄，多见于20 ~ 40岁，亦见于儿童或老年，男女发病率无明显差别。但近年患病率明显增加，轻中度患者占多数，重症也较常见。溃疡性结肠炎归属于“泄泻”“痢疾”等病证范畴。

一、病因病理

（一）西医病因病理

1. 病因及发病机制　目前大多数学者认为本病的发病既有自身免疫机制的参与，又有遗传因素作为背景，感染和精神因素是诱发因素。其发病机制可概括为环境因素作用于遗传易感者，在肠道菌群的参与下，启动了肠道免疫及非免疫系统，最终导致免疫反应和炎症过程。可能由于抗原的持续刺激或（和）免疫调节紊乱，这种免疫炎症反应表现为过度亢进和难于自限，最后导致黏膜屏障损害。

2. 病理　病变主要累及大肠黏膜和黏膜下层。范围多自肛端直肠开始，可逆行向近端发展，甚至累及全结肠及末段回肠，呈连续性分布。病变特点具有弥漫性、连续性。黏膜广泛充血、水肿、靡烂及出血，镜检可见黏膜及黏膜下层有淋巴细胞、浆细胞、嗜酸性及中性粒细胞浸润。肠腺底部隐窝处形成微小脓肿，这些隐窝脓肿可相互融合破溃，出现广泛的、不规则的浅表小溃疡，周围黏膜出血及炎症蔓延。随着病情的发展，上述溃疡可沿结肠纵轴发展，融合成不规则的大片溃疡，但由于结肠病变一般限于黏膜与黏膜下层，很少深达肌层，所以并发溃疡穿孔、瘘管形成或结肠周围脓肿者并不多见。少数重症或暴发型者病变累及结肠壁全层，并可发生中毒性巨结肠。若溃疡扩大深达肌层及浆膜层，可发生溃疡穿孔、腹膜炎、结肠或直肠周围脓肿、瘘管形成等。本病易反复发作，导致肉芽组织增生，黏膜可形成息肉状突起，称假性息肉。也可由于溃疡愈合后形成瘢痕，纤维组织增生，导致肠壁增厚，结肠变形缩短，肠腔狭窄。少数病例可以癌变。

（二）中医病因病机

1. 饮食不节　饮食过量，停滞不化；或恣食膏粱厚味，辛辣肥腻，湿热内生，蕴结肠胃；或误食生冷不洁之物，导致脾胃受伤，运化失职，水谷精微不能转输吸收，停为湿滞，而引起泄泻。

2. 脾胃虚弱　饮食不节日久，或劳倦内伤，或久病缠绵不愈，均可导致脾胃虚弱。脾气不足，运化不健，乃致水反成湿，谷反成滞，湿滞不去，清浊不分，混杂而下，遂成泄泻。

3. 肾阳虚衰　年老体弱或久病之后，损伤肾阳，命门之火不足，则不能温煦脾土，运化失司，引起泄泻。

4. 情志不调　肝失疏泄，脾气虚弱，或本有食滞或湿阻，复因情志不畅，忧思恼怒，则气郁化火，致肝失条达，失于疏泄，横逆乘脾犯胃，脾胃不和，运化失常，而成泄泻。若患者情绪郁滞不解，虽无食滞或湿阻因素，亦可因遇大怒气伤或精神刺激，而发生泄泻。

本病之发生常因先天禀赋不足，或素体脾胃虚弱，或饮食不节、情志失调、感受外邪等，导致脏腑功能失常，气机紊乱，湿热内蕴，肠络受损，久而由脾及肾，气滞血瘀，寒热错杂。病初与脾、胃、肠有关，后期涉及肾。故本病是以脾胃虚弱为本，以湿热蕴结、瘀血阻滞、痰湿停滞为标的本虚标实病证。

二、临床表现

多数亚急性起病，少数急性起病。病程呈慢性经过，发作与缓解交替，少数症状持续并逐渐加重，偶有急性暴发性过程。精神刺激、劳累、饮食失调常为本病发病的诱因，病情轻重与病变范围、临床分型及病期等有关。

（一）消化系统表现

1. 腹泻和黏液脓血便　是本病活动期最重要的临床表现。系炎症刺激使肠蠕动增快及肠腔内水、钠吸收障碍所致。腹泻的程度轻重不一，轻者每日 2 ~ 4 次，或腹泻与便秘交替出现。重者每日排便次数可多达 10 次以上，粪质多呈糊样及稀水状，混有黏液、脓血，甚至大量便血。

2. 腹痛　轻型及病变缓解期无腹痛，一般呈轻度至中度腹痛，多局限左下腹及下腹部，亦可全腹痛，可有里急后重。疼痛的性质常为痉挛性，有疼痛 – 便意 – 便后缓解的规律，常伴有腹胀。严重者可有持续剧烈腹痛。亦可出现食欲不振、恶心、呕吐等，此为并发中毒性巨结肠或炎症波及腹膜所致。

（二）全身反应

1. 发热　中、重度病人的活动期可出现发热，呈低至中度发热，高热多提示病情进展、严重感染或有并发症。

2. 营养不良　消瘦、乏力、贫血、低蛋白血症、水与电解质酸碱平衡紊乱等多出现在重症或病情持续活动者。

（三）肠外表现

肠外表现包括结节性红斑、关节炎、虹膜炎、口腔复发性溃疡、慢性活动性肝炎、强直性脊柱炎、溶血性贫血等免疫状态异常的改变，有些表现可随结肠炎控制而缓解或消失。

（四）并发症

1. 中毒性巨结肠　多见于重度患者。因广泛而严重的结肠炎症侵及肌层及肌间神经，使肠壁张力低下，结肠蠕动消失，大量肠内容物和气体积聚，从而导致急性结肠扩张，其中以横结肠最为严重。低钾血症、钡剂灌肠及应用抗胆碱能药物、吗啡制剂等皆可诱发。病情迅速加重、恶化，中毒症状明显，出现鼓肠、腹部压痛、肠鸣音消失，有脱水和电解质紊乱，白细胞及中性粒细胞计数明显升高，腹部X线检查可见结肠扩张、结肠袋消失，甚至引起肠穿孔、下消化道大出血。其预后不良，病死率高。

2. 结肠癌　多见于病程漫长或广泛性结肠炎患者，病程超过 20 年的患者发生结肠癌风险较正常人增高10倍。

3. 其他　可合并肠梗阻、大出血、上皮内瘤变、瘘管形成、肛周脓肿等。

三、临床分型

根据其病程、程度、范围及病期进行综合分型。

1. 临床类型

（1）初发型：指无既往史的首次发病。

（2）慢性复发型：最多见，指临床病情缓解后再次出现症状，常表现为发作期与缓解期交替。

2. 疾病分期　分为活动期与缓解期。活动期按严重程度分为轻、中、重度。

（1）轻度：排便每日4次以下，便血轻或无便血，脉搏正常，无发热及贫血，血沉＜20mm/h。

（2）重度：每日腹泻6次以上，多为明显黏液脓血便，发热（体温＞37.8℃）且脉搏＞90次/分，或血红蛋白＜100g/L，或血沉＞30mm/h，或CRP＞30mg/L。

（3）中度：介于轻度与重度之间者。

3. 病变范围　分为直肠炎、左半结肠炎（病变范围在结肠脾曲以远）及广泛结肠炎（病变累及结肠脾曲以近或全结肠）。

四、实验室及其他检查

1. 血液检查　可有轻、中度贫血。重症患者白细胞计数增高、C反应蛋白增高及红细胞沉降率加速。严重者血清白蛋白及钠、钾、氯降低。缓解期如有血清 $\alpha 2$ 球蛋白增加、γ 球蛋白降低常预兆病情复发。

2. 粪便检查　活动期有黏液脓血便，粪钙卫蛋白增高提示肠黏膜炎症处于活动期，反复检查包括常规、培养、孵化等均无特异病原体发现，排除感染性结肠炎。怀疑合并艰难梭状杆菌感染时可通过培养、毒素检测及核酸检测等方法证实。

3. 结肠镜检查　是最有价值的诊断方法，通过结肠黏膜活检，可明确病变的性质。病变多从直肠开始，呈连续性、弥漫性分布，表现为：①黏膜血管纹理模糊、紊乱，黏膜充血、水肿、易脆、出血及脓性分泌物附着，亦常见黏膜粗糙，呈细颗粒状；②病变明显处可见弥漫性多发糜烂或溃疡；③慢性病变者可见结肠袋囊变浅、变钝或消失，假息肉及桥形黏膜等。

4.X线钡剂灌肠检查　为重要的诊断方法，但不作为首选，可作为结肠镜禁忌证的补充。主要改变为：①黏膜粗乱和（或）颗粒样改变；②肠管边缘呈锯齿状或毛刺样，肠壁有多发性小充盈缺损；③肠管短缩，袋囊消失，呈铅管样。重型或暴发型病例一般不宜做本检查，以免加重病情或诱发中毒性巨结肠。

5. 黏膜组织学检查　有活动期和缓解期的不同表现。

（1）活动期　①固有膜内有弥漫性、慢性炎症细胞及中性粒细胞、嗜酸性粒细胞浸润；②隐窝有急性炎症细胞浸润，尤其是上皮细胞间有中性粒细胞浸润及隐窝炎，甚至形成隐窝脓肿，可有脓肿溃入固有膜；③隐窝上皮增生，杯状细胞减少；④可见黏膜表层靡烂、溃疡形成和肉芽组织增生。

（2）缓解期 ①中性粒细胞消失，慢性炎症细胞减少；②隐窝大小、形态不规则，排列紊乱；③腺上皮与黏膜肌层间隙增大；④潘氏细胞化生。

6. 自身抗体检测 近年研究发现 P-ANCA、ASCA 为相对特异性抗体，有助于诊断。

五、诊断

具有持续或反复发作腹泻和黏液脓血便、腹痛、里急后重，伴有（或不伴）不同程度全身症状者，在排除急性自限性结肠炎、阿米巴痢疾、慢性血吸虫病、肠结核等感染性结肠炎及结肠 CD、缺血性肠炎、放射性肠炎等基础上，具有上述结肠镜检查重要改变中至少 1 项及黏膜活检组织学所见可以诊断本病。初发病例、临床表现、结肠镜改变不典型者，暂不作出诊断，须随访 3 ~ 6 个月，观察发作情况。本病组织病理改变无特异性，各种病因均可引起类似的肠道炎症改变，故只有在认真排除各种可能有关的病因后才能作出本病诊断。

六、鉴别诊断

1. 慢性细菌性痢疾 常有急性菌痢病史，粪便及结肠镜检查取黏液脓性分泌物培养痢疾杆菌的阳性率较高，抗菌药物治疗有效。

2. 阿米巴肠炎 粪便检查可找到阿米巴滋养体或包囊。结肠镜检查溃疡较深，边缘潜行，溃疡间结肠黏膜正常，于溃疡处取活检或取渗出物镜检，可发现阿米巴的包囊或滋养体。抗阿米巴治疗有效。

3. 大肠癌 多见于中年之后。直肠癌肛门指检可触及包块，纤维结肠镜检查、X 线钡剂灌肠检查对鉴别诊断有价值。

4. 克罗恩病（Crohn disease，CD） 与溃疡性结肠炎同属炎症性肠病，为一种慢性肉芽肿性炎症，病变可累及胃肠道各部位，而以末段回肠及其邻近结肠为主，多呈节段性、非连续性分布，临床主要表现为腹痛、腹泻、瘘管、肛门病变和不同程度的全身症状。

5. 血吸虫病 有疫水接触史，肝肿大，粪便检查可发现血吸虫卵，孵化毛蚴阳性，结肠镜检查可见肠黏膜有黄色颗粒状结节，肠黏膜活检可发现血吸虫卵。

6. 肠易激综合征 为结肠功能紊乱所致，常伴有神经官能症，粪便可有大量黏液，但无脓血，X 线钡剂灌肠及结肠镜检查无器质性病变。

7. 其他 需与其他感染性肠炎（如抗生素相关性肠炎、真菌性肠炎、肠结核等）、缺血性结肠炎、放射性肠炎、过敏性紫癜、胶原性结肠炎、结肠息肉病、结肠憩室炎以及 HIV 感染合并的结肠炎等鉴别。

七、西医治疗

（一）一般治疗

强调休息、饮食和营养。急性发作期和病情严重者应卧床休息，饮食宜清淡、易消化、富有营养，病情严重者应禁食。

（二）药物治疗

1.5- 氨基水杨酸制剂（5-ASA） 5-ASA 几乎不被吸收，可抑制肠黏膜的前列腺素合成和炎症介质白三烯的形成，对肠道炎症有显著的抗炎作用。剂量为 4g/d，分 4 次口服。

（1）柳氮磺吡啶（SASP） 是治疗本病的常用药物。该药适用于轻、中度患者或经糖皮质激素治疗已有缓解的重度 UC 患者。该药不良反应分为两类，一类是剂量相关的不良反应如恶心、呕吐等消化道症状以及头痛、可逆性男性不育等，餐后服药可减轻消化道症状。另一类不良反应属于过敏，有皮疹、粒细胞减少等，因此服药期间必须定期复查血象，一旦出现此类不良反应，应改用其他药物。

（2）口服 5-ASA 新型制剂 可避免在小肠近段被吸收，而在结肠内发挥药效，这类制剂有各种控释剂型的美沙拉嗪和奥沙拉嗪。口服 5-ASA 新型制剂疗效与 SASP 相仿，优点是不良反应明显减少，缺点是价格昂贵，因此对 SASP 不能耐受者尤为适用。5-ASA 的灌肠剂适用于病变局限在直肠乙状结肠者，栓剂适用于病变局限在直肠者。

2. 糖皮质激素 对急性发作期有较好疗效。可用于对 5-ASA 疗效不佳的轻、中度患者，特别是对重度患者尤其适用。一般予口服泼尼松 0.75 ~ 1mg/kg，口服最大剂量一般为 60mg/d；重症患者先予较大剂量静脉滴注，如氢化可的松 300mg/d 或甲泼尼龙 48mg/d，7 ~ 10 天后改为口服泼尼松 60mg/d。病情缓解后初期以每 1 ~ 2 周减少 5mg，至 20mg 后可延长减药时间至停药。减量期间加用 5-ASA 逐渐接替激素治疗。

3. 免疫抑制剂 硫唑嘌呤或巯嘌呤可试用于对激素治疗效果不佳或对激素依赖的慢性持续型病例，加用这类药物后可逐渐减少激素用量甚至停用。剂量为硫唑嘌呤 1.5 ~ 2.5mg/（kg·d）或巯嘌呤 0.75 ~ 1.5mg/（kg·d），该类药显效时间需 3 ~ 6 个月，维持用药可至 3 年或以上。严重不良反应主要是白细胞减少等骨髓抑制表现。对严重 UC 急性发作，静脉用糖皮质激素治疗无效时，可应用环孢素 2 ~ 4mg/（kg·d）静脉滴注，大部分患者可取得暂时缓解而避免急症手术。

4. 生物制剂 近年来，生物制剂作为可用于中度至重度溃疡性结肠炎初始治疗或从糖皮质激素过渡的治疗手段，得到了长足的发展，取得了一定的疗效。①抗肿瘤坏死因子（TNF）-α 药物：如英夫利西单抗、阿达木单抗、戈利木单抗等。②抗白细胞黏附分子制剂：如维多珠单抗等。③激酶抑制剂：如托法替尼等。④白细胞介素（IL）-12 和 IL-23 拮抗剂：如乌司奴单抗等。而在我国，英夫利西单抗是目前唯一获批的 IBD 治疗生物制剂。

本病缓解期控制炎症主要以 5-ASA 做维持治疗，如患者活动期缓解是由硫唑嘌呤或巯嘌呤所诱导，则仍用相同剂量该类药维持。维持治疗的疗程尚无一致意见，但一般认为至少要维持 4 年。

（三）手术治疗

手术绝对指征：大出血、穿孔、明确或高度怀疑癌肿及组织学检查发现重度异型增生或肿块性损害、轻中度异型增生。相对指征：重度 UC 伴中毒性巨结肠，静脉用药无效者；内科治疗后症状顽固、体能下降、对类固醇激素耐药或依赖者；UC 合并坏疽性脓皮病、溶血性贫血等肠外并发症者。

八、中医治疗

（一）辨证论治

1. 湿热内蕴证

（1）临床表现：腹泻，脓血便，里急后重，腹痛灼热，发热，肛门灼热，溲赤，舌红苔黄腻，脉滑数或濡数。

（2）治法：清热利湿。

（3）代表方剂：白头翁汤合芍药汤加减。

2. 脾胃虚弱证

（1）临床表现：大便时溏时泻，迁延反复，粪便带有黏液或脓血，食少，腹胀，肢体倦怠，神疲懒言，舌质淡胖或边有齿痕，苔薄白，脉细弱或濡缓。

（2）治法：健脾渗湿。

（3）代表方剂：参苓白术散加减。兼有脱肛者，可用补中益气汤以健脾止泻，升阳举陷。

3. 脾肾阳虚证

（1）临床表现：腹泻迁延日久，腹痛喜温喜按，腹胀，腰酸膝软，食少，形寒肢冷，神疲懒言，舌质淡，或有齿痕，苔白润，脉沉细或沉弱。

（2）治法：健脾温肾止泻。

（3）代表方剂：附子理中汤合四神丸加减。

4. 肝郁脾虚证

（1）临床表现：腹泻前有情绪紧张或抑郁恼怒等诱因，腹痛即泻，泻后痛减，食少，胸胁胀痛，嗳气，神疲懒言，舌质淡，苔白，脉弦或弦细。

（2）治法：疏肝健脾。

（3）代表方剂：痛泻要方加减。兼湿热者，加白头翁、黄连、马齿苋；肝郁气滞，胸胁脘腹胀痛者，加柴胡、枳壳、香附；兼瘀滞者，加蒲黄、丹参；若久泻不止，可加酸收之品，如乌梅、诃子等。

5. 阴血亏虚证

（1）临床表现：大便秘结或少量脓血便，腹痛隐隐，午后发热，盗汗，五心烦热，头晕眼花，神疲懒言，舌红少苔，脉细数。

（2）治法：滋阴养血，清热化湿。

（3）代表方剂：驻车丸加减。热重者，酌加知母、熟大黄以清热通下。

（二）常用中药制剂

补脾益肠丸。功效：补中益气，健脾和胃。用于脾虚泄泻。用法：口服，每次 6g，每日 3 次。30 天为一疗程，连服 2 ～ 3 个疗程。

九、预后

轻型及长期缓解者预后良好，反复急性发作者预后较差，暴发型、有并发症或年龄在 60 岁以上者预后不佳。

十、预防与调护

1. 对长期反复发作或持续不稳定的病人，保持心情舒畅安静，起居有常，避免劳累，预防肠道感染，对防止复发或病情进一步发展有一定作用。

2. 注意饮食调理。对腹痛、腹泻者，宜食少渣、易消化、低脂肪、高蛋白饮食；对可疑不耐受的食物，如鱼、虾、蟹、牛奶、花生等应尽量避免食用；应忌食辣椒，忌食生冷食品，戒除烟酒嗜好。

3. 轻症病人可在治疗的同时继续工作，重症和急性期患者则卧床休息，以减轻肠蠕动和症状，减少体力消耗。

第六节　心律失常

一、概述

心律失常是指心脏冲动的频率、节律、起源部位、传导速度或激动顺序的异常。引起心律失常的病因有冠状动脉粥样硬化性心脏病、心肌病、心肌炎和风湿性心脏瓣膜病等。另外，自主神经功能失调、电解质紊乱、内分泌失调、麻醉、低温、药物及中枢神经系统疾病等亦可导致。

（一）心律失常的分类

按其发生原理可分为冲动形成异常和冲动传导异常两大类。

1. 冲动形成异常

（1）窦房结心律失常：窦性心动过缓；窦性心动过速；窦性停搏；窦性心律不齐。

（2）异位心律。

1）主动性异位心律：期前收缩（房性、房室交界区性、室性）；阵发性心动过速（房性、房室交界区性、房室折返性、室性）与非阵发性心动过速；心房扑动、心房颤动；心室扑动、心室颤动。

2）被动性异位心律：逸搏（房性、房室交界区性、室性）；逸搏心律（房性、房室交界区性、室性）。

2. 冲动传导异常

（1）生理性：干扰与干扰性房室分离。

（2）病理性：窦房传导阻滞；房内传导阻滞；房室传导阻滞；室内传导阻滞。

（3）房室间传导途径异常：预激综合征。按照心律失常发生时心率的快慢，可将其分为快速性心律失常与缓慢性心律失常两大类。

（二）心律失常发生的机制

心律失常发生有多种不同机制，主要包括冲动形成异常、冲动传导异常，或二者兼有之。

1. 冲动形成的异常　窦房结起搏点本身激动的程序与规律异常；心脏激动全部或部分起源于窦房结以外的部位，称为异位节律，异位节律又分为主动性和被动性。

2. 冲动传导的异常　最多见的一类是传导阻滞，包括传导延缓或传导中断；另一类为冲动传导通过房室之间的附加异常旁路，使心肌一部分提前激动，属传导途径异常。

（三）心律失常的诊断

心律失常的诊断方法，要分三个步骤进行，即病史的询问、体格检查及心电图等相关检查。

1. 病史采集　心律失常发作时的临床表现并不一致，有的症状并不明显，有的可出现心悸、胸闷、胸痛、黑矇、晕厥。详细追问发作时心率、节律（规律与否，漏搏感等），发作起止与持续时间，发作时有无低血压、昏厥或近乎昏厥、抽搐、心绞痛或心力衰竭等表现，以及既往发作的诱因、频率和治疗经过，均有助于判断心律失常的性质。

2. 体格检查

（1）血压　心率过快或过慢血压均可能下降，宜密切监测血压。

（2）心率、心律　心脏检查明确心率增快还是减慢，患者心跳的节律和频率均会有变化。

（3）杂音　如果心脏瓣膜有狭窄或关闭不全时，常可在相应瓣膜听诊区闻及病理性杂音。

（4）神志　重症患者发作时可出现嗜睡或意识模糊。

3. 实验室及其他检查

（1）心电图　心律失常发作时的心电图记录是确诊心律失常的重要依据。注意 P 波和 QRS 波形态、P-QRS 关系、P-P、P-R、R-R 间期。要判断基本心律是窦性或异位心律。当 P 波不明显时，可加大电压或加快纸速，必要时还可用食管导联或右房内心电图显示 P 波。经上述方法仍未见 P 波时，考虑有心房颤动、扑动、房室交界性心律或心房停顿等可能，通过逐个分析提前或延迟心搏的性质和来源，最后判断心律失常的性质。

（2）长时间心电图记录　长时间心电记录分为动态心电图检查、片段心电记录和心电监护。动态心电图检查使用一种小型便携式记录器，连续记录患者 24 小时以上的心电图，患者日常工作与活动均不受限制。这项检查有利于明确心律失常发作与日常活动的关系及昼夜分布特征，了解心悸与晕厥发生是否与心律失常有关，评价抗心律失常药物疗效、起搏器或埋藏式心脏复律除颤器的疗效以及是否出现功能障碍等。若患者心律失常间歇发作，且不频繁，此时可用事件记录器，记录心律失常及其前后的心电图，通过直接回放或经网络传输至医院。心电监护应用于医院、急救车和具有实时分析的 Holter 系统，医院 CCU 和 ICU 病房把有严重危及生命的心律失常患者置于连续的心电监护和医护的密切观察下，为及时处理心律失常提供了条件。用于救护车的心电监护，有助于患者在入院前得到及时处理。某些具有实时分析功能的 Holter 系统，兼有连续心电记录和分析的功能，必要时又能将传导经电话传送至监护中心，因此起到心电监护的作用。

（3）运动试验　如病人有与运动有关的心律失常症状（晕厥、持续性心悸），应考虑做运动试验，可诱发出心律失常从而确定心律失常与活动的关系。运动试验包括运动平板与踏车试验，但应注意正常人进行运动试验，亦可发生期前收缩和心动过速。运动试验诊断心律失常的敏感性不如动态心电图。

（4）食管心电图与经食道调搏术　左心房后面毗邻食管，因此，插入食管电极导管并置于心房水平时，心电图 P 波高大，波形高尖，易于识别，不易被 QRS 波或 T 波掩盖。食管导联心电图对心律失常的诊断价值与右心房内导管心电图大体相似，特别是对房性早搏伴室内差异性传导与室性早搏的鉴别、房性心动过速伴有房室传导阻滞与心房扑动的鉴别、室性心动过速与室上性心动过速伴室内差异性传导的鉴别等有重要价值，对正后壁心梗的诊断有价值。经食道调搏技术对常见室上性心动过速发生机制的判断可提供帮助，如确定是否存在房室结双径路。房室结折返性心动过速能被心房电刺激诱发和终止。食管快速心房起搏能使预激图形明显化，有助于不典型预激综合征患者确诊。应用电刺激诱发与终止心动过速，可协助评价抗心律失常药物疗效。另外，在治疗上，应用快速心房起搏，可终止药物治疗无效的某些类型室上性折返性心动过速。

（5）心室晚电位　心室晚电位是指出现在 QRS 终末部和 ST 段上高频、低振幅的碎裂电活动，是由于局部心肌延迟除极所致，是碎裂电活动在体表上的反映，常与心室折返和室性心动过速有关，多见于自发或诱发室性心动过速（VT）的冠心病和致心律失常性右室心肌病，尤其对心肌梗死后患者，是一项可以判断预后和危险分级的无创性技术。

（6）心腔内电生理检查　心腔内电生理检查是利用心导管技术，将多根多电极导管经静脉和（或）动脉插入，置于心腔内不同部位，在窦性心律、起搏心律、程序刺激和心动过速时，同步记录局部心脏电活动，经过测量分析了解电激动起源部位、传导途径、速度、顺序以及传导过程中出现的异常心电现象，以研究和探讨心脏电活动的生理和病理生理规律。

心腔内电生理检查主要有三方面价值：①诊断性应用，确立心律失常及其类型，明确心律失常的起源部位与发生机制；②治疗性应用，射频导管消融，明确安装永久心脏起搏器和复律除颤器指征，包括缓慢性心律失常的起搏器治疗和埋藏式自动心脏复律除颤器（ICD）的植入；③判断预后，通过电刺激确定患者是否易于诱发室速、是否有发生心脏性猝死的危险。

二、快速性心律失常

快速性心律失常是一组包括临床表现、起源部位、传导径路、电生理和预后意义很不相同的心律失常，临床上主要有各种原因引起的过早搏动、心动过速、扑动和颤动，除窦性心动过速外，其余激动均起源于异位起搏点。本病发作时患者突感心中急剧跳动，惕惕不安，脉来疾数，不能自主，属中医“心悸”的范畴。

（一）西医病因病理

快速性心律失常可见于无器质性心脏病者，但心脏病患者发生率更高。室上性心动过速较多见于无器质性心脏病者，不同年龄与性别均可发生，如房室结内折返性心动过速和房室折返性心动过速。各种器质性心脏病如风湿性心脏瓣膜病、冠心病、高血压性心脏病、心肌病、慢性肺源性心脏病，各种先天性心脏病和甲状腺功能亢进性心脏病等可致心房异常负荷或病变导致房性心动过速。室上性心动过速的主要发生机理为折返，少数为自律性异常增高。室上性心动过速时，折返可发生在窦房结与邻近的心房肌间、心房内、房室结或房室间旁道。室性心动过速时，折返环大多位于心室，束支折返较少见。过早搏动是指起源于窦房结以外的异位起搏点过早发生的激动引起的心脏搏动，又称期前收缩或期外收缩，简称早搏，是临床上最常见的心律失常之一。

早搏发生的机制为折返激动、触发活动，或异位起搏点的兴奋性增高，见于某些生理情况，如剧烈活动，过量饮用烟、酒、茶、咖啡等，也可由病理情况引起，如高血压、冠心病、心肌炎、心肌病、甲状腺功能亢进、败血症和低血钾等。室性心动过速绝大多数见于各种器质性心脏病患者，如扩张型心肌病、冠心病心肌梗死或梗死后心功能不全，偶见于无器质性心脏病者，如长 QT 间期综合征、洋地黄中毒、低血钾症等。房颤和房扑大多数患者有器质性心脏病基础，心瓣膜病、冠心病、高血压性心脏病最为常见，甲状腺功能亢进、心肌病、肺心病亦可引起本病。偶见于无明显病因的健康人，发生可能与情绪激动或运动有关。

（二）中医病因病机

本病与感受外邪、情志失调、饮食不节、劳欲过度、久病失养、药物影响有关。

1. 感受外邪　感受外邪，内舍心脉，心脉痹阻，心血运行受阻；或风寒湿热等外邪，内侵于心，耗伤心气心阴，心神失养，引起心悸之证。温病、疫病日久，邪毒灼伤营阴，心神失养，或邪毒传心扰神，亦可引起心悸。

2. 情志失调　恼怒伤肝，肝气郁滞，日久化火，气火扰心则心悸；气滞不解，久则血瘀，心脉瘀阻，亦可心悸；忧思伤脾，阴血亏耗，心失所养则心悸；大怒伤肝，大恐伤肾，怒则气逆，恐则精却，阴虚于下，火逆于上，亦可撼动心神而心悸。

3. 饮食不节　嗜食肥甘，饮酒过度，损伤脾胃，运化失司，湿聚成痰，日久痰浊阻滞心脉，或痰浊郁而化火，痰火上扰心神而发心悸；脾失健运，气血生化乏源，心失所养，而致心悸。

4. 劳欲过度　房劳过度，肾精亏耗，心失所养；体劳过度，劳伤心脾，脾失健运，化源不足，气血不足，心气受损，亦可诱发心悸。

5. 久病失养　水肿日久，水饮内停，继则水气凌心而心悸；咳喘日久，心肺气虚，诱发心悸；长期慢性失血致心血亏虚，心失所养而心悸。

本病病位在心，与肝、胆、脾、胃、肾、肺功能失调密切相关。病理性质主要有虚实两个方面。虚为气、血、阴、阳亏虚，心失所养而心悸；实为气滞血瘀、痰浊水饮、痰火扰心引起。虚实又可相互转化。

（三）临床表现

多数室上性快速心律失常常突然发作并突然终止，呈阵发性。发作时限可由数秒、数分钟至数日、数周不等，少数慢性房性心动过速发作持续时间较长，有持续数年不终止者。发作可由情绪激动、疲劳或突然用力引起，但亦可无明显诱因。

1. 主要症状 发作时患者感心悸、胸闷、头晕、乏力、胸痛或紧压感。持续时间长、心室率快者，可发生血流动力学障碍，表现为面色苍白、四肢厥冷、血压降低，偶可晕厥。

2. 体征　心脏听诊时，心律多规则，心率多在 100 ~ 250 次 / 分。如同时伴有房室传导阻滞或心房颤动者，心室律可不规则。

3. 并发症　原有器质性心脏病者可使病情加重，如患者原有冠心病、心肌缺血者，可加重心肌缺血诱发心绞痛，甚至心肌梗死；原有脑动脉硬化者，可加重脑缺血，引起一过性失语、偏瘫，甚至脑血栓形成或脑栓塞。

（四）实验室及其他检查

1. 心电图　是诊断心律失常最重要的一项无创检查技术。应记录 12 导联心电图，并记录清楚显示 P 波导联的心电图长条以备分析，通常选择 V1 或Ⅱ导联。

2.24 小时动态心电图　便于了解心悸与晕厥等症状的发生是否与心律失常有关，明确心律失常发作与日常生活的关系以及昼夜分布特征，协助评价抗心律失常药物的疗效。

3. 多普勒超声心动图　多普勒超声心动图，尤其是与二维超声心动图的结构显像相结合，可检测心脏和大血管内不同部位的血流方向、特征和速度，有助于心律失常原因的分析。

4. 电生理检查　对部分心律失常的鉴别诊断有重要价值，如室速与室上速。判断阵发性室上性心动过速是否存在房室结双径路，确定是否可行射频消融的治疗。

5. 其他　电解质、甲状腺功能、血常规等检查，有助于分析心律失常的原因。

（五）诊断

各种快速性心律失常的诊断主要依据临床表现结合心电图检查，各种心电图的特征如下。

1. 室上性心动过速　应分为房性以及与房室交界区相关的心动过速，但常因 P 波不易辨别，故统称为室上性心动过速（室上速）。发作时有突发突止特点，节律快而规则，频率一般在 150 ~ 250 次 / 分，QRS 波形态与时限一般正常（伴有束支阻滞或室内差异传导时，QRS 波可增宽、畸形）。

2. 过早搏动

（1）房性过早搏动。

1）提早出现的 P′ 波，形态与窦性 P 波不同。

2）P′ R 间期＞ 0.12 秒。

3）QRS 波形态通常正常，亦可出现室内差异性传导而使 QRS 波增宽或未下传；

4）代偿间歇多不完全。

（2）房室交界性过早搏动。

1）提前出现的 QRS 波而其前无相关 P 波。如有逆行 P 波，可出现在 QRS 波群之前（P′ R ＜ 0.12 秒）、之中或之后（P′ R ＜ 0.20 秒）。

2）QRS 波群形态可正常，也可因发生差异性传导而增宽。

3）代偿间歇多完全。

（3）室性过早搏动。

1）提前出现 QRS 波，其前无窦性 P 波，QRS 波宽大畸形，时限通常＞ 0.12 秒。

2）T 波方向与 QRS 主波方向相反。

3）代偿间歇完全。

3. 室性心动过速

（1）3 个或以上的室早连续出现，T 波方向与 QRS 主波方向相反。

（2）常没有 P 波，如有 P 波，则 P 波与 QRS 波群之间无固定关系，且 P 波频率比

QRS 波频率缓慢。

（3）室性心动过速频率大多数为每分钟 100 ~ 250 次，室律可略有不齐。

（4）偶可发生心室夺获或室性融合波。

4. 房颤与房扑

（1）心房颤动。

1）P 波消失，代之以一系列大小不等、形态不同、间隔不等的房颤波（简称为 f 波）。频率为 350 ~ 600 次 / 分，以Ⅱ、Ⅲ、aVF，尤其是 V1、V2 导联中较显著。

2）RR 绝对不齐，QRS 波、T 波形态通常正常，但伴有室内差异传导时，QRS 可增宽畸形。

（2）心房扑动。

1）P 波消失，代之以连续锯齿样扑动波（或称 F 波），各波大小、形态相同，频率规则，为 250 ~ 350 次 / 分。大多不能全都下传，常以固定房室比例（2 ∶ 1 或 3 ∶ 1 ~ 5 ∶ 1）下传，心室率不规则。

2）QRS 波群及 T 波均呈正常形态，但偶尔可因室内差异性传导、合并预激症候群或伴束支传导阻滞时，QRS 波增宽、形态异常。

（六）鉴别诊断

1. 室上性心动过速与窦性心动过速　室上性心动过速心率多在 160 次 / 分以上，而窦性心动过速较少超过 160 次 / 分。室上性心动过速多突然发作与终止，绝大多数心律规则，而窦性心动过速皆为逐渐起止，且在短期内频率常波动。用兴奋迷走神经的方法，室上速可突然终止或无影响，而窦性心动过速则逐渐减慢。

2. 阵发性室性心动过速与伴有室内差异传导的阵发性室上性心动过速

（1）阵发性室上性心动过速常见于无器质性心脏病的人，多有反复发作的既往史，而室性心动过速多见于严重器质性心脏病患者及洋地黄、奎尼丁中毒等。

（2）阵发性室上性心动过速时心律整齐，而室性心动过速时心律可有轻度不齐。

（3）阵发性室上性心动过速伴有室内差异性传导，其 QRS 波群多呈右束支传导阻滞图形，如 QRS 波群呈左束支传导阻滞图形或 V1 的 QRS 波群呈 qR、RS 型或 QR 型者则多为阵发性室性心动过速。

（4）若有心室夺获或心室融合波，则利于阵发性室性心动过速的诊断。

3. 心房颤动时，室性早搏与室内差异性传导

（1）室内差异性传导的 QRS 波群多呈右束支传导阻滞形态。

（2）凡前一个 R–R 间隔增长或后一个 R–R 间隔缩短至一定程度，出现 QRS 波群畸形者，多为室内差异传导，而室性早搏的后面可有一较长间歇。

（3）既往心电图发现以前窦性心律时的室性早搏和现在的畸形 QRS 波群形态相似，则当前的 QRS 波群也可能是室性早搏。

（4）心室率较慢的心房颤动中，若出现提前过早的畸形 QRS 波群，多为室性早搏。

（5）若畸形的 QRS 波群与前面基本心律的 QRS 波群皆保持相等的间隔时，则室性早搏的可能性大；若畸形 QRS 波群本身的 R–R 间隔相等或呈倍数关系，提示为室性并行心律。

（七）西医治疗

1. 一般治疗　解除患者顾虑，适当活动，忌烟，少饮咖啡、浓茶，避免劳累。适当给予镇静剂、安眠药物有时也奏效。

2. 药物治疗

（1）室上性心动过速：药物治疗室上性心律失常应包括终止急性发作和预防复发。应根据患者基础心脏情况、既往发作情况以及耐受程度作出适当处理。如患者心功能、血压正常，可先尝试刺激迷走神经，颈动脉窦按压（患者取仰卧位先行右侧，每次5～10秒，切莫双侧同时按压）、Valsalva 动作、诱导恶心、压迫眼球法等。

药物选择：①腺苷：首选药物，腺苷6～12mg，2秒内静注（腺苷半衰期短于6秒）。大多数患者应用后有胸部压迫感、呼吸困难、面部潮红、头痛、窦性心动过缓、房室传导阻滞等副作用。窦房结功能不全者应慎用，对老年患者，特别是合并冠心病者亦应慎用，有过敏史者不宜使用。②普罗帕酮：1～2mg/kg，用葡萄糖注射液稀释后缓慢（＞5分钟）静脉注射。无效者20分钟后可重复上述剂量。禁用于有传导阻滞的患者，窦房结功能不良或有潜在窦房结功能受损者慎用或不用。③维拉帕米：推荐使用剂量为5mg静脉推注，注射速度2～3分钟，无效者于首剂后10～30分钟重复第二剂。由于有负性心率、负性肌力、负性传导作用，窦房结功能不全、房室传导阻滞和心功能不全者慎用，禁忌与普罗帕酮等交替使用或与β受体阻滞剂联合应用。④β受体阻滞剂：普萘洛尔开始剂量2～5mg静注，根据需要20～30分钟后可再推注5mg。艾司洛尔为短效β受体阻滞剂，可用2.5～5mg静脉注射以迅速控制室率。对有低血压、心衰、哮喘者不宜应用β受体阻滞剂终止室上速。⑤洋地黄制剂：西地兰0.4mg静脉推注，对伴心功能不全者可作为首选。⑥其他：合并低血压者可应用升压药物如去甲肾上腺素、甲氧明、间羟胺等，但老年患者、高血压、AMI等禁用。

另外，食道心房调搏术常能有效中止发作。当患者出现血流动力学不稳定如严重心绞痛、低血压、充血性心力衰竭时，立即电复律。急性发作以上治疗无效亦可施行电复律，但已应用洋地黄者不应接受电复律治疗。绝大多数室上性心动过速见于正常心脏，若发作不频繁，对血流动力学影响小，不需长期使用预防心动过速复发的药物。对发作频繁者可口服β受体阻滞剂、胺碘酮等预防。

（2）过早搏动。

1）房性期前收缩：积极治疗原发病，去除病因。房性期前收缩通常无需治疗，频繁发作伴明显症状的房性期前收缩，应适当治疗。由心力衰竭引起的房性期前收缩，适量洋地黄可达治疗目的。常用药物有β受体阻滞剂、维拉帕米、普罗帕酮以及胺碘酮等。

2）房室交界性过早搏动：通常不需治疗，但起源点较低或出现过早可能会诱发室性快速心律失常，应予控制。合并心力衰竭患者洋地黄治疗有一定作用。此外β受体阻滞剂、Ⅰ类抗心律失常药及钙拮抗剂等也有一定疗效。

3）室性期前收缩：首先应对患者室性期前收缩的类型、症状及其原有心脏病变作全面的了解，然后决定是否给予治疗、采取何种方法治疗以及治疗的终点。无器质性心脏病亦无明显症状的室性期前收缩，不必使用抗心律失常药物治疗。无器质性心脏病，但室性期前收缩频发引起明显心悸症状影响工作及生活者，可酌情选用β受体阻滞剂、美西律、普罗帕酮、莫雷西嗪等。急性心肌梗死发病早期出现频发室性期前收缩（每分钟超过5次）、室性期前收缩落在前一个心搏的T波上（R on T）、多源性室性期前收缩、成对或连续出现的室性期前收缩均应治疗，宜首选静脉注射利多卡因，利多卡因无效者，可用普鲁卡因酰胺或胺碘酮。急性肺水肿或严重心力衰竭并发室性期前收缩，治疗应针对改善血流动力学障碍，同时注意有无洋地黄中毒或电解质紊乱（低钾、低锌）。慢性心脏病患者并发室性期前收缩，尽管药物能有效减少室性早搏，但总死亡率和猝死的风险反而增高。早期应用 β 受体阻滞剂虽对室性期前收缩疗效不显著，但能降低心肌梗死后猝死发生率。

（3）室性心动过速。

1）无显著的血流动力学障碍，首先给予利多卡因 50 ~ 100mg 静脉注射，必要时每5分钟后重复注射 1 ~ 2 次，1 小时内不超过 300mg，有效后以 1 ~ 4mg/min 的速度继续静脉滴注。静脉注射索他洛尔与普罗帕酮亦十分有效，无效时可选胺碘酮静脉注射。

2）有血流动力学障碍，如患者已发生低血压、休克、心绞痛、充血性心力衰竭或脑血流灌注不足，应迅速施行直流电复律。

（4）房颤：房颤的治疗目标是减少血栓栓塞、消除或减轻症状、控制心室率和（或）恢复及维持窦性心律。

1）抗凝治疗：房颤最常见、最严重的并发症是附壁血栓脱落造成重要器官的栓塞表现，特别是脑栓塞。目前主要对策是抗凝治疗。对于合并瓣膜病患者，需应用华法林抗凝。对于非瓣膜病患者，需 CHHDS2-VaSC 评分对患者进行危险分层。若评分≥ 2 分的患者应接受华法林治疗，使凝血酶国际标准化比值（INR）维持在 2.0 ~ 3.0。若不能检测 INR 导致无法使用经剂量调整的华法林时，可给予直接凝血酶抑制剂（达比加群）或口服 Xa 因子抑制剂（如利伐沙班、阿哌沙班）。若评分等于 1 分，可使用华法林或阿司匹林（每日 100mg）治疗。评分为 0 分的患者不需抗凝治疗。房颤发作持续少丁 48 小时，复律前应使用肝素或低分子肝素。复律后是否使用抗凝药物取决于患者血栓风险大小。若大于 48 小时或持续时间不明确，复律前华法林抗凝 3 周，复律后继续抗凝 3 ~ 4 周。或行食道超声心动图除外心房血栓再行复律，复律后至少用华法林抗凝 4 周。紧急复律治疗可选用静注肝素或皮下注射低分子肝素抗凝。

2）控制心室率：对于无器质性心脏病患者，目标心室率小于 110 次 / 分，合并器质性心脏病患者，根据具体情况决定目标心率。控制心室率药物包括 β 受体阻滞剂、非二氢吡啶类钙离子拮抗剂（不伴有失代偿期心力衰竭）、胺碘酮等。对房颤伴快速心室率、药物治疗无效者，可施行房室结阻滞消融术并同时安置心室按需或双腔起搏器。对于心室率较慢，最长 RR 间歇大于 5 秒，或症状显著者，可考虑植入起搏器治疗。

3）复律并维持窦性心律：复律治疗成功与否与房颤持续时间的长短，左心房大小和年龄有关。复律方法有药物转复、直流电同步复律及导管消融治疗。药物有胺碘酮、普罗帕酮、伊布利特等，若血流动力学不稳定，宜行电复律。房颤消融成功率仍不理想，复发率也偏高，仍列为二线治疗。此外，外科迷宫手术也可用于维持窦性心律，且具有较高成功率。

（5）房扑：抗凝策略同房颤，药物治疗减少心室率包括 β 受体阻滞剂、非二氢吡啶类钙离子拮抗剂或洋地黄制剂。转复房扑药物包括 IA（奎尼丁）或 IC（普罗帕酮）或胺碘酮。直流电复律是终止房扑最有效的方法，食道调搏也是转复房扑的有效方法。射频消融可根治房扑，因房扑的药物疗效有限，对于症状明显或引起血流动力学不稳定的房扑，应选用射频消融治疗。

3. 非药物治疗

（1）心脏电复律：适应证主要有急性快速异位心律失常及持续性心房颤动或心房扑动。阵发性室性心动过速可引起明显血流动力学改变而影响循环功能，需积极处理。一般选用药物，如无效，就应尽早进行同步电复律。心房颤动伴有下述情况可行同步电复律：①病程在 1 年以内，既往窦性心率不低于 60 次 / 分；②左房前后径小于 50mm；③心室率快，药物治疗无效；④二尖瓣病变已矫治 6 周以上；⑤甲状腺功能亢进已得到控制。持续性房扑用电复律效果好，50J 电功率即可，转复成功率高。阵发性室上性心动过速包括房性心动过速、交界性心动过速，经药物治疗无效时可用同步电复律。同步直流电复律禁忌证：①洋地黄中毒引起的心律失常；②室上性心律失常伴完全性房室传导阻滞；③病态窦房结综合征中的快速性心律失常；④电复律后使用药物无法维持窦性心律，房颤复发不能耐受药物维持者；⑤病情危急且不稳定者。

（2）导管消融术：心导管消融治疗是通过心导管将电能、激光、冷冻或射频电流引入心脏内以消融特定部位的心肌细胞借以融断折返环路或消除病灶治疗心律失常的方法，主要用于治疗一些对药物治疗反应不佳的顽固性心律失常。射频消融创伤范围小，与周围正常组织界限分明，因而并发症较少，操作时无需麻醉。近年来，射频消融临床应用得到了迅速发展。目前临床应用射频消融根治室上性心动过速的成功率达 95% 以上，根治特发性室速的成功率达 80% 以上。射频消融治疗的发展，使心律失常的介入治疗进入了一个全新的时代。目前射频消融治疗心律失常的适应证有：①有威胁病人生命的快速性心律失常，如预激综合征、高危旁路并发心室率极快的心房颤动、特发性室速等；②频繁发作的房性折返性心动过速或房室结折返性心动过速，药物治疗或预防无效，或药物治疗产生不可耐受的副作用；③对药物不能控制心室率的快速房性心律失常，尤其是心脏逐渐增大或心力衰竭难以控制时；④不适当窦速合并心动过速心肌病。

（3）外科治疗：外科治疗快速性心律失常的目的在于切除、隔置、离断参与心动过速生成、维持与传播的组织，保存或改善心脏功能。外科治疗心律失常由于创伤大、手术复杂、费用高昂，不可能常规地广泛应用于临床。特别是心脏介入性治疗迅速发展的今天，心律失常外科手术治疗的领域已逐渐被射频消融治疗所取代。但是，外科手术对于某些介入治疗难以奏效的病例，仍可作为一种最后的选择。对于一些本来需要心脏外科手术的心律失常患者，两种手术可以同时进行，如先天性心脏病伴难以消融治疗的右侧旁路，冠状动脉旁路移植术和矫正瓣膜关闭不全或狭窄的手术等。此外，有些外科手术方法，为介入治疗奠定了理论基础，如心房射频消融根治房颤，就是根据心房迷宫手术发展而来。

（八）辨证论治

1. 心虚胆怯证

（1）临床表现：心悸心慌，善惊易恐，坐卧不安，失眠多梦，舌苔薄白，脉虚数或结代。

（2）治法：镇惊定志，养心安神。

（3）代表方剂：安神定志丸加减。可加酸枣仁、合欢皮养心安神；心气虚，加炙甘草、党参益气养心。

2. 心血不足证

（1）临床表现：心悸短气，活动尤甚，眩晕乏力，面色无华，舌质淡，苔薄白，脉细弱。

（2）治法：补血养心，益气安神。

（3）代表方剂：归脾汤加减。气虚血少，血不养心，宜用炙甘草汤益气养血，滋阴复脉。

3. 阴虚火旺证

（1）临床表现：心悸不宁，心烦少寐，头晕目眩，手足心热，耳鸣腰酸，舌质红，苔少，脉细数。

（2）治法：滋阴清火，养心安神。

（3）代表方剂：天王补心丹加减。心悸不安者，加生龙骨、生牡蛎、珍珠母以镇心安神；心火旺盛，心烦易怒，口苦，口舌生疮者，加连翘、莲子心、山栀子以清泻心火；兼五心烦热，梦遗腰酸者，可合用知柏地黄丸养阴清热。

4. 水饮凌心证

（1）临床表现：心悸眩晕，胸闷痞满，渴不欲饮，小便短小，或下肢浮肿，形寒肢冷，伴恶心，欲吐，流涎，舌淡胖，苔白滑，脉弦滑或沉细而滑。

（2）治法：振奋心阳，化气行水，宁心安神。

（3）代表方剂：苓桂术甘汤加减。兼见恶心呕吐，加半夏、陈皮、生姜；兼见肺气不宣，咳喘，胸闷，加杏仁、前胡、桔梗、葶苈子、五加皮、防己；兼见瘀血者，加当归、川芎、刘寄奴、泽兰、益母草。若见因心功能不全而致浮肿、尿少、阵发性夜间呼吸困难或端坐呼吸者，当重用温阳利水之品，可用真武汤。

5. 痰火扰心证

（1）临床表现：心悸时发时止，受惊易作胸闷烦躁，失眠多梦，口干口苦，大便秘结，小便黄赤，舌红舌苔黄腻，脉弦滑。

（2）治法：清热化痰，宁心安神。

（3）代表方剂：黄连温胆汤加减。热象明显，加黄芩、山栀清心泻火；痰热互结，大便秘结者，加生大黄；惊悸不安者，加珍珠母、生龙齿、生牡蛎镇心安神；火郁伤阴，加生地黄、麦冬、玉竹养阴清热。

6. 心脉瘀阻证

（1）临床表现：心悸不安，胸闷不舒，心痛时作，痛如针刺，或见唇甲青紫或有瘀斑，脉涩或结代。

（2）治法：活血化瘀，理气通络。

（3）代表方剂：桃仁红花煎加减。

7. 心阳不振证

（1）临床表现：心悸不安，胸闷气短，动则尤甚，面色苍白，形寒肢冷，舌质淡白，脉虚弱或细。

（2）治法：温补心阳，安神定悸。

（3）代表方剂：参附汤合桂枝甘草龙骨牡蛎汤加减。兼有伤阴者，加麦冬、玉竹、五味子养阴生津。若心阳不振，以致心动过缓者，酌加蜜麻黄、补骨脂，重用桂枝。

（九）常用中药制剂

1. 参松养心胶囊　功效：益气养阴，活血通络。适用于气阴两虚、心络瘀阻引起的冠心病室性早搏。口服每次 2 ~ 4 粒，每日 3 次。

2. 天王补心丹　功效：养阴清热。适用于阴虚火旺型心律失常。口服每次 3g，每日 3 次。

3. 生脉注射液　功效：益气养阴。适用于气阴两虚患者。稀释后静脉滴注，每次 40mL，每日 1 次。

4. 复方丹参滴丸　功效：活血化瘀，理气止痛。适用于气滞血瘀型心悸。口服或舌下含服，每次 10 粒，每日 3 次。

5. 稳心颗粒　功效：益气养阴，定悸复脉，活血化瘀。适用于气阴两虚兼心脉瘀阻所致的心悸。开水冲服，每次 1 袋，每日 3 次。

（十）预后

阵发性心动过速、房颤及房扑，预后一般较好，经积极合理的治疗，可以控制其发作。室颤及室扑预后不良。

（十一）预防与调护

1. 是否需要给予患者长期药物预防，取决于发作频繁程度以及发作的严重性。近年导管消融技术已十分成熟，具有安全、迅速、有效且能治愈心动过速的优点，可优先考虑应用。

2. 治疗原发病，消除诱发因素，是减少本病发作的关键。

3. 注意劳逸结合，避免精神紧张和疲劳，生活有规律，保持乐观情绪，可减少发病。

4. 严禁烟酒，忌食辛辣、生冷、肥甘，饮食宜清淡，注意高蛋白饮食摄入，多食新鲜蔬菜、水果。

三、缓慢性心律失常

缓慢性心律失常是指有效心搏每分钟低于 60 次的各种心律失常。常见有窦性心动过缓、窦房传导阻滞、窦性停搏、房室传导阻滞、病态窦房结综合征等。其发生多与迷走神经张力过高、心肌病变、某些药物影响、高血钾等有关。缓慢性心律失常主要表现为心悸、疲劳虚弱、体力活动后气短、胸闷等，严重者可引起昏厥、抽搐，甚至危及生命。缓慢性心律失常属中医“心悸”“眩晕”“胸痹”“厥证”等范畴。

（一）西医病因病理

1. 病因

（1）缓慢性窦性心律失常。

1）生理状况：窦性心动过缓，可见于健康人，尤其是运动员及强体力劳动者。老年人、睡眠状态、迷走神经张力增高亦可出现窦性心动过缓。

2）病理状况：器质性心脏病如冠心病、心肌炎、心肌病、急性心肌梗死、甲状腺功能减退、血钾过高、应用洋地黄及 β 受体阻滞剂等药物，均可引起缓慢性窦性心律失常。

（2）房室传导阻滞：常见病因有神经张力增高、颈动脉窦过敏、心肌炎、急性下壁及前壁心肌梗死、原因不明的希－浦系统纤维化、冠心病、高血钾、应用洋地黄以及缺氧等。

（3）病态窦房结综合征：见于冠心病、原发性心肌病、风湿性心脏瓣膜病、高血压性心脏病、心肌炎、先天性心脏病、甲状腺功能减退、某些感染（布氏杆菌病、伤寒）等。

2. 病理　众多病变过程，如淀粉样变性、纤维化与脂肪浸润、硬化与退行性变、甲状腺功能减退等，均可损害冲动在心脏传导系统的传导，使窦房结与心脏之间，心房与心室之间，心房内或心室内冲动减慢或阻滞，引起缓慢性心律失常。

（二）中医病因病机

本病与饮食失宜、七情内伤、劳倦内伤、久病失养、感受外邪、药物影响有关。

1. 饮食失宜　饮食不节，饥饱失常，或过食肥甘厚味，饮酒过度，均可损伤脾胃，致脾失健运，气血生化之源不足，心脉失养。脾气虚弱，运化功能减弱，津液不布，水湿不化，聚而为痰，痰浊上扰心神则心神不宁，痹阻胸阳则心悸、胸闷。

2. 七情内伤　忧郁思虑，暗耗心血；或气机郁结，脉络瘀滞，气血运行不畅，心失所养。

3. 劳倦内伤　劳伤心脾，心气受损而心悸；房劳过度，伤及肾阳，温煦无力，心阳不振而致心悸。

4. 久病失养　久病体虚，或失血过多，或思虑过度，劳伤心脾，致渐至气血亏虚，心失所养而心悸；大病久病之后，阳气虚衰，不能温养心肺，故心悸不安；久病入络，心脉瘀阻，心神失养。

5. 感受外邪　风寒湿邪搏于血脉，内犯于心，以致心脉痹阻，营血运行不畅，引起心悸怔忡；温病、疫病日久，邪毒灼伤营阴，心神失养，引起心悸。本病病位在心，病机特点是本虚标实，本虚是气、血、阴、阳亏虚，以气阳不足为多，标实是痰浊、瘀血、气滞、水饮。

（三）临床表现

窦性心动过缓，如心率＞50次/分，一般无症状；心室率＜50次/分，可出现头晕、乏力。窦房传导阻滞或房室传导阻滞时，部分患者可出现心悸、停搏感，严重者可出现胸闷、胸痛，阻滞次数多，间歇长者，可有黑蒙、晕厥等严重症状。Ⅰ度房室传导阻滞通常无症状，听诊时第一心音强度减弱。Ⅱ度房室传导阻滞可有心悸、乏力症状，也可无症状，听诊时Ⅱ度Ⅰ型房室传导阻滞第一心音逐渐减弱并有心搏脱漏，Ⅱ度Ⅱ型房室传导阻滞亦有间歇性心搏脱漏，但第一心音强度恒定。Ⅲ度房室传导阻滞的症状取决于心室率的快慢与伴随病变，症状包括疲倦、乏力、心绞痛、心力衰竭、头晕、晕厥等，听诊时第一心音经常变化，第二心音可呈正常或反常分裂，间或听到响亮亢进的第一心音。所有的缓慢性心律失常均可导致患者出现与心动过缓有关的心、脑供血不足的症状，如发作性头晕、黑朦、乏力等，严重者发生晕厥，甚至猝死。

（四）诊断

各种缓慢性心律失常主要依据临床表现结合心电图诊断。其各自心电图特征如下。

1. 窦性心动过缓　①窦性心律；②频率小于 60 次 / 分；③常伴有窦性心律不齐，严重过缓时可产生逸搏。

2. 房室传导阻滞

（1）Ⅰ度房室传导阻滞：窦性P波，每个P波后都有相应的QRS波群。PR间期延长，成人若PR间期大于0.2秒（老人PR间期大于0.22秒），或对两次检测结果进行比较，心率没有明显改变而PR间期延长超过0.04秒，可诊断。

（2）Ⅱ度房室传导阻滞：分有两种。Ⅱ度Ⅰ型，又称莫氏Ⅰ型，P波规律出现，PR间期逐渐延长，RR间隔相应地逐渐缩短，直到P波后无QRS波。PR间期又趋缩短，之后又延长，如此周而复始。Ⅱ度Ⅱ型，又称莫氏Ⅱ型，PR间期恒定（正常或延长），部分P波后无QRS波群。

（3）Ⅲ度房室传导阻滞：①P波与QRS波群无固定关系；②心房速率快于心室率；③出现交界性逸搏心率（QRS形态正常，频率一般为40 ~ 60次 / 分较多见）或室性逸搏心率（QRS波宽大畸形，频率一般为20 ~ 40次 / 分）。

3. 病态窦房结综合征

（1）持续的窦性心动过缓，心率< 50次 / 分，且不易用阿托品等药物纠正。

（2）窦性停搏或窦房传导阻滞。

（3）在显著窦性心动过缓基础上，常出现室上性快速心律失常（房速、房扑、房颤等），又称慢 – 快综合征。

（4）若病变同时累及房室交界区，可出现房室传导障碍，或发生窦性停搏时，长时间不出现交界性逸博，此即称为双结病变。

（五）鉴别诊断

1. 生理性窦性心动过缓与病态窦房结综合征　运动试验如心率达到90次/分以上者，表示窦房结功能正常。如达不到90次 / 分，可做阿托品试验，如阿托品试验仍达不到90次 / 分，则进一步做食道调搏试验，如窦房结恢复时间大于2.0秒或窦房结传导时间大于0.147秒者，则为病态窦房结综合征。

2. Ⅲ度房室传导阻滞与干扰性房室脱节　Ⅲ度房室传导阻滞心室率较心房率慢，且P波不能下传可发生于心动周期的任何时间，P波与QRS波群无固定关系；干扰性房室脱节心室率较心房率略快，同时P波出现在紧靠QRS波群前后，房室脱节可出现心室夺获。

（六）西医治疗

1. 一般治疗　针对病因治疗，如各种急性心肌炎、心肌缺血，停用有关药物，纠正酸中毒、电解质紊乱等。

2. 药物治疗

（1）窦性心动过缓：如无心动过缓相关症状，一般不需治疗。如心率低于每分钟40次，引起心绞痛、心功能不全或中枢神经系统功能障碍时，应针对病因治疗，药物用阿托品、异丙肾上腺素、麻黄碱、沙丁胺醇等提高心室率。

（2）房室传导阻滞：Ⅰ度房室传导阻滞与Ⅱ度Ⅰ型房室传导阻滞心室率不太慢者，无需治疗。Ⅱ度Ⅱ型与Ⅲ度房室传导阻滞如心室率显著缓慢，伴有血流动力学障碍，甚至阿－斯综合征发作者，应给予起搏治疗。阿托品 0.5 ~ 2mg 静脉注射，适合阻滞位于房室结的患者。异丙肾上腺素 1 ~ 4μg/min 静脉点滴适用于任何部位的房室传导阻滞，将心室率控制在 50 ~ 70 次 / 分。急性心肌梗死时应慎重。

（3）病态窦房结综合征：若患者无心动过缓有关症状，不必治疗，定期随访。有症状患者，接受起搏治疗。

3. 人工心脏起搏　人工心脏起搏是用人为的脉冲电流刺激心脏，以带动心搏的治疗方法。主要用于治疗缓慢性心律失常，也用于快速性心律失常治疗和诊断。严重缓慢性心律失常，永久心脏起搏是唯一有效而可靠的治疗方法。

（1）安置指征为：①伴有临床症状的任何水平的完全或高度房室传导阻滞。②束支－分支水平阻滞，间歇发生Ⅱ度Ⅱ型房室传导阻滞且有症状者；在观察过程中虽无症状，但阻滞程度进展，H–V 间期大于 100ms 者。③病窦综合征或房室传导阻滞，心室率经常低于 50 次 / 分，有明显临床症状或间歇发生心室率＜ 40 次 / 分；虽无症状，但有长达 3 秒的 RR 间隔。④因颈动脉窦过敏引起的心率减慢，心率或 RR 间隔达到上述标准，伴有明显症状者。⑤有窦房结功能障碍和（或）房室传导阻滞的患者，因其他情况必须采用具有减慢心率的药物治疗时，为保持适当的心室率，应植入起搏器。

（2）安置临时起搏器适应证：①高度或完全传导阻滞且逸搏心律过缓。②操作过程中或急性心肌梗死、药物中毒、严重感染等危急情况下出现危及生命的缓慢性心律失常。

（七）辨证论治

1. 心阳不足证

（1）临床表现：心悸气短，动则加剧，或突然晕倒，汗出倦怠，面色苍白或形寒肢冷，舌淡苔白，脉虚弱或沉细而迟。

（2）治法：温补心阳，通脉定悸。

（3）代表方剂：人参四逆汤合桂枝甘草龙骨牡蛎汤加减。有瘀血者，加丹参、赤芍、红花活血化瘀；兼水肿者，加泽泻、车前子、益母草活血利水；气虚者，加黄芪益气健脾。

2. 心肾阳虚证

（1）临床表现：心悸气短，动则加剧，面色苍白，形寒肢冷，腰膝酸软，小便清长，下肢浮肿，舌质淡胖，脉沉迟。

（2）治法：温补心肾，温阳利水。

（3）代表方剂：参附汤合真武汤加减。心血瘀阻者，加丹参、红花、益母草活血化瘀；气虚者，加黄芪、山药益气；阳虚为主，无水肿者，亦可合用右归丸温补肾阳。

3. 气阴两虚证

（1）临床表现：心悸气短，乏力，失眠多梦，自汗盗汗，五心烦热，舌质淡红少津，脉虚弱或结代。

（2）治法：益气养阴，养心通脉。

（3）代表方剂：炙甘草汤加减。阴虚明显，加天门冬、黄精养阴生津；兼有痰湿，加瓜蒌、半夏、竹茹、胆南星化痰除湿。

4. 痰浊阻滞证

（1）临床表现：心悸气短，心胸痞闷胀满，痰多，食少腹胀，或有恶心，舌苔白腻或滑腻，脉弦滑。

（2）治法：理气化痰，宁心通脉。

（3）代表方剂：涤痰汤加减。兼瘀血，加丹参、红花、水蛭活血化瘀；痰浊化热者，改用黄连温胆汤清热化痰。

5. 心脉痹阻证

（1）临床表现：心悸，胸闷憋气，心痛时作，或形寒肢冷，舌质暗或有瘀点、瘀斑，脉虚或结代。

（2）治法：活血化瘀，理气通络。

（3）代表方剂：血府逐瘀汤加减。气滞明显加郁金、降香、枳实理气宽胸。

（八）常用中药制剂

1. 心宝丸　功效：温阳通脉。适用于各种缓慢性心律失常、心功能不全患者。口服每次 5 ~ 10 粒，每日 3 次。

2. 血府逐瘀口服液　功效：活血化瘀。适用于心血瘀阻型心律失常者。口服每次 10mL，每日 3 次。

3. 参附注射液　功效：温阳益气。适用于阳气亏虚型心律失常者。静脉滴注，每次 40mL，每日 1 次。

4. 参仙升脉口服液　功效：温补心肾，活血化瘀。适用于阳虚脉迟。口服，每次 20mL，一日 2 次。

（九）预后

预后与病因、诱因、演变趋势和是否导致严重血流动力障碍有关。发生于无器质性心脏病基础上的缓慢性心律失常预后较好。一般的窦性心动过缓，预后良好。心率极度缓慢的完全性房室传导阻滞、心室自主节律、重度病态窦房结综合征等，可迅速导致循环功能障碍而威胁病人的生命。房室结内阻滞预后良好，双束支阻滞预后较差。发生在器质性心脏病基础上的心律失常，如本身不引起明显血流动力学障碍，则预后一般良好；但若基础心脏病严重，尤其是伴心功能不全或急性心肌缺血者，预后一般较差。

（十）预防与调护

1. 积极防治原发病，及时控制、消除原发病因和诱因是预防的关键。

2. 病态窦房结综合征、完全性房室传导阻滞，如心室率＜ 40 次 / 分，且血流动力学改变明显，出现心、脑等重要器官供血不足，应安置人工心脏起搏器，以防止心脑综合征和猝死的发生。

3. 慎用减慢心率和心脏传导的药物，对此类药物的应用要严格掌握适应证和剂量，避免过量和误用。对病态窦房结综合征、房室传导阻滞患者，禁用洋地黄制剂、β 受体阻滞剂及明显减慢心率的其他抗心律失常药物。

4. 注意生活和情志调理，饮食有节，戒烟酒，起居有常，避免剧烈活动和强体力劳动，注意气候变化，避免上呼吸道感染。

第七节 感染性心内膜炎

感染性心内膜炎（infective endocarditis，IE）是病原微生物感染引起的心脏内膜和心脏瓣膜的急性、亚急性炎症病变，多伴有赘生物形成，赘生物为大小不等，形状不一的血小板和纤维素团块，内含大量微生物和少量炎症细胞。心脏瓣膜最常受累，心脏间隔缺损部位、腱索或心壁内膜也可累及。临床特点是发热、心脏杂音、栓塞现象和血培养阳性等。因抗生素的应用，本病发病率有所下降，临床表现不典型，但心血管各种创伤性操作、治疗措施及静脉药物滥用又成为发生本病的重要危险因素。感染性心内膜炎可归属于中医学中的“心瘅”范畴，亦可参考“心悸”“胸痹”等病证辨治。

一、西医病因病理

（一）病因及发病机制

1. 亚急性　草绿色链球菌是最常见的病原体，发病与以下因素有关。

（1）血流动力学因素　亚急性者主要发生于器质性心脏病。心脏瓣膜病最常见，尤其是二尖瓣和主动脉瓣病变，其次为先天性心血管病，如室间隔缺损、动脉导管未闭、法洛四联征和主动脉缩窄。血流动力学的异常可损伤内膜，为赘生物的生长提供条件，又可使循环中的微生物优先沉积于心内膜特定部位，引起发病。

（2）非细菌性血栓性心内膜炎　内皮损伤和高凝状态是其中两个关键的机制。心脏内膜的内皮受损并暴露其下结缔组织的胶原纤维，在血液高凝状态下，引起血小板聚集，形成血小板微血栓和纤维蛋白沉着，成为结节样无菌性赘生物。这些赘生物是细菌定居瓣膜表面的重要因素。

（3）短暂性菌血症　各种感染或有细菌寄居的创伤常可使细菌进入血液循环，引起短暂性菌血症，若循环中的细菌定居在无菌性赘生物上，即可发生感染性心内膜炎。

（4）细菌感染无菌性赘生物　这取决于宿主局部的防御能力、菌血症的频度、细菌的数量和黏附能力。草绿色链球菌从口腔进入血流的机会频繁，黏附性强，因而成为亚急性感染性心内膜炎的最常见致病菌。细菌定居后持续存活和繁殖，引起血小板的聚集和纤维蛋白的沉积，导致感染性赘生物增大。赘生物可阻止吞噬细胞进入，成为其内细菌的生存繁殖之处。

2. 急性　主要由金黄色葡萄球菌引起，发病机制尚不清楚，主要累及正常心脏瓣膜，尤其是主动脉瓣。与长期静脉治疗、免疫功能障碍、介入性检查和治疗有关，病原菌来自皮肤、肌肉、骨骼或肺等部位的活动性感染灶，循环中细菌量大，毒力强，具有高度侵袭性和强黏附能力。

（二）病理

1. 心内感染和局部扩散　除了赘生物局部，感染还可扩散到瓣旁组织，形成脓肿。其损害可引起瓣叶变形、穿孔或腱索断裂，心脏传导组织破坏，甚至心脏腔室之间的穿孔、瘘管，从而导致心力衰竭、心律失常或化脓性心包炎。

2. 赘生物碎片栓塞　动脉栓塞导致组织器官梗死，偶可形成脓肿；动脉血管壁的滋养血管栓塞或栓子中的细菌直接破坏动脉壁，均可引起动脉壁坏死，形成细菌性动脉瘤。

3. 血源性播散　持续的菌血症可使感染播散到心外其他部位，形成迁移性脓肿。

4. 免疫系统激活　持续性菌血症使细胞免疫和体液免疫机制被激活，可引起脾肿大、肾小球肾炎、关节炎、心包炎和微血管炎。

二、中医病因病机

本病属于温病的范畴。病因与正气亏虚、感受风寒湿热或手术创伤，导致温热毒邪侵袭有关。

1. 风热外袭　先天禀赋不足，或饮食不节，或房劳过度，或情志失调，导致正气不足，卫外不固，温热毒邪乘虚内犯于心，心体受损，发为本病。

2. 热炽气分　温热毒邪，或经卫传气，或由表及里，也可直中气分，气分炽热，损伤心体，影响心用，发为本病。

3. 热入心营　心主血脉，正气亏虚，温热邪毒内舍于心脉营血，则可致肌肤内脏出血，心体受损，发为本病；温热邪毒煎熬营血，热血互结，阻遏血脉，可致血脉栓塞。

4. 阴虚火旺　年老、久病体虚，或劳倦过度，耗伤气血阴精，导致正气不足，温热毒邪乘虚而入，内犯于心，心体受损，发为本病。

5. 气阴两虚，血脉瘀滞　病至后期，余邪未尽，阴液已伤，热邪恋于阴分，或阴虚血涩，瘀血内停，或虚热内扰心神，气阴两虚，气血不足，心失所养，心体受损，则诸证丛生。

本病病机关键为温热毒邪内犯于心，心体受损。病位在心，病性虚实夹杂，实以温热毒邪为主，虚以气虚、阴虚、血虚为主。正气亏虚则易致邪侵，而温热毒邪又可以耗气、伤阴、动血，形成虚实夹杂之证。温热毒邪侵犯心脉营血，迫血妄行，可致肌肤内脏出血；若温热毒邪煎熬营血，血行瘀滞，瘀热互结，阻遏血脉，则可致血脉痹阻诸证。

三、临床表现

从短暂性菌血症的发生到症状出现的时间长短不一，多在2周以内，但不少患者无明确的细菌进入途径可寻。

（一）主要症状

发热是感染性心内膜炎最常见的症状。急性者呈暴发性败血症过程，有高热寒战，常伴突发心力衰竭。老年人、严重衰弱、心力衰竭、肾衰竭患者可无发热或仅轻微发热。亚急性者起病隐匿，发热较低，很少超过39℃，午后和晚上稍高，不伴寒战。此外可伴有头痛、背痛、肌肉关节痛以及全身不适、乏力、食欲不振和体重减轻等非特异性症状。

（二）体征

1. 心脏杂音　80% ~ 85%的患者可闻及心脏杂音，由基础心脏病和（或）本病引起的瓣膜损害所致。新的或变化的杂音在急性者中较为常见。

2. 周围体征　多为非特异性，目前已不常见，包括：①瘀点，以口腔黏膜和睑结膜常见，病程长者较多见；②指（趾）甲下线状出血；③ Osler结节，为指和趾垫出现的豌豆大的红或紫色痛性结节，常见于亚急性者；④ Roth斑，为视网膜的椭圆形黄斑出血伴中央苍白，多见于亚急性感染；⑤ Janeway损害，为手掌和足底处直径1 ~ 4mm无痛性出血红斑，主要见于急性患者。引起这些周围体征的原因可能是微血管炎或微栓塞。

3.感染的非特异性体征　占15%～50%,脾大见于病程6周以上的患者,急性者少见。可见轻、中度贫血，晚期患者有重度贫血。部分患者可见杵状指（趾）。

（三）并发症

1.心脏损害　①心力衰竭为最常见并发症，主要由瓣膜关闭不全所致，瓣膜穿孔或腱索断裂导致急性瓣膜关闭不全时可诱发急性左心衰竭；②心肌脓肿常见于急性患者，可致房室和室内传导阻滞；③急性心肌梗死多由冠状动脉栓塞引起，常见于主动脉瓣感染；④化脓性心包炎；⑤心肌炎。

2.动脉栓塞　占20%～40%。栓塞可发生在机体的任何部位，脑、肺、心脏、脾、肾、肠系膜和四肢为临床常见的栓塞部位，可出现各个部位栓塞、坏死的表现。脑栓塞的发生率为15%～20%，在有左向右分流的先天性心血管疾病或右心膜炎时，肺循环栓塞常见。

3.细菌性动脉瘤　占3%～5%，多见于亚急性者。受累动脉依次为近端主动脉、脑、内脏和四肢。发生于周围血管时易诊断，如发生在深部组织的动脉，往往直至动脉瘤破裂出血时方可确诊。

4.迁移性脓肿　多发生于肝、脾、骨髓和神经系统，多见于急性患者。

5.神经系统　15%～30%的患者有神经系统症状和体征，主要是脑栓塞、脑细菌性动脉瘤、脑出血以及中毒性脑病、脑脓肿、化脓性脑膜炎。后三种情况主要见于金黄色葡萄球菌性心内膜炎。

6.肾脏损害　大多数患者有肾损害，肾动脉栓塞和肾梗死多见于急性患者，免疫复合物所致局灶性和弥漫性肾小球肾炎常见于亚急性患者。

四、西医治疗

本病是急性、亚急性严重感染性疾病，针对性地使用强力的抗生素抗感染治疗，以争取尽快消灭致病菌，必要时行外科手术置换人工瓣膜为西医治疗的优势。但患者免疫力低下，而且致病菌隐藏，难以完全消灭。中药益气养阴、扶正固本可以调节机体免疫功能，部分清热解毒药具有抗感染作用，而清热解毒、活血化瘀法在减轻毒血症和炎性因子损害等方面具有独特的优势。中医治疗应注重应用透邪、存阴、益气扶正以及活血化瘀等。中西医结合治疗可以获得更好的治疗效果。

（一）抗微生物治疗

抗微生物治疗是最重要的治疗措施。用药应注意：①早期应用，在连续3～5次血培养后即可开始治疗；②选用杀菌性抗菌药物，足剂量，长疗程，以期完全消灭隐藏于赘生物内的致病菌；③静脉用药为主，保持高的血药浓度；④已分离出病原微生物时，应根据药物敏感试验选择抗菌药物；⑤病原微生物不明时，可以按经验用药。

1.经验治疗　在病原菌尚未培养出时，急性者选用针对金黄色葡萄球菌、链球菌和革兰阴性杆菌均有效的广谱抗生素。可采用萘夫西林2g，每4小时1次，静脉注射或滴注；加氨苄西林2g，每4小时1次，静脉注射；或加庆大霉素，每日160～240mg，静脉滴注。亚急性者选用针对大多数链球菌（包括肠球菌）的抗生素，如青霉素320万～400万U

静滴，每 4 ~ 6 小时 1 次；或加庆大霉素，剂量同上。

2. 针对性治疗

（1）对青霉素敏感的草绿色链球菌或牛链球菌　①首选青霉素 1200 万 ~ 1800 万 U/d，分次静脉滴注，每 4 小时 1 次，用药 4 周。②青霉素剂量同上，加庆大霉素 1mg/kg 静脉滴注或肌肉注射，每 8 小时 1 次，用药 2 周。③青霉素过敏时可选择万古霉素，每日 30mg/kg，分 2 次静脉滴注（24 小时最大量不超过 2g），至少用药 4 周；或谨慎使用头孢曲松 2g，每日 1 次，静脉注射，用药 4 周。

（2）对青霉素耐药的链球菌　①青霉素 1800 万 U/d，分次静滴，每 4 小时 1 次，用药 4 周；庆大霉素，剂量同前，用药 2 周。②万古霉素剂量同前，疗程 4 周。

（3）肠球菌心内膜炎　①青霉素加庆大霉素，青霉素 1800 万 ~ 3000 万 U/d，分次静脉滴注，每 4 小时 1 次；庆大霉素，用量同前，疗程 4 ~ 6 周。②氨苄西林 12g/d，分次静脉滴注，每 4 小时 1 次；加庆大霉素，剂量同前，用药 4 ~ 6 周。治疗过程中酌减或撤除庆大霉素，预防其毒副作用的发生。③上述治疗效果不佳或患者不能耐受者可改用万古霉素，每日 30mg/kg，分 2 次静脉滴注。

（4）甲氧西林敏感的葡萄球菌　①萘夫西林或苯唑西林 2g，每 4 小时 1 次，静脉注射或滴注，用药 4 ~ 6 周。选择性加用庆大霉素，剂量同前，3 ~ 5 天。②青霉素过敏或无效者用头孢唑林 2g 静脉滴注，每 8 小时 1 次，用药 4 ~ 6 周。治疗初始 3 ~ 5 天选择性加用庆大霉素。③如青霉素和头孢菌素无效，可用万古霉素 4 ~ 6 周。

（5）甲氧西林耐药的葡萄球菌　万古霉素，剂量同前，治疗 4 ~ 6 周。

（6）其他细菌　用青霉素、头孢菌素或万古霉素，加或不加氨基糖苷类，疗程 4 ~ 6 周。革兰阴性杆菌感染用氨苄西林 2g，每 4 小时 1 次；或哌拉西林 2g，每 4 小时 1 次；或头孢噻肟 2g，每 4 ~ 6 小时 1 次；或头孢他啶 2g，每 8 小时 1 次，静脉注射或滴注。加庆大霉素 160 ~ 240mg/d，静脉滴注；环丙沙星 200mg，每 12 小时 1 次，静脉滴注。

（7）真菌感染　两性霉素 B，首日 0.02 ~ 0.1mg/kg，静脉滴注，之后每日递增 3 ~ 5mg，直至每日 0.6 ~ 0.7mg/kg，总量 1.5 ~ 3g，应注意两性霉素的毒副作用。用足疗程后再口服氟胞嘧啶，每日 100 ~ 150mg/kg，每 6 小时 1 次，用药数月。因庆大霉素在我国耐药率高，而且肾毒性大，故可选用阿米卡星（丁胺卡那霉素）替代，每日 0.4 ~ 0.6g，分次静脉注射或肌肉注射。

（二）外科治疗

主要是人工瓣膜置换术。手术适应证主要是：①因瓣膜功能不全引起的中到重度心力衰竭；②不稳定的人工瓣膜；③不能控制的感染，持续菌血症，抗生素治疗无效，真菌性心内膜炎理想治疗后复发；④瓣膜周围侵入性感染；⑤金黄色葡萄球菌性心内膜炎（主动脉瓣、二尖瓣、人工瓣膜）；⑥大型赘生物（≥ 10mm）。

（三）人工瓣膜和静脉药瘾者心内膜炎的治疗

人工瓣膜心内膜炎难以治愈，应在自体瓣膜心内膜炎用药基础上，将疗程延长为 6 ~ 8 周。任一用药方案均应加庆大霉素。对于耐甲氧西林的表皮葡萄菌致病者，应用万古霉素 15mg/kg，每 12 小时 1 次，静脉注射，并加用利福平口服，每次 300mg，每 8 小时 1 次，用药 6 ~ 8 周；起始 2 周加用庆大霉素。有瓣膜再置换适应证者，应早期手术。静脉药瘾者心内膜炎，左侧心瓣膜（尤其是主动脉瓣）受累，革兰阴性杆菌或真菌感染者预后不良，有适应证者应及时手术。年轻人右侧心瓣膜金黄色葡萄球菌感染者病死率在 5% 以下，对抗生素治疗大多有效，一般无需手术治疗。

五、中医治疗

（一）辨证论治

1. 风热外袭证

（1）临床表现：发热，微恶风寒，头身疼痛，无汗或少汗，胸闷心悸，咽痛，咳嗽，痰黄，口微渴，舌尖红，苔薄黄，脉浮数。

（2）治法：疏风清热，辛凉解表。

（3）代表方剂：银翘散加减。

2. 热炽气分证

（1）临床表现：壮热烦渴，汗出热不解，心悸气促，胸闷胸痛，小便黄赤，舌红，苔黄燥，脉滑数或洪。

（2）治法：清热生津，泻火解毒。

（3）代表方剂：白虎汤合五味消毒饮加减。心气不足，心悸气促者，加人参补益心气；心血瘀阻，胸闷胸痛者，加丹参、桃仁、延胡索以行气活血止痛。

3. 热入心营证

（1）临床表现：发热不退，入夜尤甚，渴不多饮，心悸胸闷，斑疹隐隐，或出现瘀点、瘀斑，烦躁不安，甚则神昏谵语，舌红绛，苔黄燥，脉细数。

（2）治法：清营解毒，凉血活血。

（3）代表方剂：清营汤合犀角地黄汤加减。心气虚者，加人参以补益心气。

4. 阴虚火旺证

（1）临床表现：低热不退，午后或夜间发热，心烦心悸，失眠多梦，胸闷气短，自汗盗汗，手足心热，两颧发红，口燥咽干，舌红少津，苔少或光剥，脉细数。

（2）治法：滋阴清热，凉血活血。

（3）代表方剂：青蒿鳖甲汤加减。

5. 气阴两虚，血脉瘀滞证

（1）临床表现：低热乏力，五心烦热，动则气短，自汗或盗汗，心悸怔忡，失眠多梦，或有身痛，或皮色暗红、紫红或肌肤甲错，或肢体偏瘫，舌紫暗或有瘀点、瘀斑，脉细涩。

（2）治法：益气养阴，活血祛瘀。

（3）代表方剂：生脉散合补阳还五汤加减。

（二）常用中药制剂

1. 安宫牛黄丸

（1）功效：清热解毒，镇惊开窍。适用于感染性心内膜炎热入心营证，高热惊厥，神昏谵语者。

（2）用法：口服，每次 1 丸，每日 1 次。

2. 鱼腥草注射液

（1）功效：清热解毒。适用于热病，痰热咳嗽、痈肿疮毒等。

（2）用法：每次 50 ~ 100mL，直接静脉滴注，或以 5% ~ 10% 葡萄糖注射液或 0.9% 氯化钠注射液适量稀释后静脉滴注，每日 1 次。

3. 清开灵注射液

（1）功效：清热解毒，化痰通络，醒神开窍。适用于高热神昏者。

（2）用法：静脉滴注，每次 20 ~ 40mL，以 5% ~ 10% 葡萄糖注射液 200mL 或 0.9% 氯化钠注射液 100mL 稀释后使用，每日 1 次。

4. 生脉注射液

（1）功效：益气养阴，复脉固脱。适用于感染性休克气阴两亏，脉虚欲脱，见心悸、气短、四肢厥冷、汗出、脉欲绝等症者。

（2）用法：静脉滴注，每次 20 ~ 60mL，以 5% 葡萄糖注射液 250 ~ 500mL 稀释后使用，每日 1 次。

六、预后

未治疗的急性患者几乎均在 1 个月内死亡，亚急性患者一般≥ 6 个月。除耐药的革兰阴性杆菌和真菌感染者以外，大多数患者可获细菌学治愈，但预后不良，五年存活率仅 60% ~ 70%，约 10% 的患者在治疗后数月或数年内复发。

七、预防与调护

有易患因素（人工瓣膜置换术后、感染性心内膜炎史、体 – 肺循环分流术后、心脏瓣膜病和先天性心脏病）的患者，在接受口腔、上呼吸道、泌尿、生殖和消化道手术或操作时，应预防性地应用抗生素。发热时应注意体温变化，必要时给予物理降温；注意保持口腔、皮肤的卫生清洁；饮食应富有营养，易于消化，病重时应进流质或半流质饮食；平时应注意适当锻炼身体，增强体质，提高机体免疫力。

第八节 甲状腺功能亢进症

甲状腺功能亢进症（简称甲亢）是指由于多种原因引起甲状腺功能增高、甲状腺激素分泌过多所致的一种内分泌疾病。甲状腺可呈弥漫性、结节性、混合性肿大或为甲状腺炎。临床上以甲状腺肿大，食欲亢进，形体消瘦，体重减轻，心动过速，情绪激动，怕热汗出，手指颤抖，突眼等症状为主要表现。根据病因的不同，甲亢可分为甲状腺性甲亢、垂体性甲亢、异位性 TSH 综合征、卵巢甲状腺肿伴甲亢等类型，其中甲状腺性甲亢又包括毒性弥漫性甲状腺肿（又称 Graves 病）、多结节性甲状腺肿伴甲亢、自主性高功能甲状腺结节或腺瘤、碘源性甲亢、滤泡性甲状腺癌等多种类型。在各种类型的甲亢中，以 Graves 病最为常见，因而在本节中以此为重点进行阐述。Graves 病（GD）是一种自身免疫性疾病，占所有甲亢的 80% ~ 85%，在普通人群中的患病率约为 1%，女性的患病率显著高于男性，男女之比为 1 ：4 ~ 1 ：6，各组年龄均可发病，以 20 ~ 40 岁的中青年多见。

本病可归属于中医的“瘿病”。

第八节 甲状腺功能亢进症

一、病因病理

（一）西医病因病理

1. 病因及发病机制 Graves 病的病因和发病机制尚未完全阐明。近年来研究认为本病主要是在遗传的基础上，因精神刺激、感染等应激因素而诱发，属于抑制性 T 淋巴细胞功能缺陷所致的自身免疫性疾病。

本病的特征之一是患者的血清中存在有对甲状腺组织起刺激作用的自身抗体，即促甲状腺激素（TSH）受体抗体（TRAb），又称为甲状腺刺激免疫球蛋白（TSI）或甲状腺激素受体刺激抗体（TSAb）。目前认为自身抗体的产生主要与基因缺陷相关的抑制性 T 淋巴细胞功能降低有关。由于遗传基因的缺陷，在某些因素的诱发下，抑制性 T 淋巴细胞功能降低，辅助性 T 淋巴细胞功能增强，致使 B 淋巴细胞产生抗自身甲状腺的抗体。

TSI 和 TSH 一样具有刺激和兴奋甲状腺的作用，其作用于甲状腺细胞上的 TSH 受体，引起甲状腺组织增生和功能亢进，对血中碘的摄取明显增多，产生、分泌过多的甲状腺激素，从而导致甲状腺肿大和甲亢。

2. 病理 甲状腺呈不同程度弥漫性肿大，血管丰富，充血扩张，腺外有包膜，表面光滑。滤泡上皮细胞增生，呈柱状，泡壁增生呈乳头状突入滤泡腔内，滤泡腔内胶质减少。细胞核位于底部，有时有分裂相，胞内多囊泡，高尔基器肥大，内质网发育良好，有较多核糖体，线粒体数目增多。滤泡间组织中有弥漫性淋巴细胞浸润，甚至出现淋巴组织生发中心。浸润性突眼患者的球后组织中，含有较多黏多糖与透明质酸而水肿，加以淋巴细胞及浆细胞浸润。镜下示眼球肌纤维增粗，纹理模糊，脂肪增多，肌细胞内黏多糖亦增多，以致肌力减退。骨骼肌、心肌有类似情况但较轻。胫前黏液性水肿较少见，局部可见黏蛋白样透明质酸沉积，伴有肥大细胞、巨噬细胞、成纤维细胞浸润。

（二）中医病因病机

瘿病的发生，主要与情志失调及体质因素有关。由于素体阴虚等因素，加之忧思恼怒、精神创伤等，引起肝郁气滞，疏泄失常，气滞痰凝，壅于颈前，气郁化火，耗气伤阴所致。

1. 情志失调 由于长期忧思恼怒，致使肝郁气滞，疏泄失常，则津液失于输布而凝聚成痰，气滞痰凝，壅于颈前而形成瘿病，其消长常与情志变化有关。正如《诸病源候论·瘿候》中所说："瘿者，由忧恚气结所生。"《济生方·瘿瘤论治》云："夫瘿瘤者，多由喜怒不节，忧思过度而成斯疾焉。"

2. 体质因素 妇女由于经、带、胎、产、乳等生理特点与肝经气血密切相关，如遇有情志不畅等因素，常可导致气滞痰结，肝郁化火等病理改变，故女性易患本病。素体阴虚者，在痰气郁滞时，则易于化火，火旺更伤阴，常使疾病缠绵难愈。

由上可见，瘿病形成的内因是体质因素，情志失调则是瘿病发病的主要诱因。基本病机为气滞痰凝，气郁化火，耗气伤阴。病位主要在颈前，而与肝、肾、心、胃等脏腑关系密切。本病初起多属实，以气滞痰凝、肝火旺盛为主；随着病情的发展，火旺伤阴，虚实夹杂。其火旺既可损及肝肾，上扰心神，又可横逆犯胃。病久阴损气耗，多以虚为主，表现为气阴两虚之证。病程中常由于气滞痰阻、火旺阴伤、气虚等因素，导致气血运行不畅，血脉瘀滞。

此外，在患本病过程中，若病情尚未得到控制，而复感外邪，或遭受精神刺激，情绪骤变，或因严重创伤，以及大手术等，可致病情急剧恶化，出现火热炽盛，气阴耗竭，甚至阴竭阳亡等危候。

二、临床表现

本病女性多见，男女比例约为 1 ∶（4 ~ 6），多起病缓慢，发病日期常不易确定，仅少数患者因精神创伤或严重感染等应激因素而急性起病。临床表现轻重不一，老年及儿童患者临床表现常不典型。典型的症状、体征主要有以下几个方面。

（一）主要症状

1. 高代谢症群　怕热多汗，平时常有低热，心悸，食欲亢进，大便次数增多，体重下降，疲乏无力，危象时可有高热、心动过速。

2. 眼征　Graves 病在眼部的临床表现可分为非浸润性突眼和浸润性突眼两种。

（1）非浸润性突眼：又称为良性突眼，占大多数，一般呈对称性。主要是由于交感神经兴奋，眼外肌群和提上睑肌张力增高所致，其改变主要为眼睑和眼外部的表现，球后组织变化不大。

（2）浸润性突眼：又称为内分泌性突眼或恶性突眼等，临床上较少见，主要是因为眼外肌和球后组织体积增加、淋巴细胞浸润所致。表现为眶内、眶周组织充血，眼睑水肿，畏光流泪，复视，视力减退，有异物感，眼球胀痛，眼肌麻痹，眼球活动受限。由于高度突眼，上下眼睑不能闭合，结膜及角膜经常暴露，引起充血、水肿、角膜溃疡，甚至角膜穿孔。少数患者由于眶内压增高而影响了视神经的血液供应，可引起视神经乳头水肿、视神经炎或球后视神经炎，甚至视神经萎缩，导致失明。

3. 精神神经系统　神经过敏，兴奋，易激动，烦躁多虑，失眠紧张，多言多动，思想不集中，有时有幻觉，甚至发生亚躁狂症。也有部分患者表现为寡言、抑郁。

4. 心血管系统　心悸，胸闷，气促，稍活动后加剧，严重者可导致甲亢性心脏病。心动过速，常为窦性，休息和睡眠时心率仍加快。心律失常以早搏最为常见，阵发性或持续性心房纤颤或心房扑动、房室传导阻滞等也可发生。

5. 消化系统　食欲亢进，易饥多食。肠蠕动增快，大便次数增多，甚至可出现慢性腹泻。

6. 血液和造血系统　周围血中白细胞总数可偏低，而淋巴细胞及单核细胞均相对增加，血小板寿命较短，有时可出现紫癜。

7. 肌肉骨骼系统　主要表现为肌肉软弱无力。少数患者可出现甲亢性肌病。不少病例伴有周期性瘫痪，发作时血钾降低，但尿钾不多，可能是由于钾转移到细胞内所致。甲亢尚可伴重症肌无力，主要累及眼部肌群，表现为眼睑下垂，眼球运动障碍和复视，朝轻暮重。此外，甲亢还可影响骨骼引起脱钙和骨质疏松，尿钙增多，但血钙一般正常。

8. 生殖系统　两性生殖系统功能均减退，女性患者常见月经减少，周期延长，甚至闭经，但部分患者仍能受孕。男性患者则常出现阳痿，偶见乳房发育。

9. 皮肤及肢端表现 小部分病人有胫前黏液性水肿，典型者为对称性、局限性皮肤损害，多见于小腿胫前下段，有时也可见于足背和膝部。

（二）体征

（1）皮肤温暖湿润，尤以手掌、脸、颈、胸前、腋下等处较为明显。

（2）甲状腺一般呈弥漫性肿大，双侧对称，质软，可随吞咽运动上下移动，少数呈非对称性甲状腺肿，部分患者可有甲状腺结节。由于甲状腺血流增多，其左右叶上下极可触及震颤，听诊可闻及“嘤嘤”的血管杂音，声如海鸥鸣叫，尤以上极为多见。

（3）眼征：非浸润性突眼：①眼裂增宽，瞬目减少，凝视；②上眼睑挛缩，向下看时上眼睑不能随眼球向下转动；③看近物时眼球内侧聚合不良；④向上看时前额皮肤不能皱起。浸润性突眼：眼球突出明显，突眼度多在 18mm 以上，且两侧常不对称，有时仅一侧突眼，上下眼睑不能闭合。

（4）心音常增强，心尖区第一心音亢进，可闻及收缩期杂音。收缩压上升，舒张压稍降，脉压差增大，有时可出现水冲脉与毛细血管搏动征。

（5）舌、手伸出时可有细震颤，腱反射活跃，反射时间缩短。

（6）小部分病人有胫前黏液性水肿，呈非凹陷性水肿。

（7）其他 由于营养障碍和激素的直接毒性作用，还可导致消瘦、贫血貌、肌力下降、黄疸及肝脏肿大等。

（三）并发症

1. 甲状腺危象 甲状腺危象是甲状腺毒症急性加重的一个综合征，发生原因可能与循环内 FT3 水平增高、心脏和神经系统的儿茶酚胺激素受体数目增加、敏感性增强有关。主要诱因包括感染、手术、放射碘治疗、创伤、严重的药物反应、心肌梗死等。临床表现原有的甲亢症状加重，包括高热（39℃以上）、心动过速（140 ~ 240 次 / 分）、伴心房颤动或心房扑动、烦躁不安、呼吸急促、大汗淋漓、厌食、恶心呕吐、腹泻等，严重者出现虚脱、休克、嗜睡、谵妄、昏迷，部分患者有心力衰竭、肺水肿。

2. 甲状腺功能亢进性心脏病 多发生在老年患者，临床症状不典型，主要表现为心房颤动和心力衰竭，长期患严重甲亢的青年患者也可以发生。

三、实验室及其他检查

1. 血清甲状腺激素的测定

（1）血清总甲状腺素（TT4）：是判定甲状腺功能最基本的筛选指标。用放射免疫法测定，正常值为 64 ~ 154nmol/L（5 ~ 12μg/dL）（不同实验室及试剂盒有差异）。其结果受甲状腺激素结合球蛋白（thyroxine-binding globulin，TBG）的影响，在 TBG 浓度和结合力正常的情况下，TT4 增高，提示患有甲亢。

（2）血清总三碘甲状腺原氨酸（TT3）：是诊断甲亢较敏感的指标，并且是诊断 T3 型甲亢的特异性指标。用放射免疫法测定，正常值为 1.2 ~ 2.9nmol/L（80 ~ 190μg/dL）（不同实验室及试剂盒有差异）。其结果也受 TBG 的影响，患本病时 TT3 增高，且增高的幅度常大于 TT4。

（3）血清游离甲状腺素（FT4）和游离三碘甲状腺原氨酸（FT3）：FT4、FT3 是血液循环中甲状腺激素的活性成分，其测定结果不受 TBG 的影响，能直接且准确地反映甲状腺功能状态，敏感性和特异性明显优于 TT4、TT3。用放射免疫法测定，正常值：FT4 为 9 ~ 25pmol/L（0.7 ~ 1.9ng/dL），FT3 为 2.1 ~ 5.4pmol/L（0.14 ~ 0.35ng/dL）（检测 FT3、FT4 不同方法及实验室数值差异较大）。本病患者结果增高，其中以 FT3 增高更为明显。

2. 血清 TSH 测定 甲亢时 TSH 较 T3、T4 灵敏度高，用灵敏度高的检测法检测，价值更大。用放射免疫法测定，其正常值为 0.3 ~ 5.0mIU/L（不同实验室及试剂盒有差异）。一般甲亢时 TSH 结果降低，垂体性甲亢患者则 TSH 水平不降低或增高，对亚临床甲亢和亚临床甲减的诊断及治疗监测均有重要意义。

3. 甲状腺摄 131 碘率测定 正常值：3 小时为 5% ~ 25%，24 小时为 20% ~ 45%，高峰在 24 小时出现。甲亢时甲状腺摄 131 碘率增高，3 小时大于 25%，24 小时大于 45%，且高峰前移。此项检查诊断符合率高，但受含碘食物及多种药物等因素的影响，且孕妇及哺乳期妇女禁用。

4. 甲状腺抗体检查 未经治疗的 GD 患者血 TSAb 阳性检出率可达 80% ~ 100%，有早期诊断意义，对随访疗效、判断能否停药及治疗后复发的可能性等有一定的指导意义，但是因为 TSAb 测定条件复杂，未能在临床广泛使用，而 TRAb 测定已有商业试剂盒，可以在临床开展。GD 患者甲状腺球蛋白抗体（TgAb）、甲状腺过氧化酶抗体（TPOAb）等测定均可呈阳性，但滴度不如桥本甲状腺炎高。

5. 影像学检查 超声、CT、放射性核素检查有一定的诊断价值。

四、诊断与鉴别诊断

（一）诊断

1. 诊断要点 典型病例诊断不困难。患者有诊断意义的临床表现，如怕热、多汗、易激动、易饥多食、消瘦、手颤、腹泻、心动过速及眼征、甲状腺肿大等。在甲状腺部位听到血管杂音和触到震颤，则更具有诊断意义。对一些轻症或临床表现不典型的病例，常需借助实验室检查，才能明确诊断。在确诊甲亢的基础上，排除其他原因所致的甲亢，结合患者眼征、弥漫性甲状腺肿、TRAb 阳性，即可诊断为 GD。

2. 特殊类型

（1）淡漠型甲状腺功能亢进症：多见于老年患者。起病隐匿，高代谢综合征、眼征和甲状腺肿均不明显。主要表现为明显消瘦、心悸、乏力、头晕、昏厥、神经质或神志淡漠、腹泻、厌食。可伴有心房颤动、震颤和肌病等体征，70% 患者无甲状腺肿大。临床上易被误诊。老年人不明原因的突然消瘦、新发生心房颤动时应考虑本病。

（2）三碘甲状腺原氨酸（T3）型和甲状腺素（T4）型甲状腺毒症：仅有血清 T3 增高的甲状腺毒症称为 T3 型甲状腺毒症，仅占甲亢病例的 5%。实验室检查发现血清 TT3、FT3 水平增高，但是 TT4 和 FT4 的水平正常，TSH 水平减低，131 碘摄取率增加，在碘缺乏地区和老年人群中常见。仅有血清 T4 增高的甲状腺毒症称为 T4 型甲状腺毒症，主要发生在碘致甲亢和伴全身性严重疾病的甲亢患者中。

3. 亚临床甲状腺功能亢进症 在排除其他能够抑制 TSH 水平的疾病前提下，依赖实验室检查结果才能诊断，表现为血清 T3、T4 正常，TSH 水平减低。

4. 妊娠期甲状腺功能亢进症 妊娠期由于 TBG 增高导致 TT4、TT3 增高，故妊娠期甲亢的诊断必须依赖 FT4、FT3、TSH 测定。妊娠期甲亢包括：①一过性妊娠呕吐甲状腺功能亢进症：人绒毛膜促性腺激素（HCG）与 TSH 有相似或相同的结构，过量或变异的 HCG 刺激 TSH 受体，可致妊娠期甲状腺功能亢进症；②新生儿甲状腺功能亢进症：母体的 TRAb 可以透过胎盘刺激胎儿的甲状腺引起新生儿甲亢；③产后 GD：产后免疫抑制解除，易产生产后 GD；④产后甲状腺炎：甲状腺滤泡炎性破坏，甲状腺程度释放入血，早期可有甲亢表现。

（二）鉴别诊断

1. 单纯性甲状腺肿 除甲状腺肿大外，无甲亢的症状和体征，虽然测甲状腺摄 131 碘率有时可增高，但高峰不前移，且 T3 抑制试验可被抑制。TRH 兴奋试验正常，血清 T3、T4 水平正常。

2. 神经官能症 神经官能症的患者由于自主神经调节紊乱，也可出现心悸、气短、易激动、手颤、乏力、多汗等症状，与本病患者临床表现相似，但无突眼，甲状腺不肿大，血清 T3、T4 水平及甲状腺摄 131 碘率等检查结果正常。

3. 其他 部分不典型患者，常以心脏症状为主，如早搏、心房纤颤或充血性心力衰竭等，易被误诊为心脏疾病；以低热、多汗为主要表现者，需与结核病鉴别；老年甲亢的临床表现多不典型，常有淡漠、厌食等症，且消瘦明显，应与癌症相鉴别；甲亢伴有肌病时，应与家族性周期性麻痹和重症肌无力相鉴别。

五、治疗

（一）治疗思路

西医的治疗以减少甲状腺激素合成、改善症状、避免并发症发生为基本原则。根据患者病情特点，选择合适的治疗方法。

中医药疗法对本病患者也有一定的疗效，能明显减轻症状，且无明显副作用，但目前多主张慎用含碘的中药进行辨证施治。整合患者四诊情况，辨证用方，并根据不同症状，进行加减。

中西医结合治疗能较好改善临床症状，减少或避免不良反应及并发症的出现，减少复发。

（二）西医治疗

1. 一般治疗 患者应注意休息，消除精神压力，避免精神刺激和劳累过度。加强支持疗法，合理饮食，以补充足够的热量和营养物质，如糖、蛋白质和多种维生素等，纠正本病由于代谢增高而引起的过多消耗。忌食辛辣及含碘丰富的食物，少喝浓茶、咖啡。

2. 抗甲状腺药物治疗 目前抗甲状腺药物治疗分为硫脲类和咪唑类，药物有丙基硫氧嘧啶（propylthiouracil，PTU）、甲基硫氧嘧啶（methylthiouracilum，MTU）、甲巯咪唑（methimazde，MM）、卡比马唑（carbimazole，CMZ）。其作用机理主要为阻抑甲状腺内过氧化酶系，抑制碘离子转化为新生态碘或活性碘，从而使甲状腺激素合成减少。其中丙基硫氧嘧啶还有抑制 T4 在周围组织中转化为 T3 的作用。

（1）适应证：①症状较轻，甲状腺轻度或中度肿大的患者；② 25 岁以下的青少年、儿童、妊娠妇女、年老体弱患者；③甲状腺次全切除术后复发，又不适宜 131 碘治疗者；④手术前准备；⑤用作 131 碘治疗术后的辅助治疗。

（2）剂量及疗程：治疗时应根据病情轻重决定用药剂量，本病的疗程具有明显的个体差异，一般总疗程为 1.5 ～ 2 年或更长。如：①初治期：MM 或 CMZ 每日 30 ～ 45mg 或每日 PTU 或 MTU300 ～ 450mg，分 3 次口服，每 8 小时用药一次，MM 半衰期长，可以每天单次服用。初治期需 1 ～ 3 个月，如用药 3 个月症状仍未见明显改善，应检查有无不规则服药、服用碘剂及精神刺激或感染等干扰因素；②减量期：当患者临床症状显著改善，体重增加，心率降至每分钟 80 ～ 90 次，T3、T4 恢复正常时，可根据病情逐渐减少药量，一般每 2 ～ 4 周减量一次，PTU 或 MTU 每次减 50mg，MM 或 CMZ 每次减 5mg，递减剂量不宜过快，减量过程中应注意观察患者症状、体征的变化，尽量保持甲状腺功能正常，病情稳定。减量期需 2 ～ 3 个月；③维持量期：PTU 或 MTU 每日用量为 50 ～ 100mg，MM 或 CMZ 每日用 5 ～ 10mg，停药前药量可再分别减至 25 ～ 50mg 和 2.5 ～ 5mg。维持量期 1 ～ 1.5 年或更长。在治疗期间应定期随访，避免不规则或间断服药，如遇严重感染或精神刺激等应激情况病情加重时，应酌增药量，待病情稳定后再逐渐减量。本病一般疗程愈长，停药后的复发率愈低。长程应用抗甲状腺药物治疗，可恢复抑制性 T 淋巴细胞的功能，减少甲状腺自身抗体的产生，疗效优于短程疗法，且停药后的复发率较小。

（3）药物副作用：主要的副作用有：①白细胞减少：严重时可出现粒细胞缺乏症，在使用甲硫氧嘧啶治疗时最多见，而以丙基硫氧嘧啶最少见，多发生在用药后 2 ～ 3 个月期间，也可见于治疗过程中任何时间。因此，在初治期应每 1 ～ 2 周复查白细胞总数和分类，减量及维持量期可每 2 ～ 4 周检测一次。白细胞低于 4.0×10^9/L 时应密切观察，同时给予升白细胞药物治疗，如利血生、鲨肝醇等，必要时可短期内加用强的松，每次 10mg，每日 3 次。粒细胞缺乏症的表现有发热、咽痛、乏力、关节酸痛等症，一旦出现，应立即停药，并做紧急处理；②药疹：多病情较轻，一般予以抗组胺药物治疗或改用其他抗甲状腺药物即可。极少数严重者可出现剥脱性皮炎，应立即停药抢救；③其他：部分患者可出现血清谷丙转氨酶升高或黄疸，一般可加用保肝药物或改用其他抗甲状腺药物，病情严重者应停药处理。此外还可出现头晕、头痛、关节疼痛及恶心、呕吐等症。

3. 辅助药物治疗

（1）β 受体阻滞剂：能改善交感神经兴奋性增高的表现，如心悸、心动过速、精神紧张、多汗等，还能阻断外周组织 T4 转化为 T3。常用制剂为盐酸普萘洛尔（心得安）。由于抗甲状腺药物不能迅速地控制甲亢患者的症状，因此在开始治疗的 1 ～ 2 个月可联合使用心得安，每次 10 ～ 20mg，每日 3 次。此外，心得安还可用于甲亢危象的治疗及紧急甲状腺手术或 131 碘治疗前的快速准备。但对有支气管哮喘、房室传导阻滞、充血性心力衰竭的患者和在妊娠的第 1 ～ 3 个月和分娩时禁用。

（2）甲状腺激素：可调节下丘脑 – 垂体 – 甲状腺轴功能，避免突眼及甲状腺肿进一步加重。还有报道认为，联用甲状腺激素治疗或在停用抗甲状腺药物后，仍应继续服用甲状腺激素，可减少甲状腺自身抗体的产生，降低甲亢的复发率。

（3）碘化物：可抑制甲状腺激素释放，但作用时间短暂，数周后即失效，且长期服用碘剂还可使甲亢症状加重，仅用于抢救甲亢危象和甲亢的手术治疗前准备等。

4. 放射性131碘治疗 甲状腺具有高度选择性摄取131碘的功能，131碘在核衰变时能放射出 β 射线和 γ 射线，其中以 β 射线为主（占99%），β 射线能量低，射程短，仅约2mm，使部分甲状腺滤泡上皮细胞被破坏，产生炎症、坏死和萎缩，导致功能丧失，从而减少甲状腺激素的合成及分泌，达到治疗甲亢的目的。

（1）适应证：①年龄在25岁以上，甲状腺肿及病情为中等程度的病人；②使用抗甲状腺药物治疗效果差或治疗后复发的患者；③对抗甲状腺药物过敏者；④因为各种原因，不能长期坚持服药者；⑤甲亢手术治疗后复发者；⑥合并心脏病、糖尿病及严重肝、肾功能不全等有手术禁忌证者；⑦甲亢伴有浸润性突眼者。

（2）禁忌证：①妊娠及哺乳期的病人；②年龄在20岁以下者；③有活动性肺结核及较严重的肝肾疾病；④周围血中白细胞总数少于（2 ~ 2.5）$\times 10^9$/L者；⑤结节性甲状腺肿并甲亢，结节扫描显示为“冷结节”者；⑥甲状腺明显肿大，有压迫症状，或向胸骨后延展者。

（3）疗效及并发症：131碘治疗在服药后3 ~ 4周开始起效，症状逐渐减轻，甲状腺缩小，体重增加，总有效率在90%以上，约60%的患者在3 ~ 6个月后可达到完全缓解，其余为部分缓解。使用131碘治疗的近期反应一般较轻，远期并发症主要为甲状腺功能减退。

5. 手术治疗 外科手术是治疗甲状腺功能亢进症的有效手段之一，手术的方式主要是甲状腺次全切除术。甲亢患者经手术治疗后，90%以上的患者可获得痊愈，但手术也可引起一些并发症，且属不可逆性的破坏性治疗，应慎重选择。

（1）适应证：①甲状腺肿大明显，压迫邻近器官者；②甲状腺较大，抗甲状腺药物治疗无效，或停药后复发者；③结节性甲状腺肿伴甲亢；④毒性甲状腺腺瘤；⑤胸骨后甲状腺肿伴甲亢；⑥不能长期使用抗甲状腺药物治疗者。

（2）禁忌证：①已做过甲状腺手术，局部粘连较明显者；②患有严重的浸润性突眼，术后有可能加重；③年老体弱或有其他严重的全身性疾病，如心、肝、肾功能不全等，不能耐受手术者；④妊娠早期（3个月以前）及晚期（6个月以后）。

（3）术前准备：一般先用抗甲状腺药物控制病情，待心率降至80 ~ 90次/分以下，血清T3、T4浓度恢复正常，然后加服复方碘溶液，每日3次，开始时每次3 ~ 5滴，可减少伤口出血。近年来使用心得安联合碘化物做术前准备，见效快，2 ~ 3天后心率即明显下降，一般于术前用1周，每次20 ~ 40mg，每6 ~ 8小时一次，术后仍需巩固1周。

（4）手术并发症：①局部出血，可引起窒息，这是甲亢手术治疗较危急的并发症，应及时处理，必要时须行气管切开；②甲亢危象；③喉返或喉上神经损伤，导致声音嘶哑；④永久性的甲状腺功能减退症；⑤甲状旁腺被损伤或被完全切除，导致暂时性或永久性的手足抽搐；⑥突眼加重；⑦局部伤口感染。

6. 甲状腺危象的治疗 首先针对诱因治疗，如控制感染等。抑制甲状腺素的合成与释放，常首选PTU600mg口服，以后每8小时给予200mg，待症状缓解后逐步减至常规治疗量。还可联合使用碘剂，如复方碘剂每次5滴，每6小时1次。碘过敏者，改用碳酸锂。使用盐酸普萘洛尔，可减轻交感神经兴奋症状，抑制T4转化为T3，常用20～40mg，每6小时1次。氢化可的松50～100mg，加入5%～10%葡萄糖注射液中静滴，6～8小时1次。同时予以降温和改善循环等对症支持治疗，避免使用乙酰水杨酸类药物。

（三）中医治疗

1. 辨证论治

（1）气滞痰凝证。

1）症状：颈前肿胀，烦躁易怒，胸闷，两胁胀满，善太息，失眠，月经不调，腹胀便溏，舌质淡红，舌苔白腻，脉弦或弦滑。

2）治法：疏肝理气，化痰散结。

3）方药：逍遥散合二陈汤加减。若气滞血瘀者，加香附、郁金、益母草；痰浊内盛者，加竹茹、生姜；脾失健运者，加陈皮、砂仁、薏苡仁、茯苓。

（2）肝火旺盛证。

1）症状：颈前肿胀，眼突，烦躁易怒，易饥多食，手指颤抖，恶热多汗，面红烘热，心悸失眠，头晕目眩，口苦咽干，大便秘结，月经不调，舌质红，舌苔黄，脉弦数。

2）治法：清肝泻火，消瘿散结。

3）方药：龙胆泻肝汤加减。若胃火炽盛者，加石膏、知母、玉竹；肝阳上亢者，加白蒺藜、菊花、钩藤。

（3）阴虚火旺证。

1）症状：颈前肿大，眼突，心悸汗多，手颤，易饥多食，消瘦，口干咽燥，五心烦热，急躁易怒，失眠多梦，月经不调，舌质红，舌苔少，脉细数。

2）治法：滋阴降火，消瘿散结。

3）方药：天王补心丹加减。若肝阴不足者，加枸杞子、沙参、龟板；肝风内动者，加白芍、钩藤、白蒺藜；肝血不足者，加玄参、阿胶、益母草。

（4）气阴两虚证。

1）症状：颈前肿大，眼突，心悸失眠，手颤，消瘦，神疲乏力，气短汗多，口干咽燥，手足心热，纳差，大便溏烂，舌质红或淡红，舌苔少，脉细或细数无力。

2）治法：益气养阴，消瘿散结。

3）方药：生脉散加味。若气虚不能摄津者，加黄芪、党参、白术、浮小麦；阴虚燥热者，加玄参、女贞子、龟板、地骨皮；瘀血阻滞者，加丹参、桃仁、红花、三七等。

2. 常用中药制剂

（1）甲亢灵片：功效：平肝潜阳，软坚散结。适用于具有心悸、汗多、烦躁易怒、咽干、脉数等症状的甲状腺功能亢进症。用法：每次6～7片，每日3次，口服。

（2）抑亢丸：功效：育阴潜阳，豁痰散结，降逆和中。适用于瘿病（甲状腺机能亢进）引起的突眼，多汗心烦，心悸怔忡，口渴，多食，肌体消瘦，四肢震颤等。用法：每次1丸，每日2次，口服。

六、预后

本病如能正确选择适当的方法，积极治疗，坚持足够疗程用药，多数患者病情可得到缓解，预后良好。部分患者虽经治疗，但仍有复发，病程长，迁延难愈。一些患者还可出现各种并发症，甚至甲亢危象，预后不良。

七、预防与调护

保持心情舒畅，避免精神刺激。预防和积极控制各种感染。在行手术或131碘治疗前应有效控制病情，以防病情加重。宜进食高热量及富含维生素的饮食，忌辛辣、香燥、醇酒等刺激之品。定期复查，坚持合理的治疗，避免不规则服药和随意停药或减药。

第九节 甲状腺功能减退症

甲状腺功能减退症（hypothyroidism，简称甲减），是由各种原因导致的低甲状腺激素血症或甲状腺激素抵抗而引起的全身性低代谢综合征，其病理特征是黏多糖在组织和皮肤堆积，表现为黏液性水肿。按发病年龄可分为以下三型：起病于胎儿或新生儿者，称呆小病；起病于儿童者，称幼年型甲减；起病于成年者，称成年型甲减。

本病与中医学中的“瘿劳”相似，可归属于“虚劳”“瘿病”“水肿”等范畴。

一、病因病理

（一）西医病因病理

1. 病因及发病机制 病因复杂，90%以上为原发性，垂体性和下丘脑性约占10%，其他少见。发病机制随病因和类型不同而异。根据病变发生的部位分三类：

（1）原发性甲减：由于甲状腺腺体本身病变引起的甲减，占全部甲减的95%以上，且90%以上原发性甲减是由自身免疫、甲状腺手术和甲亢131碘治疗所致。

（2）中枢性甲减：由下丘脑和垂体病变引起的促甲状腺激素释放激素（TRH）或者促甲状腺激素（TSH）产生和分泌减少所致的甲减，垂体外照射、垂体大腺瘤、颅咽管瘤及产后大出血是其较常见的原因，其中由于下丘脑病变引起的甲减称为三发性甲减。

（3）甲状腺激素抵抗综合征：由于甲状腺激素在外周组织实现生物效应障碍引起的综合征。

2. 病理

（1）甲状腺：依病因不同可分为如下几点。

1）萎缩性病变：多见于桥本甲状腺炎、萎缩性甲状腺炎等。甲状腺组织明显萎缩，广泛纤维化，残余滤泡上皮细胞矮小萎缩，滤泡内胶质减少。继发性甲减亦有腺体缩小，滤泡萎缩，但滤泡腔充满胶质。呆小病者腺体萎缩、发育不全或缺如。放疗和手术后患者的甲状腺也明显萎缩。

2）甲状腺肿：甲状腺肿伴大小不等结节者常见于因缺碘所致的地方性甲状腺肿；慢性淋巴细胞性甲状腺炎后期也可伴有结节；药物所致者，甲状腺肿可呈代偿性弥漫性肿大。

（2）垂体：原发性甲减者，腺垂体增生肥大，甚或发生腺瘤，或同时伴高催乳素血症。垂体性甲减患者的垂体萎缩，但亦可发生肿瘤或肉芽肿等病变。

（3）其他：多量的透明质酸、黏多糖、硫酸软骨素和水分等在组织和皮肤堆积，引起皮肤、内脏等黏液性水肿、浆膜腔黏液性积液等，骨骼肌、平滑肌、心肌可有间质水肿。脑细胞萎缩，胶质化和灶性蜕变。肾小球和肾小管基底膜增厚，内皮及系膜细胞增生。胃肠黏膜萎缩以及动脉粥样硬化等。

（二）中医病因病机

本病多由于先天不足，久病伤肾，情志内伤，饮食不节等，致正气内伤，阴阳失衡，脏腑功能失调而发病。

1. 先天不足，禀赋薄弱 肾为先天之本，主骨生髓。先天禀赋不足，则肾精亏虚，致五脏形体失养，脑髓失充，故见形体发育迟缓，智力发育迟滞，严重者可出现“五迟”、“五软”的表现。

2. 饮食不节，脾失健运 忧愁思虑，饮食不节，损伤脾土，或外感邪气，耗伤中气，以致脾失健运，水湿内停，而出现纳呆腹胀、面浮肢肿；气血生化乏源，则见倦怠乏力、少气懒言、语声低微等。

3. 久病伤肾，肾气衰微 久病伤肾，或素体虚弱，致肾精亏损，肾气虚衰，肾阳不足，致形体失温，脑髓失充，见神疲短气、畏寒肢冷、智能下降等。肾阳不足，可致心阳亏虚，心失所养，可见心慌心悸、胸闷气短。病久渐至阳气衰竭，而见嗜睡、神昏等危重情况。

综上所述，本病乃由先天不足，后天久病失调，脏气亏虚，正虚邪留而致。本虚是本病的基本病机，气血阴阳皆虚，尤以气虚、阳虚为甚，病变日久，正虚留邪，可出现虚实夹杂之证。病位在颈前，与肾、脾、心、肝相关。

二、临床表现

甲状腺功能减退症的临床表现取决于起病年龄。成年型甲减主要影响代谢及脏器功能，发生于胎儿或婴幼儿时，大脑和骨髓的生长发育受阻，患儿身材矮小、智力低下。

（一）成年型甲状腺功能减退症

中年女性多见，男女之比为1∶5～1∶10。多数起病隐匿，进展缓慢，有时可十余年后始有典型表现。

1. 一般表现 易疲劳、怕冷、少汗、动作缓慢、食欲减退而体重增加。记忆力减退，智力低下，反应迟钝，嗜睡，精神抑郁。典型黏液性水肿的临床表现为：表情淡漠，面色苍白，眼睑浮肿，唇厚舌大，全身皮肤干燥、增厚、粗糙、多脱屑，毛发脱落，指甲增厚变脆、多裂纹，踝部可出现非凹陷性浮肿。

2. 肌肉与骨关节 肌肉无力，收缩与松弛均迟缓，暂时性肌痛，肌强直、痉挛，咀嚼肌、胸锁乳突肌、股四头肌、手部肌肉进行性萎缩。腱反射的弛缓期特征性延长。关节也常疼痛，偶有关节腔积液。

3. 心血管系统 心肌黏液性水肿导致心肌收缩力损伤、心动过缓、心排血量下降。由于心肌间质水肿、非特异性心肌纤维肿胀、左心室扩张和心包积液导致心脏增大，有学者称之为甲减性心脏病。冠心病在本病中高发，但因心肌耗氧量减少，心绞痛在甲减时减轻。

4. 消化系统 厌食、腹胀、便秘常见，甚至发生麻痹性肠梗阻或黏液水肿性巨结肠。

5. 内分泌系统 性欲减退，男性阳痿，女性多有月经过多或闭经、不孕、溢乳等。如本病伴发自身免疫性肾上腺皮质功能减退和 1 型糖尿病，则称为多发性内分泌功能减退综合征（Schmidt 综合征）。

6. 血液系统 由于下述四种原因发生贫血：①甲状腺激素缺乏引起血红蛋白合成障碍；②肠道吸收铁障碍引起铁缺乏；③肠道吸收叶酸障碍引起叶酸缺乏；④恶性贫血是与自身免疫性甲状腺炎伴发的器官特异性自身免疫病。

7. 黏液性水肿昏迷 临床表现为嗜睡，低体温（<35℃），呼吸徐缓，心动过缓，血压下降，四肢肌肉松弛，反射减弱或消失，甚至昏迷、休克、肾功能不全而危及生命。常见于病情严重者，诱因为严重躯体疾病、中断 TH 替代治疗、寒冷、感染、手术和使用麻醉、镇静药等。

（二）呆小病

主要表现为患儿体格、智力发育均较同龄人迟缓，起病越早病情越严重。初生时体重较重，不活泼，不主动吸奶，哭声低弱，逐渐发展为典型呆小病，表情呆钝，声音低哑，面色苍白，眼周浮肿，眼距增宽，鼻梁扁塌，唇厚流涎，舌大外伸，前后囟增大、关闭延迟，出牙、换牙延迟，身材矮小，四肢粗短，行走摇摆且呈鸭步，腹饱满膨大伴脐疝，性器官发育延迟。

（三）幼年型甲减

介于呆小病与成人型之间。幼儿多表现为呆小病，但体格、智能发育迟缓和面容改变不如呆小病显著，较大儿童则和成年型相似，但伴有不同程度生长迟滞，青春期延迟。

三、实验室及其他检查

1. 血红蛋白 常为轻、中度贫血，多为正常细胞正常色素性贫血。

2. 血液生化 血糖正常或偏低，胆固醇、甘油三酯和 β 脂蛋白均增高。

3. 甲状腺激素及 TSH 测定 血清 TSH 增高、FT4 降低是诊断原发性甲减的必备指标。TT3 和 FT3 可在正常范围，严重甲减时也可见降低；只有 TSH 升高而 T3、T4 正常，为亚临床甲减；如 TSH 无明显升高而 T3、T4 降低，则表示垂体 TSH 储备功能降低，属垂体或下丘脑性甲减。采脐血、新生儿血，或妊娠第 22 周采羊水测 sTSH 有助于新生儿和胎儿甲减的诊断。

4. 甲状腺摄 131 碘率 降低。

5.TRH 兴奋试验 主要用于原发性甲减及继发性甲减的鉴别。静注 TRH 后，血清 TSH 无升高反应者提示垂体性甲减，延迟升高者为下丘脑性甲减；如血清 TSH 在增高的基值上进一步增高，提示原发性甲减。

6. 甲状腺自身抗体 如甲状腺过氧化物酶抗体（TPOAb）、甲状腺球蛋白抗体（TgAb）等增高，表明甲减由自身免疫性甲状腺炎所致。

7.X 线检查 可见心脏向两侧增大，可伴心包积液和胸腔积液。部分患者有蝶鞍增大。

四、诊断与鉴别诊断

（一）诊断

（1）甲减的症状和体征。

（2）实验室检查血清 TSH 增高，FT4 减低，原发性甲减即可以成立，应进一步寻找甲减的病因。如果 TPOAb 阳性，可考虑甲减的病因为自身免疫甲状腺炎。

（3）实验室检查血清 TSH 减低或者正常，TT4、FT4 减低，考虑中枢性甲减，应做 TRH 刺激试验证实，再进一步寻找垂体和下丘脑的病变。

（二）鉴别诊断

1. 水肿 主要与特发性水肿相鉴别，甲状腺功能测定有助鉴别。

2. 贫血 与其他疾病引起的贫血相鉴别。

3. 低 T3 综合征 也称为甲状腺功能正常的病态综合征（euthyroid sick syndrome，ESS），指非甲状腺疾病原因引起的伴有低 T3 的综合征。严重的全身性疾病、创伤和心理疾病等都可导致甲状腺激素水平的改变，它反映了机体内分泌系统对疾病的适应性反应。主要表现血清 TT3、FT3 水平减低，血清 T4、TSH 水平正常。

4. 蝶鞍增大 应与垂体瘤鉴别。原发性甲减时 TRH 分泌增加可以导致高泌乳素（PRL）血症、溢乳及蝶鞍增大，酷似垂体催乳素瘤，可行 MRI 鉴别。

5. 心包积液 需与其他原因的心包积液鉴别。

五、治疗

（一）治疗思路

治疗目的是保证患儿的正常发育，改善甲减的症状、体征，提高患者的生活质量。TH 替代治疗疗效确切，是西医治疗甲减的主要方法。中医辨证根据“虚则补之”、“损者益之”的理论，当以补益为基本原则，可以减轻 TH 替代治疗的副作用，还可以明显改善患者的症状，提高患者的生活质量。替代治疗与中医辨证论治有机结合，常可取得最佳疗效。本病应及早处理，长期坚持治疗，甚至终生服药。黏液性水肿昏迷者需及时积极抢救。

（二）西医治疗

1. 替代治疗 不论何种甲减，均需 TH 替代治疗，永久性者需终身服用。

治疗的目标是将血清 TSH 和甲状腺激素水平恢复到正常范围内。治疗的剂量取决于患者的病情、年龄、体重和个体差异。成年患者左甲状腺素（L–T4）替代剂量 50 ~ 200μg/d，平均 125μg/d。按照体重计算的剂量是 1.6 ~ 1.8μg/（kg·d）；儿童需要较高的剂量，大约 2.0μg/（kg·d）；老年患者则需要较低的剂量，大约 1.0μg/（kg·d）；妊娠时的替代剂量需要增加 30% ~ 50%；甲状腺癌术后的患者需要剂量大约 2.2μg/（kg·d）。T4 的半衰期是 7 天，所以可以每天早晨服药一次。甲状腺片是动物甲状腺的干制剂，因其甲状腺激素含量不稳定和 T3 含量过高已很少使用。

服药方法：起始剂量和达到完全替代剂量的时间要根据年龄、体重和心脏状态确定。小于 50 岁，既往无心脏病史患者可以尽快达到完全替代剂量，50 岁以上患者服用 L–T4 前要常规检查心脏状态。一般从 25 ~ 50μg/d 开始，每 1 ~ 2 周增加 25μg，直到达到治疗目标。患缺血性心脏病者起始剂量宜小，调整剂量宜慢，防止诱发和加重心脏病。补充甲状腺激素，重新建立下丘脑－垂体－甲状腺轴的平衡一般需要 4 ～ 6 周，所以治疗初期，每 4 ～ 6 周测定激素指标。然后根据检查结果调整 L–T4 剂量，直到达到治疗的目标。治疗达标后，需要每 6 ～ 12 个月复查一次激素指标。

2. 亚临床甲减的处理 近年来受到关注。因为亚临床甲减引起的血脂异常可以促进动脉粥样硬化的发生、发展。部分亚临床甲减发展为临床甲减。目前认为在下述情况需要给予 L–T4 治疗：高胆固醇血症，血清 TSH ＞ 10mU/L。

3. 对症治疗 有贫血者补充铁剂、维生素 B12、叶酸等。胃酸不足者给予稀盐酸。但所有对症治疗的措施都必须在替代疗法的基础上进行才可获效。

4. 黏液性水肿昏迷的治疗

（1）即刻补充 TH，首选左三碘甲腺原氨酸（L–T3）静脉注射，首次 40 ～ 120μg，以后每 6 小时 5 ～ 15μg，至病人清醒后改为口服；或首次静注 L–T4300μg，以后每日注射 50μg，病人清醒后改口服。如无注射剂可以 T3 片剂每次 20 ～ 30μg，每 4 ～ 6 小时 1 次，或 T4 片剂（量同前），经胃管给药，清醒后口服。有心脏病者，起始量为一般用量的 1/5 ～ 1/4。

（2）氢化可的松，每天 200 ～ 300mg，静脉滴注，病人清醒及血压稳定后减量。

（3）保温，供氧，保持呼吸道通畅，必要时行气管切开。

（4）根据需要补液，但补液量不宜过多。

（5）控制感染，防治休克，治疗原发病。

经以上治疗，24 小时左右病情如有好转，则 1 周后可逐渐恢复。如 24 小时后不能逆转，多数不能挽救。

（三）中医治疗

1. 辨证论治

（1）脾肾气虚证：症状：神疲乏力，少气懒言，纳呆腹胀，面色萎黄，腰膝酸软，小便频数而清，白带清稀，大便溏，舌质淡，脉沉弱。

治法：益气健脾补肾。

方药：四君子汤合大补元煎加减。脾虚胃气上逆者，加陈皮、半夏；阳虚者，加肉桂、炮姜；气虚为主者，加黄芪；肾虚失摄者，加菟丝子、五味子、益智仁。

（2）脾肾阳虚证：症状：神疲乏力，畏寒肢冷，记忆力减退，头晕目眩，耳鸣耳聋，毛发干燥易落，面色苍白，少气懒言，厌食腹胀，便秘，男子可见遗精阳痿，女子可见月经量少，舌淡胖有齿痕，苔白，脉弱沉迟。

治法：温补脾肾。

方药：以脾阳虚为主者，附子理中丸加减；肾阳虚为主者，右归丸加减。阳虚水泛者，加茯苓、泽泻、车前子；命门火衰者，加四神丸。

（3）心肾阳虚证：症状：形寒肢冷，心悸，胸闷，怕冷，汗少，身倦欲寐，浮肿，表情淡漠，女性月经不调，男性阳痿，舌质淡暗或青紫，苔白，脉迟缓微沉。

治法：温补心肾，利水消肿。

方药：真武汤合苓桂术甘汤加减。心脉瘀阻者，加川芎、丹参、三七；阳虚较甚者，加淫羊藿、巴戟天、鹿茸。

（4）阳气衰微证。

症状：畏寒蜷卧，腰膝酸冷，小便清长或遗尿，喜热饮，眩晕耳鸣，视物模糊，男子阳痿、遗精、滑精，女子不孕、带下量多，舌质淡红，舌体胖大，舌苔薄白，尺脉弱。

治法：温补肾阳。

方药：金匮肾气丸加味。

2. 常用中药制剂

（1）金匮肾气丸：功效：温补肾阳，化气行水。适用于肾虚水肿，腰膝酸软，小便不利，畏寒肢冷等。口服，每次1丸，每日2次。

（2）补中益气丸：功效：健脾补气。适用于脾气虚弱，体倦乏力，食少腹胀，便溏久泻。口服，每次1丸，每日2～3次。

（3）附子理中丸：功效：温中健脾。适用于脾阳虚，脘腹冷痛，肢冷便溏。口服，每次1丸，每日3次。

六、预后

呆小病及幼年型甲减，如不及时治疗，可影响患儿体格及智能的发育，造成不可逆性损害。成人甲减，经适当的治疗，症状和体征可有不同程度的缓解和改善。永久性甲减，目前尚不能完全治愈。

七、预防与调护

本病的预防极为重要，对防止先天性和医源性甲减尤为重要。

（1）在地方性甲状腺肿流行地区应坚持食用碘化盐，孕妇尤需供应足够碘化物。

（2）成人甲减不少是由于自身免疫性甲状腺炎、手术切除或使用放射性131碘治疗甲亢引起，因此，必须及早治疗甲状腺炎，严格掌握手术适应证及甲状腺切除的多少，恰当掌握放射治疗的剂量。对成人甲亢应用抗甲状腺药物治疗时，必须掌握药物剂量和疗程，并随时据病情调整。对胎儿、新生儿甲减，应大力推广应用现代筛查诊断方法，进行宫内或出生后的早期治疗，将明显减少新生儿先天性甲减的发生及改善其不良预后。

第八章 中西医结合康复

第一节 骨折中西医结合术后康复

一、概述

骨折康复治疗的首要目的是让受伤骨骼、关节、组织能够进行活动，无论是骨骼还是软组织都应与愈合进程相配合。

我国古代医家对“骨折”的概念早已有了认识，如甲骨文中“疾骨”、“疾胫”、“疾肘”等病名，《周礼·天官》记载了“折疡”。“骨折”这一病名出自唐代王焘的《外台秘要》。随着交通的迅猛发展，车祸致骨折逐年上升，并已成为复合损伤、多处骨折、开放性骨折等严重骨折的首要原因。又因人口的平均寿命延长，人口老龄化，患骨质疏松的老年人逐年增多，骨折的发生率也在增加。除外力引起的骨折外，还可能因肿瘤、结核、感染等原因造成病理性骨折。

骨折术后必须根据骨折的部位、类型、稳定程度、手术方式等制定个体化的康复治疗方案，一般按照骨折愈合分期进行分期康复治疗。

（一）骨折愈合分期

骨折愈合的整个过程是持续的和渐进的，在组织学上将骨折的愈合分为六期，即撞击期、诱导期、炎症期、软骨痂期、硬骨痂期和重建与改建期。临床一般分为血肿机化期、原始骨痂形成期、骨痂改造塑形期。现代骨外科的手术固定加速了这一过程。

1. 血肿机化期　骨折后，因骨折本身及邻近软组织的血管断裂出血，在骨折部位形成血肿，血肿逐渐机化，骨折断端肉芽组织形成，并进而演变成纤维结缔组织，使骨折断端初步连接在一起，即纤维连接，一般在骨折后 2 ~ 3 周内完成。这一过程包括了组织学上的撞击期、诱导期和炎症期。

2. 原始骨痂形成期　随着骨折愈合的进程，骨内膜和骨外膜的成骨细胞增生，在骨折端内外形成的骨组织逐渐骨化，形成新骨，即膜内化骨。随新骨的不断增多，紧贴骨皮质内、外面逐渐形成外骨痂和内骨痂，骨折断端及髓腔内的纤维组织亦逐渐转化为软骨组织，并随软骨细胞的增生、钙化而骨化，称为软骨内化骨，而在骨折处形成环状骨痂和髓腔内骨痂。两部分骨痂会合后，原始骨痂不断钙化而逐渐加强，当其达到足以抵抗肌肉收缩及成角、剪力和旋转力时，骨折就达到了临床愈合，一般需 4 ~ 8 周。此期包括了组织学上的软骨痂期和硬骨痂期。

3. 骨痂改造塑形期　原始骨痂中新生骨小梁逐渐增加，且排列逐渐规则和致密，骨折断端经死骨清除和新骨形成的爬行替代而复活，骨折部位形成骨性连接，这一过程一般需 8 ~ 12 周。随着肢体活动和逐渐负重，应力轴线上的骨痂不断得到加强，应力轴线以外的骨痂逐渐被清除，并且骨髓腔重新沟通，恢复骨的正常结构，这一过程需 1 ~ 2 年时间。相当于组织学上的重建与改建期。

（二）影响骨折愈合的因素

影响骨折愈合的因素很多，如年龄、骨折部位、损伤原因、骨折类型、手术方式等。

（1）电击伤和枪炮火器伤引起的骨折愈合较慢。

（2）嵌入骨折、斜形骨折、螺旋形骨折因骨折断端接触面积大，愈合较横形、粉碎性骨折快，闭合性骨折较开放性骨折愈合快。

（3）骨折部血供情况好愈合快，血供差愈合慢。如长骨两端松质骨血液循环好，较骨干骨折愈合快；胫骨下1/3骨折及腕舟骨、距骨、股骨颈囊内骨折愈合差。

（4）枪弹等火器穿入体内引起的骨折，由于软组织广泛损伤、坏死、缺损，骨折处缺乏保护而影响骨折愈合。

（5）开放性骨折若发生感染，可形成骨髓炎、死骨及软组织坏死，影响骨折愈合。

（6）截瘫、小儿麻痹和神经损伤的肢体骨折愈合较慢。

（7）骨折断端间若有肌肉、肌腱、韧带、骨膜等软组织嵌入，骨折可以不愈合。

（8）治疗方法不当影响骨折愈合如下。

1）没有及时将骨折复位，复位方法不当，特别是手法复位粗暴及多次复位，均可进一步破坏局部血供，影响骨折愈合。

2）过度牵引可使两骨断端间距离增大，骨痂不能跨越断端，影响骨折愈合，牵引过度也可使机化的毛细血管变窄，影响血供，进而影响骨折愈合。

3）固定范围不够、位置不当、过于松动及时间过短，都会在不同阶段增加骨折端应力的干扰，或者造成骨折端接触不良，影响骨折正常愈合。

4）切开复位内固定时造成骨膜广泛剥离，不仅影响骨膜的血供，也可导致感染。在开放骨折中，过多地去除碎骨片，可以造成骨缺损，影响骨折愈合。

5）违反术后康复治疗指导原则，可以使骨折断端间产生剪力、成角或扭转应力，影响骨折的愈合。

骨折愈合需要良好的固定、充足的血供和有利的力学环境，但是长时间制动会造成患者的固定肢体的肿胀、肌肉萎缩、肌力下降，组织粘连、关节囊挛缩、关节僵硬等许多并发症。骨折后康复治疗可以协调固定与运动之间的矛盾预防或减少上述并发症的发生，使其朝向有利于骨折愈合发展。

二、分期

按照骨折愈合的分期，骨折术后康复干预也基本分3期：早期急性期康复、亚急性期康复、中后期康复。

1. 早期急性期（术后1～4周）　急性期从术后立即开始，可持续到术后1～4周。患肢以疼痛和肿胀为主，此阶段愈合过程的炎症期试图产生有助于成纤维细胞阶段的环境，四肢骨折康复应遵循“PRICE”（protection，rest，ice，compression，elevation）原则，即保护患肢、局部制动、冰敷、加压包扎、抬高患肢。此后适时开展康复训练，并应用物理因子、药物、针灸、推拿等控制疼痛和肿胀，同时应对身体其他非损伤部位开展必要的早期康复，预防继发性功能障碍。

2. 亚急性期（术后4～8周）　此期患处肿胀一般不再加重，仍有压痛但较上一阶段轻，被动活动时疼痛亦减轻，是康复治疗的重要时期。康复计划应该包括局部逐步恢复相应的活动范围（ROM 训练），恢复或增强肌力训练，重建神经－肌肉控制及全身心肺功能训练等基本康复治疗。同时，可应用物理因子、药物、针灸推拿等措施继续控制疼痛和肿胀。

3. 中后期（术后 8 ～ 12 周及以后） 骨痂的成熟－再塑形期是 3 个阶段中最长的，取决于损伤的程度及部位，可以持续数月或更长。此阶段的康复焦点应集中在继续强化原有康复训练的基础上，强化运动功能、平衡功能，重建神经－肌肉控制，进行 ADL 等训练以适应职业活动中的需求。

三、康复治疗的作用机制

（1）运动治疗通过适量的肌肉收缩和关节等组织活动能增加局部血液淋巴循环，促进局部血肿及渗出液的吸收，减轻水肿与粘连。

（2）关节运动牵伸关节囊及韧带，防止其挛缩，促进关节内滑液的分泌与循环，从而预防关节内粘连。

（3）促进骨折愈合、防止肌萎缩，肌肉收缩运动对骨折端所产生的压力能促进骨愈合，应力刺激所产生的生物电能帮助钙离子沉积于骨骼，防止骨质脱钙，同时肌肉收缩又可防止失用性肌萎缩。

（4）改善患者情绪，增强呼吸系统、消化系统和心血管系统的功能，促进全身各部的生理功能与新陈代谢，防止并发症的发生。

四、康复适应证

（1）稳定性骨折经手法闭合整复，夹板或石膏固定者，宜早期做康复锻炼。

（2）不稳定性骨折经整复和固定治疗后，达到临床愈合标准者可行康复治疗。

（3）手术切开复位内固定，若内固定较坚强，骨折断端较稳定者术后即可做邻近关节的屈伸功能锻炼。若内固定不牢固，有移位倾向，需做外固定者宜早期做轻微的有限的功能锻炼。

（4）骨折后期，外固定拆除后，见关节僵硬，活动度减少，肢体肌肉萎缩，肌力下降者，则需尽早加大康复运动的力度。

五、术后康复治疗方案

（一）运动疗法

临床实践证明，全身运动疗法对治疗骨折创伤有行活血、祛瘀生新的作用，可改善血液循环和淋巴循环，促进肢体肿胀的吸收消散，促进骨折的愈合，使关节筋脉得到濡养，防止肌肉萎缩、关节僵硬、骨质疏松，有利于关节功能的恢复。因此，运动疗法在骨折的康复治疗中具有重要的地位，是治疗骨折的基本疗法之一。根据骨折愈合的不同阶段，应采取不同的康复方法如下。

（1）骨折早期（骨折后 1 ～ 2 周）：此期骨折处有疼痛肿胀，锻炼的目的是促进血液流通，消除肿胀，防止肌肉萎缩和关节僵硬。功能锻炼主要方式有如下几点。

1）握拳伸指：将伤肢的手掌及五指分开，进行一伸一握动作，每回锻炼 20 ~ 40 次，次数由少到多，此动作有改善腕部及前臂肌肉的血液循环，增加肌张力作用，避免掌指关节囊粘连及肌肉萎缩。

2）吊臂屈肘：用颈腕带将伤肢的前臂悬吊于胸前，用力握拳，使前臂的肌肉紧张，接着屈伸肘关节，然后伸直到颈腕带容许的范围，每回锻炼 20 ~ 40 次。亦可用健手托住患肢的腕关节，进行肘关节的屈伸锻炼。此动作有改善上肢的血液循环，防止关节粘连和肌肉萎缩的作用，适用上肢各部位的骨折锻炼。

3）踝关节屈伸：患者仰卧或坐位，将伤肢的踝关节尽量的跖屈或背伸，做下肢肌肉的等长收缩，每回锻炼 20 ~ 40 次。此动作有促进下肢血液循环和防止踝关节粘连强直的作用，适用于下肢骨折的锻炼。

初期只可在支架或垫上练习，不可抬离床面。

（2）骨折中期（骨折后 3 ~ 8 周）：骨折处的肿胀疼痛已基本消失，骨折端已经有纤维连接，甚至有些骨折已达到了临床愈合，故伤肢可以做较大幅度的功能锻炼运动。功能锻炼的主要方式有如下几点。

1）抬臂屈伸：适用于上肢各部位骨折的中、后期锻炼。用健手托住伤肢的腕部，尽量使肘关节屈曲，然后伸直，每回锻炼 20 ~ 40 次，屈曲伸直的幅度由小到大，次数逐渐增加。此动作有改善上肢血液循环，防止肘关节粘连，使肘关节活动范围逐渐增大的作用。

2）摩肩旋转：适于上肢各部位骨折的中期锻炼。用健手托住伤肢的前臂，辅助伤肢的肩关节做前后屈伸，内外旋转活动，每回 20 ~ 40 次，活动范围由小到大，次数逐渐增加。此动作有松解肩关节粘连的作用。

3）拉腿屈膝：适于下肢各部位骨折的中期锻炼。患者取仰卧位，将股部的肌肉用力收缩，接着用大腿带动小腿进行膝关节屈曲，然后放松，伸直下肢，每回 20 ~ 40 次。此动作有促进下肢血液循环，增加肌力，预防股部肌肉和膝关节粘连强直等作用，下肢骨折在外固定的保护下可下地扶拐，不负重的情况下练习行走，经过一段时间后患肢逐渐负重。

（3）骨折后期（骨折后 9 ~ 12 周）：此期软组织已修复，骨折部的骨痂也日趋完善，部分骨折已达临床愈合，外固定已拆除，此期运动疗法的主要目的是争取关节活动范围和肌力尽快恢复正常，为此可逐渐由局部性的锻炼过渡到全身性的锻炼，并根据病情需要，有侧重地自编一套医疗体操。体操可徒手进行，也可以用一些器械，如棍棒、哑铃、滑车等来完成。

这个时期的功能锻炼，如上肢骨折，应扩大骨折部位邻近关节活动范围；如下肢骨折，可下地站立。骨折已愈合牢固的患者，可在外固定保护下扶拐步行，直至骨折愈合坚固为止。功能锻炼的主要方式有如下几点。

1）鲤鱼摆尾：伤肢的前臂中立位，手半握拳，将腕关节背伸，然后掌屈，状如鱼尾摆动，每回 20 ~ 40 次。此动作能加大腕关节屈伸活动，增强肌力，适用于上肢各部位骨折的锻炼。

2）单手擎天：健手放于胸前，伤肢的腕关节呈背伸，上臂紧贴胸壁，将肩关节向前上方高举，并伸直肘关节，然后徐徐放下，每回 15 ~ 30 次。此动作有预防肩关节粘连和肌肉萎缩，增加肌力的作用。也可选用上述的抬臂屈伸、摩肩旋转、拉腿屈膝等功能锻炼方式。

器械锻炼对肢体肌力的恢复有良好的作用。如沙袋负重训练，对各种肌力下降的恢复均有效果，而且对关节功能活动的恢复也有很好的帮助。民间常用的器械有竹管、胡桃等，分别适用于膝关节、指尖关节以及其他关节的活动锻炼。

当关节活动与肌力有所恢复时，生活功能训练必须及时跟上，如上肢进行进食、饮水、写字、梳洗、穿脱衣服等训练；下肢进行坐、立、行走、上下楼梯、骑自行车等训练。

（二）心理疗法

骨折治疗的成败不仅取决于骨折早期的治疗措施和技术，而且在很大程度上也取决于患者及家属的密切配合。中西医结合治疗骨折的过程中就强调应“动静结合、筋骨并重、内外兼治、医患合作”。但在临床实践中，许多患者或家属对于骨折则过多地强调“静”，即保持肢体的绝对制动，才能保持骨折的对位对线，加速骨折的愈合。实际上恰恰相反，骨折固定开始，就必须进行不妨碍骨折移位的邻近关节的活动，只有这样才能够加速患肢的血液和淋巴循环，改善局部血供，防止关节僵硬，有利于后期的康复。适当的肌肉收缩运动可以使骨折断端始终保持有恒定的和间断的生理应力刺激。

现代医学研究发现，生理应力刺激是加速骨折愈合的重要条件。因此，医生必须给患者和家属做康复指导，贯彻“医患合作，动静结合”的精神，树立正确的认识，纠正错误，积极配合治疗，使患者早日康复。

在骨折的治疗中，特别是老年患者、伤势较重的患者，医生要帮助患者克服悲观的心理，他们往往有一定的思想负担，担心骨折后会影响今后的生活和工作，当骨折疼痛和活动功能障碍时，心情就会变得烦躁不安，甚至有放弃康复治疗的想法，拒绝配合医务人员，延误了康复的最佳时机。因此，医生有责任和义务帮助患者树立信心，同时还必须向患者讲明骨折愈合的条件和具体康复治疗的方案，指导患者做正确的康复治疗。对心情过分焦虑者，应引导其学会自我调节，放松紧张的情绪。

（三）推拿疗法

推拿疗法是骨折后期功能恢复的一种重要的康复措施。主要用于骨折后期外固定拆除后出现关节僵硬、肌肉萎缩者。任何一种手法都能不同程度地锻炼肌肉，并能反射性调节和改善中枢神经系统的功能，且能使肌肉毛细血管开放增多，局部血液循环加速，从而改善组织营养，促进关节滑液的分泌和关节周围血液、淋巴液循环，使局部温度升高。因而，推拿按摩具有活血化瘀、消肿止痛、舒筋活络、缓解痉挛、松解粘连的作用。推拿按摩手法按其主要操作、作用部位及功用的不同可分为舒筋通络法和活络关节法两大类如下。

1. 舒筋通络法　舒筋通络法是术者施用一定的手法作用于肢体，从而达到疏通气血、舒筋活络、消肿止痛的目的。常用手法有如下几种。

（1）按摩法。

1）轻度按摩法：具有消瘀退肿、镇静止痛、缓解肌肉痉挛的功能，适用于全身各部位。

2）深度按摩法：包括一指禅推法，具有舒筋活血、祛瘀生新的作用，对消肿和减轻患部的疼痛很有效；还可以解除痉挛，使粘连的肌腱、韧带及瘢痕组织软化、分离和松解。本法常由轻度按摩法转入，或在点穴法前后，或结合点穴法进行，是骨折后期康复最基本的手法之一。

（2）揉擦法：具有活血化瘀、消肿止痛、温经通络、缓解痉挛、松解粘连、软化瘢痕的作用。常用于四肢骨折后期肌肉、肌腱强硬者。

（3）拿捏法：包括弹筋法和捻法，具有缓解肌肉痉挛、活血消肿、祛瘀止痛、松解粘连等作用。常用于关节筋腱部的治疗。

（4）抖法和搓法：常用于手法的结束阶段，整理收功时使用，具有进一步放松肢体、舒筋活血、理顺经络的作用，同时还可以缓解强手法的刺激，能很好地调节关节功能。

（5）点穴法：点穴按摩与针刺疗法有类似的作用。通过点穴按摩可以疏通经络、调和气血和增强脏腑功能，是骨折后期，脏腑气血功能失调者采取的主要治疗手法之一。

2. 活络关节法　活络关节法是术者运用手法作用于关节处，从而促使关节功能改善的一种方法，本法常在舒筋通络手法施用的基础上进行，常用的方法有如下几点。

（1）屈伸关节法：包括内收外展法，本法对各种骨折后期造成的关节屈伸收展功能障碍者均可应用。屈伸关节法对筋络挛缩、韧带及肌腱粘连、关节强直均有松解作用，多用于膝、踝、肩、肘等关节。若能在熏洗疗法之后应用此法疗效更佳。但使用屈伸关节法时，要遵循“循序渐进”的原则，切忌暴力屈伸，以防再度骨折。

（2）旋转摇晃法：本法具有松解关节滑膜、韧带及关节囊粘连的作用。尤其适用于关节僵硬，功能障碍尚未完全定型及关节错缝者，对骨折尚未愈合者禁用。本法和关节屈伸法是治疗关节粘连的主要手法，常配合应用。使用旋转摇晃法动作要协调，力度要适中，对有明显骨质疏松的关节要慎重，防止骨折的发生。

（3）拔伸牵引法：本法具有松解挛缩的肌腱和关节囊的作用，从而达到疏松筋脉，行气活血的目的。常用于骨折后期关节、肌腱、筋膜挛缩，关节粘连而导致功能障碍的治疗。

（四）针灸疗法

针灸对骨折早期所产生的疼痛、肿胀有一定的消肿止痛作用，多采用骨折部位循经或局部取穴。循经取穴主要以四肢远端的穴位为主，如上肢骨折多取鱼际、内关、外关等；下肢骨折多取足三里、三阴交、阳陵泉、太溪等；胸腰椎骨折多取委中、承山等。局部取穴多选用骨折附近的穴位，每与循经选穴配合使用。骨折数周或数月之后，针灸治疗的目的是促进局部气血流通，针法以平补平泻为主。若骨折处有关节僵硬或肌肉萎缩者，多以局部取穴为主，多用泻法，也可配合灸法。若见肝肾亏虚，加用肾俞、命门、太冲、三阴交等；气血不足者，加脾俞、足三里、气海、血海、心俞等，针法以泻法为主。

（五）物理疗法

目前常用的理疗有以下几种。

（1）温热疗法：温热疗法适用于骨折的中、后期。主要是运用易于取材的各种物质传导热的疗法，如温水淋洗、泥疗、石蜡、沙疗等。该疗法可使作用部位组织温度升高，具有促进物质代谢，增加毛细血管开放，加速微循环等改善血液运化的生理作用，有助于瘀血的迅速吸收、消散和消肿止痛，从而增加骨膜血量，促进骨细胞生长，加速骨膜内骨化过程。在骨折愈合的骨痂形成中应用热疗，有利于骨痂骨化，预防软组织粘连挛缩，改善关节功能的康复。温度可以从低档开始逐渐增高，以适当耐受为宜，每次治疗时间为 15 ~ 30 分钟，每日 1 次。

（2）光疗法光疗法：可分为红外线疗法、紫外线疗法和可见光疗法。辐射热对组织的影响除温热作用外，光能的吸收可能对组织的修复过程有直接的刺激作用。紫外线局部照射对骨折的愈合具有促进作用，可促进钙、磷的吸收，为骨痂形成提供物质基础。

（3）电、磁疗法：局部直流电钙离子导入或磷离子导入，可提高骨折部位钙、磷的浓度，促进骨化过程。钙、磷不仅具有使局部血液循环加速，促进渗出物吸收的作用，而且还可通过穴位的神经反射，降低末梢神经兴奋性，具有镇痛的作用，因而本法可用于骨折的早、中期。在骨折处或穴位上贴敷磁片。磁场强度为 500 ~ 2000Gs，即高频电疗法，可使深部组织充血，体液循环改善，激活组织细胞的功能，消除炎性水肿以及促进血肿吸收。骨折后期应用，有助于骨痂形成。且高频电场或电磁场可以透过石膏、绷带和小夹板达到深部组织和骨骼，临床使用较方便。应用电磁疗法，应注意不宜过热，骨折端有金属内固定者不宜使用。

（4）超声波疗法：超声波可使组织血管扩张，加速血液循环。小剂量超声波可以促进骨痂形成，对骨折迟缓愈合者有一定的疗效。常采用接触移动法，剂量为每平方厘米 0.6 ~ 1.0W，每次 3 ~ 5 分钟，每日 1 次，15 次为 1 个疗程。

（5）高压氯疗法：高压氧疗法是将患者置身于高压氧舱内，进行加压，吸入百分之百纯氧以达到促进骨折愈合的目的。其作用主要在于：可以提高白细胞吞噬能力，防止骨折附近或周围软组织感染，促进骨折愈合；加速伤口愈合，可提高纤维母细胞增生，制造胶原蛋白、造骨细胞，可以形成骨髓，营养骨折断端，丰富其血运，加快骨折断端骨痂形成以及骨质生长。因此，高压氧疗法在临床上对于骨折后肢体功能的康复治疗运用广泛，在很大程度上减少了骨折不愈合的几率，加快骨痂形成，促进骨折愈合。

（六）中药疗法

中医治疗骨折，促进骨折的愈合和康复积累了丰富的经验，中药治疗可分为内服和外用两大类。

（1）中药内服：药物内服治疗辨证应分三期。早期应活血化瘀，行气止痛；中期宜和营生新，接骨续筋；晚期则补养气血，补益肝肾。具体治则是：攻下逐瘀法，行气活血法，清热凉血法，和营止痛法，接骨续筋法，舒筋活络法，补气养血法，补养脾肾法，补益肝肾法，温经通络法。剂型以中药煎剂为主，还可以是丸药、散剂、片剂、颗粒剂、胶囊等。

（2）中药外用：常以中药水煎取汁，局部熏洗，为热敷熏洗法。古代称之为“淋拓”、“淋洗”、“淋渫”。先用热气熏蒸患处，待水温稍减后用药水浸洗患处，每日 2 次，每次 15 ~ 30 分钟。本法具有活血止痛，舒筋活络，滑利关节，增加关节活动度的作用，适用于骨折后期骨痂形成，外固定拆除后，关节僵硬似及屈伸活动不利者。四肢损伤洗方，或艾叶、细辛制川草乌、伸筋草、透骨草、海桐皮等，水煎取汁局部熏洗。热敷熏洗后，配合运动疗法和推拿疗法，可大大增加疗效，对骨折周围邻近关节僵硬，活动范围减少者效果显著。也可用中药、酒精、醋浸泡，取汁外擦患处关节和肌肉、具有活血止痛、舒筋活络、祛风散寒的作用。

（七）传统体育疗法

传统体育疗法能促进骨折的愈合和肢体功能的康复，具有良好的效果。

1. 康复练功　四肢骨折小夹板固定后的康复练功以恢复原有的生理功能为主，上肢的康复练功以增强手的握力为主，下肢以增强负重步行能力为主，在练功中要注意循序渐进。小夹板的应用在骨折后 1 ～ 2 周即可开始练功，应按照骨折部位的稳定程度，逐步增加活动量和活动范围。同时必须严格避免对骨折愈合不利的各种活动。具体的练功方法按骨折愈合的不同阶段进行，注意以健肢带动患肢，使动作协调，相称自如。

（1）第 1 阶段（骨折后 1 ～ 2 周）：此时骨折处仍有疼痛、肿胀，练功的目的是促进血脉流通，使肿胀消退，防止肌肉萎缩和关节粘连僵硬。练功的主要方式有如下几点。

1）上肢：以练握拳、吊臂、提肩和一定范围的关节伸屈活动为主，如桡、尺骨骨折后的关节屈伸活动，可做小云手、大云手、反转手等。

2）下肢：可做踝关节的背屈，股四头肌的等长收缩活动，带动整个下肢用力，而后再放松，如胫、腓骨骨干骨折后的练功以抬腿、屈膝为主。

（2）第 2 阶段（骨折后 3 ～ 4 周）：骨折处肿胀、疼痛已消失，上肢伤者可用力握拳，进行关节屈伸活动，下肢伤者可下床扶拐缓缓步行。

（3）第 3 阶段（骨折后 5 ～ 10 周）：骨折已逐渐愈合，可逐步加大关节活动量，到 7 周后进行正常的体操活动。

2. 太极拳　如上肢骨折后，在骨折 6 周后可选择简化太极拳，可反复多练上肢的招式，如云手、倒卷肱等。如下肢骨折者，一般在 8 周后脱拐行走后可开始练习，运动量和活动范围由小到大，同时结合散步等活动。下肢的功能基本恢复后可做上楼梯、登山等锻炼。

第二节　四肢骨折中西医结合微创术后康复

一、康复治疗原则

（一）早期康复

康复治疗在骨折复位、固定后及应开始。早期功能训练有助于防止或减少并发症、后遗症，加速骨折愈合，缩短疗程，促进功能恢复。关节内骨折，通过早期有保护的关节运动训练，有助于关节面的塑形，减少创伤性关节炎的发生。

（二）整体恢复

骨折后的康复治疗不应仅注重于局部骨折的愈合和功能恢复，更重要的是促进患者整体功能的恢复。如肘关节、前臂或腕部骨折的患者，由于长时间不做关节功能训练，在原骨折部位完全治愈后，肩关节反而遗留功能障碍。因此，制定康复治疗方案，必须考虑到局部和整体兼顾。

（三）循序渐进

骨折愈合是一个较长的过程，康复治疗应随着骨折愈合、修复的进程，采取重点不同的措施，具有明确的针对性，从而使康复治疗更加安全、可靠。

二、康复治疗中的注意事项

（一）自身心态的调整

1. 摒弃养病的观念 “伤筋动骨一百天”，是民间广泛流传的一句关于“养病养伤”的俗话，但现代科学的研究表明，这并不一定是正确的，至少是不全面的。同时还有“三分治，七分养”的说法，所谓的“养”应理解为“康复”，即科学的养。

因为对于人的骨骼、关节、肌肉、韧带、肌腱等运动系统来说，良好的功能来自于适当的功能练习。过度卧床静“养”只能加重伤病肢体的肌肉萎缩，造成关节粘连、压疮、深静脉血栓、静脉炎、本体感觉（也就是人对肢体的位置和运动的感觉能力）下降、协调性下降、肢体功能持续下降等不良后果。同时由于整体的活动量减少，身体的脏器功能也衰退。

所以，不仅伤病的肢体必须进行适当功能练习外，身体其他部位也应进行练习，以保持良好整体身体素质，促进局部损伤的恢复。同时，能够独立完成的日常生活活动，也不应依赖他人帮助，以避免身体功能的进一步衰退。

2. 树立“早期康复”的正确理念 功能的缺失和衰退是从伤病发生后马上开始的。因此必须把握早期良好的治疗时期，在各项功能刚刚开始甚至还没有减退时就开始练习和治疗，避免和减少并发症及后遗症的发生，做到早康复，早受益。以免延误时机造成恢复周期的延长，甚至是遗留下一些不可逆的永久性功能障碍。

3. 克服伤病后对运动的恐惧感 患者只要在练习的过程中随时复查、及时评定功能状态、调整练习、接受专业的指导，一般就会安全的。过度的恐惧紧张只会造成不必要的心理负担，影响功能的恢复。

4. 克服练习中的惰性 任何功能的提高与恢复都不可能一蹴而就。多数功能练习较为枯燥，需要多次重复，并且长期坚持进行，才会产生并达到良好效果。抱有“立竿见影”和“等着慢慢恢复”的思想都是错误的，只会造成不良后果或耽误治疗的最佳时机。

5. 克服练习中的急躁情绪 人体组织的愈愈合、改建，肢体功能的提高、恢复，组织炎症及疼痛的消退等，都有其发展规律，需要一段时间。不可勉强尝试医师尚未允许的活动，否则极可能造成始料不及的严重不良后果。

6. 康复练习要持之以恒 一般康复治疗的周期很长，很多功能的恢复进程缓慢，并且需在日常生活中坚持练习，将练习生活化、习惯化才能受益终生。尤其是接受正规康复治疗及练习以前有很长时间伤病史，功能上曾经长期受限的患者，更要有足够的毅力和耐心坚持治疗和练习。

（二）常规注意事项

随着科学技术的发展，手术方式和各种治疗在不断更新，康复方案也逐步调整。但人体的运动形式是不变的，练习的方法和姿势等是相对固定的，调整的只是各项治疗和练习开始的时机，运动量和运动强度等。患者在康复训练过程中，根据自身条件及伤病和手术情况的不同，在专业医师指导下，完成练习。在练习中，根据个人的体力情况，视自身练习后疲劳程度，疼痛的程度，随时调节练习的强度。循序渐进，逐渐增加练习的次数、组数、时间和强度等，注意如下。

1. 练习中的疼痛 某些功能练习会引起疼痛，这是不可避免的。只要疼痛程度不重，并且在练习停止半小时内消失，或者消退到练习开始前的水平，就说明不会对组织造成损伤。但如果疼痛剧烈不能忍受或者持续很久不能消退，说明可能发生新损伤，就必须马上停止练习，并且及时与医师沟通，调整训练方案。

2. 肌力练习的疲劳 进行肌力练习时，必须每次练习到肌肉有酸胀疲劳感，完成每一项或每次练习后充分休息 2 ~ 3 小时再进行下一次练习。练习中应集中精神，专注于动作及肌肉收缩的感觉。这样既可以确保练习完成的质量，使神经能够动员更多的肌纤维参与运动达到更好的练习效果，同时避免注意力分散造成的危险。边练习边看电视或说话等是不可取的。既无法达到预期的练习效果，又可能造成不必要的危险发生。

肌力的提高是关节、肢体、脊柱稳定及功能提高的关键因素，因此必须认真练习，才能逐渐恢复和提高功能。

3. 动静结合 除手术或病损肢体根据情况应该适当地制动和保护外，身体的其他部位应该尽可能多地活动和练习，才能确保身体的基础素质不会下降太多太快，并且能提高整个身体的循环和代谢，促进手术或病损局部的恢复。

4. 练习强度 关节及关节附近手术后，通常在术后早期不宜过多活动关节，更不应该以反复活动的方式作为练习来提高活动度和灵活性。否则极易造成关节肿胀积液，影响组织愈合及功能恢复。同时可能由于过度的刺激使创伤和炎症积累，造成“异位骨化”等非常严重的后果。灵活性是随着被动关节活动度的改善，以及关节周围相关组织延展性的恢复，才能逐渐提高的。

5. 关节肿胀 关节及肢体的轻度肿胀通常会伴随整个练习过程，肿胀的程度不随练习及活动量增加而增加就是正常的反应。直到关节活动角度和肢体的肌肉力量基本恢复正常，伤病局部不再有新的刺激后，肿胀才会逐渐消退并恢复健康肿胀突然加重时应该马上调整练习，减少活动量，如果还不能缓解就应该及时到医院就诊。

6. 遗忘 在康复的适当时候就应该学会“遗忘”。当功能基本恢复后，不要过分关注伤病或手术肢体局部的细微感觉。过分关注只会加重心理负担，使很多本来可以进行的活动不敢去做，造成心因性的功能障碍。

三、常用康复治疗技术

（一）关节活动技术

1. 关节活动的末端感觉

（1）正常末端感觉：末端感觉是指被动活动关节，在终末端时稍微施加压力所获得的感觉。一般分为以下 3 种正常的末端感觉。

1）软：由于关节两端的肌肉比较丰富，当被动活动关节到末端时，肌肉限制了其进一步活动，此时是一种软感觉。如肘关节或膝关节的屈曲。

2）韧：当关节活动到末端时，由于关节囊和关节周围韧带等软组织的牵拉所遇到的感觉。如肩关节和髋关节的旋转。

3）硬：关节活动到末端，骨与骨相互碰撞的感觉，如伸肘和伸膝时的感觉。

（2）异常末端感觉：包括以下几种。

1）松弛：关节活动到末端时无任何阻力，活动范围明显超过正常。常见于神经麻痹。

2）痉挛：当关节活动到末端，由于肌肉痉挛而产生的一种回弹感觉。如脊髓损伤或周围神经损伤引起的肢体痉挛。

3）阻滞：关节开始活动正常，突然不能活动，有一种被卡住的感觉，如关节内骨刺，游离体等。

4）其他异常感觉：发条感，如半月板损伤；泥泞感，如关节内积液等。

2. 影响关节活动的因素 关节活动范围的大小，受下列因素的影响。

（1）构成关节的两关节面积大小的差别：两关节面积的大小相差越大，关节活动的幅度也越大。

（2）关节囊的厚薄、松紧度：关节囊薄而松弛，则关节活动幅度大，反之则小。

（3）关节韧带的多少与强弱：关节韧带少而弱，则活动幅度大，关节韧带多而强，则活动幅度就小。

（4）关节周围肌肉的伸展性和弹性状况：一般来说，肌肉的伸展性和弹性良好者，活动幅度增大，反之，活动幅度就小。

此外，年龄、性别、训练水平对活动范围也有影响，如儿童和少年比成人大，女子比男子大，训练水平高者比低者大等。

3. 关节活动范围异常的原因 关节活动异常分为活动减少和活动过度，临床上以前者更常见，引起的主要原因有以下几个方面。

（1）关节及周围软组织疼痛：由于疼痛导致了主动和被动活动均减少，如骨折、关节炎症、手术后等。

（2）肌肉痉挛：中枢神经系统病变引起的痉挛，常为主动活动减少，被动活动基本正常，或被动活动 > 主动活动，如脑损伤引起的肌肉痉挛、关节或韧带损伤引起的肌肉痉挛、主动和被动活动均减少。

（3）软组织挛缩：关节周围的肌肉、韧带、关节囊等软组织挛缩时，主动和被动活动均减少，如烧伤、肌腱移植术后、长期制动等。

（4）肌肉无力：不论是中枢神经系统病变引起的软瘫，还是周围神经损伤，或肌肉、肌腱断裂，通常都是主动活动减少，被动活动正常，被动活动 > 主动活动。

（5）关节内异常：关节内渗出或有游离体时，主动活动和被动活动均减少。

（6）关节僵硬：主动和被动活动均丧失，如关节骨性强直、关节融合术后。

4. 改善关节活动的技术与方法

（1）主动运动：主动运动可以促进血液循环，具有温和的牵拉作用，能松解疏松的粘连组织，牵拉挛缩不严重的组织，有助于保持和增加关节活动范围。最常用的是各种徒手体操，一般根据病人关节活动受限的方向和程度，设计一些有针对性的动作，内容可简可繁，可以个人练习，也可以把有相同关节活动障碍的病人分组集体练习。主动运动适应面广，不受场地限制，但在重度粘连和挛缩时，治疗作用不太明显。

（2）主动助力运动。

1）器械练习：是借助杠杆原理，利用器械为助力，带动活动受限的关节进行活动。

应用时根据病情及治疗目的，选择相应的器械，如体操棒、木棒、肋木，以及针对四肢不同关节活动障碍而专门设计的练习器械，如肩关节练习器、肘关节练习器、踝关节练习器等。器械练习可以个人参加，也可以小组集体治疗，由于趣味性大，病人很愿意参加。

2）悬吊练习：利用挂钩、绳索和吊带将活动的肢体悬吊起来，使其在解除肢体重力的前提下进行主动活动，类似于钟摆样运动。悬吊练习的固定方法可以分为两种，一种为垂直固定，固定点位于肢体重心的上方，主要用于支持肢体；另一种是轴向固定，固定点位于关节的上方主要是使肢体易于活动。

3）滑轮练习：利用滑轮和绳索，以健侧肢体帮助对侧肢体活动。

（3）被动运动。

1）关节可动范围运动：是治疗者根据关节运动学原理完成的关节各个方向的活动，具有维持关节现有的活动范围，预防关节挛缩的作用。

2）关节松动技术：主要利用关节的生理运动和附属运动被动地活动病人关节，以达到维持或改善关节活动范围，缓解疼痛的目的。常用手法包括关节的牵引、滑动、滚动、挤压、旋转等。源于澳大利亚治疗师的麦特兰德（Maitland）手法。

3）关节牵引：是应用力学中作用力与反作用力的原理，通过器械或电动牵引装置，使关节和软组织得到持续的牵伸，从而达到复位、固定，解除肌肉痉挛和挛缩，减轻神经根压迫，纠正关节畸形的目的。

牵引的治疗作用主要为：①解除肌肉痉挛，改善局部血液循环，缓解疼痛；②松解组织粘连，牵伸挛缩的关节囊和韧带，矫治关节畸形，改善或恢复关节活动范围；③增大脊柱的椎间隙和椎间孔，改变突出物（如椎间盘、骨赘）与周围组织的相互关系，减轻神经根受压，改善临床症状。

牵引的种类根据牵引部位可分为颈椎牵引、腰椎牵引、四肢关节牵引；根据牵引的动力可分为徒手牵引、机械牵引、电动牵引；根据牵引持续的时间可分为间歇牵引和持续牵引；根据牵引的体位可分为坐位牵引、卧位牵引和直立位牵引。

（4）持续性被动活动：持续性被动活动（CPM）是利用机械或电动活动装置，在关节无疼痛范围内，缓慢、连续性活动关节的一种装置。该装置一般由活动关节的托架和控制运动的机构组成，包括针对下肢、上肢，甚至手指等关节的专门设备。

1）治疗作用：动物实验证明，CPM 可以促进伤口的愈合和关节软骨的修复和再生，加快关节液的分泌和吸收，促进关节周围软组织的血液循环和损伤软组织的修复。大量临床文献报告，CPM 可以缓解疼痛，改善关节活动范围，防止粘连和关节僵硬，消除手术和制动带来的并发症。

2）临床应用：CPM 在骨科临床康复治疗中主要用于四肢关节术后及关节挛缩的治疗，例如关节内骨折和干骺端骨折，创伤性关节炎经关节囊切除或关节松解术后，类风湿关节炎和血友病性关节炎滑膜切除术后，关节粘连松解术后，膝关节的内侧副韧带重建术后等。虽然 CPM 没有明显禁忌证，但对出血疾病、血栓塞性静脉炎要特别注意。

3）实施方法：使用 CPM，强调早期开始。一般可在术后即可，甚至病人仍处于麻醉状态下进行。使用前，首先需要确定关节活动范围的大小，如果没有明确的禁忌条件或限定的活动范围，可以选定在关节无疼痛范围内活动，并根据病人的耐受程度每日或间隔逐渐增加，直至达到关节的最大活动范围。根据病情或手术方式，采取不同的程序，如连续数小时（或24小时），或连续30～60分钟，每日1次。训练中密切观察病人的反应及连续被动运动训练器械的运转情况在使用之前，可配合使用理疗、主动－辅助关节活动度训练或悬吊训练。疗程至少1周以上，或达到满意的关节活动范围为止。

（二）关节松动技术

1. 基本概念 关节松动技术是现代康复治疗技术中的基本技能之一，是治疗者在病人关节活动允许范围内完成的一种手法操作技术，属于被动运动范畴，临床上用来治疗关节功能障碍如疼痛、活动受限或僵硬等，具有针对性强、见效快、病人痛苦小、容易接受等特点。操作时常选择关节的生理运动和附属运动作为治疗手段。

（1）生理运动：是指关节在生理范围内完成的运动，如屈、伸、内收、外展、旋转等。生理运动可以由病人主动完成，也可以由治疗者被动完成。

（2）附属运动：关节在自身及其周围组织允许范围内完成的运动，是维持关节正常活动不可缺少的一种运动，一般不能主动完成，需要由其他人帮助才能完成。例如，一个人不能主动地使脊柱任何一个相邻的关节发生分离，或者使相邻椎体发生前后移位、旋转，但他人可以很容易完成上述活动，这些活动就属于关节的附属运动。

（3）生理运动与附属运动的关系：当关节因疼痛、僵硬而限制了活动时，其生理运动和附属运动均受到影响。在生理运动恢复后，如果关节仍有疼痛或僵硬，可能附属运动尚未完全恢复正常。通常在改善生理运动之前，先改善附属运动；而附属运动的改善，又可以促进生理运动的改善。

2. 与我国传统医学手法的区别 关节松动技术类似于我国传统医学中的手法治疗（推拿术或按摩术），但在理论体系、手法操作中两者均有较大的区别。在我国传统医学中，推拿又称按摩，两者所指相同。但在西方治疗技术中，推拿术与按摩术是两个完全不同的概念。

（1）西方按摩术：是指作用于皮肤、皮下组织、肌肉、肌腱、韧带等软组织的一些手法操作，其手法比较简单，主要有揉法、推法、叩击法、震颤法。临床上常用来治疗软组织损伤，如烧伤后的皮肤瘢痕、肌腱移植或缝合术后的组织粘连和瘢痕等。

（2）西方推拿术：是指作用于脊柱及四肢关节的一种快速、小范围的手法操作多在关节活动的终末端，趁病人不注意而突然发力。一般分为快速推拿术和麻醉下推拿术2类。临床上主要用于治疗脊柱小关节紊乱、椎间盘突出、四肢关节脱位后的复位等。

关节松动技术在广义上可以归入推拿术的范畴，但在实施时其操作手法的速度比推拿术要慢。20多年来，国外关节松动技术发展很快，临床应用广，已经形成了独立的体系，与按摩术、推拿术一起共同构成了治疗骨科疾患的三大基本操作技术。由于澳大利亚的麦特兰德（Maitland）对这一技术的发展贡献很大，故此也有将其称为“麦特兰德手法”或“澳式手法”。

3. 手法等级 关节松动技术的一个最大特点是对操作者施加的手法进行分级。这分级具有一定的客观性，不仅可以用于记录治疗结果，比较不同级别手法的疗效，也可以用于临床研究。手法分级中以澳大利亚麦特兰德的4级分法比较完善、应用较广。

Ⅰ级：治疗者在关节活动允许范围内的起始端，小范围、节律性地来回推动关节。

Ⅱ级：治疗者在关节活动允许范围内，大范围、节律性地来回推动关节，但不接触关节活动的起始端和终末端。

Ⅲ级：治疗者在关节活动允许范围内，大范围、节律性地来回推动关节，每次均接触到关节活动的终末端，并能感觉到关节周围软组织的紧张。

Ⅳ级：治疗者在关节活动的终末端，小范围，节律性地来回推动关节，每次均接触到关节活动的终末端，并能感觉到关节周围软组织的紧张。

上述4级手法中Ⅰ级、Ⅱ级用于治疗因疼痛引起的关节活动受限；Ⅲ级用于治疗关节疼痛并伴有僵硬；Ⅳ级用于治疗关节因周围组织粘连、挛缩而引起的关节活动受限。手法分级范围随着关节可动范围的大小而变化，当关节活动范围减少时，分级范围相应减少，当治疗后关节活动范围改善时，分级范围也相应增大。

4. 治疗作用

（1）缓解疼痛：当关节因肿胀或疼痛不能进行全范围活动时，关节松动可以促进关节液的流动，增加关节软骨和软骨盘无血管区的营养，缓解疼痛，同时防止因活动减少引起的关节退行性变化，这些是关节松动的力学作用。关节松动的神经作用表现在松动可以抑制脊髓和脑干致痛物质的释放，提高痛阈。

（2）改善关节活动范围：动物实验及临床均发现，关节不活动可以引起组织纤维增生，关节内粘连，肌腱、韧带和关节囊挛缩。关节松动技术，特别是Ⅲ级、Ⅳ级手法，由于直接牵拉了关节周围的软组织，因此，可以保持或增加其伸展性，改善关节的活动范围。

（3）增加本体反馈：目前认为，关节松动可以提供下列本体感觉信息；关节的静止位置和运动速度及其变化，关节运动的方向，肌肉张力及其变化。

5. 临床应用

（1）适应证：关节松动技术主要适用于任何因力学因素（非神经性）引起的关节功能障碍，包括：关节疼痛、肌肉紧张及痉挛；可逆性关节活动降低；进行性关节活动受限；功能性关节制动。

对进行性关节活动受限和功能性关节制动，关节松动技术的主要作用是维持现有的活动范围。延缓病情发展，预防因不活动引起的其他不良影响。

（2）禁忌证：关节松动技术的禁忌证为关节活动已经过度、外伤或疾病引起的关节肿胀（渗出增加）、关节的炎症、恶性疾病以及未愈合的骨折。

6. 操作程序

（1）病人体位：治疗时，病人应处于一种舒适、放松、无疼痛的体位，通常为卧位或坐位，尽量暴露所治疗的关节并使其放松，以达到关节最大范围的被动松动。

（2）治疗者位置及操作手法：治疗时，治疗者应靠近所治疗的关节，一手固定关节的一端，一手松动另一端。为叙述方便，本节中凡是靠近病人身体的手称内侧手；远离病人身体的手称外侧手；靠近病人头部一侧的手为上方手；靠近病人足部一侧的手为下方手。其他位置术语与标准解剖位相同，即靠近腹部为前，靠近背部为后，靠近头部为上，靠近足部为下。

（3）治疗前评估：手法操作前，对拟治疗的关节先进行评估，分清具体的关节，找出存在的问题（疼痛、僵硬）及其程度。根据问题的主次，选择有针对性的手法。当疼痛和僵硬同时存在时，一般先用小级别手法（Ⅰ级、Ⅱ级），缓解疼痛后再用大级别手法（Ⅲ级、Ⅳ级）改善活动。治疗中要不断询问病人的感觉，根据病人的反馈来调节手法强度。

（4）手法应用技巧。

1）手法操作的运动方向：操作时手法运用的方向可以平行于治疗平面，也可以垂直于治疗平面。治疗平面是指垂直于关节面中点旋转轴线的平面。一般来说，关节分离垂直于治疗平面，关节滑动和长轴牵引平行于治疗平面。

2）手法操作的幅度：不论是附属运动还是生理运动，手法操作均应达到关节活动受限处。例如，治疗疼痛时，手法应达到痛点，但不超过痛点；治疗僵硬时，手法应超过僵硬点。操作中，手法要平稳，有节奏。不同的松动速度产生的效应不同，小范围、快速度可抑制疼痛；大范围、慢速度可缓解紧张或挛缩。

3）手法操作的强度：不同部位的关节，手法操作的强度不同，一般来说，活动范围大的关节如髋关节，胸腰椎，手法的强度可以大一些，移动的幅度要大于活动范围小的关节，如手腕部关节和颈椎。

4）治疗时间：治疗时每一种手法可以重复 3 ~ 4 次，每次治疗的总时间在 15 ~ 20 分钟。根据病人对治疗的反应，可以每天或间隔 1 ~ 2 天治疗 1 次。

5）治疗反应：关节松动技术治疗后一般症状有不同程度的缓解，如有轻微的疼痛多为正常的治疗反应，通常在 4 ~ 6 小时后应消失。如第 2 天仍未消失或较前加重，提示手法强度太大，应调整强度或暂停治疗一天。如果经 3 ~ 5 次的正规治疗，症状仍无缓解或反而加重，应重新评估，调整治疗方案。

需要指出的是关节松动技术不能改变疾病的病理过程，如类风湿关节炎和损伤后的炎症反应。在这些情况下，关节松动的主要作用是缓解疼痛，维持现有关节的活动范围以及减少因力学因素引起的活动受限。

要有效地应用关节松动技术，治疗者必须具备良好的解剖学、关节运动学、神经系统和运动系统疾患病理学等医学基础知识，掌握适应证和基本操作手法，并与其他改善关节活动的技术如肌肉牵拉技术以及肌力训练技术结合起来应用才能提高整体治疗效果。

（三）软组织牵伸技术

1. 软组织挛缩及其类型　挛缩是指经过关节的肌肉或其他软组织发生缩短，从而引起关节活动范围降低。挛缩可以通过检查肌肉的紧张度和关节的活动范围而证实，例如病人伸肘达不到全范围，检查发现屈肘肌群紧张或缩短，则为屈肘肌群挛缩；又如病人髋内收肌紧张，髋外展时受限，则为髋内收肌挛缩。根据挛缩发生的组织及其性质，可以将挛缩分为以下几种。

（1）肌静力性挛缩：肌静力性挛缩是指肌肉、肌腱缩短，关节活动范围明显受限，但没有明确的组织病理学表现。有时，肌肉、肌腱的一过性轻度挛缩，也称为肌紧张。在这种情况下，紧张的肌肉可以被拉长，但不能达到肌肉的最大长度。正常人如不经常进行肌肉的伸展性锻炼，会引起肌肉轻微的挛缩或紧张，特别是双关节肌，如腘伸肌、股直肌等。

（2）瘢痕粘连：瘢痕如果发生在正常组织中，可以形成粘连，引起组织的活动范围降低，从而限制关节的活动和功能。肌肉、肌腱、关节囊或皮肤的瘢痕组织粘连可以引起组织挛缩。临床上相当一部分由于瘢痕组织粘连引起的挛缩，都可以通过锻炼来预防或减轻。

（3）纤维性粘连：软组织的慢性炎症和纤维性改变而形成的挛缩称纤维性粘连，纤维性粘连可以明显限制关节活动，而缓解又非常困难。

（4）不可逆性挛缩：正常软组织或结缔组织如果由于某些病理性原因被大量的非伸展性组织如骨、纤维组织所替代，使软组织永远失去伸展性，称为不可逆性挛缩。通常不能通过保守治疗来缓解，而需要手术松解。

（5）假性肌静力性挛缩：中枢神经损伤引起的肌张力增高可使肌肉处于一种不正常的持续收缩状态而引起关节活动受限，称为假性肌静力性挛缩。

2. 肌肉牵伸种类与方法

（1）被动牵伸。

1）手法牵伸：治疗者对发生紧张或挛缩的组织或活动受限的关节，通过手力牵伸，并通过控制牵伸方向、速度和持续时间，来增加挛缩组织的长度和关节活动范围。手法被动牵伸是最常用的牵伸技术。与关节的被动活动不同，软组织的被动牵伸是使活动受限的关节活动范围增大，而关节被动活动是在关节活动未受限、可利用的范围内进行活动，目的是维持关节现有的活动范围，但无明显增加关节活动范围作用。

2）机械牵伸：指借助机械装置，增加小强度的外部力量，较长时间作用于缩短组织的一种牵伸方法。其牵伸力量通过重量牵引、滑轮系统或系列夹板而发生作用。牵伸时间至少 20 分钟，甚至数小时，才能产生治疗效果。

3）自我牵伸：病人自己完成的一种肌肉伸展性训练，可以利用自身重量作为牵伸力量，牵伸强度和持续时间与被动牵伸（徒手、器械）相同。

（2）主动抑制：主动抑制是指在牵伸肌肉之前，病人有意识地放松该肌肉，使肌肉收缩机制受到人为地抑制，此时进行牵伸的阻力最小。主动抑制技术只能放松肌肉组织中具有收缩性的结构，而对结缔组织则无影响。这种牵伸主要用于肌肉神经支配完整，病人能自主控制的情况下，而对那些由于神经肌肉障碍引起的肌无力、痉挛或瘫痪，则无太大作用。常用以下方法。

1）收缩—放松：操作步骤：①牵伸的肌肉处于舒适的拉长位置；②紧张或挛缩的肌肉先进行等长抗阻收缩约 10 秒，使肌肉感觉疲劳；③病人主动放松肌肉；④治疗者被动活动肢体通过增加的活动范围，以牵伸肌肉。休息几秒后重复上述过程。

注意事项：在无痛状态下完成紧张肌肉的等长抗阻收缩；牵伸前，紧张肌肉并非一定要进行最大强度的等长抗阻收缩，亚极量、较长时间的等长抗阻收缩可以有效地抑制紧张肌肉，也便于治疗者控制。

应用举例：踝跖屈肌牵张。踝背伸到适当的位置，使跖屈肌紧张；治疗者一手放在小腿远端固定，一手放在足底，向足背方向施加阻力；病人跖屈抗阻等长收缩约 10 秒；跖屈肌放松；治疗者被动将病人踝背伸，拉长跖屈肌。

2）收缩—放松—收缩：操作步骤：①～③步与“收缩～放松”技术相同；④紧张肌肉的拮抗肌做向心性收缩，使肢体通过增加了的关节活动范围。

注意事项：同“收缩—放松”技术。

应用举例：踝跖屈肌紧张。①～③同“收缩～放松“技术；④病人放松紧张的踝跖屈肌，主动做踝背伸。

3）拮抗肌收缩操作步骤：①先将紧张的肌肉被动拉长到一个舒适的位置；②紧张肌肉的拮抗肌做等张收缩；③对收缩肌肉施加轻微阻力，但允许关节运动。当关节运动时，由于交互抑制的结果，紧张的肌肉可以放松。

注意事项：避免加太大的阻力，因其可以引起紧张肌肉的张力扩散，限制关节运动或引起疼痛。当肌肉痉挛限制了关节运动时，也可以用此技术。如果病人不能在“收缩—放松”技术中完成紧张肌肉无疼痛范围内的强力收缩，用主动抑制技术很有帮助。

应用举例：踝跖屈疼痛、紧张。病人将踝关节处于一个舒适的位置，主动踝背伸，同时，治疗者在足背处施加轻微阻力，但允许关节运动。

3. 肌肉牵伸临床应用

（1）牵伸目的：①改善或重新获得关节周围软组织的伸展性，降低肌张力；②增加或恢复关节的活动范围；③防止发生不可逆的组织挛缩；④预防或降低躯体在活动或从事某项运动时出现的肌肉、肌腱损伤。

（2）适应证和禁忌证如下。

适应证：由于软组织挛缩、粘连或瘢痕形成，引起肌肉、结缔组织和皮肤缩短，关节活动范围降低或软组织挛缩影响了日常功能活动。

禁忌证：关节内或关节周围组织有炎症，如结核、感染，特别是在急性期。新近发生的骨折，新近发生的肌肉、韧带损伤，组织内有血肿或有其他创伤体征存在。神经损伤或神经吻合术后 1 个月内，关节活动或肌肉被拉长时剧痛，严重的骨质疏松。

此外，当挛缩或缩短的组织具有下列作用时牵伸应慎重，为了维持关节的稳定性或者为了使肌肉保持一定的力量，增加功能活动的基础，特别是截瘫或肌肉严重无力的病人。

（3）注意事项。

1）避免过度牵伸已长时间制动或不活动的组织：因长时间制动后，结缔组织失去了正常的张力，特别是大强度、短时间的牵伸比小强度、长时间的牵伸更容易引起损伤。

2)避免牵伸水肿组织:水肿的组织比正常组织更易受到损伤,同时,牵伸后水肿扩散,可以增加疼痛和肿胀。

3）避免过度牵伸肌力较弱的肌肉：对肌力较弱的肌肉，应与肌力训练结合起来，使病人在伸展性和力量之间保持平衡。

4）为了避免牵伸中挤压关节，对关节可稍加分离牵引力：牵伸力量要适度、缓慢、持久，既能使软组织产生张力，又不会引起或加重疼痛。避免跳跃性牵伸，在关节活动末端应避免弹动关节，因为可以刺激被牵伸肌肉的牵张反射，反射性引起收缩。

4. 肌肉牵伸程序

（1）先评估：了解病人关节活动受限的原因是软组织引起的还是关节本身所致。

根据原因选择适当的治疗方法，如果软组织是引起活动受限的主要原因，可用肌肉牵伸技术；如果是关节本身的原因，可用关节松动技术或两者兼用。在大多数情况下，可先用关节松动技术，使关节内的相互关系尽量恢复正常，再用肌肉牵伸技术。此外，还要评估活动受限的肌肉力量，了解牵伸这些结构的可能性及实际价值。

（2）牵伸之前：应选择好最有效或最佳的牵伸方法，并向病人解释牵伸的目的和牵伸步骤，以取得配合。病人尽量保持在舒适、放松的体位，被牵伸部位处于抑制反射、易于牵伸的肢体位。充分暴露牵伸部位，如有可能，应去除绷带、夹板或较多的衣服。牵伸局部可先用热疗，以增加组织的伸展性以及降低发生损伤的可能性。

（3）牵伸时：牵伸力量的方向应与肌肉紧张或挛缩的方向相反。先在关节可动范围内，缓慢地活动肢体到受限处，然后，固定关节近端，牵伸远端，以增加肌肉长度和关节的活动范围。

5. 牵伸的放松及抑制技术

（1）主动抑制技术：具体方法见本节肌肉牵伸技术与方法中的主动抑制。

（2）局部放松：常用以下方法来帮助肌肉放松，提高牵伸效果。

1）热疗：牵伸前使组织加热，可以增加缩短组织的伸展性，加热后的肌肉更容易放松和被牵伸，牵伸时病人的感觉较舒服。

2）按摩：特别是深部按摩，可以增加局部的血液循环，降低肌痉挛和肌紧张。按摩通常在热疗后进行，可以进一步改善软组织的伸展性。

3）关节松动：牵伸前，应用关节松动技术中的轻手法如关节分离牵引，可以缓解关节疼痛和关节周围软组织的痉挛。

（四）增强肌力技术

增强肌力的方法很多，根据肌肉的收缩方式可以分为等长运动和等张运动；根据是否施加阻力分为抗阻力运动和非抗阻力运动。抗阻力运动又包括等张性（向心性、离心性）、等长性、等速性抗阻力运动；非抗阻力运动包括主动运动和主动助力运动。需要指出的是，只有主动运动才能增加肌力，而被动运动只能改善关节的活动范围，没有任何增加肌力的作用。

1. 主动助力运动　主动助力运动是指肌肉在去除肢体自身重量的条件下，能主动收缩使关节运动，即肌力评估中的 2 级肌力。根据助力的来源又分为徒手助力和悬吊助力两类。

（1）徒手助力主动运动：当肌力为 1 级或 2 级时，治疗者帮助病人进行主动锻炼。随着主动运动能力的改善，治疗者逐渐减少给予的帮助。例如，当股四头肌肌力为 2 级时，先让病人侧卧位，训练患侧下肢在下，膝关节屈曲，治疗者面向病人站立，一手托起上方下肢，让病人主动伸下方下肢的膝关节，同时，另一侧手在下方下肢小腿后方稍稍施加助力；当肌力增加，能抗重力完成部分范围的伸膝动作时，在最后伸膝范围时给予助力。

（2）悬吊助力主动运动：利用绳索、挂钩、滑轮等简单装置，将运动肢体悬吊起来，以减轻肢体的自身重量，然后在水平面上进行运动锻炼。助力可以来自通过滑轮的重物或治疗者徒手施加，助力大小则根据病人肢体的肌力而定。悬吊助力主动运动适合于肌力 2 级或稍低的情况上，例如，股四头肌悬吊助力主动运动时，病人取侧卧位，训练侧在上，在正对着膝关节的上方置一挂钩踝关节处用“8”字形吊带固定，用一绳将挂钩与吊带连结起来即可。运动时，病人主动全范围屈、伸膝关节，动作宜缓慢、充分、要避免下肢借助性做钟摆样动作。也可以将膝关节和踝关节都悬吊起来，但在训练时应固定膝关节，以防摇摆。

当肌力增强到能克服重力的影响后，可以将挂钩向头部移动，这样，肢体运动时会形成一个斜面，以增加运动时的阻力。滑轮通常在下肢后面，与小腿成直角，这种方法常用在肌力恢复较好，但不能坐起训练的病人。

2. 主动运动　主动运动是指动作的发生和完成完全是由肌肉主动收缩，无需借助任何外界的力量来完成。根据在动作完成的过程中是否对抗阻力，主动运动又分为随意运动和抗阻力运动。

（1）随意运动：在动作的完成过程中，既没有助力的参与，也没有阻力。通常在肌力为 2 级时，就可以进行主动随意运动，可以将病人需训练的肢体放在去除重力的位置上，进行主动运动。当肌力 3 级或以上时，可以让病人将需训练的肢体放在抗重力的位置上，进行主动运动。

（2）主动抗阻力运动：主动抗阻力运动是克服外加阻力的一种主动运动，常用于肌力已达到 3 级或以上的病人。根据肌肉收缩类型分为等张抗阻力运动（也称为动力性运动）、等长抗阻力运动（也称为静力性运动），以及等速运动（也称为等动运动）。根据疾病或损伤的类型、组织愈合的阶段、关节状况及对压力和运动的耐受情况、训练目的和拟训练肢体的功能性活动，可采取静力运动、动力性运动、向心性运动、离心性运动。如果增加静态力量，可采用等长训练；如果增加动态力量，可采用等张收缩（又可分为向心性运动和离心性运动）；肌肉骨骼损伤早期可采用渐抗阻力的等长训练；促进功能性活动则采用向心性收缩和离心性收缩交互的形式。

1）阻力运动：肌肉在抵抗阻力收缩时，长度缩短（向心性）或被拉长（离心性），关节发生运动。

①手抗阻力运动：治疗者施加阻力的方向与所需运动的相反方向，一般将阻力置丁肢体的远端。训练前，提供先确定适宜的阻力，刚开始为次最大阻力，以后逐渐增大阻力。施加阻力的大小、部位与时间应根据肌力大小、运动部位而变化。病人的最佳反应为无痛范围的最大努力。关节发生运动时的运动应平稳，没有颤动。阻力应与关节活动范围内的肌力相匹配，逐渐增加或减轻阻力，避免跳跃式地增加阻力。当病人不能完成关节的全范围运动，施加阻力的部位出现疼痛，或动作的完成过程中出现肌肉震颤、发生替代运动时，应改变施加阻力的部位或降低阻力的力量。同时，治疗者提供简单、同步的语言指令。运动的重复次数为 8 ～ 10 次，并在一定休息以后逐渐增加。

例如，进行股四头肌肌力训练时，病人可采取坐位或仰卧位下肢垂于治疗床外。治疗者站在训练下肢的外侧，一手固定大腿远端，另一手放在小腿上施加阻力。肌力在 3+、4– 时，在小腿上 1/3 处加压，4 级时在小腿的下 2/3 处加压，4 级以上时在踝关节处加压。

②抗机械阻力运动：阻力可以用沙袋、哑铃、墙壁拉力器或专用的肌力练习器等，

重物可以直接固定在关节的远端或通过滑轮、绳索固定，这种方法一般用于肌力 4 级或 4 级以上的肌力训练。根据经验，重量大，重复次数少，有利于发展肌力；重量中等，重复次数多有利于发展肌肉耐力。

初始负荷量一般以最大负荷量进行。先测某一肌群对抗最大阻力完成 10 次动作的重量（只能完成 10 次，做第 11 次时已无力完成），这个量称为 10 次最大重复量（10Rm）。此外，也可用体重的百分比计算，例如，下肢伸展训练为 20% 体重，下肢屈曲训练为 50% 体重。每次重复次数 > 5 ~ 6 次，< 15 ~ 20 次；以轻阻力改善耐力时，则可安排 3 ~ 5 组，共 30 ~ 50 次。每日 1 次或每周训练 4 ~ 5 次。总疗程应至少 6 周以上才有明显的增强肌力效果。以下以渐进抗阻力训练法为例，介绍具体方法如下。首先确定 10Rm，以该极限量为基准，分 3 组训练。

第 1 组：取 10Rm 的 1/2 量，重复练习 10 次。

第 2 组：取 10Rm 的 3/4 量，重复练习 10 次。

第 3 组：取 10Rm 的全量，重复练习 10 次。

也有人将上述训练分为 4 组，分别以 10Rm 的 1/4、1/2、3/4 和全量，每组重复练习 10 次。每组训练之间可 1 分钟，每天训练 1 次。其中前几组可作为最后一组的准备活动。每重新测定 1 次 10Rm 量，作为下周训练的基准。由于阻力是逐渐增加的因此称为渐进抗阻力训练。

2）等长抗阻力训练：当阻力等于或大于肌肉可产生的力量、关节不产生运动时，即可发生等长训练，故采用自由重量和重量滑轮系统等设备、等速装置在角速度为 0° /s 的各个关节角度均可进行该训练。此外，徒手或不用设备也可进行之。等长训练可改善肌肉耐力，但作用较小。常用以下方法。

①短促等长训练。

a. 基本方法：训练肌群在可耐受的最大负荷下等长收缩，持续 6 秒，重复 20 次，每次间歇休息 20 秒，每日 1 次。

b. “tens”法则方法：训练肌群在可耐受的最大负荷下等长收缩，持续 10 秒后休息 10 秒，重复 10 次为 1 组训练，共做 10 组；每日 1 次，每周训练 3 ~ 4 次，持续数周。短促等长训练时，应在间隔休息时辅以节律性呼吸，以预防血压升高。

②多点等长训练：在关节活动范围内，每隔 10° 做一组等长训练，每组重复收缩 10 秒（其中初始 2 秒为增加张力的时间，最后 2 秒为降低张力的时间，中间 6 秒各持续高强度等长收缩时间）；在等速装置上使用时，角速度设定为 0° /s，然后按要求在定点角度位置上训练。多点等长训练可克服等长训练的角度特异性，但由于生理性溢流的范围一般在该角度前后方向的 10° 左右，故进行多点等长训练时两点间的角度范围不应超过 20° 。多点等长训练更适合于存在慢性炎症、关节运动尚可，但无法进行动态抗阻训练的病人。多点等长训练时，每一点的阻力应逐渐增加以确保在无痛条件下增强肌力。

③短暂最大收缩训练：为等张和等长相结合的抗阻力训练方法，肌肉抗阻力等张收缩后，再持续最大等长收缩 5 ~ 10 秒，然后放松，重复 5 次，每日训练只做一个动作，每次增加负荷 0.5kg。若等长收缩不能维持 5 ~ 10 秒者，可不加大负荷。

3. 等速训练器　等速运动是指关节在运动的全过程中，运动的角速度保持恒定，肌肉收缩产生的关节力矩与电脑控制自动产生的反向力矩所平衡。等速训练器在关节运动过程中的各种生物力学数据由电脑实时采集和处理，产生各种指标，包括肌力、肌肉做功量和功率输出，肌肉爆发力和耐力等。

（1）作用原理：生理情况下关节活动开始、中间和结束时的运动力矩有差异，导致肌肉负荷不同，因此，肌力训练能在关节活动全范围均达到肌肉最大负荷，从而限制最大训练负荷。而等速训练器通过电脑控制力矩与角速度，因此保证在关节活动的全范围均可行最大肌肉收缩训练，而不会超过肌肉负荷，从而提高训练效果。

（2）适应证和禁忌证如下。

适应证：肢体可自由运动或抗重力运动的任何增加肌力的病人。

禁忌证：绝对禁忌证包括关节失稳、骨折、局部严重的骨质疏松，骨关节恶性肿瘤，手术后早期，关节活动度严重受限，软组织瘢痕挛缩，关节的急性肿胀、急性拉伤、扭伤，关节严重疼痛。相对禁忌证包括关节活动度受限，滑膜炎或渗出，亚急性或慢性扭伤。

（3）治疗实施方案。

1）技术参数：角速度可在 0 ~ 300°　/s（或更高）的范围内选定，< 60°　/s 为低速，60 ~ 180°　/s 为中速，> 180°　/s 为高速。低速产生较大张力，但软组织损伤愈合早期和关节内病变时不宜使用；中速用于增加肌力、耐力，且不易产生练习疲劳；高速为功能速度练习，适合于运动员。大于 80% 最大肌力强度为最大收缩练习，30% ~ 80% 为次大收缩练习，< 30% 为轻、中度次大收缩练习。高强度增强肌力，低强度增强耐力，康复早期和某些关节病变时宜选用低强度练习。

2）运动范围：全弧等速练习（全关节活动度）、短弧等速练习，后者多用慢、中速形式，并可避开疼痛点练习。

3）以等速运动为主的综合训练：顺序为次度、多点等长练习；最大强度、多点等长练习；次大强度、短弧等速练习；短弧等张练习；最大强度、短弧等速练习；次大强度、全弧等速练习；最大强度、全弧等速练习。

4）等速离心收缩练习：应用条件为康复后期，并且有 80% 以上的主动关节活动度。一般采用低、中速范围，60 ~ 120°　/s 相对安全；次最大收缩强度可减少延缓性肌痛发生；等速离心收缩速度练习一般选择 4 ~ 5 个低、中速度，每一速度 20 次，共 3 组。

4. 选择肌力训练方法的原则

（1）按肌力等级选择。

1）肌力为 0 级：可以采取电刺激的方法，以延缓肌萎缩发生。同时，可以进行传递神经冲动的训练，即做出试图引起瘫痪肌肉主动收缩的意念，此时大脑皮质运动区发放的神经冲动，通过脊髓前角细胞向周围传递，直至神经轴突再达到瘫痪肌群。这种主观努力可以活跃神经轴突，增强神经营养作用，促进神经本身的再生。实际操作时，这种传递神经冲动训练可以与被动运动结合进行。

2）肌力为 1 ~ 2 级：可以采取主动助力训练，在肌肉主动收缩的同时给予部分外力，帮助完成关节的运动。在实施主动助力训练时，应注意强调肌肉的部分外力，帮助完成关节的运动。在实施主动助力训练时，应注意强调肌肉的主动参与，仅在必要时给予最低限度的助力，避免以被动运动替代助力运动。此外，也可以采取肌电反馈式神经肌肉电刺激疗法，借助肌电的反馈来训练肌力，这种将肌电反馈训练与神经肌肉刺激相结合的训练方法比较理想。

3）肌力为2级：在去除重力下进行肢体的主动活动，增强肌力。减除重力的主动训练可用吊带悬挂肢体或把肢体放在敷有滑石粉的光滑平板上；或在温水浴中运动，利用水的浮力消除部分肢体自身的重力，使训练易于完成。

4）肌力为3级或以上：由主动训练逐渐过渡到抗阻力训练。抗等长阻力训练时，肌肉有收缩但没有可见的关节运动。虽然肌肉没有做功（功 = 力 × 距离），但肌肉能产生相当大的张力，由此能增加力量。等长抗阻力运动时力量增加的范围只能在完成收缩的位置上，因此，为了增加关节活动全范围内的肌力，必须把关节置于不同角度的位置上训练，每次抗阻力维持5 ~ 10秒为宜。与等张抗阻力训练相比，等长训练产生的张力比最大等张向心性收缩大，但小于最大等张离心性收缩。

（2）按肌肉收缩形式选择。

1）等长训练：动作较为简单，容易掌握；不需要或需要很少器械；可用于某些等张训练不易锻炼的肌群，如四肢的内收肌群。训练可在夹板固定或关节活动范围内存在疼痛症状等情况下。等长训练潜在的损伤少，较为安全，故可在术后早期康复应用，或教会病人在家中进行。而且，等长训练不会引起肌肉肥大，且所用的时间较少，费用较低。其缺点是训练效果与功能和技巧之间无直接的关系，一般不直接用于增强工作或行为活动能力。等长训练增强的肌力与训练时的角度特别相关，只在关节活动范围的某一角度上才能获得训练效果，若欲达到关节活动范围内各点均增强肌力的目的，则需要逐点训练，这相对较为费时。由于等长收缩时有屏气效应，可加重心血管负担，对有心血管疾病的病人，需要谨慎。

2）等张训练：由于可在关节活动全范围内运动，客观量化地观察运动。肌力的大小及进展情况，比较容易获得训练效果，因此具有较好的心理学效果。等张练习不像等长训练，一般不产生血压的明显上升，因此更适宜于老年人和心血管系统疾病的病人。等张训练可以训练病人的辅助肌和稳定肌，等张训练的不足有时需要应用器械，阻力必须与病人自身的肌力水平相匹配，训练时需要一定的医疗监督，并需要根据病人肌力改善随时调整运动量或施加阻力的大小。

5. 增强肌力技术的注意事项

（1）注意心血管反应：等长抗阻力运动，特别是抗较大阻力时，具有明显的升压反应，加之等长运动同时常伴有闭气，容易引起Valsalva效应，对心血管造成额外负荷。因此，有高血压、冠心病或其他心血管疾病者应禁忌在抗阻力运动时，过分用力或闭气。

（2）选择适当的训练方法：增强肌力的效果与选择的训练方法是否恰当直接有关。训练前，应先评估训练部位的关节活动范围和肌力是否受限及分级，并根据肌力等级选择运动方法。

（3）阻力施加及调整：增强肌力训练的关键之一是阻力的施加及调整是否得当。

1）部位：阻力通常加在需要增强肌力的肌肉远端附着部位，这样，较小的力量即可产生较大的力矩。例如，增加三角肌前部肌纤维的力量时，病人肩前屈，阻力加在肱骨远端。但在肌力稍弱时，也可靠近肌肉附着的近端。

2）方向：阻力的方向总是与肌肉收缩使关节发生运动的方向相反。

3）强度：每次施加的阻力应平稳，非跳动性。

4）在下列情况下，可降低阻力或改变施加阻力的部位：病人不能完成全范围关节活动；施加阻力的部位疼痛；肌肉出现震颤；出现替代或代偿性运动。

（4）保持稳定：为了避免替代或代偿运动，肌力训练时必须固定肌肉附着近端，固定不稳，肌肉很难用上力量。

（5）掌握好运动量：肌力训练的运动量以训练后第二天不感到疲劳和疼痛为宜。根据患者全身状况（素质、体力），局部状况（关节活动、肌力强弱），选择的训练方法，每天训练 1 ～ 2 次，每次 20 ～ 30 分钟，可以分组练习，中间休息 1 ～ 2 分钟。由于人体各关节的每一运动都是由几组肌群分工合作，而不是由一块肌肉单独收缩完成，因此，康复治疗中的肌力训练通常都是训练一组肌群，只有在少数情况下，如运动员或从事专项工作的人，才需要训练单一的肌肉。

四、四肢骨折术后的康复

四肢骨折后的康复治疗分两个阶段进行。骨折未愈合，固定未解除时为第一阶段，骨折已愈合、固定解除后为第二阶段。

（一）第一阶段

骨折经复位、固定或牵引 3 天左右，损伤反应开始消退，肿胀与疼痛减轻，即可开始康复治疗。

1. 康复治疗的基本作用

（1）肌肉收缩能促进局部血液、淋巴循环，肌收缩所产生的生物电有助于钙离子沉积于骨骼，促进骨愈合，防脱钙。

（2）维持一定的肌收缩运动，可防止失用性肌萎缩。

（3）关节运动牵伸关节囊及韧带，防止其挛缩并能促进关节内滑液的分泌与循环，从而预防关节内粘连。

（4）促进局部血肿及渗出液的吸收，减轻水肿与粘连。

（5）改善病人情绪，增强新陈代谢，改善呼吸、循环、消化系统功能，防止合并症的发生。

2. 康复治疗方法

（1）伤肢未被固定关节的各个轴位上的主动运动，必要时给以助力。上肢应注意肩外展、外旋与掌指关节屈曲，下肢应注意踝关节的背屈。老年病人更应注意，以防止关节挛缩。

（2）在骨折复位基本稳定、肌肉组织基本愈合时，进行固定部位的肌肉有节奏的等长收缩练习，以防止失用性肌萎缩，并使骨折断端靠近而有利于骨愈合，例如胫骨骨折后膝关节被固定时，应进行股四头肌的等长收缩练习。

（3）累及关节面的骨折，常遗留较显著的关节功能障碍，为减轻障碍程度，在固定 2 ～ 3 周后，如有可能应每日短时取下固定物，做受损关节不负重的主动运动，并逐步增加活动范围，运动后继续固定。这可促进关节软骨的生化修复，并使关节面有较好的塑形，同时也可防止或减轻关节内粘连。

（4）对健肢与躯干应尽可能维持其正常活动，可能时应尽早起床。必须卧床的病人，尤其是年老体弱者，应每日做床上保健操，以保证全身状况，防止发生合并症。

（5）为改善血液循环、消炎、消肿、减轻疼痛、减少粘连、防止肌肉萎缩以及促进骨愈合，应及时、合理采取物理治疗。如用超短波疗法或低频率磁场，以使成骨再生区代谢过程加强，治疗后纤维细胞和成骨细胞出现早，对软组织较薄部位的骨折（如手、足的骨折）更适合用低频磁场，而深部的骨折适于用超短波治疗；防止肌肉萎缩，可用低中频电流刺激固定部位两端的肌肉；为减少瘢痕与粘连，可采用音频或超声波治疗等。

（二）第二阶段

1. 康复治疗的目的 是最大限度地恢复关节活动范围和肌力，并在此基础上恢复日常生活活动能力与工作能力。

2. 康复的基本方法

（1）恢复关节活动范围：要恢复关节活动范围，就要牵伸、松解关节内外粘连、挛缩的组织，增强血液循环，为此要进行主动及被动的牵伸运动，并配合应用物理治疗及按摩等。

1）主动运动：受累关节进行各方向的主动运动，以温和牵伸挛缩、粘连的组织。运动时以不引起明显疼痛为度，幅度应逐渐增大。每一动作重复多遍，每日练习数次。

2）助力运动与被动运动：刚去除固定的病人可先采用助力运动，以后随着关节活动范围的增加而减少助力。对组织挛缩、粘连严重而用助力运动与主动运动难以奏效者，可使用被动运动，但运动方向与范围应符合解剖功能，动作应平稳、缓和，不应引起明显疼痛及肌肉痉挛，不可使用暴力引起新的损伤与骨化性肌炎。

3）关节功能牵引：对比较僵硬的关节，可加做关节功能牵引，即使受累关节近端适当固定，在远端按需要的方向（屈、伸、内收、外展、内旋、外旋）用适当重量进行牵引。每次牵引时间为 15 分钟左右，每日可进行数次。重量的大小以引起可耐受的酸痛感觉，不致产生肌肉痉挛为宜。

4）夹板、石膏托及弹性支架：当关节挛缩较顽固时，可在运动与牵引的间歇期以夹板或石膏托固定患肢，以减少纤维组织的弹性回缩，加强牵引的效果。随着关节活动范围的逐渐增大，夹板或托也做相应的更换。此外，亦可用特别的弹性支架做关节的持续牵伸。以上方法常相互配合应用，一日多次反复进行。

5）理疗与按摩：为促进钙质沉着与镇痛，可行局部紫外线照射；为促进血液循环、改善关节活动功能、可采用蜡疗、红外线、短波、湿热敷等疗法；为软化瘢痕、松解粘连可用离子导入疗法；按摩对促进血液循环、松解粘连有较好作用，治疗时手法宜较重，以作用到深部组织；旋涡浴水中运动兼有温热、按摩与运动的作用，尤适于采用。

（2）恢复肌力：恢复肌力的主要、唯一有效的方法是逐步增强肌肉的工作量，引起肌肉的适度疲劳。当肌力为 0 ～ 1 级时，可采用水疗及水中运动、按摩、低频脉冲电刺激、被动运动、助力运动等。在做被动运动时进行传递冲动练习；当肌力为 2 ～ 3 级时，以主动运动为主，亦可做助力运动、摆动运动、水中运动。做助力运动时助力应小，以防止用被动运动来替代助力运动；当肌力达 4 级时，应进行抗阻运动，以争取肌力的最大恢复。通常采用渐进抗阻练习，亦可用等速练习仪进行锻炼。如关节活动范围恢复较快，而肌力增长缓慢，可能导致关节不稳，在关节成形术后应加以注意。有关节损伤时，关节活动应以等长收缩练习为主，以免加重关节损伤性反应。

（3）恢复日常生活活动能力及工作能力：可通过作业治疗及健身训练活动来改善动作技巧、提高身体素质、恢复日常生活活动能力及工作能力。

第九章 普通内科疾病

第一节 慢性支气管炎

慢性支气管炎简称慢支，是气管、支气管黏膜及其周围组织的慢性非特异性炎症。临床上以咳嗽、咳痰为主要症状，或伴有喘息，常反复发作，每年发病持续 3 个月或更长，连续 2 年或以上。若长期反复发作可并发慢性阻塞性肺疾病，甚至慢性肺源性心脏病。慢支是一种严重危害老年人健康的常见病，尤其见于 50 岁以上体质较差者，患病率为 3.82%。

一、病因与发病机制

本病的病因尚未完全清楚，是多种因素综合作用的结果，一般分为外因和内因两个方面。

（一）外因

1. 感染　长期、反复感染造成气管、支气管的损伤和慢性炎症，这是慢支发生、发展的重要因素。一般认为，病毒、细菌、支原体等均可引起慢支，但病毒和细菌是主要病原体，在病毒感染损伤呼吸道黏膜的基础上常继发细菌感染。病毒感染以流感病毒、鼻病毒、腺病毒和呼吸道合胞病毒等多见。细菌感染以肺炎链球菌、流感嗜血杆菌、卡他莫拉菌、葡萄球菌等多见。需要重视的是，呼吸道急性感染常使慢支发作，导致病情加剧，甚至发生呼吸衰竭而死亡。

2. 吸烟　临床多年研究已证明，吸烟为最重要的环境发病因素，慢支的发生与吸烟时间、吸烟量、开始吸烟的年龄密切相关，吸烟者慢支患病率比不吸烟者高 2 ～ 8 倍。烟草中的尼古丁、焦油等化学物质可造成呼吸道多种损伤，如引起支气管黏膜充血、水肿，支气管平滑肌痉挛，气道阻力增加；支气管杯状细胞增生肥大，气道分泌物增多且不易排出，继发细菌感染；损伤支气管上皮细胞的纤毛，使其变短而不规则，且抑制纤毛运动，引起气道净化能力减弱；使机体产生大量氧自由基，诱导中性粒细胞释放蛋白酶破坏肺弹力纤维，诱发肺气肿。戒烟后可使上述情况减轻或消失，病情缓解，甚至痊愈。

3. 环境污染　长期接触环境中的刺激性烟雾、变应原、室内空气污染、大气污染（如二氧化硫、二氧化氮、氯气等），造成支气管黏膜损伤，纤毛清除功能降低，黏液分泌增加，气道防御功能下降，为细菌感染创造条件。

4. 寒冷气候　寒冷空气常是诱导慢支发病的主要因素。慢支发病及急性加重多见于冬季，尤其是气候突然变化时。寒冷空气可刺激呼吸道腺体分泌增加，纤毛运动减弱，支气管平滑肌收缩，呼吸道黏膜血管收缩，气道血液循环障碍和分泌物排出困难，防御下降，导致继发感染。

5. 变态反应　部分喘息型慢支对空气中的尘埃、尘螨、细菌、真菌、花粉等具有高敏感性，可引起支气管平滑肌痉挛、组织损伤和炎症反应，导致支气管炎症发生。

（二）内因

1. 免疫功能减低　机体长期处于疾病状态，可致身体免疫功能降低和紊乱，呼吸道防御功能低下；长期营养不良可使机体抵抗力降低，如维生素 C、维生素 A 等缺乏，使支气管黏膜上皮细胞修复能力减弱；老年人随着年龄增长，常因细胞免疫功能下降，导致呼吸道的免疫功能减退，呼吸道防御功能退化，从而造成呼吸道的反复感染。

2. 自主神经功能失调　临床资料证实，部分慢支患者存在自主神经功能失调，以副交感神经功能亢进为主，气道反应性较正常人群高，故对正常人不起作用的微弱刺激即可引起支气管痉挛收缩、分泌物增多，导致咳嗽、咳痰、气喘等症状的发生。

3. 遗传因素　如存在先天性细支气管和肺泡中分泌型免疫球蛋白 A（SIgA）分泌不足，则机体抗病毒和细菌作用降低，易患慢支。

综上所述，慢支是多种外因长期、反复综合作用与机体自身因素相互作用所致。

二、病理

支气管黏膜充血、水肿、渗出，多种炎症细胞浸润，导致支气管上皮细胞变性、坏死、脱落，继之可引起上皮再生修复，但后期因炎症刺激，上皮细胞由柱状变为扁平状，甚至化生成鳞状上皮；黏膜杯状细胞肥大、增生，气道内分泌物增多，大量潴留，引起慢支患者咳嗽、咳痰或喘息；气道内纤毛粘连、倒伏、变短，甚至脱落。长期、反复的炎症，导致黏膜下平滑肌束断裂萎缩，软骨萎缩、纤维化、钙化甚至骨化；支气管壁炎症向周围组织扩散，支气管周围纤维组织增生，胶原含量增加，瘢痕形成；支气管壁毛细血管增生、充血、水肿和细胞浸润，最终导致通气功能障碍，肺泡腔扩大，引起慢性阻塞性肺疾病，最终发展为慢性肺源性心脏病。

三、临床表现

（一）症状

本病缓慢起病，病程较长。主要症状为咳嗽、咳痰及喘息。

1. 咳嗽　咳嗽以长期、反复、晨起和睡眠时加剧为特点。由于夜间睡眠后，副交感神经相对兴奋，支气管分泌物增加，大量潴留，刺激气道，故起床后或体位变动时引起刺激性排痰咳嗽。

2. 咳痰　痰液一般为白色黏液或浆液泡沫性，偶可带血，有时黏稠不易排出。痰量以清晨和夜间较多。伴有细菌感染时，痰液由白色变为黄色脓性，则咳嗽和痰量亦随之增加。

3. 喘息　部分慢支患者可出现喘息，轻重不一，轻者仅感气短，重者端坐呼吸，生活难以自理。部分患者可伴有支气管哮喘。

（二）体征

早期多无异常体征。急性发作时，多在背部及肺底部听到散在的干、湿啰音，咳嗽后可减少或消失。喘息型慢支患者可闻及广泛哮鸣音，且不易完全消失。如后期并发肺气肿时，可有肺气肿体征。

（三）临床分型和分期

1. 分型　分为单纯型和喘息型。单纯型主要表现为咳嗽、咳痰；喘息型除有咳嗽、咳痰外，尚伴有喘息，双肺部可闻及哮鸣音。

2. 分期　按病情可分为 3 期。

（1）急性发作期：指患者在 1 周内出现大量脓性或黏液性痰，或伴有发热等炎症表现，或咳、痰、喘等任何一项症状明显加剧。

（2）慢性迁延期：指有不同程度的咳、痰、喘症状迁延 1 个月以上。

（3）临床缓解期：指经治疗或临床缓解，症状基本消失或偶有轻微咳嗽、少量痰液，保持 2 个月以上。

四、并发症

1. 阻塞性肺气肿　为慢支最常见的并发症。患者以进行性呼吸困难、桶状胸等为主要临床表现。

2. 慢性肺源性心脏病　为慢支最终的并发症。因支气管壁反复炎症，导致气道阻塞，使肺循环阻力增加、肺动脉高压出现，而引起肺源性心脏病。

3. 支气管肺炎　多见于机体免疫功能低下的老年人，感染蔓延至支气管周围肺组织中，引起支气管肺炎。此时患者可出现寒战、发热、咳嗽、咳痰加剧，痰为大量黄色脓痰。血白细胞计数及中性粒细胞增高。X 线检查显示两下肺有斑点状或小片状阴影。

五、实验室及其他检查

1. 胸部 X 线检查　早期可无异常。后期引起支气管壁增厚、支气管周围组织纤维化，可见肺纹理增粗、紊乱，呈网状或条索状、斑点状阴影，以两下肺野较明显。

2. 血液检查　慢支急性发作期或并发肺部感染时，可见白细胞计数和（或）中性粒细胞增多。喘息型慢支嗜酸性粒细胞增多。缓解期多无明显变化。

3. 肺功能检查　早期无异常。如伴有小气道阻塞，即有通气功能障碍，最大呼气流速 - 容积曲线在 75% 和 50% 肺容量时，流量明显降低。当发展到慢性阻塞性肺疾病时，在使用支气管扩张剂后，即有第 1 秒用力呼气容积（FEV1）占用力肺活量（FVC）的比值（FEV1/FVC%）＜ 70%。

4. 痰液检查　痰涂片或培养可检测到肺炎链球菌、流感嗜血杆菌、卡他莫拉菌、葡萄球菌等致病菌。痰涂片中还可见大量中性粒细胞和已破坏的杯状细胞，喘息型慢支可见较多的嗜酸性粒细胞。

六、诊断与鉴别诊断

（一）诊断

慢支的诊断标准为：咳嗽、咳痰和（或）伴喘息，每年发病持续 3 个月，连续 2 年或以上，并排除其他症状相似的心、肺疾患（如支气管哮喘、肺结核、间质性肺疾病、尘肺、肺癌、心脏病等）时，即可做出诊断。如每年发病持续不足 3 个月，但有明确的客观检查依据者（如 X 线检查、肺功能检查等）亦可诊断。

（二）鉴别诊断

1. 支气管哮喘　喘息型慢支需与支气管哮喘相鉴别。支气管哮喘常有家族史或过敏史，多于幼年或青年突然起病，可因吸入冷空气、油烟、花粉等诱发。一般无慢性咳嗽、咳痰史，发作时以呼气性呼吸困难为特征，双肺布满哮鸣音。抗生素治疗无效，缓解后可无明显症状和体征。

2. 支气管扩张症　发病年龄多见于小儿和青年。典型表现为反复咯血、大量脓痰、慢性咳嗽。肺部常有固定、局限性湿啰音。X 线检查示肺纹理粗乱，呈卷发状、蜂窝状、网状阴影。支气管 CT 或造影检查可明确诊断。

3. 肺癌　多见于 40 岁以上、有多年吸烟史者。过去有长期咳嗽，近期咳嗽性质发生改变，以刺激性干咳为主，常有痰中带血。X 线检查示肺部有反复同一部位的阻塞性肺炎或肺部有块状、边缘清楚但不规则的阴影，经有效抗生素治疗不能完全消散。此时可经痰脱落细胞检查、胸部 CT 及纤维支气管镜检查鉴别诊断。

4. 肺结核　可见于任何年龄阶段，常有发热、盗汗、乏力、消瘦等结核中毒症状和咳嗽、咯血、呼吸困难等肺部局部症状。痰结核菌检查和 X 线检查可帮助诊断。

七、治疗

需采取综合的治疗措施。在急性发作期和慢性迁延期应以控制感染、祛痰止咳、解痉平喘为主要治疗措施；临床缓解期应以加强体育锻炼、提高机体免疫力、预防复发为主，并积极自觉尽早戒烟。

（一）急性发作期的治疗

1. 控制感染　是治疗慢支的最重要措施，而选择有效抗生素则是控制慢支急性发作的关键，应根据病情严重程度、致病微生物的种类、细菌培养或病原菌药敏结果进行选择。选择的原则为：①治疗有效；②不良反应少；③药价经济；④一般口服，病情较重者肌内注射或静脉给药；⑤应尽量避免使用广谱抗生素，以免二重感染或产生耐药菌株。

临床上常用抗生素为：青霉素类、头孢菌素类、大环内酯类、氨基糖苷类、喹诺酮类等。

2. 祛痰镇咳　因慢支在急性发作期时痰多量大，尤其是老年体弱无力咳痰者，易造成呼吸道阻塞和感染扩散，故在控制感染的同时，应以祛痰为主，畅通呼吸道。祛痰可采用口服或雾化吸入药物的方法，使气道内分泌物得以稀释，有利于排痰。常用祛痰药物为：复方甘草片或其合剂、复方氯化铵合剂、溴己新、氨溴索等。镇咳药物只在患者干咳剧烈、明显影响工作及学习时才可选用。

常用镇咳药物为：右美沙芬或其合剂、福米诺苯等。可待因有抑制呼吸中枢、加重呼吸道阻塞和炎症的不良反应，导致病情恶化，应避免使用。

3. 解痉平喘　主要用于喘息型慢支。临床常用药物为：沙丁胺醇、氨茶碱、特布他林、克仑特罗等。若平喘药使用后气道仍有持续阻塞，可使用糖皮质激素，如地塞米松等。

（二）临床缓解期的治疗

（1）戒烟可明显改善慢支的症状，约 54% 患者戒烟 4 周即可见效。

（2）避免接触刺激性有害气体。

（3）加强锻炼，增强体质，提高机体免疫力，预防复发。

八、预防

（1）注重体育锻炼，预防感冒。

（2）戒烟：改善环境卫生，减轻大气污染。加强个人劳动保护，避免烟雾、粉尘及刺激性气体对呼吸道的影响。

（3）可接种流感疫苗、肺炎疫苗等，以提高机体免疫力。

九、预后

（1）部分患者的病情可控制，不影响学习和工作。

（2）部分患者可逐渐发展成慢性阻塞性肺疾病，甚至慢性肺源性心脏病。

第二节　慢性阻塞性肺疾病

慢性阻塞性肺疾病（chronic obstructive pulmonary disease，COPD）简称慢阻肺，是一种以进行性持续气流受限为特征的疾病，与有害颗粒或气体长期刺激呼吸系统而造成的异常慢性炎症反应有关。

慢阻肺与慢性支气管炎、肺气肿关系密切。若慢性支气管炎和肺气肿的肺功能检查出现持续气流受限时，慢阻肺诊断即可成立。

慢阻肺是呼吸系统疾病中的常见病和多发病，患病率和病死率有逐年上升的趋势。全世界发达国家患病率为 5% ~ 15%；我国 40 岁以上人群的患病率为 8.2%。发病男性多于女性，农村多于城市。目前，慢阻肺是我国城市居民死亡的第 4 大原因，而在农村则为首要死亡原因。

尽管慢阻肺对肺部甚至全身均有巨大影响，且呈进行性发展，但目前认为如能及早发现，慢阻肺是可以预防和治疗的。

一、病因与发病机制

（一）病因

COPD 的病因目前尚未完全阐明，已知的危险因素大致可以分为外因（即环境因素）与内因（即个体易患因素）两类。

1. 吸烟　吸烟是 COPD 最主要的危险因素，其危险性与吸烟量、起始吸烟年龄、总吸烟年数均相关。被动吸烟也可以导致 COPD 的发生。

2. 大气污染　有害气体二氧化硫、一氧化氮、氯气及臭氧等对气道黏膜上皮有刺激和细胞毒作用。用生物燃料如木材或煤炭做饭或取暖时通风不好，也是发生 COPD 的重要原因。

3. 遗传因素　导致 COPD 发生的主要环境因素是吸烟，但不是所有的吸烟者均患 COPD，说明个体对 COPD 的易感性不同。流行病学调查显示，COPD 存在家族聚集现象，提示遗传因素是构成 COPD 易感性的重要基础。现已证实，遗传性 α1 抗胰蛋白酶缺乏（α1-AT）能增加 COPD 的发生。

4. 气道高反应性　气道高反应性是与 COPD 形成有关的危险因素。流行病学研究结果表明，气道反应性增高者其 COPD 的发病率也明显增高，但是导致这种现象的机制尚待阐明。

5. 肺的发育　若肺功能仪测定肺功能有明显降低，则这些对象发展为 COPD 的可能性增高。

6. 呼吸道感染　呼吸道感染是 COPD 发病和加剧的重要因素，反复呼吸道感染可加速肺功能的下降。有研究显示，儿童时期反复患呼吸疾病的人群，COPD 的患病率增高。

（二）发病机制

1. 气道炎症　大气中的有害物质与香烟烟雾能激活肺泡巨噬细胞，使其释放各种细胞因子，包括白介素 –8、干扰素诱导性蛋白 –10、肿瘤坏死因子 – α 、单核细胞趋化肽 –1 与白三烯 B4。炎症细胞聚集到气道后，与组织细胞相互作用，发生慢性炎症。气道炎症使气道狭窄，引起分泌物增多，气道平滑肌收缩并增生肥厚，黏膜下组织与上皮细胞损伤，其后的修复过程可使气道壁重塑与纤维化，最终导致阻塞性通气障碍。

2. 蛋白水解酶与抗蛋白酶的平衡失调　蛋白水解酶对肺组织有损伤、破坏作用；抗蛋白酶对蛋白水解酶具有抑制功能，其中 α 1– 抗胰蛋白酶（ α 1–AT）是抗蛋白酶中活性最强的一种。 α 1–AT 可以保护肺组织免受蛋白水解酶的溶解破坏作用。吸入有害气体和吸烟能诱发蛋白水解酶的释放增加。另外，先天缺乏 α 1–AT 易患 COPD。

3. 其他　氧化应激、自主神经功能失调、营养不良、气温变化等均与 COPD 发生有关。

总之，慢阻肺是由上述发病机制长期作用导致小气道持续异常炎症，气道、肺实质、肺血管被破坏，气道壁塌陷，肺泡弹性回缩力降低，最终导致持续进行性气流受限。

二、病理

慢阻肺的病理变化主要是慢性支气管炎和肺气肿的病理改变。慢性支气管炎的病理改变见前述。肺气肿的病理改变是终末支气管远端气腔（呼吸性细支气管、肺泡管、肺泡囊和肺泡）异常扩张，并伴有气腔壁被破坏，形成多个大小不等的大疱，肺血供减少，弹力纤维网被破坏，肺过度膨胀，弹性减退，外观呈灰白色或苍白色，按受累部位不同分为小叶中央型、全小叶型和介于两者之间的混合型 3 类，其中以小叶中央型为多见。

三、病理生理

慢阻肺最具特征性的病理生理改变是持续性气流受限所致的肺通气功能障碍。随着病情进展，炎症使气道高分泌、狭窄和纤维化，肺泡弹性回缩力日渐降低，引起肺残气量及残气量占肺总量的百分比增加，肺泡周围毛细血管受挤压而退化，产生通气与血流比例失调和弥散面积减少，导致换气功能障碍。因肺通气和换气功能均障碍，引起机体缺氧和二氧化碳潴留，产生低氧血症和高碳酸血症，最终呼吸衰竭而危及生命。

四、临床表现

本病发病缓慢，病程较长，常有长期的慢支和肺气肿病史。

（一）症状

1. 呼吸困难　是慢阻肺标志性症状，进行性加重是其特征性，早期在剧烈活动后才出现呼吸困难，晚期在日常活动甚至是休息时也会气短。

2. 咳嗽、咳痰　多为慢性咳嗽，可终身不愈，以晨间明显，夜间有阵咳和排痰。痰一般为白色黏液性或浆液性泡沫痰，清晨痰量较多；急性发作时，痰可呈脓性，且量增多。

3. 喘息、胸闷　重度患者或急性加重时可有喘息和胸闷。

4. 其他　易疲劳、食欲减退和体重下降，严重者可有发绀、头痛、意识障碍，甚至呼吸衰竭。

（二）体征

早期无明显体征，随着病情发展可出现以下体征。

1. 视诊　桶状胸，呼吸运动减弱，频率增快。

2. 触诊　双侧语颤减弱。

3. 叩诊　肺部呈过清音，心浊音界缩小或消失，肺下界和肝浊音界下降。

4. 听诊　双肺呼吸音减弱，可闻及干、湿啰音。

（三）分期

1. 急性加重期　在其自然病程中咳嗽、咳痰、气短急性加重，主要是因为支气管病毒或细菌感染以及空气污染，并且痰量增加变为脓痰；肺部可出现哮鸣音或伴发热。

2. 稳定期　咳嗽、咳痰、气短症状轻微而稳定。

五、并发症

1. 自发性气胸　突发一侧剧烈胸痛，呼吸困难加重，发绀明显，肺叩诊为鼓音，听诊呼吸音减弱或消失，通过 X 线检查可以确诊。

2. 慢性肺源性心脏病　COPD 引起肺血管床减少及缺氧，致肺动脉痉挛、血管重塑，引起肺动脉高压、右心室肥厚扩大，最终发生右心功能不全。

3. 慢性呼吸衰竭　常在 COPD 急性加重时发生，其症状明显加重，可具有缺氧和二氧化碳潴留的临床表现。动脉血气分析可帮助诊断。

六、实验室及其他检查

1. 肺功能检查　是诊断慢阻肺的主要客观指标。吸入支气管扩张剂后，第 1 秒用力呼气量占用力肺活量的比值（FEV1/FVC%）$<70\%$ 可确定为持续气流受限，这是诊断慢阻肺的必备条件。其他如肺总量（TLC）、功能残气量（FRC）、残气量（RV）均增高，肺活量（VC）减低。

2. 胸部 X 线检查　早期可无异常改变。后期可出现肺纹理增粗、紊乱，胸廓前后径增大，肋间隙增宽，肺活动度减弱，两肺透亮度增加等改变。X 线检查对确诊慢阻肺特异性不高，主要用于鉴别诊断和并发症诊断。

3. 动脉血气分析　早期无异常。随着病情进展可出现动脉血氧分压（PaO_2）降低，二氧化碳分压（$PaCO_2$）升高，并可出现酸碱平衡失调。动脉血气分析对发现低氧血症和高碳酸血症、判断酸碱失衡和呼吸衰竭类型有重要价值。

4. 其他　痰培养可查出病原体。如合并细菌感染时，外周血可见白细胞增高、核左移等现象。

七、诊断与鉴别诊断

（一）诊断

慢阻肺的诊断主要根据长期大量吸烟和接触有毒有害气体、颗粒粉尘等病因，结合其临床表现及肺功能检查等，并排除其他有类似症状和肺功能改变的疾病，综合分析判断后确定本病。其中，肺功能检查示吸入支气管扩张剂后，FEV1/FVC% ＜ 70% 可确定为持续气流受限，是诊断慢阻肺的必备条件。

（二）鉴别诊断

1. 支气管哮喘　起病常在儿童时期，主要为可逆性的气流受限。每天的症状变化大，夜间或凌晨的症状明显，可伴有过敏症、鼻炎，有哮喘家族史。

2. 支气管扩张症　咯血、大量脓痰，常与细菌感染相关，听诊可闻及啰音，有杵状指，胸部 X 线和 CT 显示支气管扩张、支气管壁增厚。

3. 肺结核　各种年龄均可发病，有低热、盗汗、乏力、消瘦等结核全身表现，胸部 X 线表现为肺部浸润或结节样病灶。

八、治疗

本病的治疗目的是缓解症状，预防和减少疾病加重，延缓疾病的进展，改善运动耐力，提高生活质量，减少病死率。

（一）稳定期的治疗

稳定期的治疗主要是劝导戒烟、脱离有害环境，根据临床表现选用支气管扩张剂、祛痰止咳药等进行对症治疗；对高风险组可长期吸入糖皮质激素与长效 β2 受体激动剂，可减少急性加重发作，增加运动耐量；对并发慢性呼吸衰竭者可进行长期家庭氧疗，以提高生活质量和生存率。

1. 戒烟　COPD 患者戒烟以后，咳嗽、咳痰的症状可有很大程度上的好转。戒烟可以明显缓解病情发展，提高生存率。

2. 排痰　COPD 患者的咳嗽因痰多而引起的，应帮助患者排痰而不是单纯镇咳，可口服沐舒坦、氯化铵或中药祛痰，也可以雾化吸入，并注意补充液体。

3. 预防感染　病毒与细菌感染是病情加重的诱因，肺炎球菌与流感嗜血杆菌寄生于 COPD 患者的下呼吸道，痰色变黄提示有细菌感染，可选用阿莫西林、头孢克洛、头孢唑肟等。

4. β2 受体激动药　刺激支气管上皮细胞纤毛运动，舒张支气管，预防各种刺激引起的支气管痉挛。常用的气雾剂有特布他林，每次吸入 250 ~ 500μg，每日 3 ~ 4 次，或沙丁胺醇每次吸入 100 ~ 200μg，每日 3 ~ 4 次，吸入后起效时间为 5 分钟，1 小时作用达到高峰，维持 4 ~ 6 小时。

5. 糖皮质激素　对 FEV1 ＜ 50% 预计值，并有症状和反复发生急性加重的 COPD 患者，规则的每日干粉吸入布地奈德 / 福莫特罗 160μg/4.5μg，或干粉吸入沙美特罗 / 氟地卡松联合剂 50μg/250μg，每次 1 ~ 2 吸，每日 2 次。

6. 氧疗　COPD 呼吸衰竭患者除低氧血症外常伴有二氧化碳潴留，吸入的氧的浓度不宜过高，应控制性给氧，氧流量 1 ~ 2L/min。对 COPD 合并明显的低氧血症患者应首先给氧，目标是在静息状态下将 PaO_2 提高到 60 ~ 75mmHg，或使 SaO_2 升至 90% ~ 92%。对 COPD 所致的慢性低氧血症患者使用长期的家庭氧疗，每天吸氧≥ 15 小时，可提高生活质量和生存率。

（二）急性加重期的治疗

急性加重期治疗主要是明确加重因素并去除，雾化吸入支气管扩张剂，低流量吸氧，抗感染治疗，应用糖皮质激素，以及其他对症治疗。

1. 一般治疗　卧床休息，给予易消化、高热量、高蛋白、高维生素饮食，必要时应用胃管饮食。

2. 氧疗　低流量氧吸入，每分钟氧流量不大于 2L，氧疗的目标是保持 $SaO_2$90% ~ 92%，或 PaO_2 在 60 ~ 75mmHg，吸氧后 30 ~ 60 分钟应再测血气，如果 PaO_2 > 75mmHg，就有可能加重二氧化碳潴留和酸中毒，如果 PaO_2 上升且 pH 值下降不明显，说明给氧适当。

3. 解痉平喘　有严重喘息症状者可给予较大剂量雾化吸入支气管舒张药治疗，如沙丁胺醇 500μg　或异丙托溴铵 500μg，或沙丁胺醇 1000μg 加异丙托溴铵 250 ~ 500μg，通过小型雾化器吸入，以缓解症状。酌情每日静脉滴注氨茶碱 500 ~ 750mg，速度要慢，使氨茶碱血清浓度保持在 10 ~ 15μg/mL。

4. 控制感染　感染较轻者可给予口服阿莫西林克拉维酸钾，重者可静滴 β – 内酰胺类、大环内酯类、喹诺酮类抗生素。

5. 祛痰止咳　酌情选用溴己新 8 ~ 16mg，每日 3 次；盐酸氨溴索 30mg，每日 3 次。

6. 机械通气治疗　无创机械通气可以降低 $PaCO_2$，减少呼吸频率和呼吸中毒，改善呼吸性酸中毒，缩短住院时间，避免并发症发生。但并不是适合所有患者，禁忌证包括呼吸抑制或停止、心血管系统功能不稳定、头面部有外伤、极度肥胖、严重胃肠胀气者。

九、预防

戒烟，防治呼吸道感染，控制空气污染，接种流感或肺炎球菌疫苗可减少慢阻肺急性加重的程度和病死率。适当运动及呼吸肌功能锻炼，可改善肺功能，增强体质。

十、预后

与预后关系密切的是初始 FEV1 值与年龄，年龄越大、初始 FEV1 值越低，预后越差。长期家庭疗可以改善预后。

第十章 脊柱疾病

第一节 颈椎病

颈椎病是因颈椎间盘退变本身及其继发性改变刺激或压迫邻近组织，并引起各种症状和体征的颈椎退变性疾患。其发病率约为 3.8% ~ 17.6%，男性明显多于女性，是导致颈肩臂痛最常见的原因之一。

一、颈椎病的病因、病理及分型

（一）颈椎病的病因学

颈椎病的病因及发病机制是多种因素共同作用的结果。颈椎间盘的退行性改变及其继发性椎间关节的退变是颈椎病的发病基础。由于颈椎的活动度比胸椎和腰椎大，因而更容易发生劳损，继而出现退行性改变，最早发生退行性改变的是椎间盘组织，一般以颈 5–6、颈 6–7 及颈 4–5 的顺序出现病变。目前存在以下理论和学说。

1. 机械性压迫

（1）静态性压迫：一般而言，人类自 30 岁开始出现颈椎间盘退行性改变。由于椎间隙的高度降低导致椎间关节周围韧带松弛、椎体间活动度增加，继而导致纤维环和前纵韧带、后纵韧带在椎体的附着点处受到持续应力而发生微小创伤，随后出现韧带和骨组织的自身修复，最终在椎体上、下缘韧带附着部出现牵拉性骨刺以及韧带肥厚等变化。椎间盘的膨出或突出、椎体后缘的骨刺突入椎管、韧带的肥厚，导致脊髓或神经根受到压迫。

（2）动态性压迫：人体颈椎屈曲或仰伸位时，突入椎管的椎间盘以及椎体后缘的骨赘就可以压迫脊髓腹侧。退变的黄韧带也可以形成皱褶并突入椎管，压迫脊髓。这种颈椎处于中立位时脊髓没有受到压迫，但是颈椎处于屈曲或者仰伸位时脊髓就受到压迫，称为动态性压迫。动态 MRI 检查可以看出当颈椎处于中立位时椎间盘轻度突出，但是在仰伸位时椎间盘突出幅度增加、黄韧带肥厚形成皱褶突入椎管。

2. 节段性不稳定 颈椎的节段性不稳定是颈椎病发病的重要因素之一。当颈椎屈伸活动在某些节段出现异常时，脊髓和神经根在椎体后缘的骨赘上反复摩擦，可引起脊髓及神经根的微小创伤而出现病理损害。另外不稳定造成的椎间关节活动幅度增加，可刺激小关节的关节囊、纤维环及其周围韧带、前纵韧带和后纵韧带内的交感神经末梢，通过窦椎神经的反射引起脊髓及神经根周围营养血管的痉挛，导致脊髓和神经根局部缺血。脊髓压迫、不稳定节段的异常活动导致颈脊髓反复发生一过性缺血，如果频繁出现、持续时间长，可逐渐发生脊髓病。

3. 血运障碍 椎间盘突出和骨赘增生可以直接压迫、扭曲前中央动脉及其分支导致血供减少造成脊髓缺血性损害。由于脊髓周围白质（传导束）的血运主要来自根动脉形成的冠状动脉环，因此椎间盘侧方突出、钩椎关节增生等在引发神经根症状的同时还可以引发脊髓症状。

实验研究发现，当颈部屈曲时脊髓张力增加，脊髓腹侧受到椎体后缘骨赘的挤压而使脊髓前后径减小，同时脊髓侧方受到间接应力导致横径增加，继而使脊髓前中央动脉的横向分支受到牵拉而变长、变细，加上椎管狭窄导致的累积性脊髓缺血性损害，使脊髓前 2/3 缺血，包括灰质的大部分。由于应力集中在中央灰质区，使其内的小静脉受压，更进一步加重局部灌注不足。当同时存在黄韧带肥厚使脊髓腹背同时受压，由于“钳夹机制”作用使脊髓内部的微循环进一步受到损害。

（二）颈椎病的病理学

在颈椎的各个关节中，椎间盘由于承担着负重与屈伸活动双重功能，最先发生退行性改变。椎间盘退变最先表现为髓核脱水。随着髓核水分的减少，越来越多的应力作用在纤维环上，最终出现纤维变性、分离或断裂，强度减弱。髓核可以穿过裂隙向外突出。向后外侧突出则可致颈神经根受压或部分脊髓受压；向后侧突出通常致使脊髓受压导致脊髓病。

随着椎间盘退变过程的发展，纤维环耐受牵拉与压缩的能力减弱、椎间隙变窄，使前纵韧带和后纵韧带松弛，而椎间活动度异常，有的出现节段性不稳定。纤维环在椎体边缘的附着处因不断受到牵拉而出现牵拉性骨赘。形成的骨赘可同突出的椎间盘一起对神经根或脊髓构成压迫，并产生临床症状。

当神经根受到直接压迫或受到突出的椎间盘和骨赘的牵拉，就可能产生神经根损害，导致该神经根支配区的感觉、运动和反射的异常。这些临床症状的产生除了直接的机械性压迫和血运障碍以外，还与多种神经多肽和致疼因子有关。慢性压迫往往产生神经根支配区的麻木感，但是纤维环破裂、髓核脱出则由于局部强烈的炎性反应而产生剧烈的放射性的疼痛。

脊髓型颈椎病中脊髓灰白质均可发生改变。脊髓受到直接压迫的部位改变最明显，并向上、下扩展。病变严重的程度与脊髓压缩比率（即形变后脊髓的矢状径与横径比值）和脊髓横截面积明显相关。研究表明，脊髓压迫比率等于或大于 40% 的患者的神经功能状况明显好于那些脊髓压迫比率小于 38% 的患者。外科减压手术后，当脊髓压迫比率恢复致 40% 或以上、或者脊髓横截面积增加致 $40mm^2$ 以上时，预示神经功能可能会得到良好的恢复。受压后脊髓横截面的形状也与脊髓功能有明显关系。当脊髓的形状呈新月样改变时，98% 的患者出现了脊髓病的表现。

二、颈椎病的分类、临床表现及鉴别诊断

随着对颈椎病发病机制的深入认识，对颈椎病的分类也不断改进，分类方法主要依据于症状学和病理学两个方面。目前临床上较实用的还是根据患者所表现的临床特点进行的分类。该分类方法对医生和患者均具有指导作用。

（一）神经根型颈椎病

多为单侧、单根发病，但是也有双侧、多根发病者。多见于 30 ~ 50 岁者，一般起病缓慢，但是也有急性发病者。多数患者无明显外伤史。男性多于女性 1 倍。

1. 临床症状

（1）根性痛：是最常见的症状，疼痛范围与受累椎节的脊神经分布区相一致。与根性痛相伴随的是该神经分布区的其他感觉障碍，其中以麻木、过敏及皮肤感觉减退等为多见。

（2）根性肌力障碍：早期肌张力增高，但很快即减弱并出现肌无力和肌萎缩征。其受累范围也仅局限于该脊神经所支配的肌组。在手部以大小鱼际肌及骨间肌为明显。

（3）腱反射异常：早期呈现腱反射活跃，而中、后期反射逐渐减退或消失，检查时应与对侧相比较。单纯根性受累不应有病理反射，如伴有病理反射则表示脊髓同时受累。

（4）颈部症状：明显的颈部疼痛，颈旁可有压痛。压迫头顶时可有疼痛，棘突也可有压痛。

（5）特殊试验：当有颈椎间盘突出时，可出现压颈试验阳性，脊神经牵拉试验阳性，尤以急性期及后根受压为主者。检查方法是令患者坐好，检查者一手扶住患者颈部，另一手握住患者腕部，两手呈反方向牵拉，若患者感到手疼痛或麻木则为阳性。这是由于臂丛受牵拉、神经根被刺激所致。

（6）X线检查：一般表现为椎节不稳（梯形变），颈椎生理曲度减少、变直或成“反曲线”，椎间隙变窄，病变椎节有退变，椎体前后缘有骨刺形成。

（7）CT和MRI检查：CT检查可发现病变节段椎间盘侧方突出，或后方骨质增生，并可以判断椎管矢状径。MRI检查可发现椎间盘变性、髓核后突，椎体及椎间隙后方对硬膜囊和神经根有无压迫。

2.颈神经根病的定位诊断 典型表现为受累神经根的感觉、运动和反射功能的改变，临床常常以此变化作为神经根病变定位的依据。因臂丛神经分支的变异所致，判断颈肩痛患者的受累神经根有时比较困难。

（1）颈3神经根病：该神经根的皮节支配区位于颈后上部至枕骨和耳部水平。无单独支配的肌群。头痛可与颈3神经根病相混淆。

（2）颈4神经根病：颈4神经根痛涉及颈根部、向外至肩部内缘、向下至肩胛骨水平的区域。颈部过伸可诱发疼痛发作。该神经根无明确的单独支配的肌群。

（3）颈5神经根病：颈5神经根支配颈根部至肩峰、并延续至上臂外侧的皮肤区域。三角肌主要由颈5神经根支配。该神经根病表现为肩关节外展肌力减弱。其表现与急性肩袖损伤相似，但是后者伴有明确的肩部压痛。其他体征包括肩关节外旋肌力（冈上肌和冈下肌）、肱二头肌肌力降低，肱二头肌腱反射减弱也可因颈5神经根支配的部分受损而出现。

（4）颈6神经根病：C 5–6椎间盘是颈椎退行性变疾患中累及率最高的节段。颈6神经根痛从颈根部沿肱二头肌、前臂的桡侧，放射至手的背侧以及拇指。肱二头肌力减弱常不明显，但是却常伴有伸腕肌力下降。还可能有冈下肌、前锯肌、旋后肌和伸拇肌力减弱。肱二头肌反射以颈6神经根支配为主，因此该反射减弱具有颈6神经根损害的定位意义。患者常主诉上臂外侧疼痛伴手部桡侧二指的麻木。

（5）颈7神经根病：典型临床表现为沿肩后部、三角肌和前臂的外侧、至示指、中指的放射痛或麻木。肱三头肌反射减弱是颈7神经根损害的定位体征。颈7神经根还支配部分胸大肌的运动，患者可出现肱骨内收肌力减弱。另外，旋前肌、伸指总肌、背阔肌以及屈腕肌，主要是桡侧腕屈肌的肌力减弱。

（6）颈8神经根病：颈8神经根支配手的尺侧，主要是环指和小指以及前臂的尺侧，疼痛和麻木沿此路径放射。颈8神经根主要支配手部的小肌群。完成屈指动作的屈指深肌和浅肌由颈8神经根支配。另外，它还和胸1神经根一同支配手的内在肌。颈8神经根损害可出现握力减弱，尤以尺侧为著。

3. 颈神经根激惹的特殊临床体征

（1）椎间孔挤压试验（Spurling’s test）：又称“压颈试验”、“压头试验”。患者端坐，头偏向患侧并稍后伸，检查者站在患者身后，双手重叠置于患者头顶部，均匀、缓慢地向下按压，如果患者感到颈部疼痛，而且沿着某一个或几个神经根的分布区放射，即为椎间孔挤压试验阳性，是因椎间孔受到挤压刺激神经根的结果。

（2）臂丛神经牵拉试验：（Eaton’s test）患者端坐，检查者站在患者一侧的后方，一手掌扶贴在患者颈外侧部，另一手握住患者腕部，将上肢均匀、缓慢地用力向下、向后、向外牵拉，如果患者感到来自颈根部的麻木或疼痛，而且沿着某一个或几个神经根的分布区放射，即为臂丛神经牵拉试验阳性，是因由于臂丛神经受到牵拉、神经根受到刺激所致。

（二）脊髓型颈椎病

脊髓型颈椎病的发病率为12%～30%，由于可造成四肢瘫痪，因而致残率高。通常起病缓慢，以40～60岁的中年人为多。合并发育性颈椎管狭窄时，患者的平均发病年龄比无椎管狭窄者小。多数患者无颈部外伤史。有些患者可同时合并神经根型颈椎病。

1. 临床表现

（1）多数患者首先出现一侧或双侧下肢麻木、沉重感，随后逐渐出现行走困难，下肢各组肌肉发紧、抬步慢，不能快走。有些患者出现下楼梯时感觉一侧或者双侧下肢有发软或者不稳的情况，好像踏不准台阶。继而出现上下楼梯时需要借助上肢扶着拉手才能登上台阶。严重者步态不稳、更不能跑。患者双脚有踩在棉花垛上的感觉。有些患者走路时常出现不能保持直线行走。有些患者起病隐匿，往往是自己想追赶汽车，却突然发现双腿不能快走。

（2）接着出现一侧或双侧上肢麻木、疼痛，双手无力、不灵活，写字、系扣、持筷、敲打键盘等精细动作难以完成，持物易落。严重者甚至不能自己进食。

（3）躯干部出现感觉异常，患者常感觉在胸部、腹部、或双下肢有如皮带样的捆绑感，称为“束带感”。同时躯干或者下肢可有烧灼感、冰凉感、蚁走感。

（4）部分患者出现膀胱和直肠功能障碍。如排尿踌躇、尿频、尿急、尿不尽、尿失禁或尿潴留等排尿障碍，大便秘结。性功能减退。

病情进一步发展，患者须拄拐或借助他人搀扶才能行走，直至最后双下肢呈痉挛性瘫痪，卧床不起，双手失去抓持功能，双上肢不能充分屈伸和上举，导致生活不能自理。

2. 体征　颈部多无体征。四肢肌张力增高，腱反射活跃或亢进：包括肱二头肌、肱三头肌、桡骨膜、膝腱、跟腱反射；髌阵挛和踝阵挛阳性。病理反射阳性：如上肢Hoffmann征（Hoffmann sign）、Rossolimo征（Rossolimo sign）、下肢Barbinski征（Barbinski

sign）、Chacdack 征（Chacdack sign）。浅反射如腹壁反射、提睾反射减弱或消失。上肢或躯干部出现节段性分布的浅感觉障碍区，深感觉多正常。上肢的肌腱反射具有一定的定位诊断意义，如果肱二头肌腱反射减弱或者消失而肱三头肌腱反射活跃，则提示脊髓损害的最高平面很可能就在 C5–6 髓节，如果肱二头肌和肱三头肌的腱反射均活跃，则提示脊髓损害的最高平面很可能在 C4–5 髓节或者更高髓节。

也有一部分患者仅仅表现为部分肢体肌肉无力和萎缩，没有明显的感觉障碍。肌肉萎缩可以在肩带肌群、也可以在手的内在肌。

（三）交感型颈椎病

交感型颈椎病症状繁多，多数表现为交感神经兴奋症状，少数为交感神经抑制症状。

常见症状如下。

（1）头部症状：如头晕、头痛或偏头痛、头沉、枕部痛，记忆力减退、注意力不易集中等。偶有因头晕而跌倒者。

（2）眼部症状：眼胀、干涩、视力变化、视物不清、眼前好像有雾等。

（3）耳部症状：耳鸣、耳堵、听力下降。

（4）胃肠道症状：恶心甚至呕吐、腹胀、腹泻、消化不良、嗳气以及咽部异物感等。

（5）心血管症状：心悸、心率变化、心律失常、血压变化等。

（6）面部或某一肢体多汗、无汗、畏寒，有时感觉疼痛、麻木但是又不按神经节段或走行分布。

以上症状往往与体位或活动有明显关系，坐位或站立时加重，卧位时减轻或消失。颈部活动多或劳累时明显，休息后好转。

（7）临床检查：颈部活动多正常、颈椎棘突间或椎旁小关节周围的软组织压痛。有时还可伴有心率、心律、血压等的变化。

（四）椎动脉型颈椎病

正常人当头向一侧歪曲或扭动时，其同侧的椎动脉受挤压、使椎动脉的血流减少，但是对侧的椎动脉可以代偿，从而保证椎 - 基底动脉血流不受太大的影响。当颈椎出现节段性不稳定和椎间隙狭窄时，可以造成椎动脉扭曲并受到挤压；椎体边缘以及钩椎关节等处的骨赘可以直接压迫椎动脉、或刺激其周围的交感神经使椎动脉痉挛，出现椎动脉血流瞬间变化，导致椎 - 基底供血不全而出现相应症状。

（1）发作性眩晕，复视伴有眼震。有时伴随恶心、呕吐、耳鸣或听力下降。这些症状与颈部位置改变有关。

（2）下肢突然无力猝倒，但是意识清醒，多在头颈处于某一位置时发生。

（3）偶有肢体麻木、感觉异常。可出现一过性瘫痪，发作性昏迷。

（五）其他类型颈椎病

1. 食管型颈椎病　专指由于颈椎前缘巨大的骨赘挤压食管并且对食管的蠕动运动造成明显影响，以患者出现吞咽困难为临床特征的颈椎病。以一个椎间隙前缘出现巨大局限性骨赘多见。导致出现吞咽困难症状的关键病理因素是骨赘的位置和形状。临床上较多见的是骨赘位于 C 4–5 和 C 5–6 椎间隙，向前凸起的骨赘可以影响喉部的上下滑移运动，阻碍吞咽动作的顺畅完成，使患者产生难以咽下东西的感觉。导致症状的骨赘一般为山丘样隆起，骨赘向前方凸起的高度一般不超过 1cm。发生在 C 3–4 或者 C 6–7 椎间隙的骨赘一般不会引起症状，但是如果骨赘 巨大，向前方隆起的高度超过 1.5cm，也可以引发吞咽困难的而症状。

2. 颈型颈椎病 本型实际上是各型颈椎病的早期阶段，大多处于颈椎椎节退行性变开始，通过窦 – 椎神经反射而引起颈部症状。但如处理不当，易发展成其他更为严重的类型。以青壮年者为多，几乎所有的患者都有长期低头作业的情况。颈部酸、痛、胀等不适以颈后部为主，部分患者颈部活动受限或被迫体位，也有患者可出现一过性上肢麻木，但无下肢行走障碍。X 线片上除颈椎生理曲度变直或消失外，在侧位伸屈位 X 线片上可观察到约 1/3 的病例椎间隙显示松动及梯形变。MR 成像显示髓核可有早期变性征，少数病例可发现髓核后突征。

三、颈椎病的诊断及鉴别诊断

颈椎病的诊断过程包括神经系统损害的定位和定性诊断、影像学资料的判断以及根据临床表现与相应的疾病进行鉴别诊断。

（一）颈神经根病的定位诊断

名词“神经根病”特指神经根功能障碍具有的症状和体征。其病因可以是神经根受到机械性压迫，例如突出的椎间盘髓核组织或增生的骨赘，也可以是营养血管功能障碍或者神经根本身病变所致。

神经根病损的定位和定性诊断在颈椎病的诊断过程中非常重要。

由于臂丛神经是由多根外周神经组成，这些神经在臂丛神经下行（干、束、支）的过程中逐步分出，因此多数表现为多根混合支配的现象，造成神经根型颈椎病临床表现多样化，其疼痛的性质可以是放射痛、也可以是牵涉痛。

（二）颈脊髓病的定位和定性诊断

名词“脊髓病”特指脊髓功能障碍具有的症状和体征。其病因可以是脊髓受到机械性压迫，例如突出的椎间盘髓核组织或增生的骨赘，也可以是营养血管功能障碍或者脊髓本身病变所致。

1. 上运动神经元损害的体征 当脊髓受到机械性压迫时，可以造成损害平面以下的脊髓节段出现上运动神经元损害的体征，又称“锥体束征”。具体特征为：四肢肌张力增高，脊髓损害很严重时肌张力可以明显增高，严重时甚至出现铅管样强直，多见于下肢；四肢肌腱反射活跃甚至亢进；深浅感觉减退或者消失；出现病理反射（病理征），尤以上肢出现病理征多见，少数患者也可以同时出现下肢的病理反射。

霍夫曼征（Hoffmann sign）：这是上肢的病理征，表示颈部脊髓出现上运动神经元性损害。值得注意：有时健康人也可以出现对称性 Hoffmann 征阳性，如果没有其他上运动神经元损害的体征，则没有临床意义。对于那些具有比较明显的颈脊髓病的临床症状、但是 Hoffmann 征阴性的患者，可以让患者进行颈部全屈全伸运动 20 次后再检查，即动力性 Hoffmann 征试验，以便明确是否存在阳性体征。如果颈部运动之后出现 Hoffmann 征阳性，或者原来的 Hoffmann 征变得更为明显，均有诊断意义，而且提示节段性不稳定在患者的发病过程中具有重要意义。如果一侧出现 Hoffmann 征阳性，往往更具诊断意义。

2. 下运动神经元损害的体征：脊髓受到突出的椎间盘髓核组织或者骨赘的直接压迫时，常常出现上运动神经元损害的体征和下运动神经元损害的体征共同存在的情况。主要表现为椎间盘突出的节段所对应的脊髓节段出现下运动神经元损害的体征，表现为该脊髓节段所支配的运动平面出现肌张力下降、肌力减退、肌腱反射减弱或者消失，该脊髓节段所支配的感觉平面出现皮肤痛觉过敏或者减退。而椎间盘突出的节段所对应的脊髓节段的远端则出现上运动神经元损害的体征。仔细确认下运动神经元损害的平面对于判断神经损害的节段有着重要意义。例如，当出现 C5–6 节段的椎间盘突出压迫脊髓出现不完全性瘫痪时，可以出现颈脊髓 C6 平面的下运动神经元损害的体征，同时还出现 C7 平面以远的上运动神经元损害的体征。

（三）颈椎病患者的影像学检查

1.X 线片（平片）检查 颈椎的正位、侧位以及过屈、过伸侧位 X 线摄片是最常用的平片检查。

（1）颈椎正位和侧位 X 线片检查：常常可以观察到颈椎退行性改变的 X 线特征性表现：正位片可见钩椎关节变尖或横向增生、椎间隙狭窄；侧位片见颈椎顺列不佳、反曲、椎间隙狭窄、椎体前后缘骨赘形成、椎体上下缘（运动终板）骨质硬化、发育性颈椎管狭窄等。

颈椎侧位 X 线片的另一个重要意义就是颈椎管的测量。最为常用的方法是比值法：在颈椎侧位 X 线片上，颈 3– 颈 6 的任何一个椎节，如果椎管的中矢状径与椎体的中矢状径的比值等于或者小于 0.75，就可以诊断为发育性颈椎管狭窄。

（2）颈椎过屈过伸侧位 X 线片：颈椎过屈过伸侧位 X 线片在现代颈椎外科中具有重要意义，主要用于判断颈椎的活动范围、颈椎的柔韧性以及有无节段性不稳定。目前适合国人的颈椎不稳定的诊断标准还没有统一，多数学者认为在颈椎过屈过伸侧位 X 线片上，如果出现某一个节段在过伸位或者过屈位上出现椎体间成角 ≥ 11 度，或者出现在过伸位和过屈位片上椎体间前后滑移之和 ≥ 3mm，就可以诊断为节段性不稳定。值得注意的是，患者在拍摄颈椎过屈过伸侧位 X 线片时必须尽量做到颈椎屈曲和仰伸到位，然后再进一步屈曲和仰伸，“过屈”的含义是过度屈曲、“过伸”的含义是过度仰伸，只有做到真正意义上的“过屈过伸”，才能够反映出可能存在的节段性不稳定，否则就可能出现由于患者本身原因造成颈椎屈伸活动范围不够而掩盖了实际上存在的不稳定。

2.CT 检查 CT 可显示出椎管的形状以及细微骨结构的变化，还可以发现早期或者细小的后纵韧带骨化。利用三维重建技术可以实现矢状位、冠状位以及立体层面的图像重建。

3. 磁共振成像（MRI）检查 由于 MRI 可以清晰地显示出椎管内、脊髓内部的改变及脊髓受压部位及形态改变，已经成为颈椎外科的常规检查。仔细观察 MRI 可以分辨出突出的椎间盘组织是否已经突破后纵韧带、是否合并后纵韧带肥厚等细微变化，了解这些细节对于手术中能否实现彻底减压至关重要。

由于 CT 和 MRI 各自的成像特点，因此只有联合应用，才能做到相互补充，提供全面的影像学信息，确定颈椎病的诊断。只有做到诊断明确，才能为进一步制订治疗方案，以及制订手术计划、确定减压范围提供依据，为进而获得最佳临床疗效奠定基础。

（四）颈椎病诊断标准和鉴别诊断

1. 神经根型 具有根性分布的症状（麻木、疼痛）和体征；压颈试验或臂丛牵拉试验阳性；影像学所见与临床表现相符合；除外颈椎外病变（胸廓出口综合征、网球肘、腕管综合征、肘管综合征、肩周炎、肱二头肌长头腱鞘炎等）所致以上疼痛者。

2. 脊髓型 出现颈脊髓损害的临床表现；影像学显示颈椎退行性改变、颈椎管狭窄，并证实存在脊髓压迫；除外进行性肌萎缩性脊髓侧索硬化症、脊髓肿瘤、脊髓损伤、继发性粘连性蛛网膜炎、多发性末梢神经炎。

3. 交感型 诊断较难。出现交感神经功能紊乱的临床表现、影像学显示节段性不稳定。对部分症状不典型的患者，如果行星状神经结封闭或颈椎高位硬膜外封闭后，症状有所减轻，则有助于诊断。

除外其他原因所致的眩晕：①耳源性眩晕：由于内耳出现前庭功能障碍，导致眩晕。如美尼耳综合征、耳内听动脉栓塞；②眼源性眩晕：屈光不正、青光眼等眼科疾患；③脑源性眩晕：因动脉粥样硬化造成椎－基底动脉供血不全、腔隙性脑梗死；脑部肿瘤；脑外伤后遗症等；④血管源性眩晕：椎动脉的 V1 和 V3 段狭窄导致椎－基底动脉供血不全；高血压病、冠心病、嗜铬细胞瘤等；⑤其他原因：糖尿病、神经官能症、过度劳累、长期睡眠不足等。

4. 椎动脉型 曾有猝倒发作、并伴有颈性眩晕；旋颈试验阳性；影像学显示节段性不稳定或钩椎关节增生；已经除外其他原因导致的眩晕。经颅彩色多普勒（transcranial doppler sonography，TDS）、数字减影血管造影术（digital subtraction angiography，DSA）、磁共振血管成像（magnetic resonance angiography，MRA）可探查基底动脉血流、椎动脉颅内血流，推测椎动脉缺血情况，是检查椎动脉供血不足的有效手段，也是临床诊断颈椎病，尤其是椎动脉型颈椎病的常用检查手段。椎动脉造影和椎动脉“B 超”对诊断有一定帮助。

5. 食管型颈椎病 具有明确的进行性吞咽困难病史，影像学检查显示颈椎前缘巨大骨赘形成；食管镜检查或者影像学检查已经除外食管和纵隔占位性病变。

四、颈椎病的治疗

对于神经根型、交感型、椎动脉型颈椎病，大部分患者经非手术治疗效果优良，仅一小部分患者症状严重，或者经过非手术治疗仍然症状明显而需要手术治疗。对于合并颈椎椎管狭窄或颈椎不稳定者，不应推拿治疗，如果同时合并颈脊髓病则不宜牵引治疗。如果出现明显的颈脊髓病表现，影像学检查显示明确的脊髓压迫，治疗原则是尽早手术。

（一）非手术治疗

对于神经根型颈椎病患者，适当卧床休息可以减轻颈椎间盘内的压力，减少因为颈部活动过度而造成的节段性不稳定，从而减轻或者消除对神经根的刺激和压迫。牵引可以采取卧位或坐位，颈部微屈，重量一般为 3 ~ 5kg，最大牵引重量不宜超过体重的 1/10，重量过大常使症状加重。牵拉头部时出现症状加重者不适合牵引治疗。有的患者单以围领保护就可以使症状好转。

对于疼痛明显者，可以采用物理治疗及脱水、激素、服用非甾体的解热镇痛药物、神经营养药物，也可以配合使用肌肉松弛药物，可以达到减轻或者缓解急性疼痛的效果。交感型和椎动脉型颈椎病患者也可以试用卧床休息和牵引的方法，主要目的是减轻椎旁肌的痉挛，减轻椎间盘内的压力，从而减少不稳定对交感神经末梢的刺激，达到缓解症状的目的。

物理治疗的主要作用是扩张血管、改善局部血液循环，解除肌肉和血管的痉挛，消除神经根、脊髓及其周围软组织的炎症、水肿，减轻粘连，调节自主神经功能，促进神经和肌肉功能恢复。常用治疗方法：直流电离子导入疗法、低频调制的中频电疗法、超短波疗法、超声波疗法、超声电导靶向透皮给药治疗、高电位疗法、光疗等。对于各型颈椎病都有一定的治疗作用。

中药治疗效果肯定，以痛为主，偏瘀阻寒凝，宜祛瘀通络；如偏湿热，宜清热利湿；如伴有麻木，加止痉散。以麻木为主，伴有肌肉萎缩，取益气化瘀通络法。中成药具有服用简单、携带方便等优点。

（二）颈椎病的微创治疗

颈椎病的微创治疗指利用经皮穿刺技术进行椎间盘内减压的治疗方法。通过减少髓核体积，降低椎间盘内压力，从而减轻突出的椎间盘对神经根和脊髓的压迫和刺激，达到减轻症状的目的。常用的方法有：激光汽化、化学溶核、臭氧注入、射频消融等。具有操作简单、创伤小、术后恢复迅速、费用低廉等优点，适合基层医疗单位开展。

颈椎病的微创治疗必须注意严格控制适应证。上述微创疗法的最佳适应证是轻度或者早期颈椎病患者，MRI 显示椎间盘轻度突出，纤维环完整，同时 X 线片显示没有明显节段性不稳定、CT 扫描显示没有明显骨性压迫。对于椎间盘突出明显，特别是已经有游离的髓核或者软骨板碎片突破后纵韧带进入椎管者，不适合微创治疗。

采用内镜辅助进行颈前路椎间盘切除、植骨融合术也是微创治疗在颈椎外科应用的成功术式，国内外均有开展并获得良好效果。

（三）手术治疗

1. 颈椎病手术治疗的目的和指征　手术治疗的主要目的是解除由于椎间盘突出、骨赘形成或韧带骨化对脊髓、神经根的压迫；消除椎间盘突出和节段性不稳定对脊髓、神经根、交感神经、椎动脉的刺激；恢复和重建颈椎的稳定性。

对于脊髓型颈椎病一旦确诊应当积极手术，而其他各型颈椎病应当积极采取保守疗法，只有个别患者出现如下几点。

（1）保守治疗无效或疗效不巩固、反复发作。

（2）症状明显并严重影响患者生活和工作。

（3）出现严重的神经根损害——受累神经根所支配的肌肉运动障碍时才需要手术。

2. 颈椎病手术治疗的术式选择与适应证　目前颈椎病的手术根据入路分为前路和后路。前路手术的目的是彻底解除来自前方的对于脊髓和神经根的压迫、稳定颈椎。后路手术的目的是扩大椎管、同时解除来自后方和前方的对于脊髓的压迫。

（1）前路手术的术式以及适应证。

1）椎间盘切除 + 椎体间植骨融合术：这是颈椎病的经典术式，包括切除病变节段的椎间盘组织和上、下软骨板、突入椎管的髓核组织和后骨刺、椎体间植骨重建椎体间稳定性。后纵韧带不要求常规切除，应当仔细分析术前 MRI 影像学资料，如果判断有后纵韧带肥厚或者有游离的髓核组织突破后纵韧带进入椎管，则应当切除肥厚的后纵韧带或者切开后纵韧带取出游离的髓核组织，做到彻底减压。使用钛板内固定具有维持和恢复椎间隙高度、维持植骨块位置、提高融合率等优点。

椎间融合器（Cage）具有提高植骨融合率、维持和恢复椎间隙高度等优点。一般来讲，单节段或双节段融合不需要同时使用钛板，但是如果同时合并使用钛板固定，则固定更加牢固，理论上术后不需要任何外固定。如果实施三个或三个以上节段的融合，尤其是进行后凸矫正时，则必须加以钛板固定。

椎间盘切除 + 椎体间植骨融合术的适应证如下。

①由于椎间盘突出、后骨赘等压迫神经根或脊髓导致的神经根型颈椎病和脊髓型颈椎病。

②由于椎间盘退变造成节段性不稳定导致的交感型颈椎病和椎动脉型颈椎病。

③由于椎间盘退变造成的颈椎退变性后凸畸形，导致脊髓腹侧受压的脊髓型颈椎病，需要矫正后凸畸形者。

④由于巨大的骨赘压迫食管而导致吞咽困难的食管型颈椎病，因为骨赘和椎间盘的切除而导致节段性不稳定，因此切除骨赘后还需要进行椎体间融合术。

2）椎间盘切除 + 椎体次全切除术 + 椎体间大块植骨融合术：此术式为前一种术式的扩展，切除范围包括上、下节段的椎间盘、后骨赘以及中间的椎体，再行椎体间植骨重建稳定性，最后实施钛板内固定。植骨可以选用自体髂骨（三面皮质骨）、自体腓骨。近年来多数学者采用钛网（笼）内填自体松质骨（一般是切除的椎体）或者同种异体骨，来代替自体髂骨，也取得了很好的融合效果。

手术适应证：①由于严重的后骨赘造成节段性退变性椎管狭窄，压迫脊髓导致的脊髓型颈椎病；②孤立型后纵韧带骨化导致脊髓局部受压；③严重的节段性退变性椎管狭窄合并退变性后凸，需要减压同时校正后凸畸形者。

椎体次全切除术的手术节段可以包括一个椎体或者两个椎体，但是如果切除更多的椎体，虽然从减压的角度来讲，可以较好地解除脊髓腹侧的压迫，但是颈椎运动功能却可以因此而受到严重损害，所以必须慎重。

3）椎间盘切除 + 人工椎间盘置换术：这是近年来开始应用的一种新型手术。其目的是切除病变的椎间盘后，植入可以活动的人工椎间盘来代替传统的椎体间植骨融合术，实现保留运动节段、减少相邻节段椎间盘的退变的目的。

椎间盘切除 + 人工椎间盘置换术的适应证为：由于椎间盘突出造成神经根或脊髓受压而导致的神经根型颈椎病和脊髓型颈椎病，不伴有明显的椎间隙狭窄、局部后凸畸形、节段性不稳定。

手术禁忌证：①椎间盘退变严重造成椎间隙明显狭窄、该节段屈伸活动范围明显减小；②严重骨质疏松症；③严重节段性不稳定，尤其是过屈过伸侧位 X 线片显示椎体间前后滑移 ≥ 3 毫米；④创伤、肿瘤、感染等。

（2）后路手术的术式以及适应证。

1）后路椎板成形术（单开门、双开门）：椎板成形术为颈椎后路减压的经典术式。通过扩大椎管空间，使脊髓后移，从而达到脊髓减压的目的。虽然开门后椎板固定的方式有很多种，但是基本原理相同，即防止再关门。

此术式的优点是：减压充分、可以较好地保留颈椎的活动。由于单开门术相对于双开门术在操作上更为简单，因此应用更为普遍。

常用的单开门术后椎板固定的方法包括：小关节的关节囊韧带悬吊方法、锚定法、人工椎板固定法、微型钛板固定法，保留肌肉韧带复合体（棘突重建）法，等等。

小关节的关节囊韧带悬吊法应用最为普遍，将粗丝线穿过在棘突根部的预穿孔再穿过同节段小关节的关节囊和周围韧带组织，打结后将椎板固定于开门状态。此法简单、经济，但是由于固定点是在软组织上，因此门轴处于轻度"弹性"固定状态，如果缝合欠佳，存在一定再关门风险。有人认为由于关节囊受到累及，可能出现术后早期颈肩部疼痛等症状。

锚定法是另一种保持"开门"的固定技术，先将颈椎侧块螺钉固定在同节段的颈椎侧块上，再将系在螺钉根部的粗丝线穿过在棘突基底部的预穿孔，打结后将椎板固定于开门状态。由于门轴固定是在侧块螺钉上，所提供的"刚性"固定更为牢靠。在显露侧块关节时不宜对小关节囊进行过多剥离，以免由此引起术后颈部疼痛。

人工椎板固定法通过在椎板开门处安放人工椎板，填充椎板开门后的空隙，从而保持椎板处于开门状态，人工椎板的材料可以是自体骨、同种异体骨或者人工骨。

微型钛板固定法则是通过微型超薄钛板连接开门后的椎板和侧块，保持椎板处于开门状态。这种方法均可以有效避免再关门现象发生，术后轴性症状的发生率也明显降低。

保留一侧肌肉韧带复合体的单开门术：显露左侧椎板，在棘突根部切断 C 3–7 棘突，将 C 3–7 棘突连同附着的椎旁肌一同翻向右侧，显露右侧椎板。开门后，用钛缆将棘突与开门后的椎板连接固定。这样右侧的肌肉韧带复合体得以保留。将左侧分离的椎旁肌与右侧相应节段椎旁肌点对点缝合，在中线缝合项韧带，重建颈后肌肉韧带复合体。术后轴性症状发生率显著减少。

后路椎板成形术的适应证：①脊髓型颈椎病伴有发育性颈椎管狭窄；②多节段退变性颈椎管狭窄导致脊髓腹背受压；③连续型或混合型颈椎后纵韧带骨化。

2）后路椎板成形术 + 侧块（椎弓根）钛板螺钉内固定、椎板间植骨融合术：此术式为前一种术式的扩展，即在进行椎管扩大的同时，应用颈椎侧块螺钉固定技术或经椎弓根螺钉固定技术进行后路固定和植骨融合。目前国内外可以使用的颈椎后路内固定器械分为钉 – 板系统和钉 – 棒系统二类。由于钉 – 棒系统占据的空间比钉 – 板系统少，因此更有利于植骨。

后路椎板成形术 + 侧块（椎弓根）钛板螺钉内固定、椎板间植骨融合术的手术适应证：具有前一种术式的适应证同时伴有：①明显的节段性不稳定；②轻度后凸畸形，术前过屈过伸 X 线片显示后凸畸形在后伸位时可以自行矫正。

3）后路椎板成形术（单开门、双开门）+ 神经根管扩大术：此种术式为颈椎后路椎板成形术的扩展。即在进行椎管扩大的同时有选择性地切除某些节段的部分或全部小关节，扩大神经根管，解除神经根的压迫。一般切除小关节的内侧 1/3 或 1/2，即可显露5 ~ 8mm长度的神经根。达到脊髓和神经根的同时减压。一般不需要同时进行内固定，但是如果切除范围达到或超过小关节的 1/2，就会对颈椎的稳定性造成影响，需要同时进行后路内固定和植骨融合。

后路椎板成形术（单开门、双开门）+ 神经根管扩大术的手术适应证：具有第一种术式的适应证同时伴有：①比较明确的神经根损害的症状和体征；②椎管狭窄特别严重，例如严重的退变性颈椎管狭窄、严重的 OPLL 造成椎管有效容积明显减少，特别是神经根管入口也明显狭窄时，为了防止开门后脊髓后移造成神经根过度牵拉而出现神经根损害的症状，例如颈 5 神经根麻痹，可以选择性地进行神经根管减压。

（3）后路、前路联合手术以及适应证：指在一次或分次麻醉下完成颈椎后路、前路的减压 + 融合术。手术方式原则上可以是上述前路、后路术式的组合。适应证如下。

1）存在发育性或退变性颈椎管狭窄同时合并巨大椎间盘突出、骨刺形成、孤立型 OPLL 导致脊髓腹背受压同时脊髓前方局部压迫特别明显的脊髓型颈椎病。

2）存在发育性或退变性颈椎管狭窄需要后路减压，同时伴有明显的颈椎后凸畸形，术前颈椎过屈过伸位 X 线片显示颈椎后凸在过伸位不能自行矫正而要前路手术矫正者。

手术可以在一次麻醉下先行后路减压，然后再实施前路手术。也可以分次手术，即先行后路减压，根据患者病情恢复情况在 3 ~ 6 个月后再实施前路手术。由于存在颈椎管狭窄先进行颈后路椎板成形术，可以扩大椎管的储备间隙，使脊髓向后方退移，然后再完成前路减压、融合、固定，可以大大减少术中对脊髓的刺激、降低损伤脊髓的机会。如果先行前路手术，由于存在椎管狭窄，脊髓受压严重，储备间隙极其狭小，如有操作不慎，极易损伤脊髓。

实践证明，一次麻醉下前后路手术与单纯后路或前路减压手术相比，可以获得更快、更充分的脊髓功能的恢复，降低再手术的可能。而且治疗周期短、总体费用将比分期手术降低许多，更有意义的是为患者争取到了宝贵的时间，使脊髓功能的恢复更快、更好。由于近年来医疗科技的迅猛发展，医疗服务的进步和手术技巧的熟练与提高，使医疗安全性大大提高，手术并发症并没有因此而增加。但是对于老年患者（70 岁以上）、心、肺功能下降以及合并糖尿病的患者，应避免前后路一期手术。

第二节 颈椎管狭窄

一、颈椎管狭窄的病因及病理

颈椎管狭窄的含义是指任何原因导致颈椎管的有效容积减少、致使脊髓周围储备间隙减小的一种状态。由于颈椎的椎管是由各个椎节的骨性椎管以及连接各个椎节的韧带等结构构成，因此测量是否存在椎管狭窄又可以分为骨性椎管测量和实际椎管测量。测量骨性椎管是否狭窄可以依据 X 线平片和 CT 进行测量，而测量实际椎管是否狭窄则是在 MRI 上进行测量。目前比较公认的骨性椎管测量方法是比值法，即在颈椎侧位 X 线片上测量椎管的中矢状径与椎体的中矢状径的比值。CT可以作为一种补充测量方法。实际椎管的测量一般在MRI片上测量脊髓的压缩比或者脊髓的实际面积。

（一）骨性颈椎管狭窄的病因以及病理

据导致骨性椎管狭窄的原因可以分为发育性颈椎管狭窄、先天性颈椎管狭窄、退变性颈椎管狭窄、和继发性颈椎管狭窄。

1. 发育性颈椎管狭窄 发育性颈椎管狭窄是指每一节椎骨的结构均未出现异常，但是椎管的容积相对较小。这些人群在出生时以及儿童时期并不存在颈椎管狭窄、但是随着青春期的快速发育、椎管的容积发育相对滞后，因而在成年期表现为椎管狭窄，因此称为发育性颈椎管狭窄。

正常椎管内脊髓周围有较大的空间存在——称之为储备间隙，当存在发育性颈椎管狭窄时，由于颈椎管的储备间隙较没有椎管狭窄的人明显减少，颈椎出现退行性改变以后，直接的机械性压迫、如轻微的椎间盘膨出或突出、微小的骨赘或节段性不稳定就很容易造成脊髓病的发生。

发育性颈椎管狭窄的诊断标准：在颈椎侧位X线平片上，C3–C6中任何一个椎节的椎管中矢状径与椎体中矢状径的比值小于或等于0.75。

以0.75（比值法）为颈椎管狭窄的诊断标准，发现121例脊髓型颈椎病患者中，83例有发育性椎管狭窄，提示脊髓型颈椎病好发于发育性椎管狭窄的人群中。因此发育性颈椎管狭窄是脊髓型颈椎病发病的重要致病因素。患有脊髓型颈椎病同时伴有发育性椎管狭窄的患者接受前路减压手术效果不好，而再次行后路椎管减压后效果满意。近二十年来对伴有发育性椎管狭窄的脊髓型颈椎病采用椎板成形椎管扩大术获得较好的治疗效果，说明发育性椎管狭窄的诊断对选择治疗方式有重要指导意义。

近年来的研究发现，在一部分发育性颈椎管狭窄的患者中，MRI显示脊髓周围仍然有一部分储备间隙，而少数正常发育的椎管患者中，MRI却显示脊髓周围几乎没有多少储备间隙了。但是对伴有发育性颈椎管狭窄和不伴有发育性颈椎管狭窄患者的颈椎MRI研究发现，二者在横断面上脊髓面积/硬膜囊面积的比值却没有显著差异（$P>0.05$）；另外，二者MRI上硬膜囊中矢状径与椎体中矢状径的比值均小于X线片上椎管中矢状径与椎体中矢状径的比值（$P<0.05$），这是由于椎管内硬膜外的其他内容物（后纵韧带、黄韧带等）占据了一部分空间所致，也说明其存在对椎管的容积有明显影响。

以上研究提示，存在发育性椎管狭窄的患者，脊髓可能由于自身发育原因，在椎管内的空间占有率和发育正常椎管内脊髓的空间占有率无差别，一部分患者存在“小椎管伴小脊髓”的现象。如果发育性椎管狭窄患者的MRI片上脊髓/硬膜囊面积比值<0.41、并且≥3个节段，说明仍然具有一定的“储备间隙”，否则就是“储备间隙”不足。存在发育性颈椎管狭窄、同时椎管“储备间隙”不足的患者较“储备间隙”正常的脊髓型颈椎病患者发病年龄早、病情进展快、脊髓损害严重（$P<0.05$），“小椎管伴小脊髓”的患者接受后路手术疗效更佳。

尽管部分人群存在以上现象，X线片上应用比值法测量骨性椎管矢状径仍然是判断发育性颈椎管狭窄的最直接、最经济、最初步的手段，而且在颈椎术后疗效判定中仍具有重要意义。

2. 先天性颈椎管狭窄 先天性颈椎管狭窄是指某一节或几节椎骨的结构均出现异常，例如颈椎椎体分隔不全、椎板分隔不全、小关节融合、脊柱裂、蝶形椎、楔形椎，等等，同时椎管的容积相对较小。这些人群在出生时以及儿童时期由于椎骨存在先天性异常，可能已经存在颈椎管狭窄、但是由于脊髓比较小而没有显示出来，随着青春期脊髓的快速发育、椎管的容积发育相对滞后，因而在成年期表现为椎管狭窄，因此称为先天性颈椎管狭窄。由于椎管内脊髓周围储备间隙的减小，当颈椎出现退行性改变以后，直接的机械性压迫、如轻微的椎间盘膨出或突出、微小的骨赘或节段性不稳定就很容易造成脊髓病的发生。椎管测量的方法与发育性颈椎管狭窄相同。

3. 退变性颈椎管狭窄 退变性颈椎管狭窄是指随着椎间关节的退行性改变的发展，椎体后缘出现明显的骨赘形成，从而占据了椎管的空间，导致脊髓周围储备间隙减小甚至脊髓受到压迫。这种在成年期因为退变形成巨大骨赘而表现出的椎管狭窄，称为退变性颈椎管狭窄。退变性颈椎管狭窄的测量方法为，在颈椎侧位 X 线片上测量椎体后缘的骨赘至椎管后壁的最短径与椎体的中矢状径的比值，如果小于或等于 0.75，即可诊断为退变性颈椎管狭窄。

此外，随着颈椎椎间关节退行性改变的发展，出现节段性不稳定。表现为当颈椎处于中立位时，颈椎管可能并不狭窄或者仅仅表现为轻度狭窄，但是当颈椎后伸时，上位椎体向后移位，使颈椎骨性椎管的实际径线变小。这种随着颈椎运动功能的变化而发生变化的颈椎管矢状径称为功能径。颈椎管的功能径在脊髓型颈椎病的发病中具有重要意义。椎体后缘骨赘形成使功能Ⅰ径减小，而颈椎存在节段性不稳定、颈部后伸时则使功能Ⅱ径减小，使脊髓受到钳夹，最终出现脊髓病。

4. 继发性颈椎管狭窄 继发性颈椎管狭窄是指随着椎管内韧带（后纵韧带、黄韧带）的肥厚、钙化、骨化过程的进展，逐步占据了椎管的空间，导致脊髓周围储备间隙减小甚至脊髓受到压迫。由于后纵韧带骨化、黄韧带钙化、黄韧带骨化不属于退行性病变，因此这一类椎管狭窄，称为继发性颈椎管狭窄。

（二）椎间关节退变与颈椎管狭窄

随着椎间关节的退行性改变，逐渐出现椎间盘膨出或者突出、后纵韧带肥厚、黄韧带肥厚等病理变化，占据了骨性椎管的空间，导致实际椎管的有效容积变小。这些改变在椎间隙水平表现尤为突出，表现为 MRI 上脊髓呈串珠样受压。尤其是当颈椎后伸时，脊髓本身变粗、同时椎间盘后突增加、黄韧带形成皱褶突入椎管，使椎管实际空间更为狭小。

由于椎间盘突出、黄韧带肥厚等病理改变，造成脊髓受压而发生脊髓病。特别是当存在发育性颈椎管狭窄时，由于椎管内的储备空间本来就很小，因此只要出现轻度的椎间盘突出或者黄韧带肥厚，再加上节段性不稳定，患者很容易出现脊髓病的临床症状。

（三）颈椎后纵韧带骨化症与颈椎管狭窄

颈椎后纵韧带骨化症（Ossification of Posterior Longitudinal Ligament，OPLL）是造成颈椎管狭窄的另一个常见、重要原因。

后纵韧带骨化（OPLL）的发生与发展过程并不是很清楚，很可能是先出现韧带的肥厚，然后出现韧带组织的逐渐骨化。因此在组织病理学上又可以分为成熟型和未成熟型两种类型，然而在手术切除的标本上往往可以观察到成熟区域和未成熟区域共存的现象。当患者出现临床症状而来就诊时，在大多数病例中已经可以见到成熟的骨化组织形成，在后纵韧带各层均可见到，有时还可以见到硬脊膜的骨化，严重时骨化的韧带还可以与硬脊膜紧密地粘连在一起。随着 MRI 和 CT 的普遍应用，可以发现越来越多的未成熟的 OPLL，表现为 MRI 上脊髓前方可见大片低信号影、但是 CT 扫描却仅仅能够看到部分骨化组织影。

（四）颈椎管狭窄与颈脊髓损伤

颈椎管狭窄的重要意义除了可以导致慢性压迫性颈脊髓病以外，它还可以造成急性颈脊髓损伤，尽管致伤外力可能还不足以导致颈椎出现骨折或者脱位，称为“无骨折脱位型颈脊髓损伤（spinal cord injury without fracture–dislocation，SCIWFD）”，其中发育性颈椎管狭窄是最为常见的病理基础。这种颈脊髓损伤有别于颈椎骨折脱位造成的脊髓损伤。当颈椎发生骨折脱位时，脊髓因为受到移位的骨折片、脱位的椎体的直接打击、挤压、碾搓，脊髓受到的损伤往往比较严重，甚至出现完全性脊髓损伤。而无骨折脱位型颈脊髓损伤的损伤机制却不同，由于患者颈椎管内储备间隙狭小，当出现退行性改变如椎间盘突出、骨赘生成、黄韧带肥厚时，脊髓周围几乎没有任何缓冲间隙，当受到外力使颈椎突然被动过屈、过伸时，脊髓因为受到挤压、折顶而发生损伤，损伤程度往往不是非常严重，一般为不完全性脊髓损伤。因此，对于出现急性颈脊髓损伤而没有骨折脱位的患者，应当注意有无发育性颈椎管狭窄等上述病理因素。早期手术彻底减压是争取较好疗效的重要因素。

无骨折脱位型颈脊髓损伤是一种具有明显临床特点的损伤类型。在诊断、治疗和预后方面都不同于骨折脱位合并的脊髓损伤，也不同于脊髓型颈椎病。这种损伤的特点如下。

（1）由于颈椎具有上述某种病理因素，轻微外力就可以导致急性脊髓损伤，但是没有骨折脱位。

（2）绝大部分为脊髓不完全性损伤。

（3）手术治疗明显优于保守治疗。保守治疗后脊髓功能获得暂时性部分恢复并停滞在较低水平，但是多数病例出现病情反复并逐渐加重。

（4）手术时机对后期脊髓功能的恢复有重要影响。应当早期手术治疗，减压并重建稳定。手术疗效比骨折脱位造成的脊髓损伤效果好，但是比脊髓型颈椎病的效果差。

（5）已经合并有颈椎病的患者，手术疗效与手术时机呈负性相关，与脊髓型的病程呈负性相关。

二、颈椎管狭窄的临床表现

颈椎管狭窄患者出现临床症状可以非常隐匿、也可以急性起病，有些患者则因为发生急性无骨折脱位型颈脊髓损伤而被送来医院。

颈椎管狭窄的症状可以归纳为三个方面，第一个是颈脊髓病的表现，再一个是颈神经根病的表现。第三个是慢性颈痛，表现为颈部钝痛或者僵硬感，有时疼痛可以扩展至枕部或肩部。疼痛的原因尚不清楚，有可能是对神经根的刺激，或者对分布在后纵韧带上的来自窦椎神经的末梢神经的刺激。颈部活动受限一般比较明显。

三、颈椎管狭窄诊断及鉴别诊断

颈椎管狭窄的诊断实际上是影像学的诊断，根据患者临床表现，可以明确颈神经根病、颈脊髓病的诊断。对于具有颈脊髓损伤，尤其是有颈部挥鞭样损伤病史的患者，应当考虑无骨折脱位型颈脊髓损伤。

颈椎 X 线平片是首选检查。对于发育性颈椎管狭窄和先天性颈椎管狭窄，必须在颈椎侧位片上测量颈椎管的中矢状径与椎体的中矢状径，如果比值等于或者小于 0.75，就可以确立诊断。对于退变性颈椎管狭窄，必须在颈椎侧位片上测量后骨赘的最远点至颈椎管后壁的矢状径与椎体的中矢状径，如果比值等于或者小于 0.75，就可以确立诊断。颈椎过伸过屈侧位 X 线片对于诊断节段性不稳定、判断是否存在动态颈椎管狭窄具有重要意义。

当在颈椎侧位平片上看到椎体后方不透 X 射线阴影时，即可诊断颈椎 OPLL。同时在侧位平片上还可以测量骨化块对椎管的侵占率。但是对于早期或者未成熟型的 OPLL，则平片诊断有一定的假阴性率。CT 是诊断 OPLL 的金标准。矢状面断层或 CT 矢状面重建能增加阳性率。

MRI 可以直接显示颈脊髓受到压迫的程度和范围，也可以显示脊髓是受到骨性压迫还是软性压迫。MRI 和 CT 对于颈椎管的影像学诊断具有很好的互补作用，二者缺一不可。

必须注意的是，颈椎 OPLL 是影像学诊断，必须结合临床表现才能做出完整的临床诊断。当有临床表现并且影像学检查证实有颈椎 OPLL 存在时，才能诊断颈椎后纵韧带骨化症。完整的诊断应该包括两个方面：一是 OPLL，应注明范围及类型；二是神经损害的类型：颈脊髓病或和颈神经根病。

必须注意的是，颈椎 OPLL 可以与颈椎病共存，因此必须结合影像学与临床表现，判断造成神经功能损害的原因。如果 OPLL 和退变性因素（椎间盘突出、椎体后缘骨赘、黄韧带肥厚、钩椎关节增生、并节突增生）都是神经损害的原因，则应作出全面诊断。如果退变性因素不参与神经损害的发病，则只需要诊断颈椎后纵韧带骨化症。

四、颈椎管狭窄治疗

由于椎管内脊髓周围储备间隙狭小，因此不能够推拿治疗，如果同时合并颈脊髓病则不宜牵引治疗。如果出现明显的颈脊髓病表现，影像学检查显示明确的脊髓压迫，治疗原则是尽早手术。

颈椎管狭窄的治疗原则与颈椎病基本一致。对于表现为颈神经根病的患者，大部分患者经非手术治疗效果优良，仅一小部分患者症状严重，或者经过非手术治疗仍然症状明显而需要手术治疗。

（一）非手术治疗

包括休息、牵引、围领制动、推拿按摩、针灸、穴位封闭、物理疗法和中西药物治疗。

（二）颈椎管狭窄的微创治疗

微创治疗的原理是采用物理或者化学的方法，减少髓核体积，降低椎间盘内压力，从而减轻突出的椎间盘对神经根和脊髓的压迫和刺激，达到减轻症状的目的。对于发育性、退变性颈椎管狭窄的患者，如果脊髓、神经根的致压因素为椎间盘软性突出、同时不存在明显的节段性不稳定、没有骨性压迫、脊髓后方的黄韧带不肥厚（即没有钳夹式改变），可以考虑微创治疗。

（三）颈椎管狭窄的手术治疗

由于颈椎后纵韧带骨化症造成的继发性颈椎管狭窄伴颈脊髓病的特殊性，因此在手术术式选择上有一定的特殊性。

颈椎后纵韧带骨化症的手术治疗如下。

1. 手术目的 减轻或者去除脊髓的压迫因素、消除椎间不稳定。

2. 手术适应证 一旦明确诊断颈脊髓病，即有手术指征。由于年轻患者的 OPLL 更容易进展，脊髓长期受压后容易发生不可逆性损害从而影响远期疗效，加之年轻人发生颈部创伤的风险较大，而手术效果又较老年人为好，因此对于 OPLL 伴发严重椎管狭窄者，即使脊髓病不重，也有手术指征。

3. 术式的选择

（1）后路减压手术：通过椎板切除或椎板成形手术，扩大椎管的有效矢状径，使颈脊髓后移，达到减压的目的。其优点是容易操作，可以做到广范围减压。缺点是 OPLL 并没有被切除，因此对于侵占率较大的患者，减压效果可能受到影响。减压的范围一般应当超出狭窄部位至少一个节段，上端可以达到 C1、下端可以达到 T2。

由于椎板切除术使颈椎后方结构全部切除（椎板、棘突、黄韧带、棘间、棘上韧带），术后容易出现颈椎后突畸形，瘢痕容易侵及硬膜，因此该术式已被各种类型的椎板成形术所代替。有些学者采用椎板切除术后经椎弓根螺钉或者经侧块螺钉技术重建颈椎的稳定，虽然具有可行性，但是与内固定技术相关的并发症也相应增多。椎板成形术的原埋保留了颈椎后方全部结构，通过颈椎后方肌肉的重建以及术后项背肌的训练来保障颈椎正常的顺列，具有更多的优点。

（2）前路减压手术：前方减压的优点是直接减压，通过前方融合稳定了受累节段颈椎。缺点是手术时间长、出血多，切除 OPLL 需熟练的手术技术，长节段的植骨面临不融合和植骨块脱出的风险，手术范围局限在 C3–T1。

前路手术减压必须先切除 OPLL 块对应的椎体，然后切除骨化块或者部分切除骨化块并使其漂浮。OPLL 直接切除时由于椎管内静脉丛出血较多，神经损伤的风险较大，容易损伤硬膜而发生脑脊液漏，特别是当合并有硬膜骨化时。

漂浮法则是通过部分切除 OPLL 块，然后将其旷置，使其在脑脊液的压力下，骨化块向前移位，使椎管扩大达到减压目的。

手术适应证：一个或者两个节段的 OPLL。

（3）前后路联合手术：对于局部椎管侵占率较高的 OPLL，尤其是合并发育性、多节段退变性颈椎管狭窄者，可以考虑前后路联合手术。手术可分期进行，也可一期完成，取决于病人对手术的耐受性和前路手术必要性的大小。一般首先行后路广泛减压，扩大椎管的有效矢状径，增加脊髓的有效空间，然后再行前路的局部减压，减少手术神经损伤及脑脊液漏的风险。如果分期进行，间隔 3 ~ 6 周。期间应密切观察神经功能的变化，如果日本矫形协会评分（Japanese orthopedic association score，JOAs）功能有明显改善，可以考虑继续观察。

第三节 胸椎管狭窄症

胸椎管狭窄症（Thoracic spinal stenosis，TSS）是发育异常或退变性病变导致的胸椎管或神经根管狭窄，引起相应的脊髓或神经根受压，并产生相应的症状和体征。虽然只有很少一部分胸椎管狭窄症患者会产生脊髓压迫的临床症状，但严重影响正常的生活和工作、致瘫率高、手术治疗风险大。

导致胸椎管狭窄的原因包括如下几点。

（1）退行性改变，如黄韧带肥厚骨化、椎板增厚硬化、关节突增生肥厚内聚、椎体后缘骨赘形成、硬脊膜增厚等。80% 以上的胸椎管狭窄与胸椎黄韧带骨化有关。

（2）胸椎后纵韧带骨化，增厚骨化的后纵韧带可达数毫米，向胸椎管内突出压迫脊髓。

（3）胸椎间盘突出，多发生于下胸椎，多节或单节椎间盘突出与胸椎退行性改变共同构成胸椎管狭窄的因素。

（4）先天性胸椎管狭窄，较少见，其椎弓根短粗且椎管矢状径狭小，年幼时脊髓尚能适应，成年后轻微的胸椎退变或损伤即可导致椎管狭窄，出现脊髓压迫症状。

（5）全身性骨病，因全身骨病导致的胸椎病变也是胸椎管狭窄症的常见原因，但具体到每个病种又相对较少，如软骨发育不全、骨软骨营养不良、肢端肥大症、氟骨症、畸形性骨炎、抗维生素 D 佝偻病以及弥漫性特发性骨肥厚病（DISH 病）等。

本节主要介绍引起胸椎管狭窄症的常见原因，即胸椎黄韧带骨化症和胸椎后纵韧带骨化症。这两种疾病所引起的临床症状因脊髓受损的部位和范围不同而差异较大，而且这两种疾病可以单独存在，也可以合并发生。

一、胸椎黄韧带骨化症

黄韧带骨化（Ossification of ligamentum flavum，OLF）最早由 Le Double 于 1912 年在一位梅毒患者尸体解剖过程中发现的，Polgar 于 1920 年首次报告了黄韧带骨化的 X 线表现。黄韧带骨化在欧美文献中仅有少数个案报告，曾被认为是一种少见的病理现象。直至 1974 年日本厚生省成立专门的研究机构对韧带骨化现象进行深入的研究，以及 CT 扫描和 MRI 等影像技术的进步，人们对黄韧带骨化的认识上了一个新的台阶。

黄韧带起自 C2 ~ 3 椎板间隙下达 L5 ~ S1 椎板间和关节囊部，起自上位椎板前面中部，向下止于下位椎板的上缘和后面，呈叠瓦状连接相邻的椎板和椎间小关节，韧带两侧的外缘与椎间小关节囊融合，构成神经根管的后壁。黄韧带富有伸缩性，最大可伸长 35% ~ 45%，缩短增厚可达 10%，维持和保护脊柱的稳定与正常生理活动。

黄韧带骨化在颈椎、胸椎、腰椎均可发生，但以胸椎特别是下胸椎最为常见，骨化程度也较重，其次为上胸椎，中胸椎最少。目前临床上，胸椎黄韧带骨化症作为一个独立的疾病综合征已被广泛接受，近年国内对胸椎黄韧带骨化症的相关报道也日益增多。

（一）病因

截至目前，胸椎黄韧带骨化症的确切病因及发病机制仍未完全阐明。一些学者基于病例对照分析的结果认为，该病可能与遗传、退变、局部机械因素、糖尿病、肥胖及微量元素代谢异常等有关，但仍没有一种学说能够完整地解释胸椎黄韧带骨化症的发病机制。多数学者主张胸椎黄韧带骨化症的发生和发展是多种因素共同作用的结果。

1. 全身因素　甲状旁腺功能低下、骨软骨病、糖尿病、氟骨症、肥胖等患者的韧带骨化发病率相对较高。黄韧带骨化还常伴有其他脊柱韧带的骨化，如后纵韧带骨化、前纵韧带骨化和 DISH 病等，因此黄韧带骨化可能是脊柱韧带骨化的一部分。

2. 局部力学因素　各种使黄韧带的骨附着部分负荷异常增加的因素，都有可能造成黄韧带的损伤，而反复的损伤和反应性修复过程则将导致黄韧带的骨化。

3. 遗传因素　该病在全球各个地区的分布极不均衡，绝大多数的病例报告源于东亚地区，65 岁以上的亚洲人群中韧带骨化的发生率可高达 20%，尤其以日本人报告数量最多，其次是中国人和朝鲜人，而北美、欧洲、北非、西亚以及南亚等地区仅有个案报告。明显的种族差异提示其发病很可能与遗传因素有关，而在遗传学方面的研究发现 XI 型胶原的基因异常及某些骨化相关的 HLA 单倍体基因也参与了黄韧带的骨化过程。

4. 饮食和环境因素　韧带骨化患者的血清雌激素水平增高，绝经后的妇女黄韧带骨化发生率下降。中国人和日本人的高盐少肉的饮食习惯可导致血清中雌激素水平增高，进而刺激软骨细胞的生长，导致韧带骨化。

（二）病理及分型

胸椎黄韧带退变时弹性纤维减少、变性、肥厚，随后出现钙盐沉积和局部钙化。胸椎各节段、左右两侧的黄韧带骨化程度可不一致，关节囊韧带部骨化通常最严重。骨化块的形态不规则，多位于椎管的后侧和后外侧，一般起自椎间关节内侧和上下关节突处，并向椎间孔进展。当韧带骨化增厚达 6mm 时即可引起病变平面椎管狭窄，直接压迫脊髓的侧后方。

胸椎黄韧带骨化是一个动态演变的过程，从韧带组织演变成软骨组织，继而演变为骨组织，所以典型的胸椎黄韧带骨化在光镜下可见骨化块结构分三层：浅层弹力纤维减少、变性、断裂，胶原纤维大量增生；中间层为移行区是，其内含发育不同的软骨组织和钙化软骨组织，软骨细胞增生活跃，可见钙盐沉着；深层为骨化组织，越接近硬脊膜骨组织越成熟，内表面为坚硬的板层骨。

根据黄韧带骨化的病理学特征，目前多数学者主张其骨化方式为软骨内骨化。Ono 等根据病理组织学表现将黄韧带骨化分为成熟型和非成熟型两种类型：成熟型骨化主要结构为板层骨，无编织骨结构，移行区无或仅有少量散在的软骨细胞，韧带区无纤维软骨细胞；而不成熟型骨化即软骨钙化区有编织骨结构，移行区有大量增殖的软骨细胞，韧带区有增殖的纤维软骨细胞。这两种类型的骨化代表了骨化的不同生长阶段，即成熟型骨化静止，体积不再增大，不会对脊髓产生进一步的压迫；不成熟型骨化则会继续进展，体积有可能逐渐增大，从而压迫脊髓。

通过对胸椎黄韧带骨化症的病理改变和影像学进行对照研究，结果发现 X 线片与病理分型无对应关系，CT 表现密度高且均匀、MRI 表现无信号的骨化对应病理上的成熟型骨化，而 CT 表现密度不均匀、MRI 表现为等信号或低信号或高信号对应病理上的不成熟型骨化，为临床通过影像学判断骨化的病理类型及发展趋势提供了依据。

根据骨化块的形态特征可将胸椎黄韧带骨化分为 3 种类型：①棘状型，表现为黄韧带由上至下，或上下同时由椎板向韧带中间方向骨化，中间部分骨化最迟。棘状型具体还可分为上位亚型、下位亚型和上下位亚型；②板状型，表现为黄韧带原位骨化；③结节状型，表现为黄韧带向椎管内增生肥厚骨化形成占位，压迫硬膜囊，并与其粘连，甚至硬膜囊也发生骨化，与骨化的黄韧带成为一个整体无法分开。

而根据骨化病变节段的分布特点，可将胸椎黄韧带骨化症分为 3 种类型：①骨化局限在 2 个节段以内者为局灶型；②骨化发生在连续 3 个或 3 个以上节段者为连续型；③局灶或连续黄韧带骨化间断分布于各段胸椎，之间存在无骨化节段者为跳跃型。其中，连续型和跳跃型胸椎黄韧带骨化症的各骨化节段的椎管侵占率或脊髓受压程度常常各不相同，在临床诊疗过程中很难准确地判定责任节段或理清各节段分别引起的症状或在全部症状中所占的比例，对选择合理的治疗方案带来挑战。

（三）临床表现

1. 症状和体征 胸椎黄韧带骨化症好发于 50 岁左右的中老年人，男女比例约为 2 ∶ 1。绝大多数胸椎黄韧带骨化症起病隐匿，进展缓慢，早期常无任何症状，部分患者可有背痛、背胀等非特异性症状，到晚期骨化严重后继发胸椎管狭窄、胸脊髓受压而出现脊髓功能障碍后才会就诊。另外，偶有患者因外伤而急性起病，表现为急性胸脊髓损伤，经影像学检查后才发现存在胸椎黄韧带骨化症。

胸椎黄韧带骨化症的表现复杂多样，但多表现为胸髓压迫症状。典型表现为双侧或单侧下肢的上运动神经元损害，早期仅感觉行走一段距离后，下肢无力、发僵、发沉、不灵活、行走不稳等痉挛性瘫痪症状，休息片刻后又可继续行走，即脊髓源性间歇性跛行。随病情进展，由于脊髓背侧受压，出现躯干及下肢麻木、束带感及踩棉花感的深感觉障碍，同时出现行走困难、二便无力或失禁等括约肌功能障碍、性功能障碍等。体格检查可见以脊髓上运动神经元性损害为主的表现，即躯干和下肢感觉障碍、下肢肌力减弱、肌张力增高、腱反射活跃或亢进、病理征阳性。值得注意的是，当黄韧带骨化发生于下胸椎或胸腰段时，由于压迫脊髓腰膨大或圆锥，可表现为以下运动神经元性损害为主的征象，即广泛下肢肌肉萎缩、肌张力下降、腱反射减弱或消失、病理征不能引出；或者同时存在脊髓上下运动神经元性损害的特征，如既有肌张力下降，又有病理征阳性。所以仔细询问病史和全面的体格检查，对胸腰段黄韧带骨化症的正确诊断至关重要。

2. 影像学表现 影像学检查对于确定胸椎黄韧带骨化症的范围和程度至关重要，是指导手术治疗的重要临床依据。影像学的进展尤其是 CT 和 MRI 的出现，极大地提高了胸椎黄韧带骨化症诊断的阳性率。

（1）X 线平片：对于胸椎黄韧带骨化症，胸椎正位 X 线片无诊断价值。一般以胸椎侧位片最容易发现胸椎黄韧带骨化，主要位于椎间孔后缘，表现为椎间孔区的高密度影突向椎管内，其形态可表现为结节状、板状或棘状。

此外，X 线平片还可显示不同程度的退变现象，其范围大小不一，表现为椎弓根短而厚，关节突增生、肥厚、内聚，上关节突前倾，椎间隙变窄，椎板增厚。椎体骨质增生可以很广泛，也可以为 1 ~ 2 节段。

（2）椎管造影：以水溶性非离子碘造影剂经腰穿逆行造影，可确定狭窄部位和范围。不完全梗阻时可显示狭窄全程，受压部位呈节段性充盈缺损；完全梗阻时，正位片常呈毛刺状，或造影剂从一侧或两侧上升短距离后完全中断，侧位片呈鸟嘴状，常显示压迫来自后方。

（3）CT 扫描：CT 扫描是也是一种诊断胸椎黄韧带骨化症的理想检查方法，尤其是鉴别韧带退变性肥厚和韧带骨化。典型的黄韧带骨化表现为在双侧椎板前缘呈 V 形高密度影突向椎管内，双侧骨化可不对称，双侧骨化也可相互融合或与椎板融合，严重时可使椎管呈三叶草或窄菱形。胸椎 CT 轴位平扫可清晰地显示骨化块的形态、大小以及内部结构，还可显示椎管的形态，测量椎管侵占率和椎管面积残余率，为临床确诊和决定手术节段提供参考。而应用胸椎 CT 矢状位重建可以直观地反映胸椎黄韧带骨化的节段、椎管形态以及各节段骨化块与椎体、椎板的位置关系，并对判断有无合并硬膜骨化有一定帮助。

（4）MRI：MRI 是诊断胸椎黄韧带骨化症的理想检查方法，其优点是视野广泛，全胸椎矢状位 MRI 平扫可一次性显示所有的病变节段，避免漏诊，同时还可以清晰地显示胸椎黄韧带骨化的位置、骨化块的大小和形态、硬膜囊和脊髓的形态以及髓内信号，为临床诊断提供必要的信息。黄韧带骨化常表现为三角形或半圆形突向椎管内，使硬膜外脂肪移位、连续性中断，脊髓受压形成切迹。骨化节段的 MRI 轴位影像可显示骨化块断面的形态、硬膜囊或脊髓断面的形态以及脊髓内部的信号。成熟的胸椎黄韧带骨化症在 MRI T 2 相和 T 1 相影像上均表现为极低信号，而不成熟的胸椎黄韧带骨化症在 T 2 相可表现为（相对于脊髓而言）低信号、等信号或者高信号。

（四）诊断与鉴别诊断

首先，要根据病史资料和临床症状、体征进行分析。应怀疑为胸椎管狭窄症的病史包括：诊断为脊髓型颈椎病，但下肢症状严重而上肢症状轻微；颈椎存在多节段连续型后纵韧带骨化；确诊弥漫性特发性骨肥厚症、地方性氟骨症或强直性脊柱炎；确诊脊髓型颈椎病并手术治疗 3 个月以后其上肢症状明显缓解而下肢症状不缓解或进行性加重。应怀疑为胸椎管狭窄症的临床症状包括：双侧或单侧下肢沉重、僵硬、无力、行走不稳；脊髓源性间歇性跛行；双侧或单侧下肢弥漫性麻木、疼痛（多根受累的表现）；排尿无力或尿失禁。应怀疑为胸椎管狭窄症的体征包括：下肢呈上运动神经元损害而上肢功能正常；下肢呈上、下运动神经元混合性损害。

其次，对于临床怀疑为胸椎管狭窄症的患者，需积极完善胸椎相关影像学检查以助确诊。首选的检查项目是胸椎正侧位 X 线片和胸椎 MRI 平扫，对于因故不能进行 MRI 检查者可行胸椎 CT 平扫加矢状面重建。X 线片作为一项基本检查，对于诊断胸椎黄韧带骨化症的敏感度较低，但可以显示胸椎的曲度，还可明确有无强直性脊柱炎、弥漫性特发性骨肥厚症、地方性氟骨症或休门病等，可提示有无畸形、骨折、肿瘤、结核或化脓性感染等。胸椎 MRI 可确诊或排除胸椎管狭窄症，可一次性显示所有的骨化节段，据此可判断胸椎黄韧带骨化症的分布类型（孤立型、连续型或跳跃型），并清楚的显示各节段硬膜囊或脊髓受压的部位、程度以及脊髓内部信号的改变。在MRI确诊胸椎黄韧带骨化症之后，再针对骨化节段进行CT扫描，可以显示骨化块和椎管的形态，骨化块的密度等，根据临床需要还可进行胸椎CT矢状位重建，为制订手术方案提供必要信息。

临床上只要提高对本病的认识水平，诊断并不很困难。在诊断胸椎黄韧带骨化的同时，应注意与以下疾病相鉴别。

（1）单独胸椎间盘突出症：一般年纪较轻，胸背痛及放射痛较明显，多有明显的外伤史，但多数缺乏典型的临床表现，需经椎管造影、CT扫描、MRI等检查才能鉴别，在椎间盘平面有向后突出的软组织影。

（2）颈椎病脊髓型：脊髓型是颈椎病各型中最严重的一型，患者有上肢或下肢麻木无力、僵硬、双足踩棉花感，足尖不能离地，触觉障碍，胸部束带感，双手精细动作笨拙，夹东西、写字颤抖，手持物经常掉落，后期可出现大小便功能障碍。

（3）脊髓空洞症：该病是慢性进行性脊髓变性疾病，病变多位于颈、胸髓。多见于青壮年，起病隐袭，进展缓慢，表现为节段性感觉分离现象（痛温觉消失而触觉和深感觉保存）、肌无力和肌萎缩、皮肤和关节营养障碍等，常合并其他先天畸形。晚期空洞扩展至脊髓丘脑束，出现空洞水平以下传导束性感觉障碍。腰穿时蛛网膜下腔大多通畅无梗阻，脑脊液蛋白含量正常，MRI示脊髓内长条空洞影像。

（4）肌萎缩侧索硬化症：该病是运动神经元病最常见类型，累及脊髓前角细胞、脑干后组运动神经元及锥体束。中年以后隐袭起病，慢性进行性病程，首发症状常为手指不灵活、力弱，下肢症状可同时出现或较上肢迟发，表现为下肢痉挛性瘫痪，也有少数患者以下肢症状起病。但本症患者无感觉障碍，括约肌也不受影响。肌电图检查常有典型神经源性改变，MRI可见与临床受损肌肉相应部位的脊髓萎缩变性。

（5）肿瘤：①胸椎转移性肿瘤，全身状况较差，可能找到原发肿瘤，脊柱X线片常无明显退变征象而显示椎体及附件的破坏；②椎管内良性肿瘤，症状发展相对较快，稍有间歇期，脊柱X线片常表现为椎弓根变薄、距离增宽、椎间孔增大等椎管内占位征象，脊髓造影和MRI可见椎管内髓外肿瘤呈杯口状改变，脑脊液蛋白量增高显著。

（6）胸椎结核：一般有结核病史和原发病灶，常有消瘦、低热、盗汗和血沉加快等表现，脊柱X线片可见椎体破坏、椎间隙狭窄和椎旁脓肿的阴影。

（7）外伤性硬膜外血肿，单侧后关节突骨折：有明显的外伤史，起病急，脊柱X线一般无异常，MRI可区别。

（五）治疗与康复

对于无症状的胸椎黄韧带骨化症患者可采用常规的保守治疗，密切观察病情变化，同时避免搬运重物等可能引起胸椎外伤的活动。而如果黄韧带骨化块压迫脊髓，产生症状和体征者应积极尽早手术减压，非手术治疗不但无效反而会延误手术时机，影响手术效果。目前国内外的文献一致认为早期手术治疗是解决胸椎黄韧带骨化症所致脊髓受压的最佳方法。

1. 手术原则　由于胸椎黄韧带骨化症诊断的困难性和复杂性，决定了对胸椎黄韧带骨化的治疗必须兼顾考虑到脊柱其他部位的病变而制订系统的治疗方案，最终才能获得满意的结果。为此，对胸椎黄韧带骨化的外科治疗应掌握如下原则。

（1）注意本病与颈椎病、腰椎管狭窄症等疾病的鉴别，确定引发脊髓损害的主要部位，并在此基础上制订手术先后顺序和方案。

（2）对于胸椎管黄韧带骨化症，应采用“揭盖式”椎管后壁切除的方法。对于连续型，上下减压应至黄韧带骨化对脊髓无压迫的节段；对于跳跃型，对脊髓构成压迫损害的节段都应切除。

（3）行胸椎手术时应避免过多地结扎椎体节段血管，由于T 4 ~ 10脊髓节段是血液供应薄弱区，负责脊髓血液供给的血管主要为椎体节段血管分支吻合构成的脊前动脉。同时，还应保持较为充分的血容量、避免较长时间的低血压状态，以免造成胸脊髓供血不足。

（4）对于合并胸椎间盘突出或局灶性胸椎后纵韧带骨化症者，可行前后路联合入路手术或单纯后路环形减压术；对于合并多节段胸椎后纵韧带骨化症且后纵韧带骨化块较平坦时，可以单纯行后路减压，但须于头尾端各多切除一节椎管后壁以达到充分减压的目的；如果单纯后路不能充分减压，可以选择脊髓腹侧压迫严重的节段有选择性的进行环形减压。

（5）对于合并颈椎病者，如果上下肢症状均较严重，原则上先行颈椎减压，二期行胸椎减压；如果下肢症状严重而上肢症状轻微，则可先行胸脊髓减压术。如果黄韧带骨化局限位于上胸椎与颈椎接近，可同期进行颈后路椎板成形术及上胸椎椎管后壁切除术；如果胸椎黄韧带骨化病变部位广泛，可以分期手术，或先解决对脊髓损害重的胸椎或颈椎，二期再解决其余部位的问题。

（6）对于合并腰椎间盘突出症或腰椎管狭窄症者，只要没有严重神经根或马尾神经的损害，原则上先行胸脊髓减压。

2. 手术方法　由于胸椎黄韧带骨化症的压迫来自脊髓后方，多主张采用经后方入路进行减压，但单纯的胸椎全椎板切除往往无法达到彻底减压的目的。20世纪80年代以前，主要采取“蚕食样”椎板切除、广泛椎板切除等方法治疗胸椎黄韧带骨化症，效果较差而脊髓损伤发生率高。

目前，通常采用胸椎管后壁切除减压术和环形减压术来治疗该病，取得了很好的效果。这里重点介绍首先提出的“揭盖式”胸椎管后壁切除减压术，该术式是指切除覆盖脊髓硬膜囊的后方结构——棘突、椎板、黄韧带（或骨化的黄韧带）及双侧关节突的内侧1/3 ~ 1/2。

（1）适应于胸椎黄韧带骨化症压迫脊髓并产生相应临床症状和体征者；其他原因主要来自后方压迫（如椎板肥厚等）的胸椎管狭窄症；胸椎后纵韧带骨化症压迫脊髓并产生相应临床症状和体征者，尤其是超过3个椎体节段的较长节段或较宽的后纵韧带骨化。

（2）麻醉气管内插管全身麻醉。

（3）体位患者取俯卧位，胸部及双侧髂嵴部垫软枕，腰部稍后弓，腹部悬空。

（4）操作步骤。

1）显露：取脊柱后正中入路，显露手术节段的棘突、双侧椎板及关节突至横突根部。先用咬骨钳沿双侧关节突内外缘的中线，由下向上咬出一条骨槽，然后改用高速磨钻逐层磨透椎板全层、关节突及黄韧带骨化，直至硬膜囊侧壁外露。由于双侧开槽处正对硬膜囊侧方，其操作相对安全，不易损伤脊髓。

2）整体切除：用巾钳夹住下端椎板的棘突，轻轻向后上提拉，切断最下端的椎板间黄韧带，边轻柔提拉，边用神经剥离子分开黄韧带骨化与硬脊膜间的粘连，最后切断最上端的椎板间黄韧带，将椎板连同内侧半关节突及韧带骨化整体切除。再用枪式椎板咬骨切除残余的向内压迫脊髓侧方的关节突及黄韧带骨化。将椎管后壁以“揭盖式”整块提起切除的方法较“蚕蚀”、“漂浮”等方法效率更高，可缩短手术时间，减少出血量。

3）切口闭合及引流：冲洗伤口，于硬膜外放置明胶海绵或皮下脂肪薄片，放置负压引流管，分层关闭切口。

对于少数病人，由于严重骨化的黄韧带与原椎板一起形成“双层椎板”样结构，或关节囊部韧带严重骨化挤入椎管内，或长节段连续韧带骨化，难以做到整块经典的“揭盖式”椎板切除。此时，可用分节段“揭盖式”的方法切除椎管后壁，然后用枪式椎板咬骨钳、刮匙切除残余的关节突及骨化的黄韧带，直至硬膜囊完全膨起。

（5）术后处理：术后常规使用预防剂量抗生素。术后引流 48 ~ 72 小时，如 24 小时内引流量少于60ml可拔除引流管，否则应延长置管时间。拔除引流管后即可下地活动，逐渐增加运动强度。

（6）并发症及处理：硬脊膜损伤和脑脊液漏是胸椎管后壁切除减压术最常见的并发症，术中硬脊膜损伤发生率接近 30%，而术后脑脊液漏发生率约为 21%，其主要原因是骨化块与硬脊膜之间形成致密粘连，甚至发生硬脊膜骨化。术中仔细操作，发现硬脊膜损伤应尽量修补；术后确诊脑脊液漏者，于术后 48 ~ 72 小时拔除伤口引流管并持续俯卧 5 ~ 7 天，脑脊液漏多可治愈。

此外，手术还存在脊髓损伤或神经根损伤、术中病变节段漏切、减压不充分以及术后椎管内硬膜外血肿等并发症，可致术后即刻症状加重，应通过术中仔细操作、术后严密监测，力求避免发生或尽早发现和处理。远期可见切口深部感染、背痛、胸椎后凸畸形等并发症。

（7）手术疗效：相比于颈椎及腰椎节段的后路减压手术，该术式的治疗效果较差，可能与胸段脊髓的血液供应较差、脊髓受黄韧带骨化压迫发生缺血、手术时轻微的刺激就可能造成脊髓的永久性损害等因素有关。加之骨化的黄韧带与硬膜发生粘连甚至完全融合，术中容易出现硬膜撕裂、缺损导致脑脊液漏，手术并发症发生率也较高。

对一组 82 例术后 2 年以上的胸椎黄韧带骨化症患者进行随访（平均随访时间 5 年半），结果显示术后优良率为 74%，有效率 93%，其中术前病程在 6 个月以内且年龄在 60 岁以下者的优良率达 90%。国内外多位学者的临床研究均证实，术前病程是影响胸椎黄韧带骨化症术后疗效的最主要因素之一，因此对于胸椎黄韧带骨化症继发胸脊髓病的患者，尽早诊断并尽早手术是获得满意疗效的必要条件。对于症状较重、骨化节段较多的病例亦应积极手术治疗，但术前症状轻重、减压节段数目可能不是影响远期疗效的决定性因素。

二、胸椎后纵韧带骨化症

胸椎后纵韧带骨化症（Ossification of posterior longitudinal ligment，OPLL）在临床上较少见，是指骨化的后纵韧带压迫脊髓和神经根产生的一系列症状和体征。Key 最早在 1838 年就报告过后纵韧带骨化，1960 年日本学者 Tsukimoto 通过尸检结果首次报告 1 例由于后纵韧带骨化造成的颈脊髓压迫。此后，有关后纵韧带骨化症的报告迅速增加，后纵韧带骨化症作为一种可以导致脊髓压迫的独立临床疾病逐渐被人们所认识。

后纵韧带位于椎管内椎体的后方，窄而坚韧，起自枢椎并与覆盖枢椎椎体的覆膜相延续，下至骶骨。后纵韧带可分为浅、深两层，浅层纤维可跨越 3 ~ 4 个椎体；深层纤维只连接相邻的 2 个椎体，与椎间盘纤维环及椎体上下缘紧密连接，而与椎体结合较为疏松，其间有椎静脉通过。颈段和胸段的后纵韧带较宽阔，而在腰段相对细窄。后纵韧带的生理作用主要是限制脊柱过度前屈。后纵韧带骨化症在胸椎的发病少于颈椎，约为颈椎后纵韧带骨化症的 1/3。胸椎后纵韧带骨化症主要发生在上、中胸椎，可以单独构成胸椎管狭窄症的原因，多数为多节段病变，也可单节段发病。

（一）病因

近年来，有关胸椎后纵韧带骨化症的基础研究和临床研究均取得了显著的进展，许多与胸椎后纵韧带骨化症相关的生长因子和细胞因子被发现，尽管还不能完全阐明胸椎后纵韧带骨化症的发病机制，但目前普遍认为它是由多种遗传和环境因素共同作用而致病。

1. 遗传因素　黄种人的后纵韧带骨化症发病高于白种人，尤其是日本人，发病率为 0.8%；后纵韧带骨化症患者的父母和同胞中患后纵韧带骨化症的比率分别为 26% 和 29%，这些均提示后纵韧带骨化症与遗传因素有关。早期的研究发现，COL11A2 的多态性与后纵韧带骨化症相关，而位于 2 号染色体 21q 的 COL6A1 基因在后纵韧带骨化症患者中的表达也显著增加。此外，维生素 A 作为导致后纵韧带骨化症的一种重要因素也备受关注，在颈椎后纵韧带骨化症患者血清中有高水平视黄素和视黄醇结合蛋白，这种化学成分的异常可能是通过常染色体显性或 X 染色体遗传的。

2. 代谢因素　与普通人群相比，合并低甲状旁腺激素、低血磷性佝偻病或 2 型糖尿病等代谢性疾病人群的后纵韧带骨化症发病率更高。在合并 2 型糖尿病的患者中，后纵韧带骨化的范围与空腹血清胰岛素水平显著相关，而与空腹血糖水平或 HbA1c 水平无关。

3. 环境因素　饮食习惯也是后纵韧带骨化症的危险因素，高盐低蛋白饮食在日本和中国台湾人群中均被证实与后纵韧带骨化症显著相关。睡眠习惯不好可能也是后纵韧带骨化症的危险因素，每天睡眠 5 小时或不足 5 小时的人群与每天睡眠 6 ~ 8 小时的人群相比，患后纵韧带骨化症的危险性增加，每天睡眠 9 小时或超过 9 小时也可能增加患后纵韧带骨化症的风险。

4. 细胞因子和生长因子　研究表明，BMP-2 存在于邻近骨化的后纵韧带软骨区的骨化基质、软骨细胞以及成纤维细胞中，BMP-4 和 BMP-7 可能也与后纵韧带骨化症相关。其他与后纵韧带骨化症发病相关的细胞因子和生长因子包括胰岛素样生长因子、结缔组织生长因子、生长激素结合蛋白、甲状旁腺激素、血小板衍生生长因子、维甲酸、雌激素、IL-1 和 TGF-β。此外，一些转录因子如锌指蛋白 145 或 Msx2 也被报告可能参与后纵韧带骨化症的发病。

5. 感染因素 过去认为感染可能是致病原因，咽部感染经椎前软组织进入椎管前部，导致韧带骨化，但迄今为止仍没能从这种疾病中分离出病原体。

此外，后纵韧带骨化症患者的骨密度显著高于其他脊柱疾病的患者，骨吸收与骨形成的失衡可能与后纵韧带骨化症的发病相关。

（二）病理及分型

后纵韧带骨化是发生在后纵韧带的异位骨形成，常伴有韧带组织增生和细胞增殖。骨化结构位于浅层，增厚的未骨化韧带组织位于深层。在骨化与未骨化部分之间常可见到骨化前缘，这些未骨化部分通过类似哈弗斯系统形成的办法，由纤维或非纤维组织增生分化成软骨并钙化，继而血管内生长造成了很多小吸收腔，骨形成即围绕这些腔进行。随着未骨化韧带组织的不断增厚，最终抬高骨化结构向后压迫脊髓。

与胸椎黄韧带骨化一样，胸椎后纵韧带骨化也可以根据病理组织学表现分为成熟型和非成熟型两种类型。根据骨化物的形态可分为线型、鸟嘴型、连续波型、连续柱形和混合型，其中混合型为同时存在两种或两种以上其他不同类型。而根据骨化病变节段的分布特点，与颈椎后纵韧带骨化类似，也可将胸椎后纵韧带骨化症分为 4 种类型：局限型、节段型、连续型及混合型。

（三）临床表现

1. 症状和体征 在胸椎后纵韧带骨化症早期，骨化的韧带并没有压迫脊髓，患者可以无任何症状，或者仅有轻微的背部不适或疼痛。有些患者在受到轻微外伤时才出现症状。当疾病进展到一定程度，骨化韧带的前后径达到 7mm 时就会压迫脊髓产生症状。大多数患者的神经症状呈渐进性发展，也有患者在短期内出现截瘫。

胸椎后纵韧带骨化症在临床上与胸椎黄韧带骨化症的表现相似，主要表现如下。

（1）感觉障碍：束带感或躯干及四肢疼痛、麻木、发紧、发僵。体格检查可有痛温觉、触压觉、振动觉、位置觉等深浅感觉障碍。感觉障碍平面多位于与骨化节段相应的皮节。当感觉障碍平面高于骨化最重节段相应的皮节时，需警惕是否存在颈椎后纵韧带骨化症。

（2）运动障碍：双下肢行走无力，步态异常，下肢张力高，可有踩棉花感或落空感，随着病变的进展可出现下肢完全瘫痪。

（3）自主神经功能障碍：大小便无力、尿潴留、便秘、大小便失禁等。

（4）反射异常：脊髓受压明显时，可有下肢腱反射亢进，髌阵挛、踝阵挛、病理征可为阳性。

2. 影像学表现

（1）X 线平片：胸椎后纵韧带骨化症在侧位片上表现为椎管内椎体后缘的厚度不等（1 ~ 5mm）、致密的骨化条带或斑片影，形态各异。中下胸椎后纵韧带骨化在 X 线平片上较易发现，而上胸椎由于肩胛骨和肋骨的遮挡检出较困难，需要一定的经验。阅片时应仔细观察各椎体后缘，如果在椎体后上角间盘水平或椎体后壁有高密度影遮挡而不容易确定椎体后缘时，应考虑存在胸椎后纵韧带骨化症的可能。

（2）CT 扫描：CT 扫描可以显示检查部位的组织密度分布，是明确胸椎后纵韧带骨化症的重要方法，比 X 线平片具有更高的敏感性。在 CT 图像上可清晰地看到椎体后缘有高密度影突向椎管、椎管变窄，骨化韧带与骨的 CT 值相同。轴位可观察并测量骨化块的大小及突入椎管的程度，协助制订手术方案。矢状位重建可以更清晰地显示骨化韧带在椎管纵向、横向的发展情况，由于胸椎后纵韧带骨化症常累及多个节段，矢状位重建对帮助医生全面掌握患者病变节段制订治疗方案具有重要意义。

（3）MRI：当 X 线平片或 CT 扫描提示胸椎后纵韧带骨化症时，有必要立即行 MRI 检查。虽然 MRI 在观察骨化韧带方面不如 CT 清晰，但在观察软组织方面具有不可替代的作用，如脊髓、韧带等，而且 MRI 本身更安全，不会对患者造成放射性伤害。目前在胸椎后纵韧带骨化症诊断方面，MRI 已基本取代脊髓造影。在 T 1 和 T 2 加权像上，骨化块常呈低信号强度突入椎管，并可见硬膜囊外脂肪减少及硬膜囊受压；而如果骨化块含有较多的骨髓和脂肪，在 T 1 加权像上也可表现为高信号。病灶节段的 MRI 轴位上可见椎体后缘呈低信号的后纵韧带骨化影从前方压迫脊髓及神经根，并可判断脊髓受压程度。矢状位重建可以更清楚地观察多节段受累，有助于制订手术方案及评估预后。

（四）诊断与鉴别诊断

胸椎后纵韧带骨化症作为胸椎管狭窄症的一个重要组成部分，其诊断思路基本同胸椎黄韧带骨化症。根据病史资料和临床症状、体征进行分析的基础上，积极完善胸椎相关影像学检查以助确诊。我们将影像学阳性而没有症状或体征的称为胸椎后纵韧带骨化，而有与影像学相对应的症状、体征者称为胸椎后纵韧带骨化症。根据病史、体征及影像学结果不难诊断此病，但需注意与以下疾病鉴别：单独胸椎间盘突出症、颈椎病脊髓型、脊髓空洞症、肌萎缩侧索硬化症、胸椎转移性肿瘤、椎管内良性肿瘤、胸椎结核、外伤性硬膜外血肿、单侧后关节突骨折和蛛网膜囊肿等。

（五）治疗与康复

胸椎后纵韧带骨化症的保守治疗一般包括休息，支具制动，口服非甾体类抗炎镇痛药物及神经营养药物等，但国内外文献报告保守治疗的最终效果并不好，会导致患者下肢截瘫及大小便失禁。由于在该病的发病过程中，脊髓的静态压迫为主要因素，几乎无动态稳定性因素，所以卧床休息等保守治疗往往无效，应该在明确诊断后及时手术治疗，尽早解除神经压迫，恢复神经功能。

同颈椎、腰椎减压手术相比，胸椎手术操作复杂，风险大。很多患者和医生对是否行手术治疗都犹豫不决，但胸椎后纵韧带骨化症引起的脊髓损害非常严重，手术减压被公认为最主要和有效的治疗手段。随着近年来手术技术及器械的不断发展，外科治疗胸椎后纵韧带骨化症的术式也不断进步。

目前临床治疗胸椎后纵韧带骨化症的术式很多，可以分为两大类：一是切除后纵韧带骨化直接减压，包括前路、后路和前后联合入路环形减压等；二是非直接切除后纵韧带骨化间接减压。各种术式都能取得一定的临床疗效，但不同术式之间临床疗效的优劣仍有争议，对于手术方案的选择并没有形成统一的标准。

1. 直接减压手术　如果胸椎后凸角巨大，应考虑直接切除后纵韧带骨化进行减压。采取单纯前路还是单纯后路减压主要取决于：骨化块所处的节段、需要减压的节段数目以及术者的经验。单纯前路减压由于术野原因被限制在 3 ～ 4 个节段；当需要减压的节段超过4个时，一般采用经后路减压术，该术式同样适用于短节段减压。

（1）单纯前路减压术：前路减压手术可以直接切除骨化的后纵韧带，实现脊髓的彻底减压，因而是胸椎后纵韧带骨化症最理想的手术方案。但胸椎前方有较多重要的血管、神经、淋巴管等结构，一方面胸椎前路手术的技术操作难度大，要求术者具备一定的胸外科基础知识；另一方面，该术式创伤较大，并发症多，包括术中纵隔结构损伤及术后感染发生率较高，术后康复期相对较长。

经胸骨柄劈开入路可为T 1 ～ 3提供良好的术野，因此一般T 3及以上节段选择经胸骨入路。

手术操作大致如下：患者取仰卧位，取胸骨柄和剑突之间的纵行切口，骨锯正中劈开胸骨，减压T 1有时需要切除左侧胸锁关节。将气管和食管拉向右侧，主动脉拉向左侧，头臂干拉向后方。仔细分离血管确保手术野的良好显露。使用显微镜、气钻行椎体及后纵韧带骨化的切除，腓骨或髂骨植骨融合，冲洗后，放置负压引流管，术后予Halo-vest架制动。为减小创伤，一些学者采用倒T形劈开胸骨柄，联合颈部入路治疗颈胸结合部后纵韧带骨化。该术式的缺点主要是右心房和左侧的升主动脉限制了该入路的尾侧扩展，因而很难达到T 4。

而全胸骨切开则最高可以暴露到T 4水平，T 4及以下节段一般选择经胸入路。

手术操作大致如下：患者取侧卧位，在预定切除的肋骨上方取切口，中上胸椎有时需要悬吊肩胛骨，胸腰段可能需要切断膈脚。切除覆盖椎体的壁层胸膜，用显微镜切除后纵韧带骨化。修剪切下的肋骨用于植骨，坚强内固定利于术后早期活动，最后修补胸膜并放置胸膜外引流。

单纯前路减压术直接去除前方压迫，效果彻底，但主要适用于局限型的胸椎后纵韧带骨化症，手术节段限于3 ～ 4个节段。位于上中胸椎的大块后纵韧带骨化很难显露并去除，因为术野非常深，术者手的长度有限，后纵韧带骨化很难用气钻切除；与椎间盘疾病相比，胸椎后纵韧带骨化症的定位也更加困难，伴发DISH病时，椎体的形状不规则，容易导致错误定位。此外，该入路手术操作复杂，手术并发症发生率较高，主要包括神经功能恶化、硬膜囊外血肿、脑脊液漏、胸腔积液、肺炎、神经根刺激症等。

（2）侧方入路前方减压术：无论是经胸膜外或者是开胸途径，侧方入路是目前临床上使用较多的胸椎手术入路。侧方经肩胛下入路为上胸椎手术提供较好的术野，侧方经肋横突关节入路则适用于中下胸椎后纵韧带骨化症的治疗。

研究认为，侧方入路彻底切除骨化物的患者术后恢复良好，但对于巨大或者广泛的胸椎后纵韧带骨化症仍面临着切除困难、切除不彻底等问题。国内也有学者建议对孤立或2个节段的胸椎后纵韧带骨化症行经侧方肋横突关节入路减压，因为这种术式保留了脊柱后柱结构，术后脊柱稳定性好，不会发生后凸畸形加重，且脊髓还可以向侧方移位获得减压空间。但广泛胸椎后纵韧带骨化症导致减压不彻底以及合并椎管内其他部位韧带骨化进展是该术式术后神经功能恶化的主要因素，因此对于广泛胸椎后纵韧带骨化症不建议采用此术式，而应该采用经后路前方减压术。

（3）经后路前方减压术：经后路前方减压手术临床也有开展，适用于需要减压的节段超过4个时。此术式的优势在于能够在直视硬膜囊下进行减压，但该术式不利于硬膜囊腹侧操作，技术要求比较高。对于一些较大或粘连严重的胸椎后纵韧带骨化，术者往往采用“漂浮”骨化韧带的方法。

手术操作大致如下：患者取俯卧位，推荐使用 Mayfield 头架。首先行椎板扩大切除，包括伴发的黄韧带骨化、内侧关节突关节以及椎弓峡部。必须显露至两侧横突尖，椎板切除的宽度椎弓峡部处要比椎弓根处窄，以保证峡部的骨连续性，提供植骨床，椎板切除的形状类似波浪形。经侧方或前方挖掘椎体到达脊髓前方。挖掘椎体应使用高速磨钻，经椎弓根骨髓腔到达椎体后部。挖掘椎体形成 V 型空腔，使残存骨化韧带与椎体完全分离，保证脊髓前移以达到充分减压。横突间植骨融合器械内固定。

由于对手术是否摘除骨化韧带仍存在争议，手术时摘除骨化韧带可一期或二期完成。脊髓的前移保证了大多数患者的充分减压，但对于鸟嘴型胸椎后纵韧带骨化症患者，脊髓前移并不能充分减压。对于脊髓前移后脊髓功能恢复仍不满意的患者，应摘除骨化韧带进行补救。

虽然此术式逻辑上可达到充分减压，但由于手术范围大、加压节段长，容易造成胸髓缺血损伤；而且手术需要大范围切除椎弓根、关节突关节、钩椎关节、椎体、椎间盘以及椎板，严重破坏脊柱中后柱稳定，为保证疗效，应行内固定及横突间植骨。如不采用内固定技术，术后容易并发脊柱后凸、压缩性骨折等。

（4）环形减压术：胸椎管是整个脊柱椎管中矢径最为狭窄的区域，巨大胸椎后纵韧带骨化症或伴有黄韧带骨化症容易导致脊髓受前后方双重压迫。此时，单纯的前方或后方减压并不能够达到理想的减压效果，于是就需要考虑行环形减压术。

1）前后联合环形减压：当脊髓严重受压时，前方减压手术对脊髓轻微的挤压或者牵拉都有可能对脊髓造成灾难性的后果，因此选择前后联合环形减压时，原则上先行后路减压术，再行前方减压术。由于手术创伤较大，根据具体情况可一期完成或分两期实施。

日本的 Kawahara 等于 2008 年提出了环形减压去后凸矫形固定术，该术式的基础是后路椎板切除减压为脊髓提供足够的退让空间，而去后凸矫形可以维持脊柱稳定性，还可减少来自后纵韧带骨化骨块的压力，改变脊柱顺列，减小脊髓张力。这些都可能使脊髓的血供增加，促进脊髓恢复。

该术式主要分两期实施：①后方入路行椎板切除，范围至少包括在病变位置上下各一个椎体，而且必须切除所有引起临床症状的黄韧带骨化。需要在硬膜后方及侧方同时减压，在关节突及椎弓根内侧钻 1cm 深入椎体，开平行骨槽。至少在减压范围上下各 2 个节段使用内固定，去后凸达 5° ~ 10° ；②前入路切除椎体后 1/3，逐渐薄化至后纵韧带骨化，再使用手术显微镜切除后纵韧带骨化。若硬膜存在骨化，可以选择漂浮骨化组织。当环形减压完成时，可看到硬膜搏动。

Kawahara 认为当脊髓造影或 MRI 提示脊髓后方的蛛网膜下腔有间隙时只需单独前路手术；当胸脊髓存在前后方同时压迫时，需要先采取第 1 步手术，3 周后复查 CT 及 MRI，若减压效果好则不需要行第 2 步手术，否则需行环形减压。

2）经后方极外侧入路胸椎管环形减压术：根据胸椎截骨矫形的经验，有学者提出了经后方极外侧入路胸椎管环形减压术，即经后正中入路先行胸椎管后壁切除，然后经极外侧入路切除相应节段的关节突和肋骨头，绕过硬膜囊暴露椎间盘和椎体的侧后方，根据需要进行椎间盘的切除或椎体的部分切除，实现胸椎管的“环形减压”。这种入路的优点是暴露直观，减压充分，操作安全性较高，并且相对前后路联合手术其创伤明显要小。但这种入路的技术要求较高，具有一定的脊髓损伤风险，建议在神经电生理监测下实施。

3）“涵洞塌陷法”360° 脊髓环形减压术：此术从后方去除前方后纵韧带骨化压迫，属于直接减压，同时仅切除椎体后部 1/3，对血供破坏少，附以椎弓根内固定，保证脊柱的稳定，有明显优点。

手术操作大致如下：从后方入路，暴露出胸椎的棘突、椎板、小关节突，然后在向外暴露出肋横突关节。在要减压的节段上下各选择两个节段，植入固定用的椎弓根螺钉。然后沿双侧关节突内外侧缘的中线作骨槽，采用高速磨钻将剩余的关节突和黄韧带骨化完全磨透，提拉椎板，分离粘连，采用“揭盖法”去除椎管的后壁，完成后部减压。之后去除内侧的关节突，沿椎弓根至椎体用薄骨刀进行削切，至椎体后壁水平后，探查脊髓硬膜的粘连情况，分离并保护肋间神经，用自制的弯头骨刀、刮匙从椎体后壁两侧深层斜向内 60° ，挖去椎体后 1/3 的松质骨，形成一个“涵洞”。此时脊髓硬膜前方为残留的椎体后壁和后纵韧带骨化。根据粘连的程度采用锐性或钝性分离，严重者可以切除部分硬膜，使后纵韧带骨化与脊髓分离，压塌“涵洞”壁，从侧后方取出后纵韧带骨化块，完成脊髓前方的减压，连接椎弓根螺钉，结束手术。

手术中尽可能避免发生术后脊髓损害即刻加重的因素分析：采用“揭盖法”去除椎管的后壁，避免椎板咬骨钳伸进椎管内进行蚕食；挖“涵洞”时采用刮匙、高速磨钻避免脊髓震动；压塌涵洞壁前，应分离后纵韧带骨化与脊髓的粘连，必要时可以切除部分硬膜，以防脊髓牵拉；手术过程中保护椎体节段动脉、肋间动脉，保证动态失血量不超过 200ml，从而保证脊髓血供；后路操作的器械要求做到薄锐，北医三院自行设计了实施“涵洞”减压和分离后纵韧带骨化块的配套器械，以减少脊髓刺激，增加手术操作的安全性。

此外，手术中应注意脊髓功能的监测：采用体感诱发电位仪监测脊髓的功能变化，特别是操作时和血供发生变化时的波幅变化，防止脊髓损伤。同时，测定减压节段的数量是否影响波幅变化，确定一次手术能减压的范围。

2. 间接减压手术

（1）后路椎板切除术：脊髓在胸椎脊柱生理后凸状态下略微贴附于椎管前壁，其他因素导致的后凸状态下脊髓就更接近椎管前壁。这一特点决定了对来自胸椎前方的压迫不能像颈椎一样通过切除椎板或椎板成形术是脊髓向后漂移，而达到理想的解除脊髓压迫的效果。因此，胸脊髓不似颈椎的弓弦原理，胸脊髓向后退让不明显，且前方致压物未解除，因此单纯后路椎板切除术难以达到充分减压。

单纯后方减压手术后神经功能改善率较差且并发症多，术后常导致脊柱稳定性降低以及脊柱序列改变。受到后纵韧带骨化压迫的胸髓非常脆弱，轻微的脊柱序列改变都有可能造成严重的脊髓损伤，术后近期和远期都存在发生瘫痪的风险，因而不建议单独采用该术式治疗胸椎后纵韧带骨化症。研究发现，如果在后方减压术的基础上进行内固定处理，不但神经功能改善率高，而且并发症少；应用内固定器械一方面能够矫正后凸畸形，促进减压脊髓后移，另一方面又能防止后凸进展，增加脊柱的稳定性，从而巩固减压的效果。

（2）广泛颈胸扩大椎板成形术：减压后脊髓后移幅度小是制约后方间接减压疗效的重要因素，处于颈胸交界区的上胸椎曲度常为前凸，或轻度后凸，后方减压后脊髓后移和脊髓减压效果显著。根据限制受压脊髓后移的解剖因素，对手术做出改进，即通过广泛颈胸扩大椎板成形术和选择性的硬膜囊切开术使脊髓充分后移，或者通过椎板小关节切除术、神经根松解术及硬膜囊侧前方松解术，解除神经根和齿状韧带对脊髓的拴系作用及后纵韧带骨化与硬膜囊粘连。

该术式适用于累及颈胸段椎体产生脊髓压迫的后纵韧带骨化，尤其是颈胸椎广泛的扁平型后纵韧带骨化。手术时应注意骨槽需要深入椎弓根，保留椎弓根内壁完整。咬开椎弓根基底部做铰链，将椎板和椎弓根内壁做双开门。该术式通过打开椎管间接减压，避免直接去除后纵韧带骨化减少对脊髓的医源性损伤，但前方压迫依然存在，随着病灶增大产生压迫，可能出现症状的复发。

胸椎后纵韧带骨化症治疗的手术方式很多，但术式的最终选择还要根据患者的实际情况、术者的手术经验和手术器械的条件来确定。由于胸椎和胸段脊髓本身的解剖因素，容易发生脊髓损伤造成严重后果。因此，无论选择哪种术式，手术安全性都是第一位的，术中操作一定要防止加重脊髓损伤。

第十一章 慢性病健康管理

第一节 冠心病健康管理

冠状动脉粥样硬化性心脏病简称冠心病。是指由于冠状动脉粥样硬化使管腔狭窄或阻塞导致心肌缺血、缺氧而引起的心脏病，为动脉粥样硬化导致器官病变的最常见类型，也是危害中老年人健康的常见病。本病的发生与冠状动脉粥样硬化狭窄的程度和支数有密切关系，但少数年轻患者冠状动脉粥样硬化虽不严重，甚至没有发生粥样硬化，也可以发病。

一、冠心病的危险因素

1. 冠心病危险因素的分类

（1）根据是否可干预分为可干预危险因素和不可干预危险因素，可干预危险因素包括行为因素、社会心理因素、生物因素等；不可干预危险因素包括遗传因素、年龄、家族史等。

（2）根据临床实用性分为主要因素和次要因素，主要因素包括年龄、性别、血脂异常、高血压、吸烟、糖尿病及糖耐量异常；次要因素有肥胖、缺乏体力活动、遗传、社会心理因素等。新近发现的危险因素还有：①血中同型半胱氨酸增高；②胰岛素抵抗和空腹血糖增高；③ C- 反应蛋白升高；④血中纤维蛋白原及一些凝血因素增高；⑤病毒、衣原体感染等。

（3）从人群防治的紧迫性出发，将冠心病的危险因素分为 5 类。

1）致病性危险因素：包括总胆固醇和低密度脂蛋白升高、高密度脂蛋白胆固醇低下、高血压、高血糖、吸烟，这些危险因素常见且作用强，也称为主要的危险因素。现已有大量证据证明这些危险因素可直接导致动脉粥样硬化，同时这些因素的作用是相互独立的。

2）条件性危险因素：这些因素致动脉粥样硬化作用相对小些，包括甘油三酯、脂蛋白（a）、同型半胱氨酸血症、低密度脂蛋白、PAI–1、纤维蛋白原和 C- 反应蛋白升高。同型半胱氨酸是体内蛋氨酸脱甲基形成的中间代谢产物，20 世纪 90 年代以来，临床和流行病学研究发现高同型半胱氨酸血症与动脉粥样硬化血栓形成、早发心血管病、周围血管病危险性升高有关，其致动脉粥样硬化的危险性比高脂血症、吸烟、高血压更独立。

3）促发性危险因素：即通过增强致病性危险因素的作用或影响条件性危险因素而发挥其加速动脉粥样硬化发展的作用，其包括肥胖、长期静坐、男性、种族、行为、有早发冠心病家族史、社会经济状态、胰岛素抵抗。

4）易感性危险因素：这种因素的存在与冠心病的发生和发展在生物学的机制并无关联，但是，当其存在时，则提示个体有易发生冠心病的可能，如左心室肥厚等。

5）斑块负荷：斑块负荷作为冠心病的危险因素，因当斑块发展到一定的阶段，其本身就变成了主要冠脉条件的危险因素，如不稳定的粥样斑块伴发继发性病理改变如斑块内出血、斑块纤维帽破裂等，而导致急性冠脉事件。现用年龄和心电图心肌缺血改变作为间接指标。

2. 冠心病危险因素的分析与控制 冠心病预防重要的是从源头上控制其发病率，一级预防即病因预防主要在于危险因素的控制。现在除了遗传因素、年龄、性别、家族史等不可改变外，其他行为因素和生物因素是可以干预，可以防治的。

（1）年龄与性别：年龄 40 岁以上者男性发病率高于女性，但女性在更年期后冠心病发病率增高。此两阶段的人群应注意定期体检和防治，注意改变不良生活方式，避免诱发因素等。

（2）血脂异常：除年龄外，脂质代谢紊乱是冠心病最重要预测因素。大量临床和流行病研究证明，脂质代谢紊乱，血脂异常尤其总胆固醇、甘油三酯、低密度脂蛋白升高和高密度脂蛋白降低是冠心病和其他动脉粥样硬化性疾病的重要危险因素。甘油三脂是冠心病的独立预测因子；总胆固醇（或低密度脂蛋白）水平与缺血性心脏病呈正相关，高密度脂蛋白水平与缺血性心血管病呈负相关。低密度脂蛋白的升高是动脉粥样硬化发生的必备条件，低密度脂蛋白水平每升高 1%，则患冠心病的危险性增加 2% ~ 3%。当血浆低密度脂蛋白达到一定的“允许值”，其他致病性危险因素则起作用或独立加速动脉粥样硬化的进展。

还有研究证实，高脂蛋白血症可致动脉粥样硬化，也是心血管发病的主要危险因素，其中脂蛋白（a）被认为是一种具有很强致动脉粥样硬化的脂蛋白，目前已公认为脂蛋白（a）是冠心病的一个独立危险因素。

许多临床试验的结果表明，血浆胆固醇降低 1%，冠心病发生的危险性即可降低 2%；积极降低低密度脂蛋白，可阻断或逆转动脉粥样硬化斑块的进展，是防治冠心病的重要措施。其具体方法如下。

1）适当降脂药物（在医生指导下），如他汀类、贝特类、烟酸、依折麦布等。现多用他汀类药物降脂，又可明显降低冠心病的发病率。

2）坚持运动锻炼：坚持每天运动 30 分钟，如散步、游泳、瑜伽、太极或快走。有研究指出，每天步行半小时，可减少心脏病 50% 发作概率。

3）饮食治疗：限制热量和脂肪摄入，每天脂肪摄入量 < 总热量 30%，饱和脂肪酸占 8% ~ 10%，胆固醇摄入量 <300mg/d；高胆固醇血症者饱和脂肪酸摄入量应小于总能量的 7%，反式脂肪酸摄入量应小于总能量的 1%；高 TG 血症者更应尽可能减少每日摄入脂肪总量，脂肪摄入应优先选择富含 n-3 多不饱和脂肪酸的食物（如深海鱼、鱼油、植物油）；尽量少食动物内脏和动物油、棕榈油等；控制碳水化合物的摄入量。

（3）高血压：血压增高与冠心病密切相关，60% ~ 70% 的冠心病病人有血压增高，而高血压病人患冠心病较血压正常者高 3 ~ 4 倍。收缩期血压比舒张期血压更能预测冠心病事件，140 ~ 149mmHg 的收缩期血压比 90 ~ 94mmHg 的舒张期血压更能增加冠心病死亡的危险。原发性高血压是一独立疾病也是许多心脑血管病的重要危险因素，血压升高是脑卒中、心肌梗死、心力衰竭、肾功能不全等严重致死致残性疾病的主要危险因素之一。高血压的防治主要在于早期预防早期发现和坚持治疗。

（4）吸烟：吸烟是冠心病的重要危险因素，是最可避免的死亡原因。吸烟的危害是低剂量、长期持续的慢性化学物质累积中毒的过程，吸烟可造成动脉壁含氧量不足，促进动脉粥样硬化的形成。冠心病与吸烟之间存在着明显的用量－反应关系。吸烟者与不吸烟者相比较，冠心病的发病率和病死率增高 2 ～ 6 倍，且与每天吸烟的支数呈正比。被动吸烟也是冠心病的危险因素，原因是烟草燃烧时产生的烟雾中有致心血管病的两种主要化学物质，即尼古丁和一氧化碳。研究还发现，吸烟者戒烟后，烟对身体的毒性作用也会慢慢地消失，因此，早日戒烟对减少心血管病的风险是有益的。

（5）糖尿病和糖耐量异常：糖尿病是冠心病的独立危险因素，心血管病并发症是糖尿病患者的主要死亡原因。糖尿病患者中冠心病的发病率较非糖尿病者高 2 倍，糖耐量减低者心血管病的发病和死亡率是糖耐量正常者的 2 ～ 4 倍。近年来研究发现，糖尿病患者发生心血管事件的概率与非糖尿病的冠心病患者相同，故将糖尿病由冠心病的危险因素提升为冠心病的“等危症”。这与糖尿病的糖代谢异常和脂质代谢紊乱，使低密度脂蛋白升高、高密度脂蛋白水平下降、甘油三酯 / 高密度脂蛋白比值异常升高导致动脉粥样硬化有关，并认为甘油三酯 / 高密度脂蛋白比值异常升高是筛选 2 型糖尿病伴冠心病的敏感指标。2 型糖尿病患者合并血脂、脂蛋白代谢异常是引起糖尿病心血管病变的一个重要危险因素，尤其是脂蛋白（a）升高。当糖尿病病人年龄 >45 岁、糖化血红蛋白 >7.0%、低密度脂蛋白 –C>3.12mmol/L 是糖尿病冠心病的独立危险因素。

糖尿病危险因素的控制，关键是控制血糖，防止和减少并发症的发生，具体措施包括：糖尿病健康教育、饮食治疗、运动锻炼、药物治疗、自我监测和改变不良生活习惯。

（6）肥胖和超重：肥胖症已明确为冠心病的首要危险因素，并可增加冠心病死亡率。其原因为：①肥胖者血容量、心排量增加而加重心脏负担，引起左室心肌肥厚、左心室扩大；②心肌脂质沉积导致心肌劳损，易发生心力衰竭；③超重者内分泌与代谢的紊乱，常导致胰岛素抵抗，发生高胰岛素血症和糖尿病。胰岛素抵抗和高胰岛素（或高胰岛素原）血症可引起脂类代谢紊乱，使高密度脂蛋白水平降低、总胆固醇、低密度脂蛋白水平升高，已有研究表明三者均加速动脉粥样硬化进程，成为动脉粥样硬化性心脏病的基础。高胰岛素血症和胰岛素抵抗可促进血管平滑肌细胞增殖、DNA 合成，导致动脉粥样硬化发生。

肥胖和超重者高血压患病率比非超重者高 3 倍，明显肥胖者高血压发生率比正常体重者高 10 倍，而高血压者 60% ～ 70% 可致冠心病。

衡量超重和肥胖最常用的生理测量指标是体质指数和腰围，前者通常反映全身肥胖程度，后者主要反映腹部脂肪蓄积，两个指标均可较好地预测心血管病的危险。体质指数与总胆固醇、甘油三酯增高和高密度脂蛋白下降呈正相关。

减重能明显降低超重和肥胖患者心血管疾病危险因素水平，使罹患心血管病的危险降低。

（7）不平衡膳食：引发心血管病的不平衡膳食因素主要有：①饱和脂肪酸摄入比例过度；②总热量摄入过多；③胆固醇摄入过多；④钠摄入过多和钾摄入过少；⑤蔬菜豆类食品和水果摄入过少。

饱和脂肪多来源于肉类食物，与动脉粥样硬化形成呈正相关；而单不饱和脂肪与多不饱和脂肪（多来源于植物性食物）没有致动脉粥样硬化的危险，相反它们有降低心血管病并发症危险的作用。

营养学研究表明，调整和控制膳食是预防和治疗心血管病的危险因素，降低冠心病发病的重要措施之一。一般人群健康膳食的基本特点是：①总热量的不超标，以维持正常体重为度，体质指数以 20 ~ 24 为正常范围。②膳食中总脂肪量应 < 总热量的 30%，饱和脂肪酸应 < 总热量的 10%；③盐摄入量 <6g/d；④足量的蔬菜和水果；⑤其他保护性的膳食因素：年龄过 40 岁者即使血脂无异常，也应避免食用过多的动物脂肪和高胆固醇的食物，如肥肉、脑、肝、肾等内脏，蛋黄、鱼子、奶油等；食用低胆固醇、低动物性脂肪食物如鱼、瘦肉、蛋白、豆制品；不吸烟，不饮烈性酒，不暴饮暴食。

（8）缺乏体力活动：缺乏体力活动是心血管病的确定危险因素，约三分之一缺血性心脏病死亡与缺乏体力活动有关。参加一定的体力劳动和体育活动，有保护心血管的效应，对锻炼循环系统功能和调整血脂代谢有裨益，并可预防肥胖，是预防冠心病的一项积极措施。

体力活动量应以原来的身体状况、运动习惯和心脏功能状态而定，以不增加心脏负担和不引起不适为原则。体育活动要循序渐进，不勉强做剧烈运动，提倡有氧运动，如散步、保健操、打太极拳等。

（9）社会心理因素：负性的心理反应是心血管病的危险因素，可增加心血管病的发病率。研究发现，性情急躁、好胜、竞争性强、不善于劳逸结合的 A 型性格者、抑郁症、焦虑症、社会孤立者易患冠心病。因心理压力大，易引起心理应激反应如血压升高、心率加快、激素分泌增加等。心理压力增加心血管病的危险的主要机制如下。①引起神经内分泌失调，压力导致肾上腺素大量分泌，使得血液更容易凝聚，增加冠心病发作机会；②诱发血压升高和心律失常；③引起血小板反应性升高等；这些都是促进动脉粥样硬化的因素。另外，长期的负性情绪或过度的情绪波动会诱发冠状动脉收缩，粥样斑块破裂而引发急性冠脉事件，还易导致心脑血管病的复发。

因此，学会如何减轻心理压力，降低心理应激反应很重要：①合理安排好工作和生活，减少工作生活压力，生活要有规律，保证充足的睡眠；②保持开朗乐观、愉快的情绪，和谐人际关系，保持平和的心态；③劳逸结合，避免过度劳累和情绪激动，学会放松自己。

现在随着动脉粥样硬化性疾病发病呈年轻化趋势，不少学者认为，本病危险因素的控制应从儿童时期就开始进行早期干预，即儿童也不宜进食高胆固醇、高动物性脂肪的饮食，勿摄食过量，积极参加体育运动，防止发胖；还应注意减轻孩子的心理压力，减轻学习任务，培养开朗乐观的性格等。

预防冠心病就是在没有冠心病证据的人群中减少发生冠心病的危险。主要是针对易患人群，控制易患因素，防止动脉粥样硬化的形成。我国著名心血管病专家胡大一教授曾经说过，冠心病有 5 道防线：第一是防发病，健康人要“防患于未然”；第二要防事件，冠心病患者要预防发生心肌梗死、脑卒中（俗称中风）等严重事件；第三要防后果，发生心肌梗死或脑卒中要及时送医院抢救，防止往更坏的方向发展；第四是防复发，防止心肌梗死、脑卒中等复发；第五是防止心力衰竭，因为反复发作心肌梗死，心脏扩大最终容易发生心力衰竭。守好这 5 道防线，会有更多的人拥有一颗充满活力的心。胡大一教授这段话实际上是说了冠心病三级预防。

二、冠心病的危害

自20世纪80年代以来，在多数西方发达国家人群冠心病及脑卒中发病率呈下降趋势时，我国人群冠心病及脑卒中发病率却呈增加趋势。我国近期流行病学资料显示，无论城市、农村，男性或女性，急性心肌梗死死亡率均随年龄的增加而增加，40岁开始显著上升，其递增趋势近似于指数关系。2008年我国卫生事业发展统计公报显示，我国城市人口因心脏病死亡（主要是冠心病）121万人，占19.7%，仅次于恶性肿瘤。心血管病也是造成劳动力损失、生活质量下降、疾病负担增加的主要原因。心血管疾病以其高发病率、高致残率、高病死率及高治疗费用，严重制约了我国经济发展和人民生活水平及生存质量进一步提高。

三、冠心病健康管理的目标

一级预防：指导健康人群养成良好的健康生活方式，预防冠心病危险因素的产生；指导冠心病高危人群，早期改善不健康生活方式，及早控制危险因素，使高危人群能够形成一种健康的生活方式并维持下去，积极预防冠状动脉粥样硬化的发生。

二级预防：即对已发生冠心病的应积极治疗，防止病变发展，争取其逆转，可减少心肌梗死的发生率。配合治疗，针对筛查出的危险因素进行健康管理，以达到更佳的治疗、保健效果。

三级预防：即对已发生并发症者及时治疗，防止其恶化，延长寿命。配合治疗，针对筛查出的危险因素进行健康管理，以达到更佳的治疗效果。

四、冠心病健康管理的内容

1. 冠心病的一级预防

（1）健康教育与咨询。

1）建立健康合理的生活方式：规律的生活有助于心血管功能的稳定，良好而充足的休息睡眠，可改善心肌状况，减少心肌耗氧量。不良嗜好，如过度吸烟、酗酒、长期睡眠不足或对药物的依赖，则是心血管系统的大敌，会严重损害冠状动脉及心脏健康，进而损害心肌，对心血管健康极为不利。

2）精神愉快：尽量不生气，尤其是不生闷气，不焦急，不烦恼，不悲伤，不忧郁，努力保持心境清静，情绪稳定，并常处于乐观之中，这样可以保持较强的机体免疫能力，心血管功能亦多协调和稳定。有利于病人的康复。

3）合理饮食，避免肥胖和超重：每天进食的总热量不能过高，以蔬菜类、粗粮、水果为主，少量吃干果。宜常食富含钙、钾、碘、铬的食物，因它们具有降血压、保护心脏、减少冠心病发病率的作用。所食油类应选用花生油、棉籽油、豆油、菜籽油、玉米油等植物性油类。饮食宜清淡，避免过咸食物的摄入，也应少吃甜食，还应选择低脂肪、低胆固醇的食物。适量吃鱼肉，不吃或少吃含胆固醇高的食物，如肥肉、动物油、动物内脏、软体动物及贝壳类动物、奶油等。还要注意晚餐不能吃得太饱。

4）劳逸结合：应保证足够的休息时间，避免工作过度紧张，必要时工作量可作适当调整。包括家务活儿在内的一切体力劳动和脑力劳动，都必须适当节制，一切日常活动以不感到疲劳为好。

5）适度锻炼：适度的体育锻炼可以增强心脏功能，增强心肌的储备力，帮助冠状动脉建立侧支循环，从而达到预防冠心病的目的。可选择步行、游泳、健身操或太极拳等安全、有效的体育锻炼活动，但不宜参加竞技性、大运动量活动。切忌久坐不动或卧床不起。

（2）对有慢性病危险因素者进行有针对性干预。

1）保持血压正常，若出现高血压，应积极采取措施，包括药物及非药物措施，使血压降至正常范围。

2）降低血清胆固醇。实验表明，只有维持较长时间的理想胆固醇水平，才能达到预防冠心病的发病或不加重冠心病的目的。宜主要通过非药物途径预防血脂升高。

3）糖尿病患者应积极控制血糖，努力争取在正常标准值内。

2. 冠心病的二级预防 在积极配合治疗的基础上，进行健康教育与指导。

（1）心理指导：护理人员要关心体贴患者，多与患者交谈、对症施护，要有计划地使患者了解疾病的易患因素，耐心细致地讲明情绪的波动可诱发或加重冠心病的发生，良好的情绪能促进早期恢复，以增强患者战胜疾病的信心。保持乐观愉快的情绪，要避免情绪波动，情绪波动会增加交感神经兴奋，儿茶酚胺增加，会引起血压升高，冠状动脉痉挛，导致心肌缺血，诱发心绞痛或心肌梗死。通过做好健康教育工作，使患者和家属对冠心病有所认识，在防治该病时给予积极的配合。

（2）膳食指导。

1）食物多样、谷类为主 多选用复合碳水化合物，多吃粗粮，粗细搭配，少食单糖、蔗糖和甜食。限制含单糖、双糖高的食品，如甜点心、各种糖果、巧克力、蜂蜜等。

2）多吃蔬菜、水果 每日摄入400 ~ 500g新鲜蔬菜、水果有助于降低冠心病、高血压、脑卒中的危险。绿叶蔬菜、水果、豆类等食品含有丰富的B族维生素。钾的主要来源是新鲜蔬菜、水果，故冠心病病人应多吃新鲜蔬菜、水果，以提高膳食中钾及维生素的摄入量。膳食中钾的摄入量应与钠相等，即钠 / 钾比例为1 ∶ 1。

3）常吃奶类、豆类及其制品 冠心病人要常吃奶类，但以脱脂奶为宜。大豆蛋白含有丰富的异黄酮、精氨酸等，增加大豆制品摄入量可对血脂产生有利的影响，具有降低血清胆固醇和抗动脉粥样硬化的作用。每天摄入25g以上大豆蛋白可降低心血管疾病的危险性。

4）适量瘦肉，少吃肥肉、荤油和煎炸食品 控制膳食中总脂肪含量及饱和脂肪酸的比例，摄入充足的单不饱和脂肪酸。饱和脂肪酸少于总能量10%。少用氢化油脂以减少反式脂肪酸摄入量，反式脂肪酸少于总能量的1%。膳食中总脂肪的摄入量一般不超过总能量的30%。每周食用1 ~ 2次鱼和贝类食品。烹调菜肴时，应尽量不用猪油、黄油等含有饱和脂肪酸的动物油，最好用花生油、豆油、菜籽油等含有不饱和脂肪酸的植物油。应尽量减少肥肉、动物内脏及蛋类的摄入，可适当吃一些瘦肉、鸡肉，少用煎炸食品。

5）保持能量摄入与消耗的平衡 控制总能量，增加运动，防治超重和肥胖。吃清淡少盐的饮食，盐的摄入量每天以不超过 4g 为宜。限制饮酒，虽然研究证明少量饮酒（每日摄入酒精 20 ~ 30g，或白酒不超过 50g），尤其是葡萄酒对冠心病有保护作用，但不提倡将饮酒作为冠心病的预防措施。

（3）运动指导：适度合理、循序渐进地运动，可以增进身心健康，提高心肌和运动肌肉的效率，减少心肌耗氧量，促进冠状动脉侧支循环形成，护理人员应根据病情不同进行个体化指导，不强求一致，运动量以不引起心脏不适或气短为指标。如果运动后较休息时脉搏大于 20 次 / 分，运动应减量，如果脉搏增加不大，运动量可适当增加。

（4）生活起居要有规律。

1）合理安排工作和生活，避免过度劳累和情绪激动，注意劳逸结合，保证充分睡眠。

2）一定要戒烟限酒。吸烟可能诱发冠状动脉痉挛、血小板聚集，减低冠状动脉及侧支循环的储备能力，这些可使冠状动脉病变加重，易诱发再梗死。

3）要避免晚餐后滴水不沾，人熟睡后体内水分会丢失，血液中水分会减少，血液浓缩会引起黏稠度增加，容易形成血栓。

4）醒后起床时要慢起。右侧卧，两膝之间放个枕头，适当垫高下肢，与心脏保持水平位，手臂不要放在心脏位置，枕头不过高都对心血管疾病病人有益；早上起床后，不要急于起床，可适当活动一下四肢，再起床，避免体位改变对血压的影响。

5）不要急忙走路、赶公共汽车、急上楼梯、顶风骑车、搬重物等，因这些动作易使心率加快、血压增高，导致心肌缺氧而发生心绞痛。

（5）用药指导：冠心病患者除特殊治疗外，均需药物治疗，正确服用药物是有效治疗的重要保证。向患者介绍常用药物的主要作用、服用方式及可能出现的不良反应，如服用抗凝药物要定期复查出凝血时间并观察皮肤黏膜有无出血点，有无呕血黑便等。常备急救药物，放到随手能拿到的地方，如硝酸甘油、速效救心丸等。坚持药物治疗，定期复查。

3. 冠心病的三级预防　就是预防或延缓冠心病慢性合并症的发生和发展，抢救严重并发症。冠心病患者如果不注意保健和做好三级预防，很容易并发心肌梗死和心力衰竭而危及生命。

因此，早期诊断、及时治疗和按时服药常可预防冠心病并发症的发生，使病人能长期过上接近正常人的生活。

第二节　血脂异常健康管理

血脂是血浆中的胆固醇（TC）、甘油三酯（TG）和类脂，如磷脂等的总称。血脂异常是指 TC、TG、低密度脂蛋白胆固醇（LDL–C）增高，高密度脂蛋白胆固醇（HDLC）降低。血脂异常在发病早期可能没有不舒服的症状。多数患者在发生了冠心病、脑中风后才发现血脂异常，可表现为头晕、头痛、胸闷、心痛、乏力等。

一、血脂异常的危险因素

1. 人口学因素 研究认为血脂异常是一种由遗传和环境危险因素共同作用的结果。胆固醇水平常随年龄而上升，但年龄 >70 岁后不再上升甚或有所下降。中青年期女性低于男性，女性绝经后 TC 水平较同年龄男性高。家族中有早发血脂异常或冠心病患者。

2. 饮食习惯 长期高胆固醇、高饱和脂肪酸摄入可造成血脂升高。

3. 体力活动或体育锻炼过少。

4. 超重或肥胖。

5. 吸烟、过量饮酒。

6. 精神长期处于紧张状态。

二、高脂血症的危害

大量的流行病学调查结果表明，血脂异常是高血压、脑卒中、动脉粥样硬化和冠心病等多种慢性病的重要危险因素。高血脂是导致动脉粥样硬化的重要因素，过多的脂肪沉积于动脉内膜，形成粥样斑块，使管腔缩小，造成供血部位缺血性损害，最终发生各器官功能障碍：

1. 冠心病（包括心绞痛、心肌梗死、心律失常、心脏骤停等）。

2. 缺血性脑卒中（偏瘫、失语、意识障碍、吞咽困难甚至生命危险）。

3. 肾性高血压、肾衰竭。

4. 眼底血管病变、视力下降、失明等。

三、血脂异常健康管理的目标

1. 减少饱和脂肪酸和胆固醇的摄入。

2. 增加能够降低 LDL–C 食物的摄入（如植物甾醇、可溶性纤维）。

3. 降低体重 5% ～ 10%，最好达到 BMI<24。

4. 增加有规律的体力活动。

5. 如有其他慢病危险因素要进行干预，使其得到一定的改善。

6. 维持血脂在适宜的水平。

四、血脂异常健康管理的内容

1. 平衡膳食、合理营养指导 高脂血症与饮食的关系最为密切，控制饮食对高脂血症的防治是十分重要的。

（1）减少饱和脂肪酸和胆固醇的摄入对降低 LDL–C 作用最直接，效果最明显，也最容易做到。饮食应限制动物油脂、动物脑髓内脏、蛋黄、黄油等；烹调不用动物油；

（2）选用富含能够降 LDL–C 膳食成分的食物（如富含植物甾醇、可溶性纤维）。不吃甜食和零食，多吃蔬菜、水果和豆类食品。以大米为主食的饮食习惯，三餐中至少一餐改为面食，每天要吃 50 ～ 100g 粗粮。

（3）宜低盐饮食，食油宜用豆油、花生油、菜油、麻油、玉米胚芽油，适量选用橄榄油或核桃油等。

（4）饥饱适度，每餐进食量以下一餐就餐前半小时有饥饿感为度，不宜采用饥饿疗法，过度的饥饿反而使体内脂肪加速分解，使血液中脂肪酸增加。

（5）吃有降脂作用的食物。

1）大豆：大豆及其制品中含有丰富的不饱和脂肪酸、维生素 E 和卵磷脂，三者均可降低血中的胆固醇。

2）黄瓜：黄瓜中含有的丙醇二酸，可抑制糖类物质转化为脂肪，尤其适用于心血管病患者。

3）大蒜：新鲜的大蒜或大蒜提取物可降低胆固醇。大蒜的降脂效能与大蒜内所含的物质——蒜素有关，它具有抗菌、抗肿瘤特性，能预防动脉粥样硬化，降低血糖和血脂等。

4）洋葱：其降血脂效能与其所含的烯丙基二硫化物及少量含硫氨基酸有关，这些物质属于配糖体，除降血脂外还可预防动脉粥样硬化，是防止心血管疾病的理想食物。

5）蘑菇：含有一种嘌呤衍生物，有降血脂作用。

6）牛奶：含有羟基甲基戊二酸，能抑制人体内胆固醇合成酶的活性，从而抑制胆固醇的合成，降低血中胆固醇的含量。

7）茶叶：有降低胆固醇的效果。

8）生姜：生姜内含有一种类似水杨酸的有机化合物，该物质的稀溶液的稀释剂和防凝剂对降血脂、降血压、防止血栓形成有一定作用。

9）香菇、黑木耳：能降低血清胆固醇、甘油三酯及低密度脂蛋白水平，经常食用可使身体内高密度脂蛋白增加。

2. 运动指导　应用减轻体重干预和增加体力活动的措施可以加强降低 LDL–C 效果，还可以获得降低 LDL–C 之外进一步降低缺血性心血管病危险的效益。因此，适量运动和控制体重是预防血脂过高的重要措施之一。指导服务对象坚持适量运动并进行运动情况监测。

3. 戒烟限酒　指导服务对象积极开展戒烟限酒，以便进一步控制患者的心血管病综合危险因素。

4. 心理干预　在进行健康管理时，应了解管理对象的心理状况，并进行相应的心理辅导。健康管理师应采取各种措施，帮助患者预防和缓解精神压力以及纠正和治疗病态心理，必要时建议患者寻求专业心理辅导或治疗。

5. 提倡适量饮茶　茶叶中含有的儿茶碱有增强血管柔韧性、弹性和渗透性的作用，可预防血管硬化。茶叶中的茶碱和咖啡因能兴奋神经，促进血液循环，减轻疲劳和具有利尿作用。适量饮茶能消除油腻饮食而减肥。但过多喝浓茶，会刺激心脏，使心搏加快，对身体有害。

五、血脂异常健康管理的流程

1. 健康管理的前 3 个月优先考虑降低 LDL–C。因此，在首诊时健康管理师应通过询问和检查了解健康管理对象在以下几方面是否存在问题：①是否进食过多的升高 LDL–C 的食物；②是否肥胖；③是否缺少体力活动；④如肥胖或缺少体力活动，是否有代谢综合征。

为了解和评价摄入升高 LDL–C 食物的状况，推荐使用高脂血症患者膳食评价表。该表虽然不能取代营养师所作的系统性膳食评价，但可以帮助健康管理师发现管理对象所进能升高 LDL–C 的食物，以便有效指导下一步的干预。

2. 首诊发现血脂异常时，应立即开始必要的健康管理。主要是减少摄入饱和脂肪和胆固醇，也鼓励开始轻、中度的体力活动。

3. 在管理进行约 6 ~ 8 周后，应监测血脂水平，如果已达标或有明显改善，应继续进行管理。否则，可通过如下手段来强化降脂。首先，进一步强化膳食干预。其次，选用能降低 LDL–C 的植物甾醇，也可以通过选择食物来增加膳食纤维的摄入。含膳食纤维高的食物主要包括：全谷类食物、水果、蔬菜、各种豆类。

4. 再进行管理约 6 ~ 8 周后，应再次监测患者的血脂水平，如已达标，继续保持强化管理。如血脂继续向目标方向改善，仍应继续管理，不应启动药物治疗。如检测结果表明不可能仅靠管理达标，应考虑加用药物治疗。

5. 经过上述两个管理过程后，如果管理对象有代谢综合征，应开始针对代谢综合征的健康管理。代谢综合征健康管理主要是减肥和增加体力活动。在达到满意疗效后，定期监测管理对象的依从性。

6. 在健康管理的第 1 年，4 ~ 6 个月大约监测 1 次，以后 6 ~ 12 个月随诊 1 次。对于加用药物的患者，更应经常随访。

健康管理师对于启动和维持血脂管理均起着至关重要的作用。健康管理师的知识、态度和说服技巧决定了干预能否成功。应向管理对象说明健康管理的多重效益，并强调说明即使使用药物仍需要必要的健康生活方式干预。

第十二章 中医护理

第一节 中医护理的原则

中医护理是以中医理论为基础，体现中医治则治法的相关内容，形成了较为完整的辨证施护理论体系，是中医学重要组成部分，是中国护理学的重要分支。

一、施护求本

任何疾病的发生、发展，都是通过若干症状显现出来，只有透过错综复杂的现象，通过综合分析去寻找疾病本质，才能正确实施辨证的护理方法。施护求本，是指治疗与护理必须要抓住疾病的本质，辨明病变的根本原因，从而确立相应的治疗与护理措施，这是辨证施护的根本原则。

（一）正护与反护

在疾病发生与发展的过程中，多数疾病的现象与本质是一致的，但有时也会出现一些现象与本质完全相反的假象。因此，针对疾病而言，就有正护与反护的不同，在护理上需采取辨证的护理方法。

1. 正护　是指疾病的现象和本质相一致的情况下，逆其本质而选择护理措施的一种常用原则。临床上大多数疾病的外在现象和疾病本质是相一致的，如热证见热象、寒证见寒象，故正护是临床上最为常用的护理原则。主要包括以下内容。

（1）寒者热之：是指寒性病证出现寒象，用温热的方法来调护。如表寒证用辛温解表法，里寒证用辛热温里法等。

（2）热者寒之：是指热性病证出现热象，用寒凉的方法来调护。如表热证用辛凉解表法，里热证用苦寒清热法。

（3）实者泻之：是指实性病证出现实象，用攻邪的方法来调护。如食积之证用消导法，水饮停聚证用逐水法，血瘀证用活血化瘀法等。

（4）虚者补之：是指虚性病证出现虚象，用补益的方法来调护。如阳虚证用扶阳法，阴虚证用滋阴法。

2. 反护　是指疾病的现象和本质不相一致的情况下，顺从其外在假象而选择护理措施的一种护理原则。反护法的实质也是针对疾病的本质而采取的护理法则。主要包括以下内容。

（1）热因热用：是指用温热的方法，护理具有假热症状，但其本质为寒证的真寒假热证。如阴盛格阳证，由于阴寒内盛，阳气被格拒于外，临床既有下利清谷、四肢厥逆、脉微欲绝等真寒之征，又反见身热、面赤等假热之象。因其本质是寒，热象是假，所以就不能用“热者寒之”的方法，而应用温热药治其真寒，里寒一散，阳气得复，而表现于外的假热，亦随之消失。

（2）寒因寒用：是指用寒凉的方法，护理具有假寒症状，但其本质为热证的真热假寒证。如热厥证，因阳盛于内，格阴于外，只现四肢厥冷的外假寒症状，但壮热、口渴、便燥、尿赤等热证是疾病的本质，故用寒凉护理方法，假寒自然就消失了。

（3）塞因塞用：是指用补益的方法，护理具有闭塞不通症状，但本质为虚证的真虚假实证。如中气不足，脾阳不运，可致腹胀便秘，应用补益中气、温运脾阳的护理法。

（4）通因通用：是指用通利的方法，护理具有通泄症状，但本质为实证的真实假虚证。如因积滞伤食所致腹泻、因瘀血内滞所致崩漏，应用消食导滞、活血化瘀等攻下的护理法。

（二）标本缓急

标，即现象；本，即本质．“标”与“本”是相对而言的，用以说明疾病过程中矛盾的主次关系。在不同情况下，标与本的含义不尽相同。如就正邪而言，正气为本，邪气为标；就疾病本身而言，病因是本，症状是标。护理的原则以“护本”为其首要，随着疾病变化，病症有先后，矛盾有主次，病情有缓急，处理疾病时就有“急则护标，缓则护本，标本同护”的不同。

1. 急则护标　是指标病甚急，成为疾病的主要矛盾，如不及时处理，有可能危及生命，或影响疾病的预后，必须先采取紧急措施护治其标。如大出血患者，无论何种原因所致，均应采取紧急措施先止血，对症处理，待血止后再护其本。

2. 缓则护本　是指当标病不急，或经处理得以缓解的情况下，针对疾病的本质进行的护理。此时病之根本是矛盾的主要方面，病本去则病标自愈。对于慢性病或急性病恢复期患者，如肺痨后期，肺肾阴虚为本，咳嗽为标，在病情稳定的情况下应针对其肺肾阴虚之本加以护理。如出血恢复期，脾胃虚弱为本，出血为标，在病情稳定的情况下应针对其脾胃虚弱之本加以护理。

3. 标本同护　是指标病本病俱急，在时间、条件上又不允许单独护标或护本时，则标本兼顾，采用标本同护的原则，以提高疗效，缩短疗程。

（三）同病异护与异病同护

同病异护与异病同护是从中医学“同病异治”“异病同治”原则中衍生出来的，是辨证施护、施护求本的重要原则，在指导护理实践的过程中起着重要的作用。

1. 同病异护　是指同一种疾病，由于疾病的发生、发展和邪正消长的差异，出现不同的病理变化，或表现为不同的证候，临证需采用不同的护理方法。如同为感冒，有风寒、风热、暑热、气虚等不同，其护理方法也有不同。

2. 异病同护　是指不同的疾病，在其发生、发展过程中，出现相同的病理变化或同一性质的证候，临证可采用相同的护理方法。如久痢脱肛、子宫脱垂、胃下垂等虽是不同的疾病，但辨证均属气陷证，故均可采用补中益气的护治法则。

二、扶正祛邪

“正气存内，邪不可干”“邪之所凑，其气必虚”，这是中医学对正邪气的作用的精辟解释。邪正的盛衰变化，对于疾病的发生、发展及其变化和转归，都有重要的影响。疾病的发生与发展是正气与邪气斗争的过程。正气充沛，则人体有抗病能力，疾病就会减少或不发生；若正气不足，疾病就会发生和发展。因此，治疗的关键就是要改变正邪双方力量的对比，扶助正气，祛除邪气，使疾病向痊愈的方向转化。

（一）扶正祛邪的概念

扶正培补正气以愈病的治疗原则，就是使用扶助正气的药物，或其他疗法，并配合适当的营养和功能锻炼等辅助方法，以增强体质，提高机体的抗病力，从而驱逐邪气，以达到战胜疾病，恢复健康的目的。祛邪是消除病邪以愈病的治疗原则，就是利用驱除邪气的药物，或其他疗法，以祛除病邪，达到邪去正复，恢复健康的目的。

（二）扶正祛邪在护理中的具体应用

扶正和祛邪是相互联系的两个方面，扶正是为了祛邪，通过增强正气的方法，驱邪外出，从而恢复健康，即所谓“正盛邪自祛”。祛邪是为了扶正，消除致病因素的损害而达到保护正气，恢复健康的目的，即所谓“邪去正自安”。扶正与祛邪是相辅相成的两个方面。因此运用扶正祛邪的治则时，要认真仔细分析正邪力量的对比情况，分清主次，决定扶正或祛邪，或决定扶正祛邪的先后。一般情况下，扶正用于虚证；祛邪用于实证；若属虚实错杂证，则应扶正祛邪并用，但这种兼顾并不是扶正与祛邪各半，乃是要分清虚实的主次缓急，以决定扶正祛邪的主次、先后。总之，应以“扶正不致留邪，祛邪不致伤正”为度。具体情况如下。

1. 扶正　扶正适用于以正虚为主，而邪不盛实的虚证。如气虚、阳虚证，宜采取补气、壮阳法治疗；阴虚、血虚证，宜采取滋阴、养血法治疗。

2. 祛邪　用于以邪实为主，而正未虚衰的实证。临床上常用的汗法、吐法、下法、清热、利湿、消导、行气、活血等法，都是在这一原则指导下，根据邪气的不同情况制定的。

3. 先攻后补　即先祛邪后扶正。适用于虽然邪盛、正虚，但正气尚可耐攻，以邪气盛为主要矛盾，若兼顾扶正反会助邪的病证。如瘀血所致的崩漏证，因瘀血不去，出血不止，故应先活血化瘀，然后再进行补血。

4. 先补后攻　即先扶正后祛邪。适用于正虚邪实的虚实错杂证而正气虚衰不耐攻的情况。此时先祛邪更伤正气，必须先用补法扶正，使正气渐渐恢复到能承受攻伐时再攻其邪。如臌胀病，当正气虚衰为主要矛盾，正气又不耐攻伐时，必须先扶正，待正气适当恢复，能耐受攻伐时再泻其邪，才不致发生意外事故。

5. 攻补兼施　即扶正与祛邪并用。适用于正虚邪实，但二者均不甚重的病证。具体运用时必须区别正虚邪实的主次关系，灵活运用。如以正虚为主要矛盾，单纯用补法又恋邪，单纯攻邪又易伤正，此时则应以扶正为主兼祛邪。如气虚感冒，则应以补气为主兼解表。若以邪实为主要矛盾，单攻邪又易伤正，单补正又易恋邪，此时治当以祛邪为主兼扶正。

（三）护理过程中要重视食补、调摄精神情志与动静相宜的协同作用

1. 食补与药补　根据气虚、阳虚、阴虚、血虚的病人，分别采用补气、补阳、滋阴、补血的护理方法。如气虚可给人参、黄芪、山药、大枣等补气之品；血虚可给阿胶、猪肝、桂圆、大枣等补血之品；阴虚可给枸杞子、甲鱼、银耳等滋阴清补之物；阳虚可给牛肉、羊肉、狗肉、鸡等温补之品。

2. 调摄精神情志　精神情志的波动，常可使病情加重或恶化，护理上应加强精神护理，做好开导劝慰和鼓励工作，使病员情志舒畅愉快、气机调畅、气血和平，有利扶植正气、促进疾病早日康复。

3. 动静相宜 动和静应视病情轻重而定。如急性病期，应静卧休息，以培育正气和减少气血的耗损。随着病情的好转或慢性病期，可根据体力逐渐增加活动量，以调节气机、通利关节，增强体质和抗病的能力。

所谓祛邪即是祛除病邪，使邪去正安。祛邪多用泻实的方法。如外感表证者，宜用发汗解表；宿食停滞或食物中毒等，宜用消食导滞或吐法等。

总之，在扶正祛邪原则在护理上具体运用时，要注意扶正不留邪和祛邪不伤正。如急性病期病员，应有忌食补养之食品或药品，以防留邪；表证病人在用汗法祛邪时，应以周身汗出为度，切忌大汗淋漓而伤正；阳明腑实证病人采用通里攻下法时，应以腑通热退汗止为宜，不可腹泻频数而伤正等。总之，在临床运用扶正祛邪的护理原则时，应根据疾病的实际情况，灵活掌握运用。通过扶正使正气加强，通过祛邪能排除病邪的侵害和干扰，达到邪去正安之目的。

三、三因制宜

中医学认为，疾病的发生、发展与转归受多方面因素的影响，如时令气候、地理环境、体质强弱、年龄大小等，因而在护理上须依据疾病与气候、地理、病人三者之间的关系，制定相适宜的护理原则与措施，才能取得预期的治疗效果，这是中医学的整体观念和辨证论治在治疗上的体现。由于疾病的发生发展，由多方面因素决定，尤其因人体禀赋不同，对疾病影响更大，因此，在临床护理中，要学会全面看问题，除了掌握一般护理原则外，还要根据具体情况进行具体分析，掌握每一个患者每一个疾病的特性，要知常达变，灵活运用。

（一）因人制宜

因人制宜就是要重视个体差异，病人有年龄、性别、体质、生活习惯、精神状态、家庭经济状况、文化程度的差异，所以，在患病时就表现出不同的病理反应，因而在护理时，也要采取不同的方法进行护理。

1. 年龄 不同年龄具有不同的生理和病理特点。小儿生机旺盛，但气血未充，脏腑娇嫩，患病易寒易热，易虚易实，病情变化较速，但接受治疗的药效反应也较快，故小儿用药剂量轻小，一般不宜用峻泻、涌吐以及大温大补的药物。老人生机减退，气血亏虚，患病多虚证，或虚实夹杂，用药剂量也比青壮年较轻，补益药较多用，祛邪峻猛药也须慎用。青壮年气血旺盛，发育成熟，脏腑功能趋于稳定，对各类疾病的抵抗力也强，在患病时，多表现为邪正搏斗激烈的实证、热证，治疗用药禁忌相对少些，攻邪药较多使用，但得病邪清除，身体很快康复。

2. 性别 男女性别不同，各有其生理和病理特点。妇女有经、带、胎、产等情况，治疗时必须加以考虑。如月经期和妊娠期，对峻下逐水、祛瘀破血、滑利走窜和有毒性的药物，当慎用或禁用。

3. 体质 一般人身体的素质多有强弱与寒热之偏，对偏于阳盛或阴虚之体，慎用辛温燥热之剂；偏于阳虚或阴盛之体，慎用寒凉伤阳之药。一般体质强壮的人，用药剂量可相对重些，体质瘦弱者，用药剂量也相对减轻。

在药量上，成人用量大于儿童，在同一条件下，不同体质的人患同样疾病，男、女、老、少用量也不尽相同，强壮的人药量宜稍大，虚弱之体药量宜稍轻。每个人的身体素质有阴阳虚实之别，对阴虚之体者应慎用温燥药，阳虚之体者慎用苦寒药，脾虚之体者慎用滋腻药。妇女又应有经、产、胎、带的生理与病理变化，在护理中都应予以注意。

总之，三因制宜充分体现了中医护理的整体观念和辨证施护在实践应用中的原则性灵活性。只有从整体观念出发，对具体情况进行具体分析，运用因时、因地、因人制宜的原则，才能取得满意的效果。

（二）因时制宜

根据不同季节气候特点确定保健、养生、用药、护理的原则称为因时制宜护理。因时制宜除了对季节不同的护理外，还要注意病人昼夜间的不同变化而给予不同的护理。一般疾病都是昼轻夜重。

根据季节气候的特点制定适宜的护理方法。如四季气候不同，各季节的常见病、多发病的临床表现也各有其特点。如感冒病，因夏季雨水较多，湿气盛，故感冒多兼湿邪，临床表现有肢体沉重、呕恶腹胀、苔厚而腻，治疗须兼以化湿；秋季雨水较少，燥气盛，故感冒多兼燥邪，临床表现有鼻干咽燥，干咳少痰，苔薄少津，治疗须兼以润燥。

四时气候变化是有春温、夏热、长夏湿、秋燥、冬寒等规律的，人体为了适应气候变化规律，在生理上则出现相应的改变，但气候变化如果超过了人体的适应能力，或是由于人体的调节机能不能及时对自然界的气候变化做出适应性调节时，就会发生疾病，所以在护理时就应根据季节的特点，采取不同的措施。如夏天人体肌腠疏泄，汗出较多，受风寒而外感时，在用药上不宜过用辛温，以防开泄太过，损伤津气，在护理上尤为重视补充津液、清降暑热；冬天则腠理致密，不易发汗，风寒外感时可适当重用辛温，以利病从汗解，在护理上尤为重视保暖防风，饮食热粥以助汗，使寒从汗解。

（三）因地制宜

按照地域环境的不同，而制定适宜的治疗方法。不同地区的自然环境，如气候、水土以及生活习惯，对人体的生理活动和病理变化有着不同的影响，治疗用药也有所差异。如气候寒冷、干燥少雨的高原地区，外邪致病多为寒邪、燥邪所致，治疗宜用辛散滋润的药物。炎热多雨、地势低洼、气候潮湿的地区，外邪致病多为湿邪、热邪所致，治疗宜用清热化湿的药物。如同属外感风寒，发于严寒地区，用辛温解表药剂量较重，麻黄、桂枝等药常用；发于东南温热地区，用辛温解表药剂量较轻，或选荆芥、防风、生姜、葱白等药，而少用麻黄、桂枝等。此外，某些地区还有些地方病，治疗时应根据不同的地方病，采用适宜的方法。

不同的地理环境与生活习惯，可以直接影响到人体的生理与病理变化，因此，运用地理环境与生活习惯的特点来确定临床护理的原则，保健及用药，称因地制宜。如南方夏季时间较长，天气炎热，小儿易患暑热证，护理时应注意室内通风，保持凉爽，宜多给西瓜、甘蔗、荸荠、绿豆汤、酸梅汤、各种果汁等清凉饮料。而北方冬季较长，天气寒冷干燥，小儿易患肺炎喘嗽，故须注意小儿的衣着要寒温适宜，保持室内空气新鲜、温暖、湿润，避免汗出当风等。另外，有些疾病与地理环境有密切关系，称为地方性疾病。

由于地区不同，气候和生活习惯各异，在护理上也有所别。如西北高原地区，气候寒冷，干燥少雨应多食肉食、酥油茶及牛羊乳品及生津止渴透表的水果和饮料，并注意保暖，防止冻伤；东南地区，温热潮湿多雨，病多痈疡疖肿，护理上做好防暑降温和祛湿等工作，并讲究个人卫生，多食扁豆、绿豆、苦瓜、冬瓜、西瓜等祛暑利湿之品。

四、调整阴阳

所谓调整阴阳，是针对机体阴阳偏盛偏衰的变化，采取损其有余、补其不足的原则，使阴阳恢复相对的平衡状态。从根本上讲，人体患病是阴阳间协调平衡遭到破坏，出现了偏盛偏衰的结果，故调整阴阳，“以平为期”是中医治疗疾病的根本法则。

（一）损其有余

所谓损其有余是指阴或阳的一方偏盛有余的病证，应当用“实则泻之”的方法来治疗。

1. 抑其阳盛　“阳盛则热”所致的实热证，应用清泄阳热，“治热以寒”的法则治疗。

2. 损其阴盛　对“阴盛则寒”所致的实寒证，应当温散阴寒，“治寒以热”，用“寒者热之”的法则治疗。

由于阴阳是互根的，“阴盛则阳病”，“阳盛则阴病”。在阴阳偏盛的病变中，如其相对一方有偏衰时，则当兼顾其不足，配以扶阳或滋阴之法。

（二）补其不足

所谓补其不足是指对于阴阳偏衰的病证，采用“虚则补之”的方法予以治疗的原则。病有阴虚、阳虚、阴阳两虚之分，其治则有滋阴、补阳、阴阳双补之别。

1. 阳病治阴，阴病治阳　阳病治阴适用于阴虚之证，阴病治阳适用于阳虚之候。“阴虚则热”所出现的虚热证，采用“阳病治阴”的原则，滋阴以制阳亢。“阳虚则寒”所出现的虚寒证，采用“阴病治阳”的原则，阴虚者补阴，阳虚者补阳，以平为期。

2. 阳中求阴，阴中求阳　根据阴阳互根的理论，临床上治疗阴虚证时，在滋阴剂中适当佐以补阳药，即所谓“阳中求阴”。治疗阳虚证时，在助阳剂中，适当佐以滋阴药，即谓“阴中求阳”。因阳得阴助而生化无穷，阴得阳升而泉源不竭。故临床上治疗血虚证时，在补血剂中常佐以补气药；治疗气虚证时，在补气剂中也常佐以补血药。

3. 阴阳双补　由于阴阳是互根的，所以阴虚可累及阳，阳虚可累及阴，从而出现阴阳两虚的病证，治疗时当阴阳双补。由于阴阳是辨证的总纲，疾病的各种病理变化都可用阴阳失调加以概括，因此，从广义来讲，解表攻里、升清降浊、补虚泻实、调理气血等治疗方法，都属于调整阴阳的范围。

五、调整脏腑

人体是一个有机的整体，脏与脏、脏与腑、腑与腑之间，生理上相互协调，相互为用，在病理上也相互影响，一脏有病可影响他脏，他脏有病也可影响本脏，因此，调整脏腑就是在治疗脏腑病变时，既要考虑一脏一腑之阴阳气血失调，更要注意调整各脏腑之间的关系，使之重新恢复平衡状态，这是调整脏腑的基本原则。

（一）调整脏腑的阴阳气血

脏腑是人体生命活动的中心，脏腑阴阳气血是人体生命活动的根本，脏腑的阴阳气血失调是脏腑病理改变的基础，因此，调整脏腑阴阳气血是调整脏腑的基本原则。

脏腑的生理功能不一，其阴阳气血失调的病理变化也不尽一致，因此，应根据脏腑病理变化，或虚或实，或寒或热，予以虚则补之，实则泻之，寒者热之，热者寒之。如，肝主疏泄、藏血，以血为体，以气为用，性主升发，宜条达舒畅，其病理特点为肝气肝阳常有余，肝阴肝血常不足。肝用太强，气郁化火，血虚生热生风等，其病变主要有气和血两个方面，气有气郁、气逆，血有血虚、血瘀等，故治疗肝病重在调气、补血、和血，结合病因予以清肝、滋肝、镇肝等。

（二）顺应脏腑的生理特性

五脏藏精气而不泻，六腑传化物而不藏。脏腑的阴阳五行属性、气机升降出入规律、四时通应，以及喜恶在志等生理特性不同，故调整脏腑须顺应脏腑之特性而治。如脾胃属土，脾为阴土，阳气乃损；胃为阳土，阴气乃伤。脾喜燥恶湿，胃喜润恶燥。脾气主升，以升为顺，胃气主降，以降为和，故治脾常宜甘温之剂以助其升运，而慎用阴寒之品以免助湿伤阳。治胃常用甘寒之剂以通降，而慎用温燥之品以免伤其阴。

（三）协调脏腑之间的关系

1. 根据五行生克制化规律调节　根据五行相生规律调节，治则主要有“补母”与“泻子”两个方面。滋水涵木、培土生金、益火补土、生金资水等从属于“虚则补其母”；肝实泻心、心实泻胃等从属于“实则泻其子”。

（1）根据五行相克规律调节：其治则主要有抑强和扶弱两个方面。如木火刑金者，采用佐金平木法来泻肝清肺，此属抑强；肝虚影响脾胃，此为木不疏土，治以和肝健脾，以加强双方之功能，此为扶弱。至于抑木扶土、泻南补北等，属于二者兼施，而有主次之别。

（2）根据五行制化规律调节：五行之间生中有克，克中有生，相互生化，相互制约，循环不息，因此，根据五行调节机制对脏腑功能进行调整，不仅要补母泻子，抑强扶弱，调整相关两脏的关系，而且更要将两者结合起来，调整相关三脏之间的关系，如木克土，土生金，金克木，既要抑木扶土，又要培土生金，佐金平木，使之亦制亦化，协调平衡。

2. 根据五脏互藏理论调节　五行互藏，五行配五脏，而五脏互藏。一脏统五脏，五脏统一脏。人体任何生理功能既受五脏共同调节，又有主从之分。就呼吸功能而言，肺主呼吸，但肺主出气，肾主纳气，肝调畅气机，使之升降相宜，脾主运化水谷精微，参与生成宗气；心主血脉而藏神，血为气母，心血给气以营养，心神又为呼吸调节之主宰，故五脏均参与呼吸的调节，其中尤以肺脾肾为要，所以，呼吸功能失调，常重在调治肺脾肾三脏。

3. 根据脏腑相合关系调节　人体脏与腑的配合，体现了阴阳、表里相输应的关系，脏行气于腑，腑输精于脏，生理上彼此协调，病理上又相互影响，互相传变，因此，治疗脏腑病变，除了直接治疗本脏本腑之外，还可以根据脏腑相合理论，或脏病治腑，或腑病治脏，或脏腑同治。

六、调整气血

气与血是人体内的两大类基本物质，在人体生命活动中占有很重要的地位，气对人体有推动调控作用、温煦凉润作用、防御作用、固摄作用及中介作用；血对人体有濡养作用及化神作用。

气与血是人体内的两大类基本物质，在人体生命活动中占有很重要的地位，如《素问·调经论》说："人之所有者，血与气耳。"《景岳全书·血证》又说："人有阴阳，即为血气。阳主气，故气全则神旺；阴主血，故血盛则形强。人生所赖，唯斯而已。"气与血都由人身之精所化，而相对言之，则气属阳，血属阴，具有互根互用的关系。气有推动、激发、固摄等作用，血有营养、滋润等作用，故《难经·二十二难》说："气主呴之，血主濡之。"气是血液生成和运行的动力，血是气的化生基础和载体，因而有"气为血之帅，血为气之母"的说法。当气血相互为用、相互促进的关系失常时，就会出现各种气血失调的病理状态，故调整气血是护治临床各科病症的重要原则。

（一）促进气血的生成

构成气血的来源主要包括自然界的清气、饮食水谷精气和肾中所藏精气。通过呼吸、饮食等护理，增强肺、脾、肾等脏腑的功能，进而促进气血的生成。

（二）调节气血的运行

气血在人体内运行不止，运行过快或过缓均可导致疾病的发生。临床应根据具体病情，采用恰当的护理手段，调节气血的运行。如瘀血是气血运行中常见的病理产物，通过药物、灸法、烫熨等护理手段与方法，达到活血化瘀，促进新血生成、血行顺畅的目的。

（三）协调气血之间的关系

"气为血之帅，血为气之母"，气血相互为用，两者关系密切。当气血关系失调时，亦可导致临床病症的发生，故调理气血之间关系，通过"泻其有余，补其不足"恢复两者之间关系的协调，将有利于疾病的恢复。如气能生血，气虚则生血不足，导致血虚，甚或气血两虚，临证护治时应以补气为主，兼顾补血养血。

第二节 中医八法的护理

中医"八法"是清代医家程钟龄在辨证论治原则指导下，总结前人经验，依据疾病阴、阳、表、里、寒、热、虚、实不同的病理性质而概括出对多种病证治疗的 8 种基本治疗的基本法则。

一、汗法的护理

汗法，又称解表法，是指通过开泄腠理、调畅营卫、宣发肺气等作用，使在表的外感六淫之邪随汗而解的一种护治方法。汗法主要适用于外感表证初期、疮疡初起、麻疹将透未透及腰以上水肿等病症。汗法分辛温发汗、辛凉发汗、益气发汗、养阴发汗、攻下发汗等药物疗法以及物理疗法，如汗蒸、药浴、温灸、烫熨、温覆、热饮等。发汗以汗出邪祛为目的，过汗则有伤津耗气之弊。同时由于体质强弱差别，还应注意汗法与补法等其他方法配合应用。临床应用汗法施护应注意以下要点。

（1）表证患者多有畏寒、恶风等症，应注意避风保暖，尤忌汗出当风，以防重感风寒而加重病情。

（2）服药时宜热服，注意温度；服药后宜卧床加盖衣被休息，并以热饮助药力发汗，及时擦汗。

（3）发汗应以遍身微微汗出为宜，即以汗出邪去为度。若汗出不彻，则病邪不解，需继续用药。若发汗太过，则耗气伤津，易导致亡阳伤阴。

（4）饮食上宜清淡，忌油腻、酸性及生冷食物。

（5）凡脱证、血证和剧烈吐下之后均禁用汗法。

（6）使用汗法，要注意因时、因地、因人制宜。如暑天炎热，腠理开泄，发汗宜轻；冬季严寒，腠理致密，发汗宜重；南方气候炎热，发汗宜轻；北方气候严寒，发汗宜重；体质虚者，发汗宜缓；体质实者，发汗可峻等。

二、吐法的护理

吐法，又称催吐法、涌吐法，是指使用催吐药或其他能引起呕吐的物理刺激（如羽毛探吐、压舌板或指压舌根引吐），通过涌吐，使停留在咽喉、胸膈、胃脘等部位的痰涎、宿食、毒物等有形实邪从口中吐出的一种护治方法。吐法适用于病位居上、病势急暴、内蓄实邪等证，如中风痰壅、痰邪壅盛的癫狂、宿食壅阻胃脘、毒物尚在胃中等。常用催吐药瓜蒂、藜芦、胆矾等适用于实证；参芦适用于虚证。年老体虚及孕妇等一般应禁用或慎用此法。临床应用吐法施护应注意以下要点。

（1）吐法多用于急剧之证，收效固然迅速，但易伤胃气，故虚证、妊娠、产后一般不宜使用。

（2）药物应小量渐增，采用两次分服法，服第一次已吐者，需与医护人员联系，决定是否继续服用第二次，以防涌吐太过或中毒。

（3）吐法是临床应急情况下采用的方法，一般中病即止，不可久用。涌吐之剂，多属峻猛，应事先向患者交代有关事项，以取得合作。涌吐时，要观察呕吐物的量、色、质，并做好记录。严重呕吐者要注意患者的体温、脉搏、呼吸、血压的变化，必要时给予补液、纠正电解质紊乱等相应处理。食物中毒或服毒者，须保留呕吐物以便化验。

（4）服药后不吐者，可用压舌板等刺激咽喉部，以助药物催吐。

（5）呕吐不止者，根据催吐药的种类不同分别用下列方法处理。服巴豆吐泻不止者，可用冷稀粥解之；因服藜芦呕吐不止者，可用葱白汤解之；若是误服其他有毒物而呕吐不止者，可用甘草、贯众、绿豆汤解之。

（6）涌吐时，应将患者的头偏向一侧，以防呕吐物呛入气道而致窒息。

（7）服药涌吐者，患者切忌坐卧当风，以防吐后体虚，复感外邪。吐后漱口及清洁口腔。注意调理胃气，控制食量，可食少量流食或易消化饮食，忌食生冷、油腻等不易消化的食物。

三、下法的护理

下法，是指运用有泻下、攻逐、润下作用的药物，以通导大便、消除积滞、荡涤实热、攻逐水饮及积聚的治疗方法，又称泻下、攻下、通里、通下。它是根据《素问·阴阳应象大论》中“其下者，引而竭之；中满者，泻之于内；其实者，散而泻之”的原则而确立的。凡是胃肠实热积滞，燥屎内结，以及体内蓄水、冷积、瘀血内蓄等邪实之证，而正气未虚者，均可使用。由于证候有热结、寒结、燥结、水结等的不同。故分为寒下、温下、润下、逐水四类。下法可根据病因不同，酌情配伍祛痰药以治痰核、瘰疬、实热老痰所致的癫狂等症。临床应用下法施护应注意以下要点。

（1）运用下法，要严格区分病性寒热虚实及病情标本缓急，防止滥用误用药物。服药期间不能同时服用辛燥、滋补药。

（2）运用下法，应中病即止，不可久服。

（3）泻下药一般宜早晚空腹服用。

（4）服药后有轻微的腹痛是正常现象，待通便后腹痛会自然消失。

（5）服药期间应注意严密观察病情及生命体征变化，观察排便次数，排泄物的量、色、质，以及伴随的腹痛等情况。服药后若因泻下太过出现虚脱现象，应及时配合医生积极救治。

（6）服药期间饮食宜清淡，易消化，忌油腻、辛辣、硬固食物及饮酒等，多吃水果和蔬菜。

四、和法的护理

和法，又称和解法，是指通过和解、调和的方法，使半表半里之邪得以解除，或脏腑、阴阳、表里失和之证得以恢复协调的一种护治方法。和法的应用范围较广，不仅用于邪犯少阳的少阳证，也用于肝脾不和、寒热错杂、表里同病、气血营卫失和等内伤杂病。《伤寒论》的小柴胡汤，治温疫的达原饮，治温病似疟的蒿芩清胆汤等，都是这一法则的例方。对内伤杂病气机郁滞，肝脾不和等，也适用和法。如肝气郁结而致月经不调用逍遥散，六郁用越鞠丸，均属本法范围。若病邪在表，或邪已入里者，应禁用或慎用和法。临床应用和法施护应注意以下要点。

（1）服用小柴胡汤和解少阳时，要注意观察寒热轻重、持续时间及汗出情况，并忌食萝卜，以防破坏人参的药效。

（2）服用调和肝脾的药物期间，应加强情志护理，以防情绪波动而加重病情。

（3）用药期间应给予清淡易消化的饮食，以健脾行气消食，忌食油腻及辛辣之品。

五、温法的护理

温法，亦称温阳法，是指通过扶助阳气、温里祛寒以治疗里寒证的一种护治方法。由于里寒证有部位深浅、程度轻重的差别，故温法有温中祛寒、回阳救逆和温经散寒的区别，主要适用于寒邪凝滞经络，或寒邪直中脏腑，或阳虚内寒，或阳气衰微等证。寒与虚常并存，故温法多与补法配合运用。临床应用温法施护应注意以下要点。

（1）运用温法时，要认真辨别寒热真假。真热假寒者禁用，以免妄用温热护理法，导致病势逆变。

（2）使用温法时，要因人、因时、因地制宜。如素体火旺或阴虚失血之人、夏季酷暑之季或南方温热之地，用药宜轻，且中病即止；而素体阳虚之人、冬季严寒之季或北方寒凉之地，用药时剂量可适当增加。

（3）服用温中祛寒药治疗久病体虚者，由于药力缓慢，见效时间长，应嘱咐患者要坚持服药。

（4）服用温经散寒药应注意保暖，切忌受凉。

（5）对阳气衰微、阴寒内盛之人，在使用回阳救逆法的同时，要观察患者神志、面色、汗出、脉象及四肢回温情况，对于昏迷患者可通过鼻饲途径给药。

（6）温热药物，药性燥烈，服药中若出现咽喉疼痛、舌红、咽干等情况，应及时停药，避免进一步耗血伤津。

（7）服药期间注意保暖，宜进食温热，忌食生冷寒凉、厚腻之品。

六、清法的护理

清法，又称清热法，是指通过清热、泻火、解毒、凉血等，使邪热外泄，以清除里热的一种护治方法。清法适用于一切里实热证，凡热性病，无论热邪在气、在营、在血，只要表邪已解，进而里热炽盛，又无实结者均可用之。因热证有虚实之分，脏腑经络、卫气营血之辨，清法亦分为各种类型。如清卫分热用辛凉药物解表清热，方选银翘散、桑菊饮等；清气分热用甘寒清气药物，方选白虎汤，或苦寒类如黄连解毒汤重清三焦气热；清营分热用清营汤以清热凉血解毒；清血分热用犀角地黄汤等。以脏腑区分热邪部位，亦有不同清热法代表方剂，如清心火用导赤散；清脾胃火用清胃散、泻黄散；清肺火用泻白散；清肝火用左金丸、龙胆泻肝丸；清肠中火热毒邪用白头翁汤。清法又因热证有虚实之分而可兼用清补法治虚热，如知柏地黄丸泻肾火补肾阴；养阴清肺丸益肺气而滋阴清虚热等。清法在临床上广泛使用，不仅可与补法、泻法合用，也可与温法寒热并用以治疗寒热并见的复杂病症。清法不宜长期使用，对产后体虚、素体阳虚患者尤应慎用。热证容易伤津耗气，故使用清热法时常配伍生津、益气之品。临床应用清法施护应注意以下要点。

（1）运用清法时，要辨清寒热真假。对于真寒假热证，忌用清法，以免误用造成严重后果。

（2）服药后要注意观察病情变化，热邪清除后应及时停药，以免久服损伤脾胃。

（3）清法用于实热证，根据“热者寒之”的原则，护理上必须采用清、寒的护理措施。如饮食、室温、衣被、服药等均宜偏凉，并注意环境安静，以利患者养息。

（4）服药后应注意休息，调畅情志，以助药力发挥作用。

（5）服药期间应给予清淡易消化的流质或半流质食物，并鼓励患者多饮水。

七、消法的护理

通过消食导滞和消坚散结作用，对气、血、痰、食、水、虫等积聚而成的有形之结，使之渐消缓散的一种治法。消法所泻，主要是病在脏腑、经络、肌肉之间，邪坚病固而来势较缓，且多虚实夹杂，尤其是气血积聚而成之癥瘕痞块，不可能迅即消除，必须渐消缓散。消法也常与补法或下法配合运用，临床上根据病因、病症的各不相同，分消导食积、消痞化症、消痰祛水、消疳杀虫、消疮散痈等法。年老体弱者、脾胃虚弱者、孕妇等禁用或慎用消法。临床应用消法施护应注意以下要点。

（1）服药期间，要加强病情观察。如服用消食导滞剂，应观察患者大便次数、性状等。

若泄泻次数频繁或出现伤津脱液表现时，应立即采取相应措施，并告知医生积极治疗。

（2）消导类药物均宜在饭后服用。服用消食剂时不可同时服用补益药、收敛药，以免降低药效。

（3）服药期间控制食量，食用清淡易消化食物。

八、补法的护理

补法又称补养、补益，是补养人体气血阴阳的不足，治疗各种虚证的方法。虚证有气虚、血虚、阴虚、阳虚等不同，补法也分补气、补血、补阴、补阳等，并宜结合五脏之虚补益五脏。根据病情缓急和虚弱程度，又分为峻补与缓补。《素问·至真要大论》曰："虚者补之，损者益之。"《素问·阴阳应象大论》曰："形不足者，温之以气；精不足者，补之以味。"人体的气血阴阳互相依存，各种补法也往往配合使用。如"血脱益气"，补血药中可加用补气药。又如益肾阳为主，辅以益肾阴，使阴阳协调。对于实邪未清的病症不宜用补法，以免因用滋补而使病邪滞留不去。如果病邪未清，正气已虚，可在祛邪药中加入补益药，这是"扶正祛邪"。运用补法要注意病情的变化，重视辨证，以避免"闭门留寇""虚不受补"及滥用补药之弊。临床应用补法施护应注意以下要点。

（1）服药期间，注意辨明气、血、阴、阳之别，然后进行调护。如阳虚多寒、阴虚多热，应根据阴、阳之虚的不同，合理安排生活起居护理。

（2）补益药多质重味厚，宜文火久煎，煎药前浸泡1小时，饭前空腹服用。

（3）补益药见效缓慢，用药时间长，应鼓励患者坚持服药。如感外邪，应停服补益药。

（4）服药期间，饮食宜清淡、易消化，忌食辛辣、油腻、生冷之品。

（5）服药期间忌食萝卜和纤维素含量多的食物，以减缓排泄，增加机体对药物的吸收。

（6）虚证患者大多处在大病初愈或久病不愈等情况，由于病程长，加上疗效不甚理想，常易产生急躁、悲观、忧虑等情绪，应做好开导和劝慰等工作。

第三节　中医一般护理

一、生活起居护理

生活起居是指患者在患病期间，护理人员根据病情予以相应的指导和护理。其目的是保养患者的正气，调整机体内外阴阳的平衡，增强机体抗御外邪的能力，促进疾病的治疗和康复。

（一）起居有常

1. 顺应四时，平衡阴阳　中医学认为，人与自然界是一个有机的整体。《黄帝内经》指出"人以天地之气生，合四时之法成"，"人与天地相应"，因此在护理健康教育中，应根据四时阴阳变化和自然界的规律，指导患者生活起居。自然界有春、夏、秋、冬四季变化，春夏属阳，秋冬属阴，其气候规律一般为春温、夏热、秋燥、冬寒。人体的生理活动也会随着季节的变换而改变，以适应自然规律，保持机体内外环境的协调统一，祛病延年。若不顺应其变化，则可导致疾病的发生或加重，因此在护理中应遵循“春夏养阳，秋冬养阴”的原则，春夏季节应指导患者夜卧早起，适当午睡，以顺应自然界阳盛阴衰的变化，保护阳气不要过分消耗；秋季应早卧早起，以顺应阳气之收，使肺气得以舒展；冬季阴气极盛，寒风凛冽，则需早卧晚起，保证充足的睡眠时间，以利于阳气潜藏、阴精积蓄。

2. 睡眠充足，适当锻炼　“服药千朝，不如独眠一宿”，睡眠不足，易损伤正气。患者应有充足的休息和睡眠时间，要督促患者养成按时就寝、按时起床的作息规律。重症患者则应卧床休息，但要避免昼息夜作，阴阳颠倒。睡前要神志安定，平心静气，用热水泡脚、饮温热牛奶及足底按摩有助于睡眠。在病情允许的情况下，凡能下床活动的患者每天都应保持适度的活动与锻炼。适度的活动能使气血流畅，筋骨坚实，提神爽志，增强抵御外邪的能力，有利于机体功能的恢复，尤其对脑力劳动者，适度的运动更能促进疾病的康复。

3. 慎避外邪，形神共养　患病之人正气虚弱，易于感受六淫和疫疠之气等外邪的侵袭。在生活起居护理中应遵循“虚邪贼风，避之有时”的原则。指导患者根据四时气候的变化及时添减衣物，在反常气候或遇到传染病流行时，要注意避之有时，或采取其他方式提高机体抗病能力，避免外邪的侵袭。在生活起居护理中，既要注意形的保养，更要注意神的调摄。形是神的物质基础，神是形的外在表现，两者密切相关，相辅相成。所谓养形，是指通过适当的休息和活动，提供充足的营养，对人的五脏六腑、气血津液、四肢百骸、五官九窍等形体进行摄养和护理；所谓养神，是指应用各种方式调节患者的情志活动，使其达到情绪稳定、心平气和的精神状态，以利于疾病的康复。

（二）环境适宜

1. 自然环境　良好的自然环境，应气候适宜，阳光充足，空气清新，水源洁净，景色秀美。如绿色的环境能给人以清洁、舒畅、富有生气的感觉，对人的心理起到调节、镇静作用，有益于人体的新陈代谢活动。空气新鲜，环境美好的山地、海滨、森林、溪流等地方特别能使人与大自然协调一致。

2. 居室环境　居室安静，通风整洁，适宜的温湿度，适度的光线。保持安静、避免噪声，噪声的刺激常使病人心烦意乱，尤其是心气虚病人常因突然的声响而心悸不已。护理人员应设法消除嘈杂之声（不能超过 40 ~ 60 分贝）。保持通风整洁，通风次数和时间，应根据季节和室内空气状况而定；每天至少通风 1 ~ 2 次，并切忌对流风（素体虚弱、阳虚、易受风邪侵袭者尤甚）。病室陈设要简单、实用、易清洁、易搬动；病室内定期消毒，保持地面、床、椅等用品的清洁；病人注意个人卫生。

3. 治疗环境　保持温、湿度适宜及适度的光线。

（1）温、湿度适宜：室内温度以 18 ~ 20℃为宜。适宜的温度，可减少身体的消耗。阳虚、寒证患者或年老体弱者，多恶风畏寒，室温宜稍高；阴虚、热证患者或青壮年，多燥热喜凉，室温宜偏低，湿度以 50% ~ 60% 为宜。湿度过高，可使汗液蒸发受阻，病人会感到胸闷、困倦、乏力。阴虚、燥证患者湿度可适当偏高。湿度过低，室内过于干燥，病人会感到口干唇燥、咽喉干痛（阴虚肺热者，可出现呛咳不止）。阳虚、湿证者湿度宜偏低。

（2）适度的光线：适当的光照给病人在视觉上带来舒适、欢快和明朗的感觉，对康复有利。日光不宜直射病人面部。中午病人休息时，应拉上窗帘，使光线偏暗，以保证午睡。对于感受风寒、风湿、阳虚及里寒证的病人，室内光线宜充足。对于感受暑热之邪侵犯的热证病人，阴虚及肝阳上亢、肝风内动的病人，室内光线应稍暗。有眼病的患者室内用深色窗帘，避免对眼睛的刺激。

（三）劳逸有节

人的体力活动包括劳动和运动两个方面，坚持适度的体力活动，可调畅气血、流通血脉、滑利关节，从而增强机体的抗病能力。《素问·宣明五气》指出“五劳所伤……久卧伤气，久坐伤肉，久立伤骨，久行伤筋”。

精、气、神是人体三宝，正常的活动可使机体精气充沛而神旺，经络通常，气血调和，肢节滑利，增强体质，提高抗病能力。孙思邈在《备急千金要方》中指出：“养性之道，常欲小劳，但莫大疲及强所不能堪耳。”护士应指导患者经常参加适度的劳作和运动，但不宜过于疲劳，不能勉强做力所不能及的运动，同时也应指导患者不能因病而久坐久卧，久卧则阳气不伸而伤气，久坐则血脉灌输不畅而伤肉。劳逸结合的程度应遵循“动静结合”“形劳而不倦”的原则，根据病情的轻重和患者体质的强弱而定。慢性病或恢复期患者每晨可做户外运动，如打太极拳、散步、慢跑、做保健操等，以舒筋活络，调和气血；急性期和危重患者则应卧床休息，病情好转后可在床上做适当的活动，如抬腿、翻身，以促进血脉流通，加快病情痊愈。

二、情志调护

情志调护是指以中医基础理论为指导，以良好的护患关系为桥梁，应用科学的护理方法，改善和消除患者不良情绪状态，从而达到预防和治疗疾病目的的一种方法。

（一）情志调护基本原则

1. 诚挚体贴，全面照顾　由于角色、环境改变，患者的情志状态和行为不同于正常人，常常产生焦虑、紧张、悲观、抑郁等情绪。护理人员应运用多学科的知识来处理患者的心理反应，了解患者日常生活情况、对自己疾病的看法、存在的思想问题、家庭角色关系、人际交往等情况，调动其主观能动性和积极性，帮助其树立战胜疾病的信心，以和蔼、诚恳的态度，同情、关怀的心情，协助患者适应新的社会角色。

2. 因人施护，有的放矢　患者由于家庭、职业、年龄、经济条件、知识经验、生活阅历、性格的不同，以及所患疾病和病程长短的不同，其心理状态也不同，因此，在情志护理过程中，应特别强调根据患者的遗传禀赋、性别年龄、自然条件、社会环境、精神因素等特点因人施护。

3. 乐观豁达，怡情养性　修身养性，保持心情舒畅，能使机体气顺神安、气血调和、脏腑功能平衡协调，从而有益于健康。对患者而言，不管其病情如何，乐观豁达的心情均有益于疾病的康复。

4. 避免刺激，稳定情绪　人患病时，适应噪声的能力减弱，而安静的环境则能使患者心情愉快、身体舒适、睡眠充足、饮食增加，有利于疾病的康复。因此护理人员在说话、行动与工作时应特别注意四轻：说话轻、走路轻、操作轻、关门轻。对于前来探视患者的亲朋好友，可根据患者的具体病情，提醒探视者保持言语平和、情绪稳定，以免给患者带来各种不良刺激。

（二）情志调护基本方法

以中医形神理论和藏象五志论为基础，喜、怒、忧、思、悲、恐、惊七情，概括了复杂情志过程的基本形态、情绪、情感等心理活动。要预防七情致病，就必须保持心情舒畅，精神乐观，避免七情过激。

1. 言语开导　中医学应用言语开导方法进行心理治疗历史悠久，早在秦汉时期就已初步形成了较为系统的理论，并运用于临床实践。例如，《灵枢・师传》中指出：“人之情，莫不恶死而乐生，告之以其败，语之以其善，导之以其所便，开之以其所苦。虽无道之人，恶有不听者乎？”这对本疗法的机理和具体实施做出了原则性的阐述。应用言语开导法，宜针对患者的病情及其心理状态、情感障碍等，采取语言交谈方式进行说理疏导，以消除其致病因素，纠正其不良情绪和情感活动。

2. 以情胜情法　以情胜情法是以中医五行相克理论为依据创立的独特的情志护理方法，即有意识地采用一种情志抑制另一种情志，达到淡化甚至消除不良情绪，以恢复正常精神状态的一种护理方法。根据五行相克的规律，怒胜思，思胜恐，恐胜喜，喜胜悲，悲胜怒。比如对于突然或过度喜悦所造成的精神散乱施恐怖以治之，即对患者骤然施以平素畏惧的事物，则有以水折火之效。“范进中举”的案例正说明了这一方法的有效性。但应注意，临床运用时并不能完全按照五行制胜的原理简单机械地生搬硬套，而应具体情况具体分析。

3. 移情解惑法　移情，指排遣情思，使思想焦点转移他处。在护理工作中，主要指采取一定的措施，将患者的精神注意力从疾病转移到其他方面。常用的移情方法包括运动、音乐欣赏、书法绘画、读书赋诗、种花养鸟、下棋垂钓及外出旅游等。在这些方法中，音乐欣赏及书法绘画对陶冶情操最为有益。

解惑，是通过一定的方法，解除患者对事物的误解和疑惑，从而恢复健康。俗语说“病者多疑”，特别是性格抑郁、沉默寡言的患者更为突出。患者常常产生各种各样的疑惑或猜测，或小病疑大，或轻病疑重，或久病疑死，最终疑虑成疾。“杯弓蛇影”便是典型的案例。所以，在护理工作中，应经常与患者一起分析病情，阐明机理，以解除其精神负担，使患者从迷惑中解脱出来。

4. 顺情从欲法　顺情从欲法是指顺从患者的意志、情绪，满足患者心身需要的一种情志护理方法。适用于当某种欲望未能得到满足，遂致内怀深忧而生情志病变。护理人员应与患者家属一起，尽量满足患者合理的意愿和需求。例如有的患者想多了解疾病相关知识，护理人员应耐心为其讲解。

5. 情志导引法　中医学认为，“心动则神摇，心静则神安”。情志导引法是我国古代医疗与导引融为一体的独特方法，以自我训练为特点，具有调和气血之功。常用的有气功疗法、以意导引法、行动导引法、吐音导引法等。

（三）患者自我情志调节方法

1. 保持心情舒畅　情绪乐观，心胸宽广，性格开朗，精神愉快，可使营卫流通，气血和畅，生机旺盛，身心健康。《遵生八笺》说：“安神宜悦乐。”通过各种情趣高雅、动静相参的娱乐活动，如音乐欣赏、书法绘画、读书赋诗、种花养鸟、弈棋垂钓以及外出旅游等，可以颐养心情，舒畅情怀，修养道德，陶冶情操，克服禀赋、年龄以及文化教育背景对情志活动的不良影响，从而远离疾病，达到延年益寿的目的。到了明代，养生学家石天基总结出保持心情舒畅的“六常存”。

（1）常存正觉心：知邪与正，明是与非，正邪不两立，是非勿混淆。保持觉悟，维护正气，心眼明亮，自然去除烦恼纠纷。石天基说：“学人惟具觉心，诸幻自退，譬如日色当空，昏暗自明。得此妙法，不独病痊，而且寿长。”

（2）常存善良心：心地善良的人，常以助人为乐，无害人之心，举一念，出一言，行一事都要想到有利于人否，有损于人否，人邪我正，人恶我善；人生事，我息事；人害人，我为人。如此问心无愧，自然心理恬适。

（3）常存欢喜心：随遇而安，随意自适，不做过头事，不伤和气心，如白居易诗言：“随富随贫且随意，不开口笑是痴人。”

（4）常存和悦心：仁义和为贵，待人和蔼，谦虚谨慎，胸怀开阔，宽宏大量，不斤斤计较，不耿耿于怀。以和悦之心待人，人乐己也乐。

（5）常存安乐心：凡人一生，每遇不如意之事，要善于排除，要与更甚之事比之，心即坦然而安乐。如阎非台先生妙语：“进一步想，由此而少彼，缺东而少西，时刻过去不得；退一步想，只吃这碗饭，只穿这件衣，俯仰宽然有余。”此即“退一步海阔天空”，“知足常乐心坦然”之意。

（6）常存安静心：安静之心即不妄想、不探求、不患得患失。石天基说：“嗜欲若少，则心自安静，试看深山穷谷之中，人多长寿者，嗜欲少而心常安静所致也。”

2. 避免七情过激　稳定和谐的情绪一般不会致病，而且有利于人体的生理技能，情志只有在过激时才会成为致病因素，因此，调和情志，避免七情过激是避免患者七情内伤的重要方法之一。

（1）喜：喜是人对外界信息良性的反应，喜乐适度对于心的生理功能是有益的，但若喜乐太过或不及，则均可使心神受伤。如喜乐太过，会使人心神涣散，神不守舍；喜乐不及，则使人情绪易悲，精神不振。

（2）怒：怒是人的情绪激动时所产生的一种情志变化，属于不良的情志刺激。当大怒或暴怒时，可使阳气升发太过，血随气逆则呕血，甚至猝然昏倒不知人事。

（3）悲：悲和忧均属不良情绪变化，对人体的主要影响是使气不断地受到损耗，尤其易损伤肺气，出现气短胸闷，意志消沉，精神萎靡，倦怠乏力等症状。

（4）思：思为脾志，但亦与心主神明有关。适度的思，能强心健脑，有易于健康；若思虑过度，所思不遂，则可影响气的正常运行，引起脾胃功能失调。

（5）惊与恐：惊与恐也属不良情志刺激，可导致机体心神受损，肾气不固，出现心神不定、手足无措、下焦胀满、遗尿等症状，甚则心惊猝死。

护理人员应鼓励患者表达自己的想法、观点和感受，同时表示理解、同情和乐于倾听，使患者感到自己是安全的、被人信任的，从而增强其继续交流的信心和兴趣。护理人员还应以真诚、热情、友善的态度对待患者，尊重患者的权利和人格，引导患者发现自己的问题，鼓励患者进行自我指导、自我克服和自我改善，避免七情过激，以预防和治疗七情内伤。

三、饮食调护

（一）食物的性味与功效

1. 食物的性　是指食物具有的不同属性，“四气”包括寒、热、温、凉。食物的性一般可以通过其功效来反应，如具清热作用的食物其性寒凉，具散寒作用的食物其性温热，反之，具寒凉特性的食物多有清热、润燥、生津等作用，具温热特性的食物多有温里、散寒、助阳等作用。平性的食物一般表现为作用缓和，无明显副作用。

（1）寒性食物：性寒，味苦、甘，具有清热、泻火或解毒的作用，适用于实热证。如绿豆、苦瓜、冬瓜、丝瓜、西瓜、萝卜、葫芦、莴笋、荸荠、茶叶等。寒性食物易损阳气，故阳气不足、脾胃虚弱者应慎用。

（2）热性食物：性温热，味甘、辛，具有温中祛寒、益火通阳的作用，适用于实寒证。如狗肉、鸡肉、葱、韭、姜、蒜、辣椒、白酒等。热性食物辛香燥烈，容易助火伤津，凡热病、阴虚火旺者忌用。

（3）温性食物：性温味甘，具有温中散寒、通阳补气的作用，适用于阳气虚弱的虚寒证或实寒证较轻者。如牛肉、羊肉、鸽、鲤鱼、鲫鱼、桂圆肉、荔枝、花生、红糖等。这类食物比热性食物平和，但仍有一定的助火、伤津、耗液的作用，因此，热证、阴虚火旺者应慎用或忌用。

（4）凉性食物：性凉味甘，具有清热、养阴的作用，适用于热性病症的初期、疮疡、痢疾等。如鸭蛋、豆腐、莲子、海带、菠菜、白菜、柠檬等。凉性食物比寒性食物平和，但久用也能损伤阳气，故阳虚、脾气虚损者应慎用。

（5）平性食物：性平味甘，这类食物既没有寒凉之偏性，也没有温热之偏性，其行为较平和，为日常生活的基本饮食，可以根据患者的具体情况灵活选用。如粳米、玉米、红薯、猪肉、墨鱼、蚕豆、扁豆、山药、香菇、黑木耳、黄花菜等。

2. 食物的味　食物的“五味”包括辛、甘、酸、苦、咸（涩、淡）5 种。

（1）辛味：具有能散能行的特点，即行气、行血、散风寒、散风热的作用。如萝卜、洋葱行气；黑木耳行血；生姜散风寒；豆豉散风热。

（2）甘味：能补，能缓，能和，具有补益、和中、缓急、调和药性等功效，常用于虚证、身体诸痛、脾胃不和等证。例如，味甘的饴糖能补益、缓和脘腹拘挛疼痛，甘草味甘能补气、调和诸药等。

（3）苦味：具有能泄能燥的特点，即泻下、清热、通泄、燥湿的作用。如苦瓜清热。

（4）酸味：具有能收能涩的特点，即收敛固涩的作用。如乌梅涩肠止泻。

（5）咸味：具有能下能软的特点，即泻下、软坚作用。如海带软坚。

（6）淡味：具有渗利水湿的作用。如薏苡仁、冬瓜利水渗湿。

（二）饮食调护的基本原则

饮食调护须遵循一定的原则，以达到恢复元气、改善机体功能、治疗疾病的目的。

1. 饮食有节，定时定量

（1）定时：是指进食宜有较为固定的时间。有规律地进食，可以保证消化、吸收功能有节奏地进行，脾胃不受损伤。反之，食无定时，打乱了胃肠消化的正常规律，则会使脾胃功能失调，消化能力减弱，食欲逐渐减退，损害健康。

（2）定量：是指进食宜饥饱适中，恰到好处。过饥则机体营养来源不足，无以保证营养供给，使机体逐渐衰弱，影响健康；过饱则会加重胃肠负担，使食物停滞于胃肠，不能及时消化，影响营养的吸收和输布。

（3）饮食有节：是指饮食要有节制。养成良好的饮食习惯，切忌暴饮暴食，以免伤及脾胃。

2. 调和四气，谨和五味

（1）调和四气：饮食物的“四气”，是指寒、热、温、凉四种不同的性质。饮食过寒或过热，会导致人体阴阳失调，而发生某些病变。如多食生冷、寒凉之物，可损伤脾胃阳气，使寒湿内生，发生腹痛、泄泻等病症；多食油煎、温热之物，可耗伤脾胃阴液，使肠胃积热，出现口渴、口臭、便秘等，因此，饮食必须注意寒热适当，不可凭自己的喜恶而偏嗜过寒过热之品。

（2）谨和五味：“五味”一是泛指所有食物，二是指食物的性味。所以“谨和五味”的含义包括两方面：一为多种食物合理搭配，五谷、五畜、五菜、五果等。二为食物的辛、甘、酸、苦、咸五味要调和，不可过酸、过辣等。不同食物所含的营养成分各有不同，只有做到各种食物合理搭配，才能使人体得到均衡的营养，满足各种生理活动的需要。

3. 辨证施食，三因相宜　疾病有寒、热、虚、实之分，食物有四性、五味之别。在饮食调护中应根据不同病症及人的年龄、体质和气候等诸多因素，结合食物的性味归经选择食物，注意不同疾病的饮食宜忌，做到因证施食、因时施食、因地施食和因人施食。如体胖者多痰湿，饮食宜清淡，多食蔬菜、瓜果，忌食肥甘厚腻、助湿生痰之品；老年人脾胃功能虚弱，运化无力，宜食清淡、温热熟软之品，忌食生冷、黏腻、不易消化之品。

4. 科学合理，荤素搭配　“荤”与“素”是相对而言的。荤，通指肉蛋类食物，大体是指中国餐桌上的副食。素，通指蔬菜和粮食作物，有主食也有副食。我国的饮食结构是以糖类（主要来源于蔬菜和粮食，就是被称为“素食”的部分）为主的，主副食搭配的比例通常为 4 ∶ 1，荤菜的数量一般占 10% ～ 15%。荤素搭配合理是长寿健康的秘诀之一。而食荤太多，一方面会造成肥胖，使人失去体态美和增加内脏负担；一方面使机体内的胆固醇增高，引起动脉硬化和冠心病等。我们的祖先早在几千年前就认识到了“膏粱厚味，足生大疔”的道理，并指出了过多食荤是造成疾病的原因，因此，需食荤有度，适可而止。

5. 重视调脾胃，注意卫生　脾胃为后天之本、气血生化之源，是人体消化饮食及化生气血的重要器官，脾胃功能的健全与否直接影响饮食的消化、吸收和输布。在饮食调护过程中，要重视脾胃功能的调理，不能片面追求营养摄入，强进荤腥油腻之品，以免加重脾胃负担，导致病邪滞留，加重病势。在饮食调护中还应注意食物宜新鲜，忌生冷、不洁的食物，防止病从口入；进食的环境要整洁宁静，气氛要轻松愉快，有助于食物的消化吸收；指导患者饭前洗手、饭后漱口，不能食后即睡，饭后要避免做剧烈运动，养成良好的饮食卫生习惯。

（三）辨证施食

病证有寒、热、虚、实之分，食物亦有四性五味之别，在饮食调护中应按病证的性质不同，选择相宜之食品。对于患者的饮食，须根据具体病证加以调配，即辨证配膳。饮食护理与用药治疗同法，当“寒者热之”“热者寒之”“虚则补之”“实则泻之”。总的来说，食物的性味应逆于疾病性质。如虚证应补益，实证宜疏利，寒证宜温热，热证宜寒凉。应注意忌食能够加重病情的食物。

1. 热证　热证是机体感受热邪，或阳盛阴虚所引起的一类病证。阳热偏盛，伤阴耗液，故宜清热、生津、养阴，宜食寒凉和平性食物，忌辛辣、温热之品。

2. 寒证　寒证是机体感受寒邪，或阳虚阴盛所引起的一类病证。阴寒偏盛，阳气亏虚，故宜温里、散寒，助阳，宜食温热性食物，忌寒凉、生冷之品。

3. 虚证　虚证是指阴阳气血亏虚所引起的一类病证，宜补虚益损，食补益类食物。阳虚者宜温补，忌用寒凉；阴虚者宜清补，忌用温热；气血虚者可随病证的不同辨证施食。然虚证患者多脾胃虚弱，进补时不宜使用滋腻、硬固之品，食物以清淡而富于营养为宜。

4. 实证　实证是指邪气过盛所引起的一类病证，饮食宜疏利、消导。应根据病情表里寒热和轻重缓急辨证施食，采取急则治标，缓则治本和标本兼治的总体原则进行饮食调护，一般不宜施补。

5. 外感病证　宜饮食清淡，可食葱、姜等辛温发散之品，忌油腻厚味。

6. 其他　各类血证、阴虚阳亢证、皮肤病、目疾、疮疖、痈疽、痔等病症忌辛热类食物，如葱蒜、生姜、辣椒、白酒等。患有疔疮、痈疡及各种皮肤病及可能复发的痼疾者，忌食发散类、海腥类食物，如带鱼、黄鱼、虾、蟹、蚌、紫菜、母猪肉、猪头及一切病死兽肉等，以免加重病情，或诱发旧病。此外，某些药物有特别的饮食禁忌要求。例如，萝卜可降低滋补药物的补性，故服人参时应忌食萝卜。

参考文献

[1] 王瑞辉，冯晓东 . 中医康复学 · 2 版 [M]. 北京：中国中医药出版社，2017.

[2] 李相中，李广元 . 西医内科学 [M]. 北京：中国中医药出版社，2018.

[3] 王春霞 . 心肾肺病辨证 [M]. 北京：中国中医药出版社，2019.

[4] 黄桂成，王拥军 . 中医骨伤科学 [M]. 北京：中国中医药出版社，2017.

[5] 彭清华，彭俊 . 中医局部特色诊法 [M]. 北京：中国中医药出版社，2017.

[6] 徐雅 . 中医基础理论快记 [M]. 北京：中国中医药出版社，2016.

[7] 张声生 . 中华脾胃病学 [M]. 北京：人民卫生出版社，2016.

[8] 孙琼 . 中医内科临床诊治 [M]. 石家庄：河北科学技术出版社，2017.

[9] 张伯礼，吴勉华 . 中医内科学 [M]. 北京：中国中医药出版社，2017.

[10] 安阿玥 . 肛肠病学 [M]. 北京 : 人民卫生出版社，2015.

[11] 范冠杰 . 内分泌科专病与风湿病中医临床诊治 [M]. 北京：人民卫生出版社，2015.

[12] 邱茂良 . 中国针灸治疗学 [M]. 南京：江苏科学技术出版社，2019.

[13] 黄春林，邹旭 . 心血管科专病中医临床诊治 [M]. 北京：人民卫生出版社，2016.

[14] 范炳华 . 推拿治疗学 [M]. 北京：中国中医药出版社，2016.

[15] 杨国旺 . 大肠癌中医证治 [M]. 北京：中国中医药出版社，2013.

[16] 张剑勇，娄玉钤 . 风湿免疫疾病中医特色疗法 [M]. 北京：人民卫生出版社，2019.

[17] 章亚成，戴新娟 . 实用中医护理学 [M]. 南京：江苏科学技术出版社，2018.